RATGEBER GESUNDHEIT

ALLERGIEN

In Zusammenarbeit mit
Elke Brüser

STIFTUNG WARENTEST
test

ISBN: 3-924 286 - 48-5 (broschiert)
ISBN: 3-924 286 - 49-3 (kartoniert)

Einzelbestellung: STIFTUNG WARENTEST
-Vertrieb - Postfach 81 06 60
7000 Stuttgart 80

Zu diesem Buch

Nehmen allergische Erkrankungen wirklich zu – wie immer häufiger behauptet wird? Eine eindeutige Antwort zu finden, ist gar nicht so einfach: Daten aus der Vergangenheit sind nur spärlich vorhanden, und auch heute noch sind wir auf Vermutungen und Hochrechnungen angewiesen. Eine Schätzung besagt zum Beispiel, daß zirka 30 Prozent der Bevölkerung als Allergiker zu bezeichnen sind, und die Stiftung Deutscher Polleninformationsdienst geht davon aus, daß allein jeder zehnte an Heuschnupfen leidet. Der Bundesverband Neurodermitiskranker in Deutschland rechnet, daß zirka drei Millionen Menschen an Neurodermitis leiden, davon sind die Hälfte Kinder im Alter bis zu zwölf Jahren. Im übrigen scheint Neurodermitis in den neuen Bundesländern häufiger zu sein als in den alten.

Wir müssen uns also wohl mit der Tatsache vertraut machen, daß Allergien zunehmen, und das ist auch nicht verwunderlich: Wir werden ständig mit neuen Stoffen konfrontiert und stoßen dabei auch auf mehr Allergene. Dazu gehören keineswegs nur Chemikalien, die neu in unsere Umwelt gelangen. Auch Nahrungsmittel, die in unseren Breiten unüblich sind - wie Kiwis oder Papayas –, erweitern das Spektrum möglicher Auslöser von Allergien. Und auf Fernreisen treffen wir auf viele zusätzliche Allergene aus der Natur, mit denen unsere Eltern und Großeltern nie in Kontakt gekommen sind.

Um so wichtiger ist es, den Allergien soweit wie möglich vorzubeugen beziehungsweise die Beschwerden richtig zu behandeln. Doch gerade hier scheint einiges im argen zu liegen: So kommen Geräte auf den Markt, die beinahe jede Allergie abwehren sollen – ein wissenschaftlich völlig abwegiges Werbeversprechen, das den Verbraucher in die Irre führt und ihn eine Menge Geld kosten kann. Neben einer Reihe nützlicher Arzneimittel werden Medikamente angeboten, die allergische Erkrankungen angeblich ohne Risiken beseitigen. Doch solche Wundermittel gibt es nachweislich nicht. Allzu bereitwillig setzen viele Betroffene auf neue, auch teure Mittel und Methoden, wenn sie ihnen nur Heilung verheißen, und nicht selten bleibt dabei das Nachdenken darüber, ob die Geldmittel tatsächlich sinnvoll eingesetzt sind, auf der Strecke. Alles in allem eine Situation, die den – durch seine allergische Erkrankung ohnehin leidgeprüften – Verbraucher nur noch mehr belastet.

Dazu kommt noch ein weiteres Phänomen: Obwohl ein Arzt aufgrund so typischer Symptome wie Hautjucken, Niesreiz und Nahrungsmittelunverträglichkeiten eine Allergie festgestellt hat, befindet sich nur ein Viertel der Allergiekranken in ärztlicher Behandlung. Dies veranlaßte die Ärzte-Zeitung kürzlich zu der Frage: "Haben Allergiker das Vertrauen zu ihrem Hausarzt verloren?"

Allergiker sollten sich nach einem Spezialisten umsehen. Dabei müssen sie sich entscheiden, denn Ärzte mit der Zusatzbezeichnung "Allergologe" auf dem Praxisschild stammen aus verschiedenen Fachrichtungen. Meist sind es Haut- oder Lungenärzte, die diese Zusatzqualifikation erworben haben. So sind Kranke mit allergischem Asthma in der Regel gut beim Lungenarzt-Allergologen aufgehoben und der Neurodermitis-Patient beim Hautarzt-Allergologen. Gerade Allergien betreffen nicht nur ein Organ; und gelernte Allergologen, die das gesamte Spektrum allergischer Beschwerden abdecken, sind nicht leicht zu finden.

In dieser Situation will der Ratgeber "Allergien" den geplagten Verbraucher begleiten und unterstützen, denn die wichtigste Voraussetzung, um mit der Krankheit zu leben beziehungsweise sie behandeln zu können, ist, daß Sie als Betroffener oder Betroffene über die Hintergründe Ihrer Erkrankung informiert sind. Dazu sollten Sie sich einen Überblick über mögliche Behandlungsmethoden verschaffen – einschließlich der gebräuchlichen Arzneimittel. Nicht zuletzt fällt es Ihnen dann leichter zu entscheiden, ob Sie zum Beispiel für eine neue Behandlungsmethode, für eine Veränderung Ihrer Lebensgewohnheiten, für die Umgestaltung Ihres Umfelds oder für die Anschaffung eines neuen Geräts Energie und Geld aufwenden wollen.

Je genauer Sie selbst Bescheid wissen, desto eher können Sie beim Arzt oder Apotheker die für Sie wichtigen Fragen stellen, und um so besser vermögen Sie einzuschätzen, was von Werbeversprechen und Marktneuheiten zu halten ist.

Wir danken Herrn Dr. X. Baur, Herrn W. Becker-Brüser, Herrn Professor Dr. R. Braun, Frau Professor Dr. B. Czarnetzki, Herrn Professor Dr. B. Dahme, Herrn Dr. F. Deilmann, Herrn Professor Dr. H. Dieter, Herrn Dr. H.-P. Friedrichsen, Herrn Dr. G. Glaeske, Herrn Dr. G. Ionescu, Herrn Professor Dr. F. Klaschka, Herrn Dr. H. Lauter, Herrn Dr. K.-D. Runow, Herrn Dr. M. Schata, Frau Dr. C. Thiel, Herrn Dr. S. Vieths und Herrn Professor Dr. U. Wahn für ihre fachliche Beratung und engagierte Unterstützung.

WAS IST EINE ALLERGIE?

Die körpereigene Abwehr auf Abwegen 9

Empfindliche Grenzen 11

Was das Immunsystem alles kann 12

Wenn die Allergie ausbricht 18

Vier Typen der Allergie 22

Allergieähnliche Reaktionen 24

Als Allergiker geboren? 24

VON DER DIAGNOSE ZUR THERAPIE

DIE DIAGNOSE – Auf der Suche nach den Allergenen 27

DIE THERAPIE – Möglichkeiten und Grenzen 33

Allergene meiden: Karenz – der Versuch des Unmöglichen? 33

Medikamentöse Strategien 34

Hyposensibilisierung: Ist eine Gewöhnung an Allergene möglich? 43

Wege außerhalb der Schulmedizin 46

Selbsthilfegruppen 48

ALLERGISCHE ERKRANKUNGEN

Saisonaler allergischer Schnupfen (Heuschnupfen) 51

Allergischer Dauerschnupfen 65

Bronchialasthma 76

Die allergische Bindehautentzündung 94

Allergisches Kontaktekzem 101

Neurodermitis (atopisches Ekzem) 109

Nesselausschlag und Angioödem 125

Arzneimittel–Exanthem 130

Anaphylaktischer Schock 134

Nahrungsmittelallergie 141

VERWICKELTE ENTWICKLUNGEN

151 *Wie die Psyche mitspielt*

156 *Kinder sind besonders betroffen*

WOHER KOMMEN DIE ALLERGENE?

165 *Den Übeltätern auf der Spur*

167 *Pollen: Vom Winde verweht*

172 *Wenn Schimmelpilze wachsen und gedeihen*

177 *Tierhaare und Tierhaut*

180 *Allergene im Hausstaub – Milben: Die ungebetenen Gäste*

182 *Schlechte Luft draußen – steigende Belastung?*

185 *Lieber Lüften: Schadstoffe in Innenräumen*

192 *Allergisch durch Essen und Trinken*

200 *Zusätze und Zutaten: U-Boote im Essen*

207 *Vorsicht geboten – Allergien durch Putz-, Wasch- und Körperpflegemittel*

213 *Arzneimittel*

219 *Insektengifte: Mehr als unangenehm*

221 *Allergene im Alltag: In Metall und Gummi*

225 *Täglich auf der Haut: Textilien und Allergie*

229 *Kummer mit Licht, Kälte und Druck*

ALLERGIE UND BERUF

233 *Von den Grenzen der Karenz*

ANHANG

240 *Quellen*

241 *Sachregister*

254 *Impressum*

WAS IST EINE ALLERGIE?

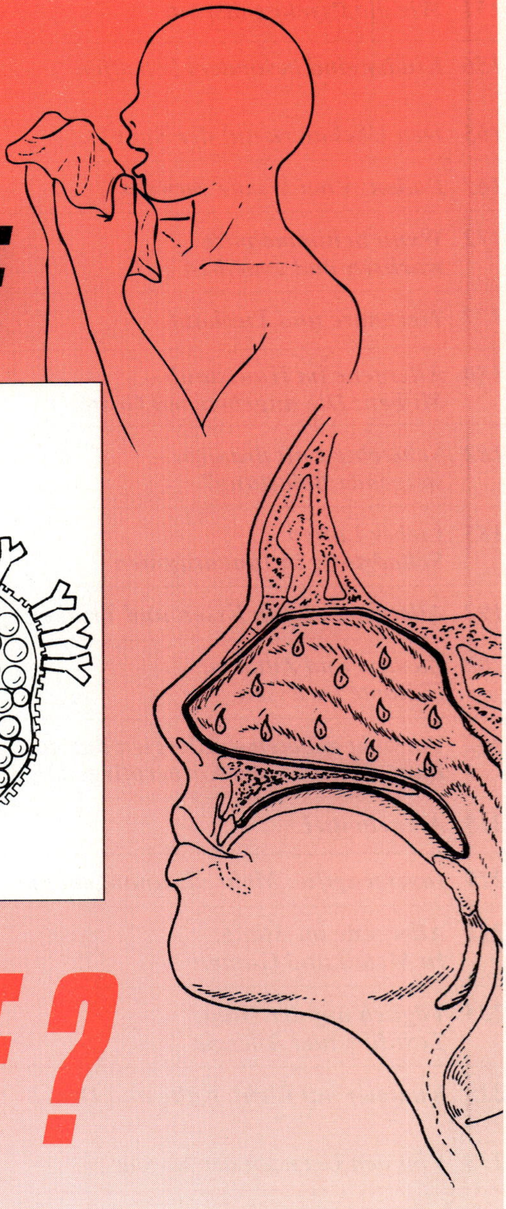

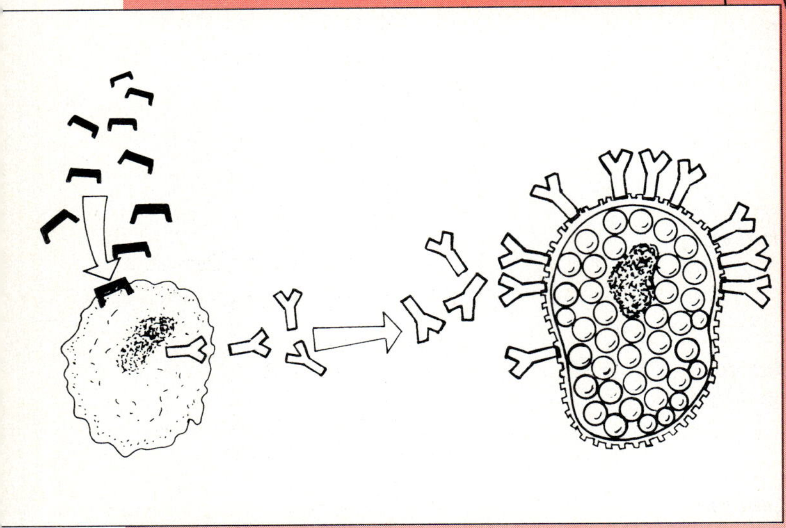

Die körpereigene Abwehr auf Abwegen

Hinter dem Schlagwort "Allergie" verbirgt sich eine überschießende und unerwünschte Reaktion des Organismus auf bestimmte Stoffe in der Umwelt, die Allergene. Viele stammen aus natürlichen Quellen wie Blütenpollen und Insektengiften, andere aus bekannten Schadstoffen, beispielsweise aus Autoabgasen.

"Überschießend" heißt die Reaktion, weil die körpereigene Abwehr auf Fremdstoffe anspricht, die – anders als Krankheitskeime – eigentlich keine Gefahr für die Gesundheit darstellen. Und "unerwünscht" ist sie deshalb, weil die überschießende Reaktion krank macht. Unzählige Entzündungsprozesse im Gewebe und in verschiedenen Organen sind die Folge. Der Betroffene erkrankt an einer Allergie, die sich unter anderem als Heuschnupfen, asthmatische Beschwerden oder Nesselausschlag äußern kann (Tabelle 1).

Tabelle 1: Allergien schlagen sich in den verschiedenen Organen nieder (Beispiele)

Auge	Bindehautentzündung Schwellung des Lids
Atemwege	Saisonaler Schnupfen (Heuschnupfen) Dauerschnupfen Schwellungen in Kehlkopf und Hals Asthmatische Beschwerden Entzündungen der Lungenbläschen
Haut	Nesselausschlag Angioödem Neurodermitis Ekzeme
Magen-Darm-Trakt	Symptome wie Übelkeit, Durchfall, Entzündung der Magenschleimhaut
Blutgefäßsystem	Blutgefäßentzündung Kreislaufzusammenbruch (Schock)
Blut	Zerstörung roter Blutkörperchen Verminderung der weißen Blutkörperchen oder der Blutplättchen
Zentralnervensystem	Fieber
Gelenke	Gelenkschmerzen
Nieren	Nierenentzündung

Auf Dauer überempfindlich

Typisch für allergische Reaktionen ist ein weiterer, ebenfalls unerwünschter Aspekt: Anders als bei Masern oder einem Magen-Darm-Infekt wird die Erkrankung nicht einmal durchgemacht und ist dann überstanden, sondern der Organismus wird auf Dauer für bestimmte Stoffe – eben die Allergene – extrem empfindlich. "Überempfindlichkeitsreaktionen" heißen deshalb auch die Allergien.

Wenn der Arzt von einer Sensibilisierung spricht, dann meint er diese erhöhte Empfindlichkeit – zum Beispiel auf Birkenpollen. Nicht bei jedem muß sie sich als allergische Erkrankung äußern. Aber einmal ausgebrochen, läßt sich die Reaktion schon durch geringe Mengen des Allergens immer wieder provozieren.

Anders als bei den erwünschten Antworten der körpereigenen Abwehr, die sich vor allem gegen Viren und Bakterien richten, entsteht durch eine allergische Reaktion also kein Schutz vor einer erneuten Erkrankung. Ganz im Gegenteil! Die Empfindlichkeit wird sogar gesteigert.

Tückischer Begleiter

Viele Menschen, die von einer Allergie betroffen sind, müssen sich mit ihrem Handicap arrangieren – manchmal auch auf Dauer. Aus der Welt schaffen, läßt es sich normalerweise nicht so leicht. Aber es gibt auch Hoffnung: Die meisten Überempfindlichkeitsreaktionen verschwinden in der zweiten Lebenshälfte von selbst: Deshalb sind Heuschnupfengeplagte oder Neurodermitiker zumeist jung oder in den "besten Jahren". Die körpereigene Abwehr reagiert im Alter träger. Obgleich die Überempfindlichkeit (Sensibilisierung, vgl. Seite 18) weiter besteht, unterbleiben ihre lästigen Symptome.

Hilfe brauchen insbesondere jüngere Menschen, da bei ihnen die meisten Allergien ausbrechen (Abbildung 1) und sich die Symptome oft verschlimmern. Sind die Auslöser einer allergischen Erkrankung bekannt, kann man versuchen, ihnen aus dem Wege zu gehen (Karenz, vgl. Seite 33). Verschiedene Symptome lassen sich durch eine entsprechende Behandlung lindern. Aber selbst dann bleibt die Überempfindlichkeit ein ständiger Begleiter. Noch dazu einer mit Tücken; denn wer als Kind von Kuhmilch Durchfall bekam, leidet als junger Erwachsener vielleicht an Heuschnupfen oder bekommt ein allergisches Asthma. Mit anderen Worten: Sowohl das Krankheitsbild als auch die Auslöser können wechseln. Gerade in den ersten Lebensjahrzehnten kommen oft weitere Symptome und neue Allergene hinzu.

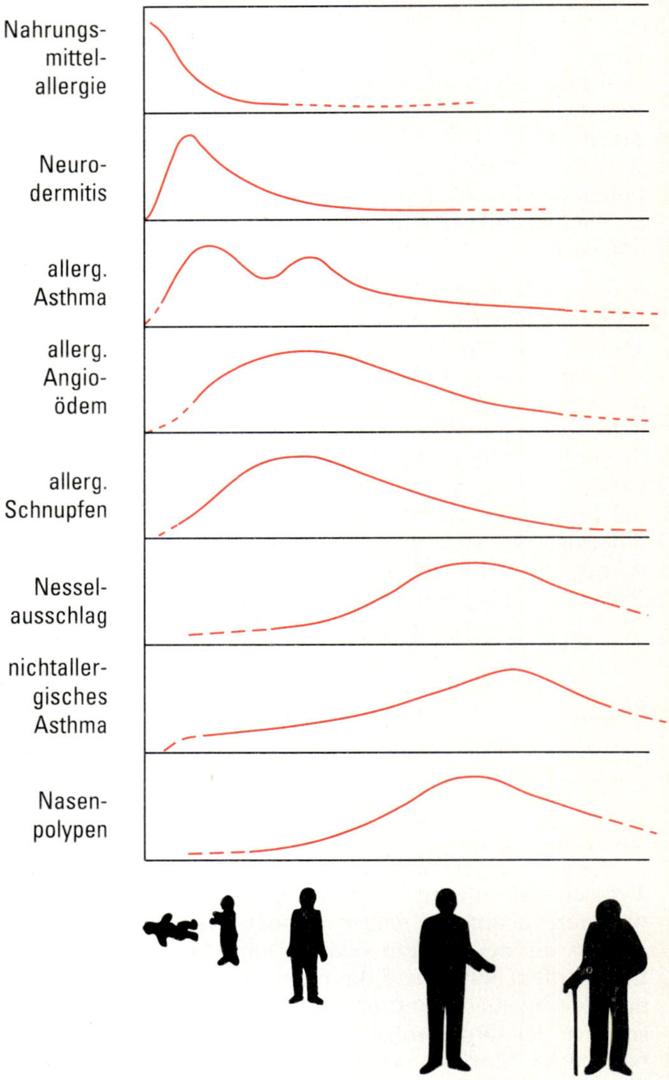

Abbildung 1: Die meisten allergischen Erkrankungen brechen in jungen Jahren aus, dargestellt ist das erste Auftreten von Symptomen (nach Mygind).

Schillerndes Krankheitsbild

Es ist aber nicht so, daß ein bestimmtes Allergen nur in einem Organ Entzündungsprozesse auslöst: Denn wenn im Februar die ersten Pollen des Haselstrauches durch die Luft treiben, tränen dem einen Allergiker die Augen, einem anderen läuft unablässig die Nase, und ein Dritter bekommt Atembeschwerden. Nicht selten gesellt sich zu einer Erkrankung noch eine zweite. Und oft genug sind mehrere Organe in Mitleidenschaft gezogen. So gesehen ist eine Allergie ein Faß ohne Boden.

Nahrungsmittelallergikern geht es ähnlich: Den einen plagen Magen-Darm-Beschwerden, einen anderen Quaddeln auf der Haut, einen Dritten kratzt es bei dieser oder jener Speise im Hals. Oder es lösen bestimmte Lebensmittel asthmatische Anfälle aus. Und manchmal kommt eins zum anderen, auch wenn dazwischen Jahre vergehen können. Völlig unübersichtlich wird die Lage, wenn Pollenallergiker auch vor Äpfeln und Nüssen auf der Hut sein müssen. – Aber dazu später (vgl. Seite 53).

Um das schillernde Krankheitsbild "Allergie" zu verstehen, muß man wissen, wie die körpereigene Abwehr arbeitet und vor allem was passiert, wenn sie "überschießt" und "unerwünschte" Antworten gibt.

Empfindliche Grenzen

Damit Fremdstoffe allergische Reaktionen auslösen können, müssen sie zunächst die äußeren Grenzflächen des Körpers – entweder die Haut oder die Schleimhaut – durchdringen. Das ist gar nicht so einfach, denn diese erste "Verteidigungslinie" des Organismus verfügt über wirksame Abwehrfaktoren.

Vor manchen Eindringlingen schützt bereits die rein mechanische Barriere. Andere Stoffe werden mit Schleim oder Flimmerhärchen – etwa aus den Atemwegen – abtransportiert beziehungsweise von der Magensäure oder auf der Haut von Talgdrüsensekreten abgewehrt. Körperfremde Stoffe, die hier durchkommen, mobilisieren normalerweise die zweite Verteidigungslinie des Organismus, das Immunsystem (vgl. Seite 12).

Durchlässiger Schutzschild

Wer nun fragt, warum die Jahrtausende währende Entwicklungsgeschichte des Menschen keinen äußeren Schutzschild hervorgebracht hat, der uns vor fremden Eindringlingen absolut sicher macht, muß folgendes bedenken:

- ☐ Die Grenzflächen des Organismus müssen im Prinzip durchlässig sein, wenn auch nur für bestimmte Stoffe: Mit dem Schweiß werden Stoffwechselprodukte über die Haut ausgeschieden, in den Lungenbläschen findet ein intensiver Gasaustausch zwischen innen und außen statt, und im Verdauungstrakt müssen unzählige Nahrungsbestandteile in die Blutbahn gelangen.
- ☐ Schädliche Stoffe durchdringen Haut oder Schleimhaut vor allem dort, wo sie bereits vorgeschädigt sind.

> **Lieber Vorbeugen**
>
> Allergien können Sie deshalb schon vorbeugen, indem Sie Ihren Schutzschild, Haut und Schleimhäute, nicht überstrapazieren!

- ☐ Schließlich entwickelt sich auch die Umwelt weiter: Neue Stoffe entstehen in der Natur und werden – heute immer zahlreicher - von der Industrie synthetisiert. Sie zuverlässig abzufangen – ohne Schaden zu nehmen und ohne überschießend zu reagieren –, scheint die körpereigene Abwehr oft zu überfordern.

Reaktion vor Ort

Es ist kein Zufall, wenn sich Allergien vor allem an den Grenzflächen des Organismus abspielen: auf der Haut, in den Schleimhäuten der Atemwege und des Verdauungssystems. An diese werden täglich Millionen von körperfremden Molekülen mit der Luft, der Nahrung und vielerlei Materialien herangeführt.

Oft bleiben allergische Antworten streng örtlich begrenzt. Zum Beispiel kann ein Ohrring durch seinen Nickelgehalt einen Hautausschlag am Ohrläppchen hervorrufen oder die Reinigungsflüssigkeit von Kontaktlinsen eine Bindehautentzündung. Auch ein Heuschnupfen durch Pollen oder der Juckreiz am Gaumen durch Verzehr von Haselnüssen lassen sich aus dem unmittelbaren Kontakt der betroffenen Schleimhäute mit dem Allergen erklären. Was passiert aber, wenn haselnußreiche Pralinen einen Asthmaanfall zur Folge haben?

Weitreichende Wirkung

Hier wirkt das Allergen über die Kontaktzone hinaus und setzt über das Immunsystem eine Kettenreaktion in Gang (vgl. Seite 18), die entfernt liegende Körperregionen allergisch reagieren läßt.

Betroffen sind wiederum vor allem jene Organsysteme, die mit der Außenwelt in Kontakt stehen; also die Haut sowie die Schleimhäute der Augen, des Atmungs- und Verdauungstraktes. Je geringer die Beziehung zwischen dem Einwirkort des Allergens und der Folgereaktion ist, desto schwerer fällt es, die eigentlichen Auslöser zu entdecken beziehungsweise die Beschwerden als allergiebedingt zu erkennen. So läßt sich bisweilen Migräne auf eine Allergie zurückführen, ohne daß es die Geplagten wissen.

Beim lebensbedrohlichen allergischen Schock entwickeln sich die Symptome zunächst im Verborgenen. Zwar treten an den Grenzflächen typische Allergiesymptome auf, aber die extreme Erweiterung der Blutgefäße im ganzen Körper sieht man nicht. Und gerade sie führt zu dem enormen und völlig unerwarteten Blutdruckabfall mit den Folgen von Herz- und Atemstillstand (vgl. Seite 134).

Was das Immunsystem alles kann

Wenn Bakterien, Viren oder andere Krankheitserreger es schaffen, den Schutzschild des Organismus zu durchdringen, stoßen sie auf eine zweite Verteidigungslinie: das Immunsystem. Dieses "intelligente" Abwehrsystem vermag die Widersacher an charakteristischen Strukturen ihrer Zelloberfläche als fremd zu erkennen und setzt sie außer Gefecht. Das ist die erwünschte Antwort des Immunsystems, die zur Unversehrtheit des Körpers beiträgt.

Unerwünschte Reaktionen

Es gibt aber auch unerwünschte Antworten, die nicht nützlich sind, sondern den Organismus schädigen (Abbildung 2). Bedrohlich wird es beispielsweise, wenn sich das Immunsystem irrt und körpereigene Zellen als fremd verkennt: Der Körper bekämpft sich selbst. Krankheiten wie die entzündliche Dickdarmerkrankung (Colitis ulcerosa) oder die Verminderung von Zellen im Blut (Zytopenie) können auf solchen selbstzerstörerischen Reaktionen beruhen. Sie heißen "Autoimmunerkrankungen".

Auch wenn ein Schwerkranker durch eine Transplantation fremdes Gewebe erhält, kann das Immunsystem dem Patienten Schaden zufügen. Zwar reagiert die körpereigene Abwehr biologisch verständlich, wenn sie das fremde Organ bekämpft, aber sie arbeitet gegen die Möglichkeiten moderner Medizin-

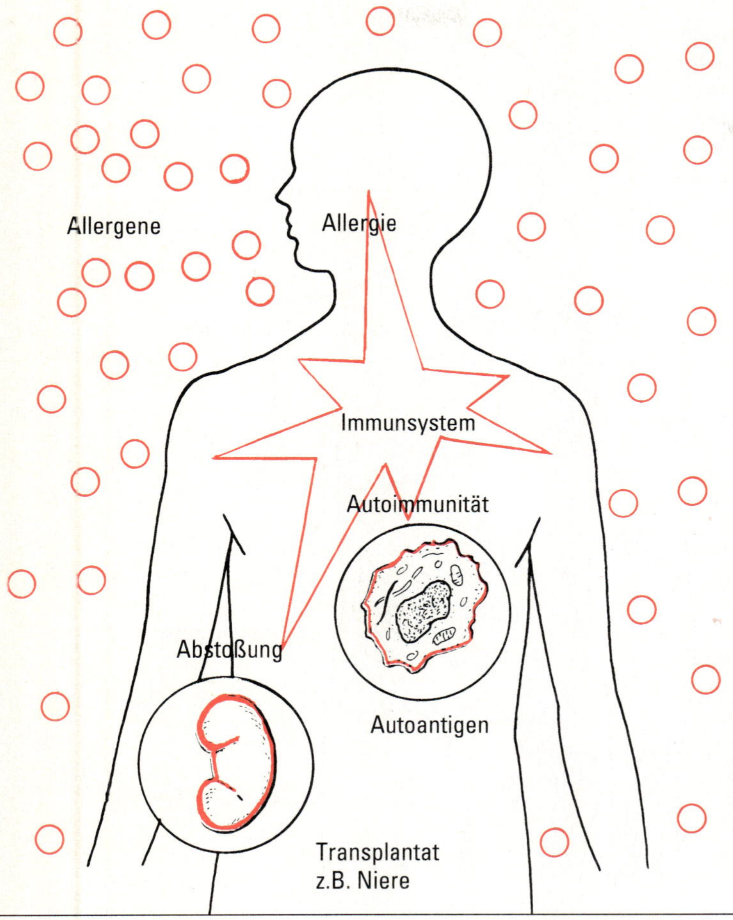

Abbildung 2: Unerwünschte Reaktionen des Immunsystems sind Allergien gegen Pollen oder andere, oft harmlose Substanzen, die Abstoßung von fremdem, transplantiertem Gewebe und Autoimmunerkrankungen, bei denen die Unterscheidung zwischen körpereigen und -fremd versagt (nach Roitt et al.).

technik. Die Ärzte versuchen, das Risiko von Abstoßungsreaktionen zu lindern, indem sie das Immunsystem durch Arzneimittel – die Immunsuppressiva – künstlich hemmen.

Die häufigste unerwünschte Reaktion des Immunsystems ist die Allergie. Auch hier richtet sich die Attacke gegen körperfremdes Material. Allerdings werden die Gefahren, die von den eingedrungenen Stoffen ausgehen, überbewertet. Im Vergleich zu Krankheitserregern handelt es sich um eher harmlose Genossen. Artfremdes Eiweiß von Pflanzen und Tieren stehen als Auslöser von Allergien – als Allergene – im Vordergrund.

Das Immunsystem: Wo sitzt die körpereigene Abwehr?

Die wichtigsten Akteure der körpereigenen Abwehr sind winzige Zellen mit rund 0,01 Millimeter Durchmesser: die Lymphozyten. Sie sind die kleinsten Vertreter der weißen

Abbildung 3: Das Immunsystem erstreckt sich über den ganzen Körper. In den dargestellten lymphatischen Organen sind besonders viele Abwehrzellen konzentriert (nach Roitt et al.).

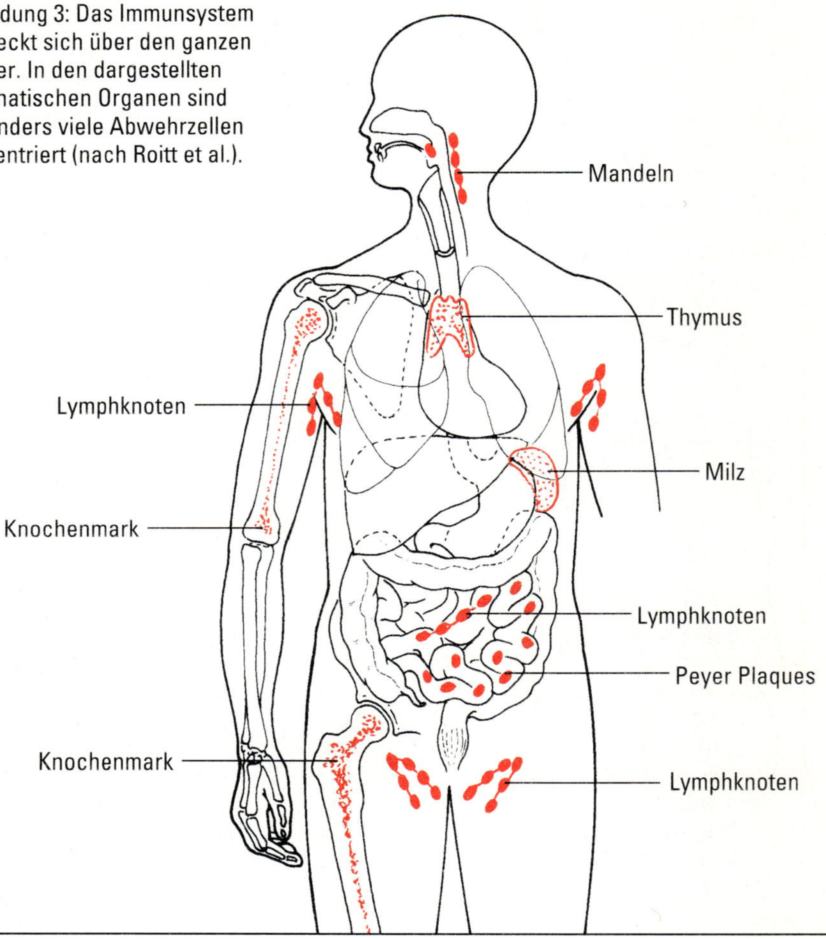

Blutkörperchen. Etwa vier Prozent zirkulieren ständig mit dem Blut durch den Körper, rund zehn Prozent befinden sich im Knochenmark und 70 Prozent in sogenannten lymphatischen Organen wie Lymphknoten, Mandeln, Thymus, Milz und Peyer-Plaques (Abbildung 3). Die restlichen zehn bis 20 Prozent der Lymphozyten sind auf verschiedene Gewebe verteilt. Nicht mehr als ein gutes halbes Pfund wiegen beim Erwachsenen die rund 10^{12} – oder 1 Million x 1 Million – Zellen des Immunsystems, das sich über den gesamten Organismus erstreckt.

Im Knochenmark und im Thymus – direkt hinter dem Brustbein und über dem Herzen gelegen – entstehen die Lymphozyten und reifen zu spezialisierten Abwehrzellen heran. Von dort aus gelangen sie mit den Körperflüssigkeiten in jene Regionen, in denen sich die eigentlichen Abwehrreaktionen vor allem abspielen: Dazu gehören abgekapselte Strukturen wie Milz und Lymphknoten, wo körperfremde Stoffe im Blut beziehungsweise in der Lymphe attackiert werden, ebenso wie das lymphatische Gewebe, zu dem unter anderem die gesamte Schleimhautoberfläche zählt.

Vom Infekt zur Antigen-Antikörper-Reaktion

Ohne Immunsystem wäre ein Leben in der uns gewohnten Weise nicht denkbar. Jede Infektion könnte uns "umwerfen". Zur Abwehr von Krankheitserregern stehen von Geburt an in den Körperflüssigkeiten besondere Substanzen und Freßzellen zur Verfügung, die Keime und andere Fremdstoffe bekämpfen können.

Neben dieser angeborenen Immunität entwickelt sich die erworbene Immunität. Sie arbeitet äußerst zuverlässig und hochspezifisch, da sie auf Zellen zurückgreifen kann, die bereits auf die Abwehr bestimmter Fremdstoffe programmiert sind. Wie ist das möglich?

Wenn die Lymphozyten ihre Bildungsorte verlassen, sind sie noch nicht hochspezialisiert. Das werden sie erst durch Kontakt mit körperfremden Stoffen: Unter ihrem Einfluß entwickeln sich zunächst die aus dem Knochenmark stammenden B-Lymphozyten zu sogenannten Plasmazellen weiter. Mit Unterstützung der im Thymus gebildeten T-Lymphozyten sind sie dann in der Lage, verschiedene "abwehrtüchtige" Eiweißmoleküle zu produzieren.

Diese Immunglobuline, deren Namensteil "globulin" ein Relikt aus der Zeit ist, als man sie für kugelförmige Strukturen hielt, schützen vor Ansteckungen und machen damit den Organismus "immun" – im Sinne einer erwünschten Reaktion. Ihrer Funktion nach sind sie sogenannte Antikörper: Mit speziellen Fangarmen gehen sie gegen körperfremde Stoffe, die Antigene oder Allergene, vor und machen sie dingfest. Diese Antigen-Antikörper-Reaktion schafft die Voraussetzungen für die Anlockung und Aktivierung verschiedener Abwehrzellen, die eigenständig oder mit Hilfe abbauender Substanzen fremde Eindringlinge vernichten.

Intelligente Abwehr

Das erworbene Immunsystem kann man mit Fug und Recht als intelligent bezeichnen: Es lernt, hat ein gutes Gedächtnis und reagiert sehr spezifisch.

☐ Beim ersten Kontakt mit einem Fremdstoff dauert es zwei bis drei Tage, ehe im Blut die spezifischen Antikörper deutlich vermehrt sind. Die körpereigene Abwehr muß den Fremdstoff zunächst kennenlernen, damit Lymphozyten die richtigen Antikörper massenhaft produzieren können. Zwischen dem 7. und dem 14. Tag ist der Antikörperspiegel am höchsten, weil immer mehr Zellen in die Produktion einsteigen. Er fällt dann – unter dem Einfluß von hemmenden T-Lymphozyten – wieder ab. Jeder kennt diesen Verlauf: Bei einem grippalen Infekt nehmen zunächst die Beschwerden zu, nach zwei Wochen ist die Krankheit überstanden.

☐ Wird der Organismus erneut von demselben Erreger belästigt, ist er durch ein besonderes Gedächtnis bereits vorbereitet: Beim ersten Kontakt mit dem Antigen haben die Lymphozyten an ihrer Zelloberfläche nämlich hochspezifische Strukturen ausgebildet, mit deren Hilfe sie von nun an den Eindringling schnell und sicher erkennen können. Dadurch kommt die Produktion spezifischer Antikörper rasch in Gang, ihr Spiegel steigt auf höhere Werte als beim Erstkontakt an und die Infektion wird im Keim erstickt. Auch das kennt jeder: Bei Masern, Windpocken und anderen Infektionskrankheiten reicht der einmal erworbene Immunschutz normalerweise bis ans Lebensende, eben deshalb gelten sie als "Kinderkrankheiten".

☐ Das Geheimnis der intelligenten Leistung des Immunsystems liegt darin, daß Lymphozyten nach dem Erstkontakt mit einem Antigen für die Herstellung eines spezifischen Antikörpers programmiert sind. Seine Fangarme passen zu diesem Fremdstoff wie der Schlüssel ins Schloß. Im Prinzip verfügt der Organismus über ebensoviele verschiedene Antikörper, wie er Antigenen ausgesetzt war. Bei Bedarf nehmen die jeweils zuständigen Lymphozyten die Antikörperproduktion auf.

Ihr Gedächtnis für "ihr" Antigen bleibt lange erhalten, da es bei Zellteilungen nicht verlorengeht. Gerade das hat für den Allergiker fatale Folgen, denn auch das Allergen – ein Antigen, das allergische Reaktionen auslöst – wird nicht vergessen.

Die Immunglobuline: Auf Abwehr getrimmt

Alle Antikörper sind Immunglobuline. Sie werden heute in fünf Klassen eingeteilt, und zwar nach ihren physikalisch-chemischen Eigenschaften und nach ihrer Funktion. Auch ihre Bedeutung für allergische Reaktionen ist sehr unterschiedlich (s. unten). Dem Immunglobulin E, das im Pool menschlicher Antikörper mengenmäßig die geringste Rolle spielt, "verdanken" die meisten Allergiker ihre Erkrankung.

Immunglobulin G (IgG):

Rund drei Viertel der im Blut kreisenden, auf Abwehr getrimmten Eiweißkörper gehören zum Typ IgG. IgG schützt bereits das Ungeborene vor Bakterien und Viren, da es die sogenannte Plazentaschranke (lat.: plazenta = Mutterkuchen), den Schutzschild des Kindes gegen Fremd- und Schadstoffe, überwinden kann (vgl. Seite 158).

An zwei allergischen Erkrankungen ist IgG direkt beteiligt: dem durch Schimmelpilzsporen ausgelösten Asthma (Aspergillose) und der schweren Entzündung der Lungenbläschen (Alveolitis) durch Keime in feuchtwarmer Luft. An ihr erkranken vor allem Bauern und Vogelzüchter (vgl. Seite 236). Besitzer von Luftbefeuchtern gelten als gefährdet (vgl. Seite 72).

Andererseits vermag IgG, Überempfindlichkeitsreaktionen zu hemmen und deren Abklingen zu unterstützen (Hyposensibilisierung, vgl. Seite 43), indem es spezielle Enzymsysteme aktiviert.

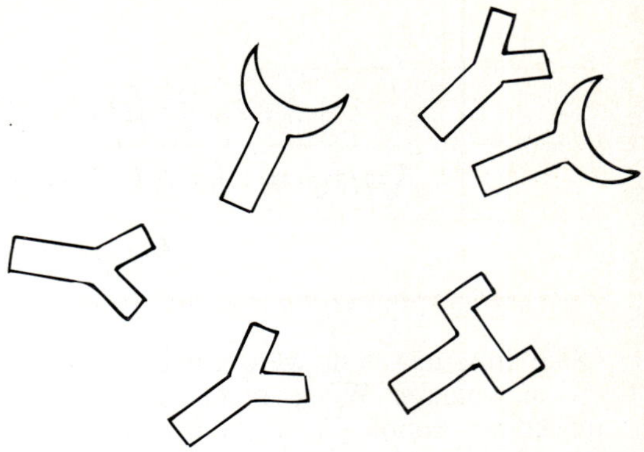

Immunglobulin A (IgA):

IgA macht 15 bis 20 Prozent des menschlichen Immunglobulins aus. Es entsteht direkt in den allergenexponierten Grenzflächen – vor allem von Lunge und Darm. IgA überzieht zusammen mit den Sekreten die Schleimhautoberflächen. Es hindert dort sowohl Krankheitserreger als auch Allergene, sich festzuheften und tiefer einzudringen.

Bei Erfolg wird die körpereigene Abwehr gar nicht weiter mobilisiert, so daß potentiell allergische Reaktionen unterbleiben. Wenn aber die Funktion der ersten Verteidigungslinie durch Haut- oder Schleimhautschäden beeinträchtigt ist, fördert das den Ausbruch von Allergien (vgl. Seite 11).

Immunglobulin M (IgM):

Rund zehn Prozent des Immunglobulins gehört zur Klasse der IgM. Es wird zusammen mit IgG produziert, sobald Fremdstoffe die Körpergrenzflächen passiert haben. IgM befindet sich vor allem in den Blutgefäßen und fördert zusammen mit IgG das Verklumpen von Partikeln und Molekülen, die Freßzellen dann leichter verspeisen können. Gleichzeitig ist es daran beteiligt, das Aufschaukeln allergischer Reaktionen abzubremsen.

Immunglobulin D (IgD):

Dieser Eiweißkörper wird von "jungen" B-Lymphozyten gebildet und sitzt auf deren Oberfläche. Seine Rolle bei allergischen

Reaktionen ist noch weitgehend unerforscht. IgD, das weniger als ein Prozent der Immunglobuline stellt, kreist mit den Lymphozyten im Blutserum und dient ihnen möglicherweise als Fangarm für Antigene.

Immunglobulin E (IgE):

IgE stammt aus dem lymphatischen Gewebe, das direkt den Atemwegen und dem Magen-Darm-Kanal anliegt, und gelangt von dort ins Blut. Es macht nur 0,001 Prozent der Immunglobuline aus. Obwohl es in verschwindend kleinen Mengen vom Körper gebildet wird, bringt dieser Antikörper über 90 Prozent aller allergischen Reaktionen ins Rollen.

Biologische Bedeutung

Auch IgE erfüllt Abwehrfunktionen. Noch sind nicht alle bekannt, aber bei Erkrankungen durch Würmer und andere Parasiten steigt die IgE-Produktion an und unterstützt die Abstoßung. Möglicherweise ist der IgE-Spiegel normalerweise so gering, weil die biologische Bedeutung des Antikörpers recht spezifisch ist.

Die Entdeckung des IgE

Daß die Menge an IgE im Blut sehr gering ist - auch dann noch, wenn sie durch allergische Reaktionen um das Drei- bis Fünffache ansteigt -, ist einer der Gründe, warum der Antikörper erst vor gut 20 Jahren entdeckt wurde. Bis dahin war allein bekannt, daß der Mensch auf Allergene mit irgendeinem "Reagin" antwortet. Obwohl die Wissenschaftler sicher waren, daß der geheimnisvolle Stoff im Blut versteckt sein mußte, konnten sie ihn lange Zeit nicht finden (s. Kasten).

Aufschlußreicher Selbstversuch

Als bereits der Verdacht bestand, daß in dem Blut von Allergikern eine Substanz schwimmt, die mit ihrer besonderen Überempfindlichkeit zu tun hat, unternahmen die deutschen Mediziner Dr. Carl Prausnitz und Heinz Küstner 1921 einen spektakulären Selbstversuch: Prausnitz ließ sich Blutserum von seinem Kollegen Küstner, einem Fischallergiker, in den Arm spritzen.

Als Prausnitz sich am nächsten Tag Fischextrakt an derselben Stelle injizierte, reagierte er sofort – und das erste Mal in seinem Leben – auf Fisch allergisch.

Dies war ein wichtiger Beleg dafür, daß ein Bestandteil des Blutserums für die allergische Bereitschaft eines Menschen verantwortlich ist.

Heute weiß man, daß das "Reagin" ein Antikörper ist. Seit 1967 wird es der neuen Immunglobulinklasse IgE zugerechnet.

Für die Unannehmlichkeiten der meisten Allergien ist eine spezielle Fähigkeit des IgE verantwortlich: Der Eiweißkörper koppelt leicht an jene Körperzellen an, die in Haut und Schleimhaut die allergischen Symptome auslösen können. Wenn der Antikörper in dieser Position mit seinen Fangarmen Allergene dingfest gemacht hat, beeinflußt er Zellfunktionen und setzt so die Entzündungsreaktion in Gang (vgl. Seite 19).

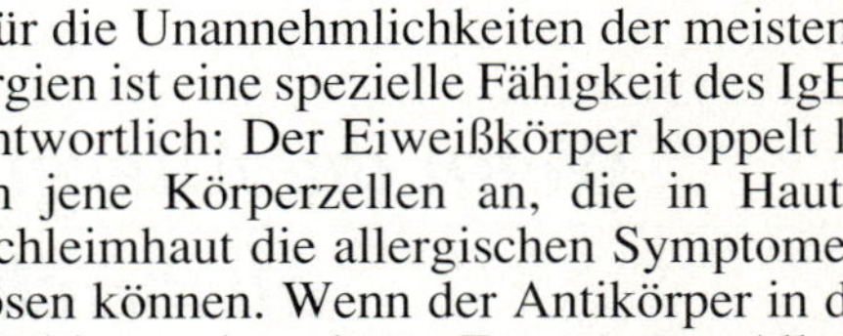

Zwei Wege der Immunantwort

Die meisten Reaktionen des Immunsystems werden von Antikörpern vermittelt, die B-Lymphozyten unter dem Einfluß von Antigenen in großen Mengen produziert haben. Da Körperflüssigkeiten die kleinen Abwehrmoleküle im Organismus verteilen, spricht man von der humoralen Antwort. Das Lateinische "humor" hat nämlich nichts mit dem Sinn für das Spaßige zu tun, sondern ist mit "Flüssigkeit" zu übersetzen.

Körperfremde Stoffe können aber auch unmittelbar von Abwehrzellen eingefangen werden. Wenn zum Beispiel Antigene oder Allergene an Körperzellen haften, vermögen T-Lymphozyten sich an diese zu koppeln und sie zu zerstören. Die T-Zellen werden zu regelrechten "Killerzellen". In diesem Fall spricht man von der zellulären oder zellvermittelten Antwort, da ganze Zellen – und nicht deren Produkte (Antikörper) – den Kampf gegen die körperfremden Stoffe aufnehmen. Für eine bestimmte Form der Allergie (Typ-IV-Reaktion) ist die zelluläre Antwort charakteristisch (vgl. Seite 23).

Wenn die Allergie ausbricht

Stoffe, die Allergien auslösen, behandelt das Immunsystem nicht grundsätzlich anders als Krankheitserreger: Sobald sie die Grenzflächen des Organismus passieren, werden sie als fremd erkannt und attackiert. Allerdings erzeugt der erste Kontakt mit dem allergenen Fremdstoff keinen zukünftigen Schutz vor, sondern eine Sensibilisierung für das spezifische Allergen.

Erst sensibilisiert, dann allergisch

Bei den "klassischen" Überempfindlichkeitsreaktionen (Typ I, vgl. Seite 22) auf Pollen, Tierhaare oder Insektengifte setzt beim ersten Allergenkontakt eine übermäßige Produktion des Immunglobulins E ein. Obwohl sich in diesem Stadium noch keine Allergiesymptome zeigen, ist der Betroffene nun bereits sensibilisiert (Abbildung 4). Beim nächsten Allergenkontakt arbeiten die B-Lymphozyten wie kleine Antikörperfabriken und bewirken den Ausbruch der Allergie.

Welches Krankheitsbild auftritt, das hängt nicht allein vom Eintrittsort des Allergens ab: Bei einer Nahrungsmittelallergie weisen Pati-

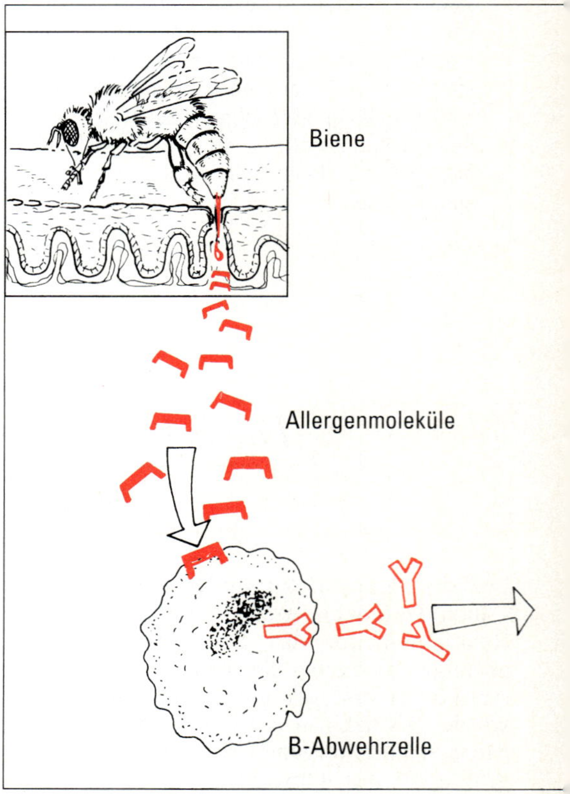

enten bisweilen sowohl in der Darmschleimhaut als auch in der Bronchialschleimhaut hohe IgE-Konzentrationen auf. In solchen Fällen können Allergiker zugleich unter einer Magen-Darm-Erkrankung und Asthma bronchiale leiden.

Zwei Mechanismen können dahinterstecken, wenn bei einer klassischen Allergie verschiedene Organe erkranken:

☐ Dasselbe Allergen, etwa Fischeiweiß, wirkt auf mehrere Organe und löst zum Beispiel als Lebensmittelallergen im Verdauungstrakt und als Inhalationsallergen in der Lunge Reaktionen aus (vgl. Seite 195).

☐ Oder, die am Einwirkort gebildeten IgE-Antikörper kreisen mit dem Blut und setzen sich - nach Durchdringen der Gefäßwand - in verschiedenen Organen ab ("zirkulierende Mastzelle", vgl. Seite 20).

Abbildung 4: Zur Sensibilisierung durch Allergene kommt es, wenn B-Abwehrzellen erstmals angeregt werden, spezifische IgE-Antikörper zu bilden. Diese koppeln sich an Mastzellen und "warten" auf den nächsten Allergenkontakt.

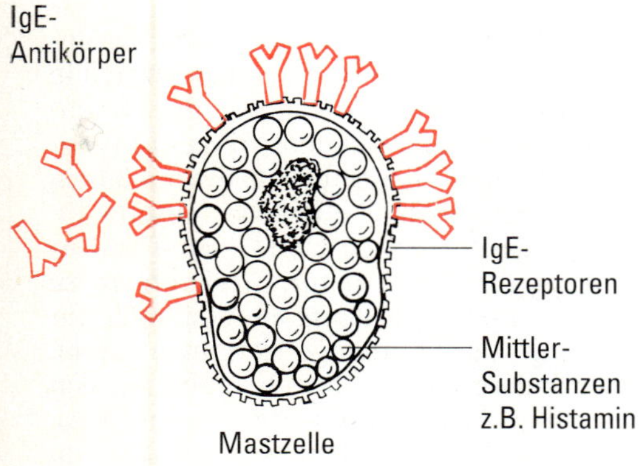

Mastzellen: Schaltstellen für allergische Reaktionen

Allerdings sind noch mehrere Reaktionsschritte zwischen die enorme IgE-Produktion und dem Auftreten allergischer Symptome auf der Haut, in den Atemwegen, am Auge oder im Verdauungstrakt geschaltet. Eine zentrale Rolle spielen die Mastzellen.

Diese aus dem Knochenmark stammenden weißen Blutkörperchen, die im lockeren Bindegewebe aller Organe – mit Ausnahme des Gehirns – sitzen, haben ihren Namen daher, daß sie mit kleinen, substanzgefüllten Bläschen "gemästet" sind. Zwei Eigenschaften machen sie zu Schaltstellen vieler Allergien:

☐ Auf ihrer Oberfläche können IgE-Antikörper ankoppeln und sich jeweils zu zweit ein Allergen einfangen. Beim Erstkontakt sind die Mastzellen nur mit wenigen Antikörpern bestückt (Sensibilisierung). Aber generell finden zwischen 10000 und 100000 Antikörper auf einer einzigen Zelle Platz.

☐ Die durch eine Antigen-Antikörper-Reaktion (vgl. Seite 15) eingefangenen Allergene werden indes nicht von alarmierten Freßzellen des Immunsystems verspeist oder von Enzymen aufgelöst, sondern verändern die Durchlässigkeit der Mastzellmembran. Das ist für den erneuten Allergenkontakt bedeutsam, wenn unzählige IgE-Antikörper an Mastzellen koppeln. Im großen Stil setzen sie nun sogenannte Mittlersubstanzen (Mediatoren) wie Histamin (s. unten) aus dem Inneren ihrer Bläschen frei. Diese rufen im umliegenden Gewebe allergische Entzündungsreaktionen hervor (Abbildung 5).

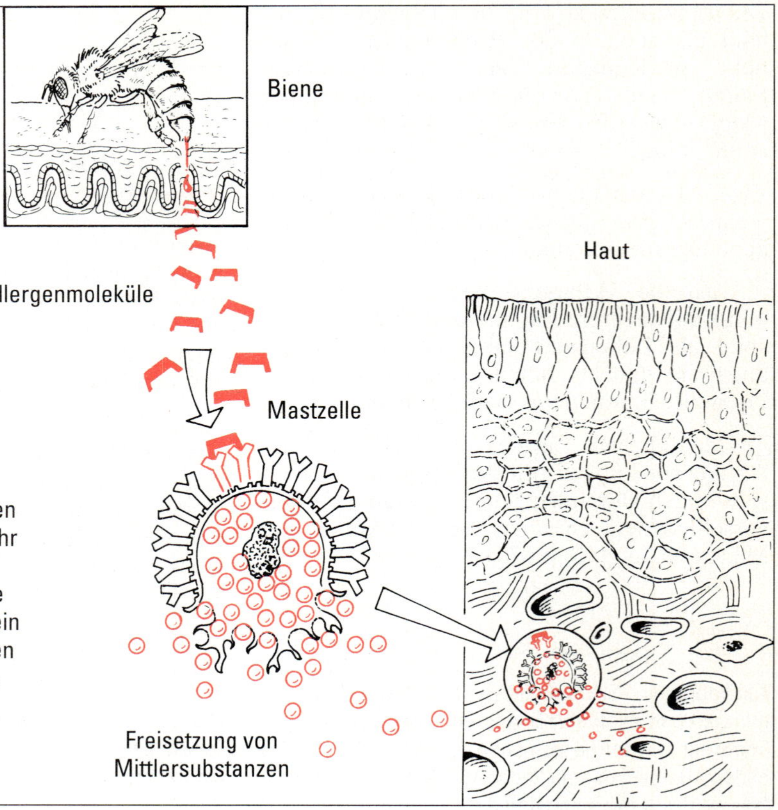

Abbildung 5: Beim zweiten Allergenkontakt wird mehr IgE produziert und an Mastzellen gebunden. Je zwei Antikörper fangen ein Allergen ein und bewirken so die Ausschüttung von entzündungsfördernden Substanzen aus "ihrer" Mastzelle.

Neben den gewebeständigen Mastzellen gibt es auch mobile Schaltstellen für IgE-vermittelte Allergien. Sie kreisen mit dem Blut durch den Körper und wandern von dort in das Gewebe ein. Es sind ebenfalls weiße Blutkörperchen – in der Fachsprache "basophile Leukozyten" genannt –, die viel griffiger mit dem Synonym "zirkulierende Mastzelle" bezeichnet werden.

Mediatoren: Mittlersubstanzen der Entzündung

Direkt beteiligt an den meisten Allergiesymptomen sind die sogenannten Mittlersubstanzen, auch Mediatoren oder Entzündungszellen genannt, die Schwellung, Rötung, Schleimbildung, Juckreiz und Atemnot auslösen. Nicht nur bei allergischen Erkrankungen, sondern auch bei anderen entzündlichen Prozessen sind sie mit von der Partie.

Die verschiedenen Mittlersubstanzen, darunter Histamin (s. Kasten), unterscheiden sich in ihrer Wirkung. Einige verändern die Durchlässigkeit von Gefäßwänden, so daß Flüssigkeit beziehungsweise Zellen austreten können und das umgebende Gewebe anschwillt. Andere beeinflussen die glatte – vom Willen unabhängige – Muskulatur, wodurch es zu Krämpfen im Magen-Darm-Bereich oder zur Verengung der Luftwege kommen kann. Wieder andere locken Abwehrzellen an, von denen einige die allergische Reaktion fördern, während andere sie hemmen. Außerdem beeinflussen Mediatoren sich untereinander.

Histamin

Der bekannteste und am besten untersuchte Mediator ist Histamin. Seine Ausschüttung aus den Mastzellen der Schleimhaut verursacht in Nase, Mund und Augen Juckreiz und verstärkt die Schleimbildung. In den Bronchien zieht sich die glatte Muskulatur zusammen, so daß es zu Krampf und Atemnot kommt. In der Haut läßt derselbe Mediator juckende Quaddeln und Rötungen entstehen. Der Magen produziert unter Histamineinfluß mehr Magensäure, und der Darm reagiert mit Krämpfen und Durchfall. Histamin kann in hohen Konzentrationen zum Schock führen. Seine Freisetzung vermögen Antihistaminika zu blockieren (vgl. Seite 35).

Ein Teil der "allergieähnlichen" Reaktionen (Pseudoallergien, vgl. Seite 24) entsteht dadurch, daß Mastzellen Mittlersubstanzen nicht nur im Rahmen einer immunologischen IgE-Reaktion ausschütten, sondern auch nach anderen Reizen – etwa Nahrungsmitteln wie den Erdbeeren.

Ob es zu Krankheitssymptomen kommt, hängt in diesen Fällen stark von der Menge des Reizstoffes ab: Es sind höhere Konzentrationen erforderlich. "Echte" Allergene können hingegen schon in geringsten Mengen Allergien verursachen.

Das Auf und Ab der Entzündungsreaktion

Nicht alle Allergien sind IgE-vermittelt. Wie andere Reaktionstypen in Gang kommen, wird später beschrieben (vgl. Seite 22). Für den Betroffenen ist es allerdings noch wichtiger, daß manche allergische Reaktionen früher und andere später eintreten. Das muß er unter Umständen wissen, um seinem Allergen auf die Schliche zu kommen.

Früher oder später

Viele allergische Erkrankungen setzen unmittelbar nach dem Allergenkontakt ein. Sie werden auch als Sofortreaktionen bezeichnet. Alle IgE-vermittelten Allergien wie Heuschnupfen (vgl. Seite 51) und Bronchialasthma (vgl. Seite 76) gehören hierzu.

In anderen Fällen – etwa bei Reaktionen auf bestimmte Arzneimittel – zeigen sich die Krankheitssymptome Minuten später oder erst nach Stunden wie bei der Entzündung der Lungenbläschen durch Keime in Stroh und Heu (Alveolitis, vgl. Seite 23).

Mit einer Verzögerung von ein bis zwei Tagen äußern sich zellvermittelte Allergien (vgl. Seite 23). Typischer Vertreter ist das Kontaktekzem, das durch verschiedene Stoffe auf der Haut ausgelöst wird.

Wenn die Symptome abklingen

Obwohl bei einer Allergie das Immunsystem zunächst aus der Kontrolle zu geraten scheint, ist es dennoch prinzipiell in der Lage, die überschießende Reaktion wieder abzubremsen. Dabei spielen verschiedene Zellen und Zellprodukte eine Rolle.

Zum Beispiel fördern die Mastzellmediatoren nicht nur die Entzündung, sondern sie locken auch Freßzellen an, die körperfremde Stoffe verschlingen und verdauen können. Sie führen den "Tod" ganzer Zellen herbei. Von Lymphozyten gebildete Substanzen sorgen dafür, daß solche Freßzellen an den Entzündungsort gelangen und sich die richtigen Zellen beziehungsweise Zellkomponenten einverleiben. Gleichzeitig werden T-Lymphozyten (vgl. Seite 15) auf den Plan gerufen, die eine weitere IgE-Produktion durch B-Lymphozyten unterdrücken. T-Suppressor-Zellen heißen sie im Unterschied zu den die Allergie fördernden T-Helferzellen.

Die allergische Entzündung klingt in dem Maße ab, wie die hemmenden und abbauenden Substanzen beziehungsweise die gefräßigen Abwehrzellen die Oberhand gewinnen.

Vier Typen der Allergie

Wenn das Immunsystem sich mit einem körperfremden Stoff auseinandersetzt, antwortet es in der Regel auf verschiedenen Schienen zugleich. Dabei werden Zwischenprodukte von einer Reaktionsschiene über angeborene oder erworbene Weichen auf andere Schienen geleitet. Dort hemmen sie, regen an oder unterstützen Abwehrfunktionen.

Auch während der allergischen Reaktion laufen mehrere Prozesse gleichzeitig ab. Eine Typisierung der Reaktionsschienen hat sich in der Vergangenheit als nützlich erwiesen. Für bestimmte allergische Erkrankungen gilt die eine oder andere als charakteristisch.

Typ I: Anaphylaktische Reaktion oder Allergie vom Soforttyp

Hierunter fallen über 90 Prozent aller Allergien. Die Symptome treten unmittelbar nach Kontakt mit dem Allergen auf. Sie beruhen auf einer gesteigerten Produktion des Antikörpers IgE, der – gekoppelt an Mastzellen im Gewebe – Allergene einfängt. Nach einer Sensibilisierungsphase werden beim zweiten Allergenkontakt aus den Mastzellen Mittlersubstanzen frei, die Entzündungen und damit die Symptome von Allergien hervorrufen (vgl. Seite 19).

I

Typische Erkrankungen

Allergischer Schnupfen (vgl. Seite 51), Bronchialasthma (vgl. Seite 76), Nesselausschlag und Angioödem (vgl. Seite 125), anaphylaktischer Schock (vgl. Seite 134).

Typ II: Zytotoxische Reaktion

Bei dieser zellschädigenden (gr.: zyto = Zelle, toxisch = giftig) Allergieform richtet sich der Angriff gegen körpereigene Zelloberflächen, an die sich kleine, körperfremde Teilchen (Haptene, Halbantigene, Halballergene) gebunden haben. Dadurch wird die Zelle zum Allergen.

Hauptakteure der allergischen Reaktion sind Antikörper der Klasse IgG und IgM: Sie verbinden sich nicht nur mit dem Fremdstoff, sondern koppeln zugleich an Abwehrzellen, die vor Ort das Allergen bekämpfen. Da es Freßzellen schwerfällt, sich vollständige Körperzellen einzuverleiben, werden zellschädigende Enzyme ausgeschüttet. Dabei wird nicht nur die zum Allergen verwandelte Zelle zerstört, sondern umliegendes Gewebe nimmt ebenfalls Schaden. Eine allergische Erkrankung ist die Folge.

Derart attackierte Körperzellen können den Fremdstoff auf ihrer Oberfläche selbst gebildet haben, dann handelt es sich um eine Autoimmunerkrankung (vgl. Seite 215). Oder er wurde von außen zugeführt und hat sich an Zellen geheftet. Ein Beispiel dafür sind allergische Reaktionen auf Medikamente oder deren Abbauprodukte (vgl. Seite 215). Sie treten meist mit einigen Minuten Verzögerung auf.

II

Typische Erkrankungen

Schwund weißer Blutkörperchen (Agranulozytose, vgl. Seite 215), Zerstörung roter Blutkörperchen (hämolytische Anämie, vgl. Seite 215), Blutgruppenunverträglichkeit in der Schwangerschaft.

Typ III: Immunkomplex-bildung

Unter bestimmten Bedingungen ballen sich Allergene und Antikörper zu mehrgliedrigen Komplexen zusammen, an die bisweilen sogar noch Körperzellen gebunden sind. Hauptakteur der Immunantwort ist der Antikörper IgG. Er lockt verschiedene Abwehrzellen und -faktoren an, die zwar durch abbauende Enzyme Immunkomplexe auflösen können, aber zugleich das Gewebe schädigen (s. Typ II). Die Allergiesymptome zeigen sich nicht sofort, sondern typischerweise erst nach einigen Stunden (Spätreaktion, vgl. Seite 21).

Dies ist auch bei der allergischen Entzündung der Lungenbläschen durch wiederholten Kontakt mit Allergenen in Heu, Laub oder Stroh ("Farmerlunge", vgl. Seite 234) der Fall.

Wenn die körpereigene Abwehr nicht in der Lage ist, die Zahl der Immunkomplexe kurzzuhalten, können sich diese in Organen wie den Nieren und auch in Gelenken ablagern und dort Entzündungen hervorrufen.

III

Typische Erkrankungen

Gefäßentzündung (Vaskulitis, vgl. Seite 215), Serumkrankheit (vgl. Seite 215) durch Injektion von Fremdeiweiß, Entzündung der Lungenbläschen (allergische Alveolitis, vgl. Seite 234) sowie der Nieren (Nephritis) oder Gelenke (Arthritis).

Typ IV: Zelluläre Immunreaktion

Reagieren nicht Antikörper mit dem Allergen, sondern Abwehrzellen des Immunsystems, die T-Lymphozyten, spricht man von einer zellvermittelten oder zellulären Antwort (vgl. Seite 18). Wie bei der Typ-II-Reaktion entstehen die Allergene, wenn kleine, körperfremde Teilchen (Haptene, Halbantigene, Halballergene) in den Organismus gelangen und sich mit Eiweißmolekülen von Körperzellen verbinden. Selbst dann vermögen die T-Lymphozyten mit Hilfe besonderer Zellen, die winzigen Eindringlinge zu erkennen und dingfest zu machen. Die dazu notwendigen Strukturen sitzen auf ihrer Oberfläche.

Im Kampf gegen den Fremdstoff setzen die T-Lymphozyten Substanzen frei, die nicht nur Entzündungen fördern, sondern zum Beispiel Freßzellen anlocken und aktivieren. "Lymphokine" heißen diese Mediatoren (vgl. Seite 20). Der Name rührt von ihrer Beweglichkeit her (gr.: kinese = Bewegung). Wie bei Typ-I-Allergien gibt es eine Sensibilisierungsphase und eine ausgeprägtere Reaktion bei erneutem Allergenkontakt.

IV

Typische Erkrankungen

Kontaktekzem (Kontaktdermatitis oder Kontaktallergie, vgl. Seite 101), Arzneimittelausschlag (Arzneimittel-Exanthem, vgl. Seite 130).

Allergieähnliche Reaktionen

Nicht immer handelt es sich medizinisch um eine "echte" Allergie, wenn umgangssprachlich davon die Rede ist. Bei den "allergieähnlichen" Reaktionen, auch Pseudoallergien genannt, sprechen die äußeren Anzeichen – etwa asthmatische Anfälle oder Schnupfen in Zusammenhang mit bestimmten Stoffen, Hautausschläge durch Medikamente oder Quaddelbildung auf der Haut nach verschiedenen Nahrungsmitteln – für eine allergische Erkrankung. Dennoch gibt es einen zentralen Unterschied, der zum Beispiel eine Hyposensibilisierung (vgl. Seite 43) sinnlos macht.

Bei den "echten" Allergien ist das Immunsystem eingeschaltet: Antigen-Antikörper-Reaktionen (vgl. Seite 15) verursachen die diversen Krankheitsbilder. Bei den allergieähnlichen Reaktionen wirken die körperfremden Stoffe direkter. Auf verschiedenen Wegen lösen sie die Erkrankung aus:

☐ Einige Nahrungsmittel, darunter bestimmte Fischsorten (vgl. Seite 198), enthalten viel Histamin. Hat es die Darmschleimhaut passiert, kann Histamin im Körper so wirken, als sei es von Mastzellen als Folge einer Antigen-Antikörper-Reaktion ausgeschüttet worden.

☐ Andere Stoffe lösen die Freigabe von Histamin aus den Mastzellen aus. Zum Beispiel verursachen Erdbeeren auf diese Weise die bekannten Hautreaktionen.

☐ Konservierungsstoffe wie Benzoesäure gehören zu den Substanzen, die – den Mastzellen gleich – Stoffe freisetzen, die ihrerseits Freßzellen anlocken. Auch dadurch entstehen allergische Krankheitsbilder.

Daß allergieähnliche Reaktionen nicht vom Immunsystem abhängen, hat für den Schweregrad der Erkrankung keine Bedeutung. Die Patienten leiden nicht weniger als andere Allergiker. Schon gar nicht handelt es sich bei ihnen um "eingebildete Kranke", wie es der Begriff Pseudoallergie nahelegt. Er führt daher leicht auf eine falsche Fährte.

In drei Punkten unterscheiden sich allergieähnliche Erkrankungen von echten Allergien:

☐ Weil es sich nicht um eine Reaktion des Immunsystems handelt, ist der Spiegel des Antikörpers IgE nicht erhöht – obwohl die Krankheitsbilder der Typ-I-Allergie (vgl. Seite 22) gleichen.

☐ Bereits beim ersten Kontakt mit dem körperfremden Stoff treten allergische Symptome auf. Da der Eindringling unmittelbar wirkt, gibt es keine Sensibilisierungsphase.

☐ Aus demselben Grund hängen Auftreten und Schweregrad der Erkrankung stark von der Menge beziehungsweise Konzentration des Auslösers ab. Durch Verminderung der Belastung lassen sich die Symptome daher stärker reduzieren als bei echten Allergien, wo nach der Sensibilisierung kleinste Allergenmengen fatale Folgen haben können.

Als Allergiker geboren?

Es ist kein Geheimnis, daß "allergische Kinder" oft "allergische Eltern" haben – und umgekehrt. Aber das muß keinesfalls so sein: Bei rund 15 Prozent der Allergiker leidet oder litt kein Elternteil an Überempfindlichkeitsreaktionen (Abbildung 6).

Andererseits ist eine ererbte Anlage für eine Reihe von allergischen Erkrankungen sicher. Dazu zählen saisonaler allergischer Schnupfen, Bronchialasthma, Neurodermitis und akuter Nesselausschlag.

Für diese Krankheitsbilder führten britische Mediziner 1923 den Begriff "Atopie" ein. Er umschreibt die ungewöhnliche, abweichende Reaktion (gr.: atopisch = versetzt) des Immunsystems auf verschiedene Umweltfaktoren.

Heute wissen wir, daß Atopien meist mit einem überdurchschnittlichen Spiegel des IgE-Antikörpers (vgl. Seite 17) verbunden sind. Atopiker tragen ein hohes Risiko, irgendwann in ihrem Leben eine Typ-I-Allergie (Soforttyp, vgl. Seite 22) zu entwickeln. Sie sind dafür genetisch vorprogrammiert und können die Veranlagung mit den Chromosomen von Ei- oder Samenzellen an ihre Nachkommen weitergeben.

Kalkulierbares Risiko?

Ob die Anlage vererbt wird, ist im Einzelfall nicht vorhersagbar. Und schon gar nicht, ob sich aus der Veranlagung auch eine Allergie entwickelt (vgl. Seite 161). Selbst die Kinder zweier Allergiker können frei von Symptomen sein. Indes ist die mathematisch kalkulierbare Wahrscheinlichkeit einer Erkrankung bei ihnen hoch. Sie liegt bei 50 Prozent für jedes Kind. Wenn nur ein Elternteil Allergiker ist, beträgt das Risiko rund 30 Prozent (Abbildung 6).

Kinder schwer erkrankter Eltern sind allerdings häufiger betroffen, als Kinder von Eltern mit schwächeren Symptomen. Nicht abzuschätzen ist, welches Organ erkranken wird und wann die Allergie ausbricht.

Viele Atopiker haben von Geburt an einen höheren IgE-Spiegel. Sie können durch eine IgE-Bestimmung im Nabelschnurblut heutzutage früh entdeckt werden (vgl. Seite 162). Bei anderen reagiert das Immunsystem auf potentielle Allergene besonders empfindlich und steigt leicht in die IgE-Produktion ein. Dafür gibt es zwei Erklärungen: Bei ihnen sind mehr B-Abwehrzellen zu Plasmazellen herangereift und synthetisieren mehr IgE-Antikörper. Oder: Leichte Veränderungen ihrer T-Abwehrzellen haben die folgenschwere Konsequenz, daß die Hemmwirkung auf die IgE-Produktion nicht stark genug ist (T-Suppressor-Zellen, vgl. Seite 21).

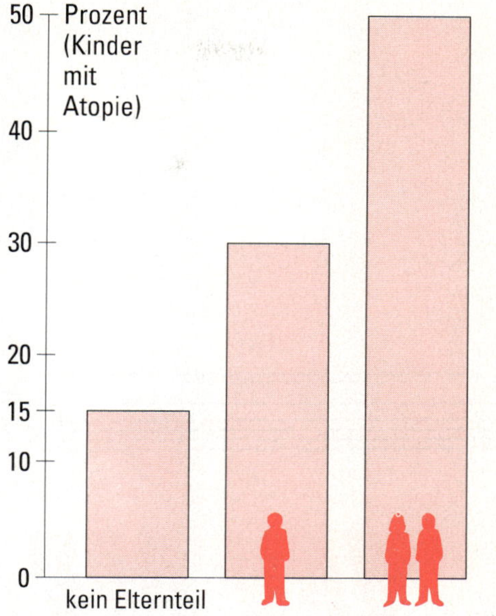

Abbildung 6: Durchschnittlich jeder siebente (rund 15%) erkrankt an einer Allergie, wenn weder Mutter noch der Vater Allergiker sind. Sind es beide Eltern, steigt das Risiko für ihre Kinder auf 50%. Rein rechnerisch ist jedes zweite betroffen (nach Roitt et al.)

Allergietests

Nicht jeder, bei dem ein erhöhter IgE-Spiegel gefunden wird, muß mit dem Ausbruch einer Allergie rechnen. Selbst wenn durch einen klassischen Hauttest wie den Pricktest (vgl. Seite 29) positive Reaktionen – also eine Sensibilisierung – auf bestimmte Allergene festgestellt werden, braucht der Betroffene nicht unbedingt zu erkranken. Allerdings deutet eine Vielzahl positiver Hautreaktionen auf ein erhöhtes Risiko hin.

Daß offenbar nur etwa die Hälfte der sensibilisierten Menschen Allergiesymptome entwickeln, hat mit den vielfältigen Möglichkeiten des Immunsystems zu tun, Überempfindlichkeitsreaktionen nicht nur zu fördern, sondern auch abzubremsen.

VON DER DIAGNOSE ZUR THERAPIE

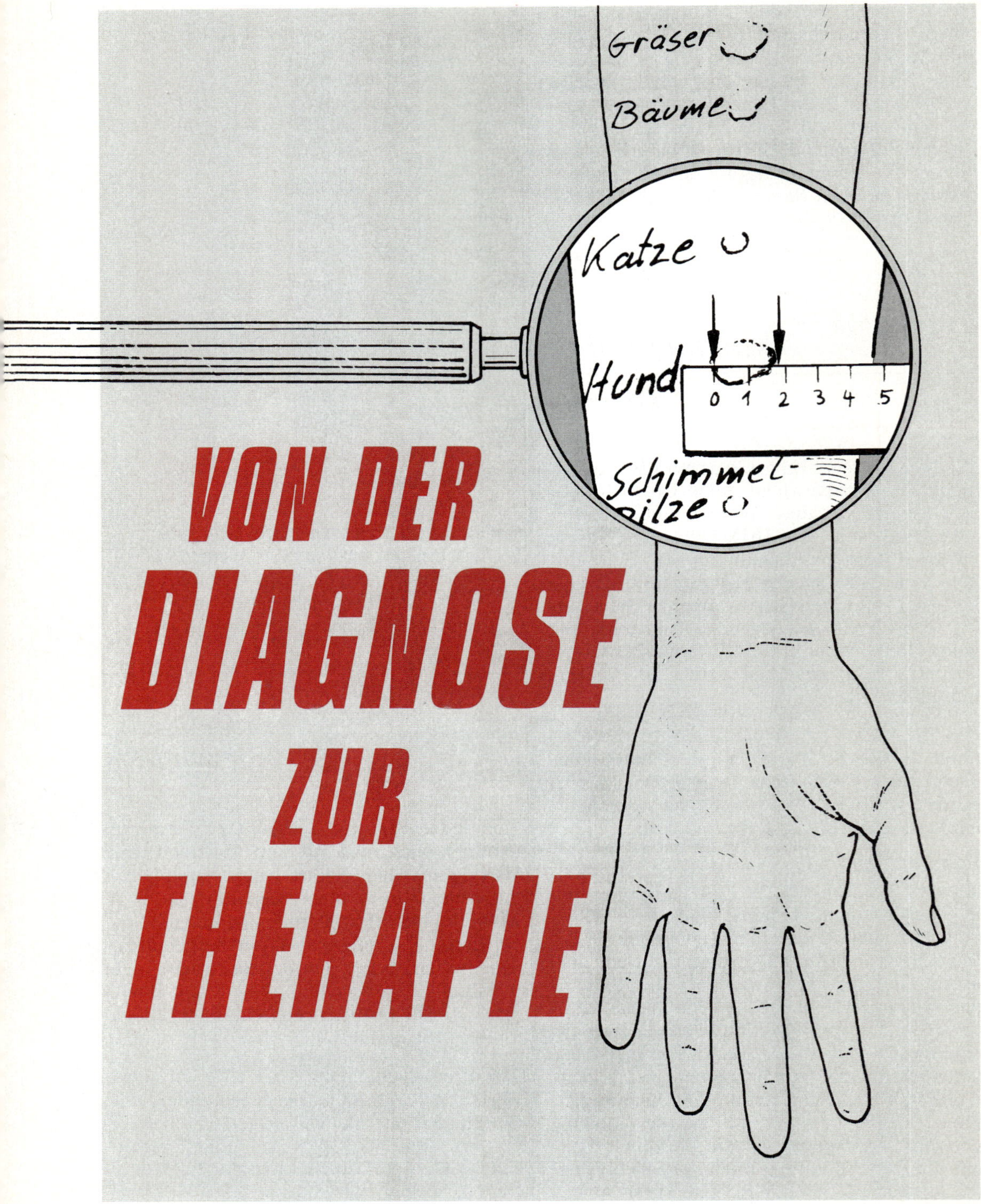

DIE DIAGNOSE - Auf der Suche nach den Allergenen

Die Allergiediagnostik erfolgt in vier Stufen, die aufeinander aufbauen und sich gegenseitig ergänzen: sorgfältige Erhebung der Krankengeschichte (Anamnese), Hauttests, Laboruntersuchungen und der Provokationstest (Abbildung 7).

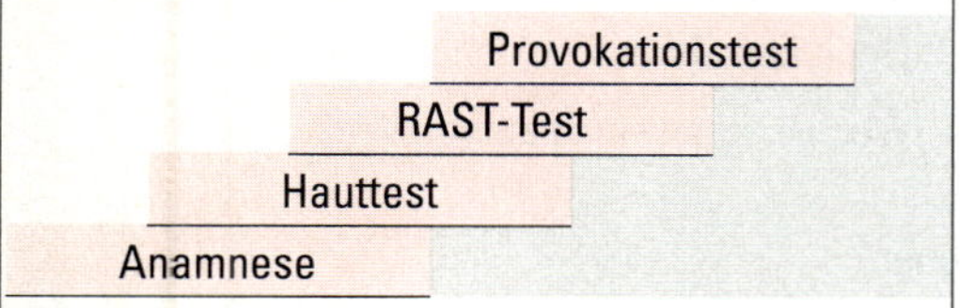

Abbildung 7:
Die vier Stufen der Allergiediagnostik

Die Krankengeschichte: Ich beobachte mich selbst

Wenn Sie vermuten, daß hinter bestimmten Beschwerden eine Allergie steckt, sollten Sie sich möglichst genau selbst beobachten. Besorgen Sie sich ein Notizbuch, in das Sie regelmäßig Ihre Beobachtungen notieren. Auch wenn Ihre Beschwerden schon länger bestehen, geben Sie sich jetzt einen Ruck und beginnen Sie mit Ihrem Allergietagebuch. Es lohnt sich.

Die Selbstbeobachtung hat zwei wichtige Funktionen: Der Verlauf einer Erkrankung, also der ihr eigene Rhythmus, gibt sowohl Anhalt für einen allergischen Ursprung (vgl. Tabelle 2) als auch wichtige Hinweise auf mögliche Auslöser (Pollen, Nahrungsmittel, Hausstaub u.a.). Mit diesen Informationen helfen Sie Ihrem Arzt, der zunächst versucht, durch gezielte Fragen das Spektrum möglicher Allergene einzugrenzen. Er wird sich zudem danach erkundigen, ob in Ihrer Familie bereits allergische Erkrankungen vorkommen (Anamnese).

Tabelle 2: Hinweise, die für beziehungsweise gegen eine allergische Erkrankung sprechen

Für Allergie	**Gegen Allergie**
Deutlicher Bezug zu Kontakt mit Allergenen (Pollenflug, Hausarbeit, Beruf u.a.)	Kein klarer Bezug zu Umwelteinflüssen, aber "Erkältung", Fieber
Besserung bei Milieuwechsel	
Beginn in der Jugend	Beginn im höheren Alter
Allergien in der Familie	Keine Allergien in der Familie
(nach Ring)	

Auch wenn Sie glauben, alles im Kopf behalten zu können, werden Sie in einigen Jahren ohne Aufzeichnungen nicht mehr wissen, wann die Beschwerden eingesetzt haben und wie schwer sie wirklich waren.

Machen Sie sich möglichst genaue Notizen. Notieren Sie auch Situationen, in denen Sie vielleicht überraschend beschwerdefrei waren, sowie Auffälligkeiten im Beruf, in der Freizeit oder im Urlaub. Vermerken Sie, welche Arzneimittel Sie zur Linderung einnehmen, in welcher Dosis und welche Symptome mehr oder weniger stark nachließen.

Tabelle 3:
Fragebogen für Allergiediagnostik

Die Fragen sind überwiegend mit ja oder nein zu beantworten

- Haben Sie Ihre Beschwerden ausschließlich während der Sommermonate, und sind Sie im Winter völlig beschwerdefrei?
- Haben Sie Ihre Beschwerden ausschließlich in den Monaten Februar, März oder April?
- Haben Sie Ihre Beschwerden ausschließlich während der Monate April bis August/September?
- Haben Sie Ihre Beschwerden bevorzugt bei feuchter Witterung oder in klimatisierten Räumen?
- Haben Sie ganzjährig Beschwerden, unabhängig von der Jahreszeit oder Ihrem Aufenthaltsort?
- Sind Sie ganzjährig krank, aber im Urlaub beschwerdefrei?

Verschlimmern sich Ihre Beschwerden in folgenden Situationen?

- Nach Genuß einer kleinen Menge Alkohol?
- Nach Genuß von Milch oder Milchprodukten?
- Nach Genuß von Hühnereiern?
- Direkt nach einer Grippeimpfung?
- Nach Verwendung verschiedener Gewürze?
- Nach Genuß von Obst und/oder Nüssen?
- Bei Kontakt mit Tieren/Tierfellen?
- In Tierstallungen?
- Nach Einnahme von Medikamenten?
- Was ist Ihnen sonst aufgefallen?

Ändern Sich Ihre Beschwerden in den folgenden Situationen?

- Im Urlaub an der See besser?
- Im Urlaub an der See schlechter?
- Im Urlaub in den Bergen besser?
- Bei trockenem Wetter besser?
- Bei feuchtem Wetter besser?
- In feuchten Räumen schlechter?
- Bei starker Staubentwicklung schlechter?
- Beim Bettenmachen schlechter?
- Mit Beginn der Heizperiode schlechter?
- Bevorzugt in eigener Wohnung schlechter?
- In Räumen mit Holzdecken schlechter?
- In Räumen mit Klimaanlage schlechter?
- Nach Wohnungswechsel besser?
- Am Arbeitsplatz besser?
- Nach Arbeitsplatzwechsel besser?
- Am Wochenende besser?

(mod. nach Schata und Jorde)

Außerdem sollten Sie die in Tabelle 3 enthaltenen Fragen beantworten, bevor Sie zum Arzt gehen. Nehmen Sie diese zum Anlaß, sich weitere Gedanken zu machen: In welchen Situationen treten Ihre Beschwerden auf oder wann verschlechtern sie sich. Spielen dabei beispielsweise Nahrungsmittel, Medikamente, Kosmetika, Schmuckstücke oder Reinigungsmittel eine Rolle? Mit welchen Beschwerden reagieren Sie in welchem zeitlichen Zusammenhang auf den "Reizstoff"?

Bei manchen Allergien ist es mit der Erhebung der Krankengeschichte getan. Die weitere Diagnostik erübrigt sich, weil das Allergen bereits entlarvt ist. Reagieren Sie beispielsweise auf Katzen, müssen Sie die Tiere wohl oder übel abgeben. Dann verlieren sich Ihre Beschwerden meist ohne weitere Therapie. Wird die Krankengeschichte sorgfältig erforscht, ist dies von ebenso großer Bedeutung für die Diagnosestellung wie Haut-, Labor- und Provokationstests zusammen.

Hauttestung

Die unterschiedlichen Hauttests beruhen auf demselben Prinzip: Allergenextrakte werden auf die Haut gebracht und bewirken bei sensibilisierten Personen (vgl. Seite 18) an den betreffenden Stellen eine Anschwellung (Quaddel) oder Rötung. Die sichtbar auf die Haut aufgebrachten Allergene verbinden sich in der Haut mit den unsichtbaren Antikörpern und führen zur unsichtbaren Freisetzung von Mittlersubstanzen (Mediatoren, Entzündungsstoffe, vgl. Seite 20) wie Histamin mit den genannten sichtbaren Folgen. Zur Kontrolle werden Kochsalzlösung (Negativkontrolle) und eine Histaminlösung (Positivkontrolle) mitgetestet.

Der Arzt prüft mehrere Allergene gleichzeitig. Das kleinste übliche Testspektrum umfaßt Birken- und Gräserpollen, Hausstaubmilben, Hautschuppen von Katzen, und bei Kindern mit Neurodermitis auch Ei und Milch. Es wird bei Bedarf erweitert, so etwa um Roggen-, Wegerich- und Beifußpollen, bestimmte Schimmelpilze und Milben sowie Meerschwein- und Hundehaare. Pollen von insektenbestäubten Pflanzen (Jasmin, Kastanie, Obstbäume) testen zu lassen, ist normalerweise unsinnig, da in der Regel nur windbestäubte Pflanzen die Beschwerden verursachen (vgl. Seite 167). Dennoch bieten Firmen diese Extrakte an, die von Unwissenden auch verwendet werden.

Etwa fünf Tage vor einem Hauttest sollten Antihistaminika abgesetzt werden, das neuere Mittel Hismanal® sogar einen Monat vorher (vgl. Seite 38). Antihistaminika schwächen die allergische Reaktion ab und würden das Testergebnis verfälschen. Dies fiele dem Arzt allerdings auf, da der zur Kontrolle mitlaufende Histamintest (Abbildung 8) nicht die normalerweise erwartete positive Antwort bringen würde.

Während der Hauttest läuft, sollten Sie möglichst einen Kontakt mit Allergenen vermeiden. Es ist bekannt, daß sich Beschwerden während der Pollenflugzeit oder bei Kontakt zu Haustieren durch die zusätzliche Belastung der Untersuchung verschlimmern. Die Aussagekraft der Tests wäre dadurch allerdings nicht eingeschränkt. Das Austesten sollte verschoben werden, wenn Organbeschwerden bestehen wie Bronchialasthma oder allergischer Schnupfen. Hauttests können die Überempfindlichkeitsreaktionen der betroffenen Schleimhäute verstärken.

Hauttests zurückhaltend bewerten

Positive Hauttests, also solche, die Reaktionen auf ein oder mehrere Allergene anzeigen, sind mit Zurückhaltung zu interpretieren. Wer noch nie allergische Beschwerden hatte, kann in Intrakutan-, Prick- oder anderen Hauttests (s. unten) auffällig reagieren. Doch muß der Betreffende auch künftig nicht zwangsläufig mit allergischen Symptomen rechnen, wenn er mit den "entdeckten" Allergenen in Kontakt kommt. Positive Hauttests belegen nicht einmal, daß die aktuellen Beschwerden wirklich auf den gefundenen Allergenen beruhen. Dies läßt sich mit einem Provokationstest (vgl. Seite 32) herausfinden.

Hauttests ermitteln oft mehr Allergene, als dem Betroffenen tatsächlich Schwierigkeiten bereiten. Das kann verschiedene Gründe haben. Beispielsweise kann durch Reizung der Haut ein positives Ergebnis vorgetäuscht werden.

Pricktest (Stichtest)

Wohl am häufigsten angewandt wird der Pricktest. Dabei wird je ein Tropfen der zu testenden Allergenextrakte auf die Haut der Innenseite des Unterarmes oder auf den Rücken getupft. Durch den Tropfen hindurch sticht der Arzt mit einer jeweils frischen Spezialnadel mit einer 1 Millimeter langen Spitze (Lanzette) in die Haut, ohne daß es blutet (Abbildung 8). Neuerdings sind auch Fertiglanzetten erhältlich, auf deren Spitze sich gefriergetrocknete, standardisierte Allergenmengen befinden.

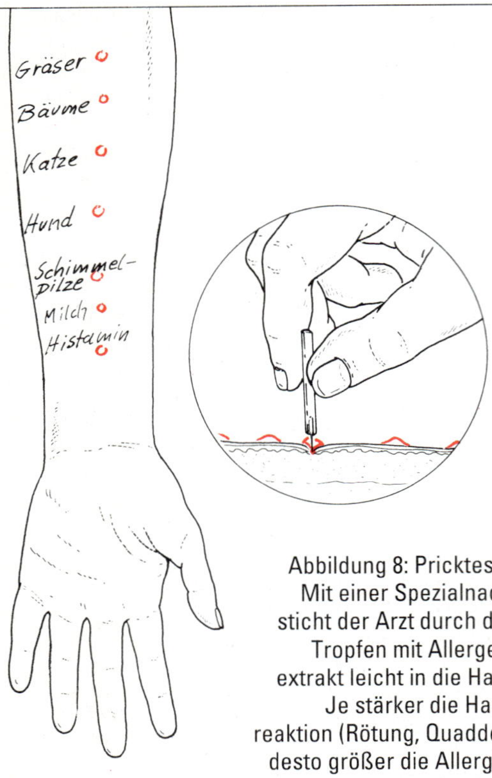

Abbildung 8: Pricktest – Mit einer Spezialnadel sticht der Arzt durch den Tropfen mit Allergenextrakt leicht in die Haut. Je stärker die Hautreaktion (Rötung, Quaddel), desto größer die Allergiebereitschaft.

20 Minuten nach dem Stich kann der Arzt die Reaktion ablesen. Um verzögerte Reaktionen zu erfassen, sollte dies möglichst auch nach sechs und 24 Stunden geschehen. Je größer der Quaddeldurchmesser ist, desto deutlicher ist der Hinweis auf eine Sensibilisierung durch das fragliche Allergen.

Scratchtest (Kratztest- oder Ritztest)

Hier wird nicht in die Haut hineingestochen, sondern sie wird durch den Allergenextrakt hindurch etwa fünf Millimeter lang oberflächlich angeritzt. Dieser Test wird heute kaum noch verwendet, denn die größere Hautverletzung fördert Überreaktionen. Außerdem ist der Test schmerzhafter als der Pricktest.

Intrakutantest

Der Arzt spritzt die Allergenverdünnungen mit einer feinen Kanüle in die Haut. Schon wegen der größeren Schmerzhaftigkeit und des Risikos falsch positiver Reaktionen besonders bei Schimmelpilzen, Nahrungs- und Arzneimitteln, wird der Test nicht routinemäßig angewendet - mit Ausnahme der Testung von Insektengiften oder Penizillin.

Epikutantest (Pflaster- oder Patchtest)

Hierbei handelt es sich um eine klassische Methode, um die Auslöser eines allergischen Kontaktekzemes festzustellen, etwa bei einer Nickelallergie. Der Arzt beschichtet spezielle Pflasterstreifen mit den zu testenden Substanzen in geeigneter Verdünnung und klebt sie auf den Rücken. Da es sich beim Kontaktekzem (vgl. Seite 101) um eine Spätreaktion handelt, wird die Testreaktion erst nach 48 und 72 Stunden abgelesen. Der Arzt kann auch fertige Testpflaster verwenden. Es gibt sie mit über 20 gängigen Allergenen in standardisierter Dosierung.

Tips zum Umgang mit Testpflastern

- ☐ Am Tag, an dem das Pflaster aufgeklebt werden soll, dürfen Sie keine Pflegesalben auf den Rücken auftragen. Diese mindern die Haftfähigkeit des Testpflasters und könnten zudem den Test beeinflussen.
- ☐ Während Sie das Pflaster tragen, müssen Sie es vor Feuchtigkeit schützen: Sie sollen weder duschen noch baden, den Rücken nicht waschen sowie körperliche Anstrengungen meiden, damit Sie nicht schwitzen.
- ☐ Vermeiden Sie besondere Wärme- oder Sonneneinwirkung am Rücken. Gehen Sie nicht ins Solarium.

Eine Reihe von Faktoren beeinflußt den Pflastertest. So entstehen falsch positive Reaktionen infolge direkter Reizung durch das Pflaster oder durch die Trägermedien für das Testmaterial. Falsch negative Resultate können von einer Kortikoid-Langzeittherapie herrühren. Äußerliche Kortikoide sind eine Woche vor dem Test abzusetzen. Eingenommene Antihistaminika dagegen beeinflussen den Test nicht.

Reibtest

Bei hochgradig Sensibilisierten läßt sich bereits durch bloßes Reiben mit dem puren Allergen (z.B. Tierhaar, Nahrungsmittel) auf der Haut der Unterarminnenseite eine Reaktion auslösen. Diese verläuft stärker, wenn zuvor die Hornschicht der Haut mit Klebestreifen (Tesafilm u.a.) abgerissen wurde. Um nichtallergiebedingte Hautreaktionen auszuschließen, wird zum Vergleich die Haut auch mit einem Mulltupfer gerieben.

Komplikationen bei Hauttests

Mit einem Hauttest löst der Arzt gezielt allergische Reaktionen aus, um verdächtigte Allergene zu bestätigen. Das Ausmaß der Wirkung läßt sich jedoch schlecht kalkulieren, da es von der besonderen Empfindlichkeit der Prüfperson abhängt sowie vom Allergengehalt des verwendeten Extraktes. So können sich unerwartet starke Lokalreaktionen entwickeln und sogar Allgemeinreaktionen wie ein akuter lebensbedrohlicher Schock (vgl. Seite 134). Nur erfahrene Ärzte dürfen daher Allergietestungen vornehmen. Sie müssen für Notfälle ausgerüstet sein und Wiederbelebungsmaßnahmen beherrschen. Besondere Vorsicht ist bei der Testung von Arzneimitteln geboten.

Die Gefahr schwerwiegender Komplikationen ist beim Pricktest geringer als beim Intrakutantest. Noch risikoärmer ist der Reibtest. Hier liegt als Barriere die unverletzte Oberhaut einschließlich der Hornschicht zwischen dem Allergen und den Mastzellen, die die Entzündungsstoffe freisetzen.

Laboruntersuchungen

Gefahrlos für den Allergiker sind Laboruntersuchungen. Sie kommen zum Zuge, wenn Hauttests ohne verwertbares Ergebnis bleiben oder nicht durchführbar sind. Dies gilt bei ausgedehnter Hauterkrankung, wenn Antiallergika nicht abzusetzen sind, der Testperson eine riskante Provokation erspart bleiben soll oder bei Kleinkindern. Außerdem haben solche Untersuchungen den Vorteil, daß sie nicht von unbekannten biologischen Größen beeinflußt werden. Dazu gehören von Mensch zu Mensch unterschiedliche Reaktionsweisen.

Radio-Immuno-Sorbens-Test (RIST)

Mit dem **R**adio-**I**mmuno-**S**orbens-**T**est (RIST) wird das Gesamt-Immunglobulin E (vgl. Seite 17) im Blut bestimmt. Der Test dient der Ergänzung von Krankengeschichte und Hauttests. Immunglobulin E ist nämlich keineswegs nur bei allergischen Erkrankungen beziehungsweise Atopie (vgl. Seiten 24, 161) erhöht, sondern zudem – meist weniger ausgeprägt – bei anderen entzündlichen Hauterkrankungen, bei Wurmbefall sowie bestimmten Nieren- und Lebererkrankungen.

Wahrscheinlich ist der Gesamt-IgE-Spiegel im Blut um so höher, je mehr Allergene an der Überempfindlichkeit beteiligt sind. So haben Neurodermitiker mit Sensibilisierung gegen verschiedene Pollen und ganzjährig vorkommende Allergene sehr hohe IgE-Spiegel. Andererseits finden sich bei jedem fünften Kind mit Neurodermitis keine erhöhten IgE-Werte.

Radio-Allergo-Sorbens-Test (RAST)

Der **R**adio-**A**llergo-**S**orbens-**T**est (RAST) ermöglicht den Nachweis von spezifischem IgE gegen bestimmte Allergene im Blutserum, also in der ungerinnbaren Blutflüssigkeit ohne Blutkörperchen. Blutserum läßt sich gut einfrieren und wird zur Analyse an spezialisierte Labors verschickt. Das Ergebnis ist somit nicht sofort verfügbar. Weil der Test hohe Kosten verursacht, sollte er nur gezielt eingesetzt werden. Damit eignet er sich in der Regel nicht zur "blinden" Suche nach verantwortlichen Allergenen, sondern eher zur Bestätigung, wenn sich der Hauttest nicht eindeutig interpretieren läßt.

RAST ist nicht so empfindlich wie eine sorgfältige Hauttestung. Allergene, die auf der Haut negativ sind, werden auch durch RAST nicht unbedingt erfaßt. Beide Tests bringen bei manchen Allergenen (z.B. Pollen) erfreulich ähnliche Ergebnisse. Sie unterscheiden sich hingegen öfter bei Hausstaub oder Schimmelpilzen.

Auch beim RAST bleibt ein Quantum Unsicherheit: Bei einem negativen Ergebnis ist nicht hundertprozentig sicher, daß keine Sensibilisierung vorliegt. So könnte ein sehr hoher Spiegel von IgG-Antikörpern zu falsch negativen Ergebnissen führen. Falsche positive RAST-Ergebnisse sind dagegen selten, können jedoch beispielsweise auf Wurmerkrankungen beruhen.

Provokationstests

Bei einem Provokationstest löst der Arzt die Überempfindlichkeitsreaktion gezielt durch ein bestimmtes Allergen aus. Dadurch läßt sich feststellen, welche Bedeutung es für die Erkrankung eines bestimmten Organs hat. Das jeweilige Allergen wird auf die Schleimhäute von Nase, Augen oder Bronchien aufgebracht oder geschluckt beziehungsweise gespritzt. Auch Hauttests sind Provokationstests, nämlich mit dem Zielorgan Haut.

Gute Dienste leistet der Inhalationsprovokationstest für die Diagnostik von Berufskrankheiten, da hier oft kein entsprechender Allergenextrakt für die Hauttestung oder den RAST verfügbar ist. Zur Prüfung auf Milben- und Schimmelpilzallergien eignet er sich ebenfalls, wenn andere Tests widersprüchliche Ergebnisse brachten. Mit dem oralen (durch den Mund) Provokationstest versucht der Arzt, Nahrungs- und Arzneimittelunverträglichkeiten zu bestätigen.

Komplikationen bei Provokationstests

Provokationstests sind für die Testperson riskant. Sie dürfen nur im symptomfreien Intervall vorgenommen werden. Sonst verstärken sie die vorhandenen Beschwerden. Die Schwere der provozierten allergischen Reaktion läßt sich nicht vorhersehen und kann im Ernstfall bis zum lebensbedrohlichen Schock reichen (vgl. Seite 134). Der Arzt muß daher sowohl Erfahrungen mit Provokationstests besitzen als auch mit Wiederbelebungstechniken. Unbedingt müssen die erforderlichen Gegenmittel und Apparate bereitstehen. Es versteht sich von selbst, daß sich die Methode für größere "Testreihen" verbietet.

Weitere Tests

Hinweise zu speziellen Tests, die zur Klärung bestimmter Krankheitsbilder dienen, finden Sie in den entsprechenden Kapiteln, so etwa Lungenfunktionsprüfungen bei Asthma auf Seite 80 und Suchdiät bei Nahrungsmittelallergie auf Seite 145.

DIE THERAPIE - Möglichkeiten und Grenzen

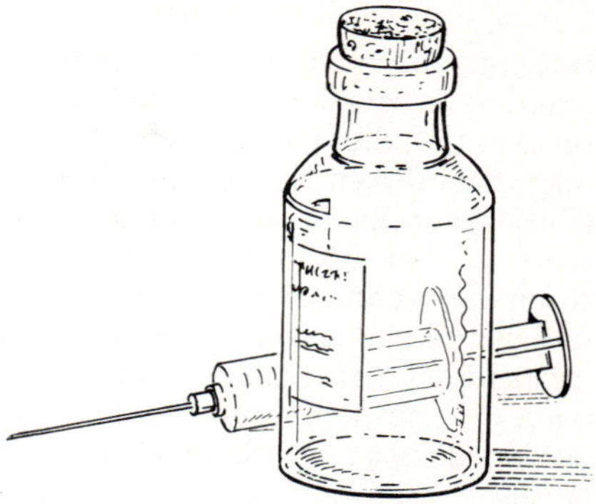

So vielfältig sich allergische Erkrankungen auch auswirken können, die Behandlung verläuft im wesentlichen doch immer nach den gleichen Grundprinzipien: Allergene meiden, Vorbeugung und Behandlung der Symptome mit Medikamenten und vielleicht auch Hyposensibilisierung.

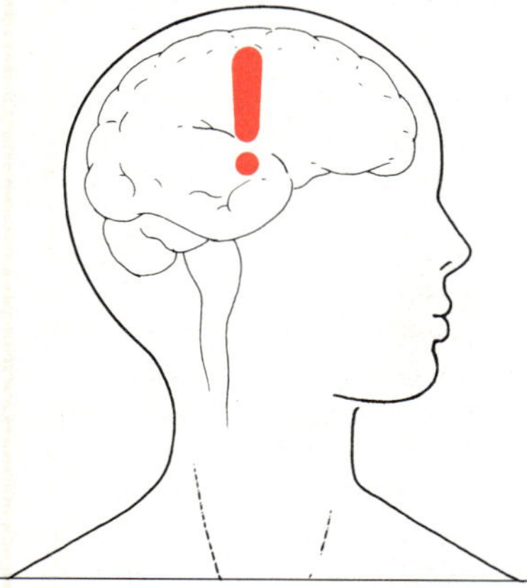

Wer es schafft, konsequent die Stoffe zu meiden, die bei ihm Allergien oder andere Unverträglichkeiten auslösen, hat bereits den wichtigsten Schritt zur "Behandlung" seiner Überempfindlichkeit hinter sich gebracht. Von da an kann er ohne die lästigen Folgen der überschießenden Reaktion des körpereigenen Abwehrsystems wie Niesreiz, Fließschnupfen, Augenjucken oder asthmatische Beschwerden leben.

Allergene meiden: Karenz - der Versuch des Unmöglichen?

Wem beim Fliegen immer übel wird, sucht sich bewußt oder unbewußt Reiseziele, die mit anderen Verkehrsmitteln zu erreichen sind. Ähnliches gilt für Allergien. So manches "Nichtmögen" von Nahrungsmitteln beruht darauf, daß sie in der Vergangenheit nicht vertragen wurden.

Ungeahnte Hürden

Dies zu erreichen, ist leider meist nicht so einfach. Als erstes müssen alle Stoffe – oder zumindest die wichtigsten – bekannt sein, die die allergischen Reaktionen auslösen. Schließlich muß auch eine Chance bestehen, den Quälgeistern zu entgehen. Beides stößt oft auf ungeahnte Schwierigkeiten. Hier hilft die systematische Selbstbeobachtung (Tagebuch führen!), mit der Sie gezielt Zeitpunkt sowie Art und Schwere der Unverträglichkeitsreaktionen und deren mögliche Auslöser (Aufenthaltsort, Nahrungsmittel, Arzneimittel usw.) erfassen. Auch Ärzte versuchen zunächst durch Befragung zur Krankheitsgeschichte (Erhebung der Anamnese), die auch direkte Verwandte einschließen sollte, Hinweise auf Auslöser der Erkrankung und deren Ausmaß zu bekommen. Verschiedene diagnostische Methoden (vgl. Seite 29) ermöglichen die weitere Eingrenzung der allergieauslösenden Faktoren.

Besteht eine isolierte Überempfindlichkeitsreaktion – beispielsweise auf einzelne Nahrungsmittel, die man meiden kann wie Nüsse oder Schellfisch –, ist das Vermeiden, die Karenz, vergleichsweise einfach. Schwieriger wird es bei Mehrfachallergien, besonders wenn sie Kuhmilch, Eier usw. einschließen, und die erkannten oder vermuteten Allergene Bestandteile der täglichen Nahrung sind. Die dann erforderliche grundlegende Umstellung der Ernährung (vgl. Seite 57) ist oft kaum zu befolgen. Sie kann psychisch sehr belasten, zum Beispiel, wenn der Rest der Familie die Ernährungsumstellung nicht mitmacht.

Auch andere allergische Erkrankungen erzwingen bisweilen eingreifende persönliche Umstellungen. Die Entscheidung, eine in langen Jahren liebgewonnene Katze wegen der Katzenhaarallergie eines Familienmitglieds wegzugeben, wird oft zulange hinausgeschoben. Deren Bedeutung für die Erkrankung wird verdrängt. Bei "Hausstaub"-Allergie sollten Federbetten solchen aus waschbaren synthetischen Materialien weichen, ebenso Langflorteppiche und Polstermöbel, die einer insgesamt weniger plüschigen Einrichtung Platz machen sollten, ohne daß aus der Wohnung gleich eine sterile Kammer werden muß.

Wer seinen Beruf aufgeben und umgeschult werden muß, z.B. Bäcker wegen Mehlstauballergie, Krankenschwestern wegen Unverträglichkeit von Desinfektionsmitteln oder Friseusen wegen Reaktionen auf Haarfärbemittel, gerät möglicherweise in eine Lebenskrise, die psychotherapeutischer Unterstützung bedarf.

Manchmal hilft nicht einmal die "Flucht" aus dem gewohnten Lebensraum durch Umzug – beispielsweise, wenn reizauslösende Stäube und Dämpfe am Wohnort das Leben des Asthmatikers zur Qual machen. Solch weitreichende Entscheidungen sollten Sie indes nur in Absprache mit mehreren Fachleuten treffen. Bleibt doch etwa der Nutzen des Reiz- oder Heilklimas eines Urlaubszieles nicht immer erhalten, wenn Sie dorthin übersiedeln. Denn zwangsläufig bringen Sie auch die alltäglichen Belastungen und den Streß mit. Mancher Wohnortwechsel hat sich langfristig als Enttäuschung erwiesen.

So schwer solche Entscheidungen im Einzelfall sein mögen, sind sie bei den oben genannten Beispielen im Prinzip doch durchführbar. Der Nutzen der Maßnahmen läßt sich einigermaßen kalkulieren. Geringe Chancen auf umfassende Allergenkarenz haben jedoch zum Beispiel Schimmelpilzallergiker, denn die allergenen Pilzbestandteile finden sich nicht nur im Haus und in der Natur, sondern zunehmend auch in Nahrungsmitteln (vgl. Seite 175). Sei es durch unsichtbaren direkten Befall oder durch Verwendung von Schimmelpilzen bei der Herstellung von Nahrungsmitteln und nicht zuletzt auch von Medikamenten.

Heimtückisch sind geradezu die Probleme, die Personen mit einer Allergie gegen Nahrungsmittelzusatzstoffe haben (vgl. Seite 200). Die Deklaration dieser Stoffe auf Lebensmitteln ist trotz der letzten zum 1. August 1990 in Kraft getretenen Verbesserungen immer noch so unzureichend, daß mancher Allergiker gezwungen ist, seinen Lebensmittelbedarf weitgehend aus Grundnahrungsmitteln selbst herzustellen. Nur so kann er sich vor unliebsamen, vielleicht sogar lebensbedrohlichen Überraschungen durch nicht oder schlecht deklarierte Zutaten schützen.

Medikamentöse Strategien

Histamin ist die wohl bekannteste Mittlersubstanz, die allergische Symptome wie Niesreiz, laufende Nase, juckende und tränende Augen oder Verengungen der Atemwege auslöst. Das Gewebshormon kommt in der Natur häufig vor. Es findet sich in Pflanzen (z.B. in Haaren der Brennessel) und im Tierreich (z.B. im Sekret stechender Insekten).

Histamin und seine Folgen

Im Verlauf Immunglobulin-E-vermittelter allergischer Reaktionen werden Histamin und andere Mittlersubstanzen aus den Mastzellen freigesetzt (vgl. Seite 21). Die Folgen sind weitreichend:

- ☐ Die Gefäßmuskulatur erschlafft und die Blutgefäße stellen sich weit. Lokal geht dies mit einer Rötung etwa der Bindehaut einher. Bezogen auf den ganzen Körper kommt es zu Blutdruckabfall bis hin zum gefürchteten anaphylaktischen Schock (vgl. Seite 134).

- ☐ Im Gebiet der feinsten Gefäße tritt Flüssigkeit in das Gewebe über, was sich beispielsweise als Ödeme der Bindehaut, Schwellung der Nasen- und Bronchialschleimhaut oder als Nesselausschlag äußert.

- ☐ Die Bronchialmuskulatur zieht sich zusammen, was einen Asthmaanfall bewirken kann (vgl. Seite 77).

Antihistaminika

Die Wirkungen von Histamin lassen sich abschwächen, indem dessen Angriffsstellen (Rezeptoren) im Gewebe durch Antihistaminika (Histaminblocker) blockiert werden. Antihistaminika stehen dem Histamin chemisch nahe und verdrängen es von seinem Rezeptor, über den es normalerweise wirksam wird. Sie passen quasi wie eine Schlüsselattrappe in ein Schloß, das sich damit nicht aufschließen läßt, aber auch keinen Platz läßt für den passenden Schlüssel, das Histamin. Antihistaminika unterbinden die allergischen Reaktionen jedoch nicht völlig. Zum einen werden diese auch durch andere Mittlersubstanzen ausgelöst und unterhalten. Zum anderen spielen die Menge des Histamins sowie Wirkstärke und -dauer des blockierenden Medikaments eine Rolle.

Auswahlkriterien

Obwohl gewisse Unterschiede in den Wirkungen der heute erhältlichen Antihistaminika bekannt sind, fällt es schwer vorauszusagen, welches Mittel die Beschwerden von allergischem Schnupfen, allergischer Bindehautentzündung, Nesselausschlag oder anderen allergischen Folgereaktionen am besten lindern wird. Manchmal müssen Sie das Präparat wechseln, da das erste nicht genügend angeschlagen hat. Zuvor sollten Sie es jedoch einige Tage lang in der vorgeschriebenen Dosis eingenommen haben, damit es Zeit hatte, wirksam zu werden.

Häufige, rasch spürbare Nebenwirkungen werden oft zum wichtigen Auswahlkriterium: Die meisten (älteren) Antihistaminika machen mehr oder weniger stark müde (vgl. Tabelle 4), schränken das Reaktions- und Konzentrationsvermögen ein und verringern die Fahrtüchtigkeit. Der Effekt kann so stark sein, daß einige Präparate gleichzeitig auch als Schlafmittel angeboten werden, z.B. Mereprine® und Sedaplus®.

Vor allem Personen mit juckenden Hautsymptomen wie Neurodermitis- oder Ekzemkranke, die nachts vor quälendem Juckreiz nicht zum Schlafen kommen, profitieren von dem – sonst meist unerwünschten – müde machenden Begleiteffekt. Das Antihistaminikum Diphenhydramin wird in Deutschland inzwischen sogar fast ausschließlich als Schlafmittel verwendet: Dolestan®, Halbmond®, Hoggar® N, Sekundal® u.a.

In den letzten Jahren kamen neue Präparate auf den Markt, die deutlich seltener schläfrig machen: Heuschnupfen Systral®, Hismanal®, Lisino®, Teldane® und Zyrtec®. Bereits nach kurzer Zeit wurden sie insgesamt häufiger verordnet als alle müde machenden Antihistaminika zusammen. Die neueren Mittel sollen – abgesehen von einigen Hautsymptomen – offensichtlich gleich gut wirken wie die alten Antihistaminika.

siehe Tabelle 4 auf der nächsten Seite

Tabelle 4: Antihistaminika: Müde machende Eigenschaften, Dosierungen für Erwachsene und Kosten (bezogen auf die in der Tabelle genannte kleinste erhältliche Packung, Preisstand: 1.4.1991, Präparate zum Einnehmen, ohne Berücksichtigung flüssiger Zubereitungen)

Handelsname	Verschreibungspflicht	Müdigkeit auslösend*	Kosten der kleinsten Packung (DM)	Tagesdosis	Kosten pro Tag (DM)
Atosil® Dragees	ja	++	20 Drg.: 6,25	1 – 2 x 1 – 2 Drg.	0,31 – 1,88
Avil® Tabletten	nein	+	20 Tbl.: 14,19	2 – 3 x 1 Tbl.	1,42 – 2,13
Avil® Retard Dragees	nein	+	20 Drg.: 20,63	1 – 2 x 1 Drg.	1,03 – 2,06
Dimegan® Kapseln	nein	+	20 Kps.: 14,10	2 x 1Kps.	1,41
Fenistil® Dragees als Reimport***:	nein	+	20 Drg.: 12,00 ab 8,97	3 x 1 – 2 Drg.	1,80 – 3,60 1,35 – 2,69
Fenistil® Retard Tabletten als Reimport***:	nein	+	20 Tbl.: 16,20 ab 11,55	2 x 1 Tbl.	1,62 1,16
Fomos® Tabletten	nein	+/–	10 Tbl.: 19,10	1 x 1 Tbl.	1,91
Heuschnupfen Systral® Tabletten	nein	+/–	10 Tbl.: 9,80	2 x 1 Tbl.	1,96
Hisfedin® Tabletten	nein	+/–	20 Tbl.: 16,70	2 x 1 Tbl.	1,67
Hismanal® Tabletten als Reimport***:	nein	+/–	10 Tbl.: 18,80 ab 14,40	1 x 1 Tbl.	1,88 1,44
Inhibostamin® Tabletten**	nein	+/–	20 Tbl.: 18,05	3–4 x 1 bis 3 x 2 Tbl.	2,71 – 5,42
Lisino® Tabletten	ja	+/–	14 Tbl.: 27,98	1 x 1 Tbl.	2,00
Mereprine® Dragees	nein	++	20 Drg.: 11,80	1 – 3 x 1 Drg.	0,59 – 1,77
Metaplexan® Tabletten	ja	+/–	20 Tbl.: 17,45	2 x 1 Tbl.	1,75
Omeril® Dragees	ja	+	20 Drg.: 9,05	2 – 6 x 1 Drg.	0,91 – 2,72
Optimine® Tabletten	ja	+	20 Tbl.: 13,10	2 x 1 – 2 Tbl.	1,31 – 2,62
Periactinol® Tabletten	ja	+	20 Tbl.: 11,15	3 x 1 Tbl.	1,67
Polaronil® Tabletten	nein	+	20 Tbl.: 11,30	3 – 4 x 0,5 – 1 Tbl.	0,85 – 2,26
Polaronil Repetabs® Dragees	nein	+	20 Drg.: 14,30	2 x 1 Drg.	1,43
Polistin T-Caps® Kapseln	nein	+	20 Kps.: 12,60	2 x 1 Kps.	1,26
Pro-Actidil® Tabletten	nein	+	20 Tbl.: 25,81	1 x 1 Tbl.	1,29
Repeltin® Tabletten	ja	+	20 Tbl.: 7,92	3 – 4 x 1 Tbl.	1,19 – 1,58
Sedaplus® Kapseln	nein	++	10 Kps.: 6,50	1 – 3 x 1 Kps.	0,65 – 1,95
Soventol® Tabletten	nein	+	20 Tbl.: 8,85	3 – 4 x 1 – 2 Tbl.	1,33 – 3,54
Tavegil® Tabletten als Reimport***:	nein	+	20 Tbl.: 15,95 ab 11,23	2 x 1 Tbl.	1,60 1,12
Teldane® Tabletten als Reimport***:	nein	+/–	20 Tbl.: 19,60 30 Tbl.: ab 25,46	2 x 1 Tbl.	1,96 1,70
Teldane® forte Tabletten als Reimport***:	nein	+/–	20 Tbl.: 37,65 15 Tbl.: ab 25,60	1 x 1 Tbl.	1,88 1,71
Theralene® Tabletten	ja	+	50 Tbl.: 26,40	3 – 4 x 1 Tbl.	1,58 – 2,11
Tinset® Tabletten	ja	+	20 Tbl.: 20,50	2 x 1 Tbl.	2,05
Zyrtec® Tabletten	ja	+/–	10 Tbl.: 19,90	1 x 1 Tbl.	1,99

* ++ = stark (wird auch als Schlaf-und Beruhigungsmittel verwendet)
+ = mäßig bis stark
+/– = gering bis nicht vorhanden

** Kein Antihistaminikum, s. Text
*** Fragen Sie in der Apotheke nach dem preiswerteren, aus dem Ausland zurückimportierten Präparat.

Unerwünschte Wirkungen

Neben Benommenheit und Konzentrationsschwäche erzeugen Antihistaminika mehr oder weniger ausgeprägte anticholinerge (atropinartige, tollkirschenartige) Wirkungen. Diese zur Linderung allergischer Beschwerden unerwünschten Effekte äußern sich als Mundtrockenheit, Verstopfung, Störung beim Wasserlassen – besonders bei älteren Männern –, erhöhter Augeninnendruck (Glaukom) und schneller Herzschlag. Auch Muskelzittern, Nervosität, Schlafstörungen und Erregungszustände kommen bisweilen vor.

Vorsicht mit Antihistaminika bei Kindern

Kinder vertragen Antihistaminika weniger gut als Erwachsene. Unter sechs Jahren reagieren sie möglicherweise schon bei geringer Überdosis mit Krampfanfällen oder Halluzinationen. Überschreiten Sie auf keinen Fall die in den Beipackzetteln für Kinder angegebenen Dosen. Manche Tabletten – vor allem die sogenannten Retardtabletten – sind für Kinder unter zwölf Jahren zu hoch dosiert und daher ungeeignet.

Säuglinge und Kleinkinder unter einem Jahr sollten keine Antihistaminika erhalten – es sei denn auf ausdrückliche Anweisung eines Arztes. Der Grund: In einigen Veröffentlichungen wird eine Verbindung zwischen plötzlichem Kindstod und der Verwendung von Antihistaminika vermutet.

WARNUNG

Alkohol und andere, das Zentralnervensystem beeinflussende Mittel wie Psychopharmaka verstärken die dämpfenden Effekte von Antihistaminika. Verschlechtern sich Ihre allergischen Beschwerden nach Einnahme eines Antihistaminikums, besteht die Möglichkeit, daß Sie auf das Mittel selbst allergisch reagieren. Sogar das kommt vor – wenn auch glücklicherweise selten. Ein deutlich höheres Risiko der Sensibilisierung gehen Sie allerdings ein, wenn Sie Antihistaminika-Salben auf die Haut auftragen. Die äußerliche Verwendung solcher Mittel ist daher umstritten.

Besondere Eigenschaften

☐ **Atosil**® (Wirkstoff Promethazin): Ausgeprägte antiallergische, anticholinerge, brechreizlindernde und müde machende Eigenschaften. Wirkstoff aus der Stoffklasse der Neuroleptika (Mittel gegen Psychosen) ohne deren spezielle antipsychotische Wirksamkeit; Gefahr photoallergischer Reaktionen (vgl. Seite 229); verschreibungspflichtig; wird vorwiegend bei Juckreiz und Unruhezuständen verordnet.

☐ **Avil**® (Wirkstoff Pheniramin), **Dimegan**® (Brompheniramin), **Fenistil**® (Dimetinden), **Polaronil**® (Dexchlorpheniramin), **Polistin**® (Carbinoxamin), **Pro-Actidil**® (Triprolidin), **Soventol**® (Bamipin), **Tavegil**® (Clemastin): Bewährte ältere, nicht verschreibungspflichtige Mittel mit guter antiallergischer und häufiger – überwiegend mäßig – müde machender Wirkung, die bei fortgesetzter Einnahme nach einigen Tagen schwächer werden kann; weitere häufige Störwirkungen: Koordinationsstörungen, Muskelschwäche, Blutdrucksteigerung, Konzentrationsschwäche, Beeinträchtigung des Reaktionsvermögens beim Bedienen von Maschinen und im Straßenverkehr; mäßige bis ausgeprägte anticholinerge Nebenwirkungen mit trockenem Mund, Harnverhaltung u.a.; gelegentlich Ohrenklingen, Übelkeit, Stuhlgangunregelmäßigkeiten; selten und nicht für alle Präparate beschrieben: Blutschäden, Kopfschmerz, Hustenreiz, Doppelsehen, Fieber, Unruhe, Herzjagen u.a.

☐ **Hismanal**® (Wirkstoff Astemizol): Ausgeprägte antiallergische Wirkung; vergleichsweise selten müde machend. Das Bundesgesundheitsamt wies 1988 auf Müdigkeit, Kopfschmerzen und Nervosität in Verbindung mit Hismanal® hin und machte Anfang 1991 auf seltenes Auftreten von Mißempfindungen wie Taubheit und Kribbeln in Armen und Beinen aufmerksam. Hier könnte es schwer sein, die Beschwerden der allergischen Erkrankung von denen der Arzneimittelunverträglichkeit abzugrenzen. Bei Hautjucken (z.B. infolge Ekzems oder Schuppenflechte) wirkt es möglicherweise schwächer beschwerdelindernd als die bewährten Antihistaminika mit müde machender Komponente vom Typ Avil®, Tavegil® u.a.; maximale Wirkung erst einige Tage nach Einnahmebeginn, daher nicht zur Behandlung akuter Zustände wie Angioödem geeignet. Überdosen können das Herz schädigen.

> Hismanal® bleibt lange im Körper und kann bis zu einem Monat nach der Einnahme Hautallergietests verfälschen. Der Arzt muß daher über die Einnahme des nicht verschreibungspflichtigen Antihistaminikums informiert werden.
>
> **WARNUNG**

□ **Inhibostamin®** (Wirkstoff Tritoqualin): Kein Antihistaminikum. Macht nicht müde. Es hemmt die Bildung von Histamin aus seiner Vorstufe Histidin und dürfte sich somit eher zur Vorbeugung allergischer Reaktionen eignen. International jedoch wenig gebräuchliches Mittel mit vergleichsweise geringem Erfahrungshintergrund; nicht verschreibungspflichtig.

□ **Lisino®** (Wirkstoff Loratadin), **Zyrtec®** (Cetirizin): Ausgeprägte antiallergische Wirkung; vergleichsweise selten müde machend; bei Hautjucken (z.B. infolge Ekzems oder Schuppenflechte) möglicherweise schwächer beschwerdelindernd als die bewährten Antihistaminika mit müde machender Komponente vom Typ Avil®, Tavegil® u.a.; im Vergleich zu Terfenadin (Teldane® u.a.) geringere Erfahrungen, da erst seit 1989 (Lisino®) beziehungsweise 1990 (Zyrtec®) im Handel; unerwünschte Wirkungen wahrscheinlich noch nicht voll absehbar; verschreibungspflichtig.

□ **Mereprine®** und **Sedaplus®** (Wirkstoff Doxylamin): Auch als Schlafmittel verwendetes, ohne Rezept erhältliches Antihistaminikum mit deutlichen anticholinergen Nebenwirkungen und brechreizlindernden Eigenschaften; weitere Störwirkungen s. Avil® u.a.

□ **Metaplexan®** (Wirkstoff Mequitazin): International wenig gebräuchliches Antihistaminikum; macht selten müde; bei Hautjucken (z.B. infolge Ekzems oder Schuppenflechte) möglicherweise schwächer beschwerdelindernd als die bewährten Antihistaminika mit müde machender Komponente vom Typ Avil®, Tavegil® u.a.; verschreibungspflichtig.

□ **Omeril®** (Wirkstoff Mebhydrolin): Wurde 1986 wegen auffällig häufiger Blutschäden verschreibungspflichtig; antiallergische Wirksamkeit etwa wie Avil®, Tavegil® u.a.

□ **Optimine®** (Wirkstoff Azatadin), **Periactinol®** (Cyproheptadin): Chemisch verwandte, mäßig müde machende Mittel mit mittelstarker antiallergischer und anticholinerger Aktivität; Gewichtszunahme unter Periactinol® möglich; wird unter dem Warenzeichen Nuran® auch zur Appetitsteigerung angeboten; verschreibungspflichtig.

□ **Repeltin®** und **Theralene®** (Wirkstoff Alimemazin): Ausgeprägte antiallergische, anticholinerge und müde machende Eigenschaften; als Wirkstoff aus der Stoffklasse der Neuroleptika (Mittel gegen Psychosen) mit deren Risiko behaftet, Störungen des Bewegungsablaufes (Dyskinesien) u.a. auslösen zu können; Gefahr photoallergischer Reaktionen (vgl. Seite 229); verschreibungspflichtige Reservemittel.

□ **Teldane®**, **Fomos®**, **Heuschnupfen Systral®** und **Hisfedin®** (Wirkstoff Terfenadin): Ausgeprägte antiallergische Wirkung, nur selten müde machend. Gilt als Standardmittel unter den wenig müde machenden Antihistaminika, da vergleichsweise umfangreiche Erfahrungen vorhanden sind. Dennoch ist das Spektrum unerwünschter Wirkungen wahrscheinlich noch nicht absehbar; bei Hautjucken (z.B. infolge Ekzems oder Schuppenflechte) möglicherweise schwächer beschwerdelindernd als die bewährten Antihistaminika mit müde machender Komponente vom Typ Avil®, Tavegil® u.a.; allergische Hautreaktionen sowie Haarausfall kommen als unerwünschte Wirkung vor. Das Bundesgesundheitsamt warnte 1988 vor unerwünschten Effekten am Zentralnervensystem wie Kopfschmerzen, Depression, Schlafstörung, Alpträume, Übelkeit sowie Geschmacksverlust und machte Anfang 1991 auf selten auftretende Mißempfindungen wie Taubheit oder Kribbeln in Armen und Beinen aufmerksam; nicht verschreibungspflichtig.

□ **Tinset**® (Wirkstoff Oxatomid): Soll nicht nur als Antihistaminikum, sondern auch auf Mastzellen (vgl. Seite 19) stabilisierend wirken; mäßig müde machende und appetitsteigernde Nebenwirkungen; wird besonders bei asthmatischen Beschwerden empfohlen, hat jedoch bei einigen Personen Verschlechterung bewirkt; vorsichtshalber nicht für Kinder unter sechs Jahren verwenden, da vorübergehende Bewegungs- und Bewußtseinsstörungen möglich sind; verschreibungspflichtig.

Cromoglizinsäure

Grundsätzlich bestehen zwei Möglichkeiten zur Vorbeugung und Behandlung histaminbedingter Beschwerden: Antihistaminika hemmen die Effekte des Histamins, das bereits aus den Mastzellen (vgl. Seite 19) freigesetzt ist. Mit einem anderen Arzneimittel, nämlich der Cromoglizinsäure, wird versucht zu verhindern, daß Histamin und andere Mittlersubstanzen überhaupt erst ausgeschüttet werden. Cromoglizinsäure wird daher auch als "Mastzellenstabilisator" bezeichnet.

Nur zur Vorbeugung

Das Antiallergikum wird in Nasensprays (Cromohexal®, Lomupren®, Vividrin® u.a., vgl. Seite 60), Augentropfen (Cromohexal®, Opticrom®, Vividrin® u.a., vgl. Seite 98), Asthmasprays (Intal®, DNCG TBS® u.a., vgl. Seite 84) und anderen Inhalationspräparaten angeboten. Der Wirkstoff gelangt wegen seiner geringen Wasserlöslichkeit nur langsam in das Gewebe. Er reichert sich erst nach längerer Zufuhr in den Mastzellen an und kann erst dann die Histaminfreisetzung nennenswert erschweren. Dies hat Konsequenzen: Cromoglizinsäure muß mindestens zwei Wochen vor dem zu erwartenden Kontakt mit Allergenen regelmäßig viermal täglich angewendet werden. Sie müssen sich an Erfahrung aus den Vorjahren oder am Pollenflugkalender (vgl. Seite 169) orientieren, um die Prophylaxe rechtzeitig zu beginnen.

Achtung

Cromoglizinsäure-Präparate eignen sich nicht zur Linderung akuter Asthmaanfälle oder anderer akuter allergischer Beschwerden.

Unerwünschte Wirkungen

Cromoglizinsäure wird relativ gut vertragen. Dazu mag deren schlechte Löslichkeit beitragen: Nach Anwendung an Augen, in der Nase und im Magen-Darm-Trakt gelangen nur geringe Mengen in das Blut.

Durch Reizung der Schleimhaut des Rachens und der Luftröhre kann die Inhalation von Cromoglizinsäure Husten und in Einzelfällen asthmatische Beschwerden auslösen. Übelkeit, Schwindel, Kopfschmerzen, Heiserkeit, anaphylaktische Reaktionen, Nesselausschlag, Angioödem, Gelenk- und Muskelschmerzen sowie häufiges Wasserlassen kommen gelegentlich vor. Nasensprays verursachen öfter lokale Beschwerden wie Reizung und Brennen der Nasenschleimhaut und schlechten Geschmack im Mund, ferner Nasenbluten und Kopfschmerzen, Augentropfen Fremdkörpergefühl und Augenbrennen.

Kortikoide

Als Kortikoide vor über 40 Jahren in die Therapie eingeführt wurden, schienen viele Probleme gelöst. Mit dem natürlichen Nebennierenrindenhormon Kortisol (Hydrokortison) und seinen chemischen Variationen glaubte man, eine Vielzahl von Erkrankungen in den Griff zu bekommen. Als körpereigenes Hormon galt Kortisol zudem als wenig riskant. Entsprechend leichtfertig wurde es verwendet und um so erschreckender waren die unerwünschten Wirkungen solcher Behandlungen. Bis heute besitzen Kortikoide insgesamt einen schlechten Ruf – eine Spätfolge der Fehler in den ersten Jahren. Aber auch heute noch werden Kortikoide nicht immer optimal eingesetzt.

Wie wirken Kortikoide?

Als lebensnotwendige körpereigene Hormone beeinflussen Kortikoide den Stoffwechsel fast aller Gewebe und erhalten das innere Gleichgewicht des Körpers unter den verschiedensten Bedingungen (Streß) über Regelkreise aufrecht. Wie sie bei allergischen Erkrankungen wirken, ist noch immer nicht restlos geklärt. Jedenfalls bessern sie die Symptome oft dramatisch. Kortikoide beeinflussen vor allem das Endprodukt der allergischen Reaktion, die gewebliche Entzündung. Deshalb dauert es bei der Behandlung akuter allergischer Reaktionen nach der Einnahme beziehungsweise der Injektion noch einige Stunden, bis die volle Wirkung einsetzt.

Kortikoide eignen sich zur Behandlung fast aller allergischer Beschwerden, sofern andere weniger stark wirkende und besser verträgliche Mittel nicht genügend helfen oder nicht verwendet werden können, so zum Beispiel bei allergischem Schnupfen (vgl. Seiten 63 und 75), Asthma (vgl. Seite 86), Angioödem (vgl. Seite 128), anaphylaktischem Schock (vgl. Seite 140) und Neurodermitis (vgl. Seite 117).

Risiken lassen sich mindern

Kortikoidhaltige Inhalationssprays, Nasensprays beziehungsweise Augentropfen sind der Einnahme von Tabletten oder der Injektion vorzuziehen – vorausgesetzt natürlich, die Sprays und Tropfen wirken genügend. Die Gründe sind offensichtlich: Durch die lokale Anwendung kommt das Kortikoid direkt auf die Schleimhäute von Bronchien, Nase oder Augen. Dort ist es erwünscht und muß nicht den Umweg über den gesamten Körper nehmen.

Kortikoid-Zäpfchen (z.B. Rectodelt®) ermöglichen keine zuverlässige Therapie allergischer Symptome, da der Wirkstoff nur in geringer und individuell stark schwankender Menge in den Blutkreislauf gelangt. Sie sind allenfalls angebracht, wenn Kinder nicht mit Kortikoid-Sprays zurechtkommen und keine Tabletten einnehmen können.

Die Dosierung der Kortikoide richtet sich nach Art und Schwere der Erkrankung. Anfangs wählt der Arzt meist eine hohe Dosis, und zwar um so höher, je akuter und schwerer die Erkrankung ist. Nach Wirkungseintritt verringert er die Dosis stufenweise - falls das Kortikoid nicht ganz abgesetzt werden kann - bis zur Erhaltungsdosis. Dies ist die kleinste, eben noch wirksame Dosis. Nach Möglichkeit sollte sie unter der sogenannten Schwellendosis liegen, bei deren Überschreitung eher mit unerwünschten Effekten zu rechnen ist (vgl. Seite 41). Die Höhe der Schwellendosis hängt vom verwendeten Kortikoid ab und ist auch von Person zu Person verschieden. Für Prednisolon (Decortin®, Hostacortin® H u.a.) liegt sie beispielsweise bei etwa 10 Milligramm. Oberhalb dieser Tagesdosis ist bei länger dauernder Einnahme mit Symptomen des Cushing-Syndroms zu rechnen (vgl. Seite 42).

Die Erhaltungsdosis soll morgens möglichst vor acht Uhr auf einmal genommen werden. In den frühen Morgenstunden haben die Nebennieren bereits 80 Prozent der Tageskortisolmenge abgegeben, so daß nun ihr Regelkreis am wenigsten gestört wird. Ausnahmen von dieser Regel können sinnvoll sein.

Noch schonender für die Funktion der Nebennieren ist die alternierende Einnahme, d.h. die Einnahme der doppelten Dosis am Morgen jeden zweiten Tages. Allerdings reicht dieses Einnahmeschema nicht immer zur Linderung der Beschwerden aus und hat sich beispielsweise bei erwachsenen Asthmatikern nicht bewährt.

Kombinationsarzneimittel wie Celestamine® und Corto-Tavegil®, die gleichzeitig ein Kortikoid und ein Antihistaminikum enthalten und wegen der kurzen Wirkdauer des Antihistaminikums mehrfach täglich eingenommen werden sollen, laufen der Empfehlung zur frühmorgendlichen beziehungsweise alternierenden Einnahme entgegen.

Ungeeignet zur Dauertherapie sind die wirkstarken Kortikoide, die in ihrem Molekül Fluor enthalten. Sie unterdrücken längerfristig die Rhythmik des Nebennierenregelkreises und scheinen ausgeprägtere eiweißabbauende und das Zentralnervensystem betreffende Nebenwirkungen zu haben. Fluorierte Kortikoide sind: Betamethason (z.B. Betnesol®, Celestan®), Dexamethason (z.B. Decortin®, Dexabene®, Fortecortin®), Fluocortolon (Ultralan®) und Triamcinolon (z.B. Delphicort®, Triamhexal®, Volon®).

Vorsicht Depot-Spritze

Besondere Risiken besitzt die Injektion von Kortikoid-Depotsuspensionen wie Triam Injekt® 40 und Volon® A 40. Diese sollen in den Gesäßmuskel gespritzt werden, wobei eine erneute Injektion im Abstand von mindestens vier Wochen folgen kann, bei anderen Depotspritzen nach einigen Tagen bis Wochen. Nach der Injektion sind die Kortikoidkonzentrationen im Blut jedoch viel höher als für die Therapie erforderlich. Später liegen die Blutspiegel indes oft unterhalb der gewünschten Dosis, so daß die Wirkung nicht mehr garantiert ist.

Die Depotspritzen unterdrücken den Nebennieren-Regelkreis einschließlich der übergeordneten Zentren im Gehirn anhaltend, bei häufigerer Anwendung für Monate oder gar Jahre. In dieser Zeit ist der Betroffene nicht streßfähig. Jede akute Belastung kann ihn in eine lebensbedrohliche Situation bringen. Die Deutsche Gesellschaft für Endokrinologie (= Lehre von der Funktion innerer Drüsen und der Hormone) hat daher vor solchen Depotinjektionen ausdrücklich gewarnt.

Unerwünschte Wirkungen

Augentropfen, Nasensprays und Asthmasprays sind in der Regel besser verträglich als Tabletten oder Spritzen. Näheres zu den speziellen Risiken der Kortikoid-Anwendung auf der Haut finden Sie auf Seite 116. Die kurzfristige - auch innerliche - Behandlung mit Kortikoiden bereitet in der Regel keine Probleme. Zu hohe Dosen, lange Therapiedauer, falscher Einnahmerhythmus und die Wahl ungeeigneter Präparate für die Dauertherapie verstärken indes deutlich das Risiko unerwünschter Wirkungen.

Vermehrter Appetit und Gewichtszunahme sind die häufigsten Nebenwirkungen. Kortikoide hemmen das Immunsystem und erhöhen dadurch die Gefahr von Infektionen oder des Wiederaufflackerns nicht ausgeheilter Infekte. Die Wundheilung ist verzögert. Im Magen-Darm-Trakt begünstigen sie das Risiko von Geschwüren. Schwund von Fett- und Muskelgewebe sowie der Haut kommt vor. Auch das Knochengewebe nimmt unter der Langzeittherapie ab (Osteoporose), vor allem wenn Sie wenig körperlich aktiv sind. Durch eine erhöhte Natriumkonzentration lagert sich Wasser im Gewebe ein (Ödeme). Der Blutdruck steigt. Kalium wird verstärkt ausgeschieden.

Außerdem kann eine Blutzuckerkrankheit (Diabetes) entgleisen oder erstmals ausbrechen. Der Augeninnendruck steigt (Glaukom) sowohl durch Verwendung von Kortikoid-Augentropfen als auch durch Tabletten oder Spritzen. Eine latente Epilepsie kann zum Vorschein kommen. Wegen der Beeinflussung des Zentralnervensystems besteht die Gefahr von Schlafstörungen, Antriebshemmung oder psychischen Störungen.

Durch längerdauernde Einnahme höherer Dosen entsteht das sogenannte Cushing-Syndrom mit rundem, rot verfärbtem "Vollmond"-Gesicht, Fettpolstern am Rücken (Stammfettsucht, sogenannte Büffelhöcker des Nackens), Bluthochdruck, Hautveränderungen, Akne, verstärkter Behaarung usw.

Sie können durch sinnvolle Ernährung und andere Maßnahmen dazu beitragen, das Risiko unerwünschter Folgen der Langzeitverwendung von Kortikoiden zu verringern (s. Kasten).

Kortikoid-Langzeiteinnahme: Tips für Betroffene (nach Kaiser)

- ☐ Achten Sie auf Ihr Gewicht. Wiegen Sie sich regelmäßig und verhindern Sie eine Gewichtszunahme durch angepaßte Kalorienzufuhr.
- ☐ Sparen Sie an Kochsalz (Natriumchlorid), da Kortikoide Natrium im Körper speichern und dadurch Wasseransammlungen (Ödeme) auslösen können.
- ☐ Sorgen Sie für eine kaliumreiche Ernährung, d.h. viel Obst, speziell Aprikosen und Bananen, weil unter Kortikoiden der Kaliumgehalt des Körpers abnehmen kann.
- ☐ Mit kalziumreichen Nahrungsmitteln wie Milch und mageren Milchprodukten beugen Sie dem kortikoidbedingten Knochenschwund vor.
- ☐ Gleiches gilt, wenn Sie sich viel bewegen.
- ☐ Verwenden Sie Zucker sparsam, da Kortikoide den Blutzuckerspiegel erhöhen.
- ☐ Nehmen Sie keine zusätzlichen Medikamente ohne Rücksprache mit Ihrem behandelnden Arzt ein.
- ☐ Halten Sie regelmäßige ärztliche Kontrollen ein - etwa alle vier bis sechs Wochen.
- ☐ Führen Sie immer einen Kortisonausweis mit sich

Kortikoide hemmen die körpereigene Bildung von Kortikoidhormonen. Die Dosierung des Medikaments muß daher beim Absetzen langsam verringert werden, um dem Körper Zeit zur Anpassung zu geben. Haben Sie länger als zwei Monate Kortikoide eingenommen, sollten Sie mindestens zwei Jahre lang einen Kortikoid-Ausweis oder einen entsprechenden Hinweis in Ihren Ausweispapieren mit sich führen. Bei einem Unfall oder anderem akuten Streß kann es erforderlich sein, daß Ihre körpereigenen Abwehrkräfte gegen Schock rasch mit zusätzlichem Hydrokortison verstärkt werden müssen.

Kortikoide nicht zu rasch absetzen

Setzen Sie während einer Langzeittherapie das Kortikoid nicht abrupt ab. Ihre Beschwerden können sich akut verschlechtern. Denken Sie daran, daß Sie als Folge des gestörten Regelkreises der Nebennieren nicht "streßfähig" sind.

WARNUNG

Kinder sind zusätzlich gefährdet

Für Kinder bergen Kortikoide zusätzliche Risiken. Eine Langzeitbehandlung kann das Wachstum behindern. Allerdings läßt sich diese Störwirkung durch Dosierung in zweitägigen Abständen zumindest mindern. Glücklicherweise folgt nach rechtzeitigem Absetzen der Kortikoidtherapie meist ein sogenanntes Aufholwachstum. Manchmal täuscht ein unter der Kortikoidtherapie erhöhter Innendruck im Hirn Symptome eines Hirntumors vor.

Ist ein Kortikoid erforderlich, sollten Kinder dieses nach Möglichkeit zur oberflächlichen Therapie erhalten, also ein Dosierspray bei schwerem Asthma (vgl. Seite 86) oder ein Nasenspray bei schwerem allergischen Schnupfen (vgl. Seite 63). Keinesfalls dürfen Kinder Depotspritzen bekommen.

Kalzium

Kalziumpräparate wie Calcipot®, Calcium Sandoz® forte und Kalzan® sind in Deutschland schon seit Jahrzehnten auch zur Behandlung allergischer Erkrankungen erhältlich. Ein hinreichender Beleg für den Nutzen der Einnahme oder der äußerlichen Anwendung (z.B. in Calcistin®-Salbe) bei Allergien steht indes aus. In Ländern wie USA, Schweden oder anderen nordischen Ländern, ist Kalzium zur Behandlung von Allergien weniger gebräuchlich.

Ob Kalzium einen Nutzen hat, der über den Placeboeffekt (Besserung durch Scheinmedikament) hinausgeht, bleibt somit zu klären. Ob die Einnahme für Allergiker – wie oft behauptet – unbedenklich ist, erscheint auch nicht sicher.

Kalzium könnte sogar die Entwicklung von Allergiesymptomen begünstigen, da Mastzellen – wie alle anderen erregbaren Zellen auch – Kalzium benötigen. Zusätzliches Kalzium könnte ihre Aktivität unterstützen. Im Reagenzglas zumindest läßt sich eine allergische Reaktion am einfachsten durch Kalziumentzug unterdrücken. Ein solcher Behandlungsversuch verbietet sich allerdings beim Menschen, da Kalziummangel schwere Muskelkrämpfe auslöst.

Hyposensibilisierung: Ist eine “Gewöhnung” an Allergene möglich?

Die Hyposensibilisierung – früher auch als Desensibilisierung bezeichnet – ist insgesamt umstritten. Kritische Stimmen sprechen von einer unzuverlässigen, unbequemen, teuren und potentiell gefährlichen Methode. Befürworter halten die Methode für ausreichend begründet.

Nach einer Reihe von Injektionen von Allergenextrakten unter die Haut sollen die Patienten nicht mehr (so stark) auf das fragliche Allergen ansprechen. Die Behandlungsmethode wurde auf empirischer Basis eingeführt und mit ihr einiger Mißbrauch betrieben. Manche Ärzte führen sie überhaupt nicht durch, andere behandeln praktisch alle Patienten mit allergischem Schnupfen, Asthma oder anderen allergischen Beschwerden mit irgendeiner Form der Hyposensibilisierung.

Eine der Hypothesen zum Wirkmechanismus

Der Wirkmechanismus der Hyposensibilisierung wird unter anderem mit IgG-Antikörpern (vgl. Seite 16) in Verbindung gebracht, die im Verlauf der Injektionsbehandlung gebildet werden. Das im Körper zirkulierende IgG verbindet sich mit dem Allergen und konkurriert so offenbar mit dem an Zellen gebundenen IgE-Antikörper (vgl. Seite 17). Während der Hyposensibilisierung steigen bei vielen Behandelten die IgG-Antikörper zumindest vorübergehend an. Nach einer langfristigen Behandlung fallen sie dann allerdings wieder ab.

Ein Zusammenhang zwischen der Bildung der sogenannten blockierenden Antikörper und einem Behandlungserfolg scheint zwar zu bestehen, doch ist der Wirkmechanismus noch nicht eindeutig geklärt.

Möglichkeiten und Grenzen

Die Behandlung kann in Betracht gezogen werden, wenn eine IgE-vermittelte allergische Erkrankung vorliegt, eine Allergenkarenz unmöglich ist und symptomlindernde Medikamente nicht genügend wirken oder nicht vertragen werden. Voraussetzung ist, daß die wesentlichen Allergene durch Hauttests (vgl. Seite 29), RAST (vgl. Seite 32) und möglichst auch durch Provokationstests (vgl. Seite 32) nachgewiesen sind.

Bei Bienen- und Wespengift ist am ehesten ein Erfolg zu erwarten (vgl. Seite 139), vielleicht auch, wenn Pollen allergischen Schnupfen und Asthma auslösen. An der Hyposensibilisierung bei Allergien der Atemwege gibt es jedoch Kritik:

☐ Die Behandlungsergebnisse bei Heuschnupfen sind weniger günstig als aufgrund früherer nicht kontrollierter Studien angenommen wurde.

☐ Der "Etagenwechsel", also der bei einem Teil der Allergiker festzustellende Wechsel vom Heuschnupfen zum Asthma (vgl. Seite 53), läßt sich wohl nicht verhindern.

☐ Die Überempfindlichkeit der Atemwege durch unspezifische Reize (vgl. Seite 78) wird nicht herabgesetzt.

☐ Es fehlen geeignete Kriterien, den Behandlungserfolg vor Therapiebeginn abzuschätzen beziehungsweise während und nach der Behandlung zu belegen.

☐ In jedem Jahr kommen schwere Nebenwirkungen und sogar einzelne Todesfälle vor (vgl. Seite 45).

Wenig sinnvoll erscheint die Hyposensibilisierung bei allergischen Symptomen am Magen-Darm-Trakt und an der Haut. Bei berufsbedingten Erkrankungen macht der tägliche Allergenkontakt die exakte Dosisfindung zur Hyposensibilisierung meist unmöglich. In diesem Fall verschwinden die Symptome nach Arbeitsplatzwechsel vollständig, sofern durch den anhaltenden Allergenkontakt nicht bereits bleibende Schäden (z.B. an der Lunge, vgl. Seite 77) entstanden sind. Auch zur Behandlung von Tierallergien ist die Hyposensibilisierung nur im Ausnahmefall ratsam (Tierarzt, Landwirt), da auch hier die Symptome meist ohne weitere Therapie verschwinden, wenn man das Tier abgibt (vgl. Seite 68).

Ungeeignet ist die Hyposensibilisierung bei Personen mit breitem Allergenspektrum, etwa bei vielen Neurodermitiskranken. Sie erübrigt sich auch, wenn die Beschwerden nur zum Teil auf einer Allergie beruhen. Gegen nicht IgE-vermittelte allergieähnliche Reaktionen ist keine Hyposensibilisierung möglich.

Durchführung

Die Allergenextrakte, die höchstens drei Allergene umfassen sollten, werden am Arm unter die Haut gespritzt (subkutan). Die Anfangsdosis ist sehr gering. Abhängig von der Art des Allergenextrakts – wässrig oder Depotextrakt – wird in zwei- bis siebentägigen Abständen erneut injiziert, jeweils in erhöhter Dosis – dies aber nur, wenn die vorherige Injektion ohne größere Beschwerden vertragen wurde. Diese Einleitungs- oder Sicherheitsphase ist sozusagen die Vorbereitung zur eigentlichen Therapie.

Ist die maximale, gerade noch vertragene Dosis erreicht, spritzt der Arzt diese das ganze Jahr über (Erhaltungsdosis). Bei wässrigen Extrakten beträgt der Abstand drei bis vier Wochen, bei Depotpräparaten sechs bis acht Wochen. Diese Erhaltungsphase ist die eigentliche Therapie.

Verschiedene Variationen der Hyposensibilisierung sind möglich. Manchmal wird die Behandlung in der Pollensaison unterbrochen, manchmal mit niedrigeren Dosen fortgesetzt. Auch wenn Infektionen hinzukommen oder die letzte Injektion schwere Lokalreaktionen oder Allgemeinsymptome verursacht hat (siehe unten), muß die Dosis vorübergehend gesenkt werden.

Besteht ein hohes Allergierisiko und ist keine Karenz möglich, wie beim Gärtner mit Insektengiftallergie, kann die Hyposensibilisierung mit rasch aufeinanderfolgenden Injektionen begonnen werden. Diese Schnellhyposensibilisierung (vgl. Seite 139) wird mit einem höheren Risiko unerwünschter Reaktionen erkauft.

Zur Dauer der Hyposensibilisierung bestehen keine festen Vorgaben. Falls Sie nach einem Jahr keine Besserung verspüren, erscheint es ratsam, die Behandlung abzubrechen. Gewöhnlich wird die Therapie drei bis fünf Jahre lang fortgeführt, gelegentlich auch länger.

Unerwünschte Wirkungen

Häufig verursachen Allergenextrakte begrenzte Reaktionen an der Injektionsstelle. Schwellung und Rötung können Stunden oder Tage anhalten. Bei größeren Lokalreaktionen darf der Arzt die Allergendosis nicht weiter erhöhen oder muß sie sogar vermindern.

Mit schweren Allgemeinreaktionen muß auch bei den heute verwendeten reineren Extrakten immer gerechnet werden, selbst mit anaphylaktischem Schock und schwerem Asthmaanfall. Besonders gefährdet sind offensichtlich Asthmatiker. Ohne Berücksichtigung einer Dunkelziffer nicht erfaßter Komplikationen, gibt das zuständige Paul-Ehrlich-Institut die Zahl der Todesfälle durch Hyposensibilisierung mit zwei bis drei pro Jahr an. Bisweilen liegen diesen ärztliche Fehler zugrunde wie zu hohe Allergendosis, falsche Injektionstechnik oder fehlende Vorbereitung auf einen Notfall.

Vorsichtsmaßnahmen - keine Therapie zwischen Tür und Angel

Da jede Injektion mit schweren Überempfindlichkeitsreaktionen einhergehen kann, muß der Arzt immer Notfallmedikamente zur Hand haben (vgl. Seite 140). Nach Empfehlung des Britischen Arzneimittelkomitees sollen Hyposensibilisierungen nur dort durchgeführt werden, wo eine volle Ausrüstung zur Herz-Kreislauf-Wiederbelebung zur Verfügung steht.

Auf einiges sollten Sie selbst achten: Zu Ihrer eigenen Sicherheit müssen Sie mindestens eine halbe Stunde (britische Empfehlung: mindestens zwei Stunden) nach der Injektion in der Arztpraxis bleiben, da Komplikationen innerhalb dieser Zeitspanne und zudem extrem rasch einsetzen können. Versuchen Sie nicht, den Arzt zu überreden, Ihnen diese Zeit zu "ersparen", da Sie die bisherigen Injektionen gut vertragen haben und Sie sich womöglich sicher fühlen. Es ist nicht kalkulierbar, ob und wann eine schwere Komplikation eintritt. Vorboten sind Unruhe, Juckreiz sowie Kribbeln oder Hitzegefühl an Fußsohlen, Handflächen und im Rachen.

Hyposensibilisierung: Was Sie tun können

Achten Sie in den Stunden und Tagen nach den Injektionen auf mögliche Lokalreaktionen an der Injektionsstelle und messen Sie deren Größe in Zentimeter. Informieren Sie hierüber den Arzt vor der nächsten Spritze, ebenfalls über bestehende oder vorangegangene Infektionen. Nach einer größeren Reaktion an der Injektionsstelle muß der Arzt die Dosis bei der nächsten Spritze vorsichtshalber verringern. Halten Sie die verabredeten Termine für die Hyposensibilisierung ein. Unregelmäßigkeiten erschweren die Wahl der richtigen Allergendosis und erhöhen dadurch die Risiken der Therapie.

Orale Hyposensibilisierung

Von der Schluckimpfung gegen Kinderlähmung ist bekannt, daß sich auch über den Darm eine Antikörperbildung anregen läßt. Da als wirksames Prinzip die Bildung "blockierender" IgG-Antikörper angesehen wird (vgl. Seite 16), lag es nahe, auch zur Hyposensibilisierung den Weg über den Magen-Darm-Trakt zu versuchen – vor allem bei Kindern, für die häufige Injektionen lästig und oft nicht zumutbar sind.

Bei der sogenannten oralen Hyposensibilisierung, bei der Allergenextrakte als Lösung oder in Kapseln geschluckt werden, verliefen die bisherigen Studien zur Wirksamkeit widersprüchlich. Einzelne Patienten scheinen durch die orale Hyposensibilisierung beschwerdefrei zu werden. Doch bieten solche Beobachtungen keine Grundlage für allgemeine Therapieempfehlungen. Möglicherweise gehen Erfolge auf das Konto des natürlichen Krankheitsverlaufes – so zum Beispiel bei Kindern mit Hausstaub-Asthma, deren Beschwerden sich altersabhängig bessern können.

Am ehesten kann anscheinend bei Birkenpollenallergie mit einem gewissen Nutzen der oralen Hyposensibilisierung gerechnet werden. Die wissenschaftliche Diskussion über diese Art der "bequemen" Hyposensibilisierung hält an, da die bisherigen Daten nicht überzeugen können.

Wege außerhalb der Schulmedizin

Immer wenn eine chronische Erkrankung unberechenbar ist und die üblichen Methoden zwar Linderung aber keine Heilung verschaffen, sind dubiosen Therapierichtungen und Therapeuten Tür und Tor geöffnet. Erfahrene Hautärzte und Allergologen wissen, daß jede neue Behandlungsform eine gewisse Erfolgswahrscheinlichkeit beinhaltet, zum Beispiel bei der Neurodermitis von mindestens 30 Prozent. So verwundert es nicht, daß von Zeit zu Zeit "sensationelle" Erfolge die Schlagzeilen füllen.

Appell an den "gesunden Menschenverstand"

Seien Sie skeptisch,

- ☐ wenn eine Behandlungsmethode nur von einer beziehungsweise wenigen Personen vertreten wird,
- ☐ wenn diese teuer ist und von den Krankenkassen nicht erstattet wird,
- ☐ wenn der Verordner gleichzeitig der Hersteller eines Mittels ist und somit doppelt verdient,
- ☐ wenn "garantiert" ein Erfolg innerhalb kurzer Zeit eintreten soll oder
- ☐ wenn Therapie- oder Diätanweisungen so kompliziert oder einschränkend sind, daß man sie langfristig nicht einhalten kann. Die Schuld am Versagen der Behandlung fällt dann nämlich automatisch dem Betroffenen und nicht dem Behandelnden zu.

Hinweise zu Nutzen und Risiken verschiedener Methoden und Medikamente, die nur für die eine oder andere allergische Erkrankung empfohlen werden, finden Sie in den entsprechenden Kapiteln, beispielsweise zu L-Peptiden für die Behandlung der Neurodermitis auf Seite 123 oder zur Akupunktur bei Asthma auf Seite 90.

Homöopathie

Der Begründer der Homöopathie Samuel Hahnemann (1755-1843) wandte sich vor rund 200 Jahren mit seiner Lehre gegen den bedenklichen Schematismus, der in der Medizin eingerissen war. Möglicherweise liegt hierin eine Parallele zur Renaissance der Homöopathie in der heutigen Zeit, in der Patienten darüber klagen, daß sich Ärzte Ihnen nicht genügend zuwenden und sie in drei Minuten abfertigen. Der homöopathische Verordner beschäftigt sich offensichtlich besonders intensiv mit dem Kranken. Ein großer Teil der Erfolge der Homöopathie wird auf die Persönlichkeit des Behandelnden und seine Zuwendung zum Patienten zurückgeführt.

Das Prinzip der Homöopathie beruht auf der einfachen Annahme, daß "Ähnliches durch Ähnliches" heilbar ist: "Wähle, um sanft, schnell und dauerhaft zu heilen, in jedem Falle eine Arznei, welche ein ähnliches Leiden von sich erregen kann, als sie helfen soll." Ein Beispiel:

Tränende Augen und Nasenfluß als Folgen des Zwiebelschälens sind allgemein bekannt. Homöopathische Verdünnungen (Dilutionen) der Küchenzwiebel (lat.: Allium cepa) werden nach dem Ähnlichkeitssatz als Cepa D3, D4 oder D6 gegen milde Tränenabsonderung bei scharfem Fließschnupfen verwendet. Gegen starkes Augentränen bei milderem Nasenfluß sollen hingegen Verdünnungen von Augentrostkraut (lat.: Euphrasia officinalis) helfen: Euphrasia D3 oder D4.

Zusätze zum Namen wie D3 oder D4 geben den Grad der Verdünnung an. Der Homöopath spricht von "Potenzen". Diese folgen heute meist dem Dezimalsystem: D1 = 1:10 verdünnt, D2 = 1:100, D3 = 1:1000 usw. Oberhalb einer Verdünnung von D24 ist im Arzneifläschchen kein oder höchstens ein einziges Wirkstoffmolekül aus der ursprünglichen Lösung vorhanden.

Mit homöopathischer Therapie sollten keine organischen Krankheiten behandelt werden. Wohl aber lassen sich funktionelle Störungen bessern, die oft auch einer Placebo (Scheinmedikamenten)-Wirkung zugänglich sind. Da diese einen hohen Prozentsatz alltäglicher Beschwerden ausmachen, sind Effekte der Therapie offensichtlich, auch wenn nicht erwiesen ist, daß sie den Bereich der Placebowirkung überschreiten.

Ein hinreichender Beleg für die über den Placeboeffekt hinausgehende Wirksamkeit homöopathischer Arzneimittel steht nach wissenschaftlichen Kriterien aus. Doch ist dies eine Frage der Weltanschauung. Homöopathen wenden ein, daß ihre Therapie nicht mit den üblichen Standardmethoden für Wirksamkeitsnachweise wie Doppelblindstudien meßbar ist.

Homöopathie auf Abwegen

Eher zu den Kuriositäten des deutschen Arzneimittelmarktes gehören Flüssigkeiten zum Einnehmen wie Allergo-Dolan®, die neben der oben erwähnten Küchenzwiebel andere homöopathische Verdünnungen, ferner ätherische Öle und das für seine hohe allergene Potenz bekannte Benzokain (vgl. Seite 108) enthalten und zur Behandlung von Heuschnupfen usw. angeboten werden.

Eigenblutinjektionen

Die sogenannte unspezifische Umstimmungstherapie mit Eigenblutinjektionen oder Bakterientoxinen sind in ihrer Wirksamkeit nicht hinreichend belegt. Sie sind auch schon von Experten als nicht begründete Behandlungsversuche des verzweifelten Arztes gebrandmarkt worden, wenn allergische Beschwerden nicht abklingen wollen.

Zahlen die Krankenkassen alternative Behandlungsmethoden und Arzneimittel?

Die Kassen sind häufig bereit, alternative Heilmethoden und Arzneimittel zu bezahlen. Voraussetzung ist normalerweise, daß die schulmedizinische Therapie ohne befriedigenden Erfolg blieb.

☐ Patienten, für die eine alternative Heilmethode in Frage kommt, sollten sich vor Beginn der Behandlung bei ihrer Kasse über die Erstattungsmöglichkeiten informieren. Fragen Sie Ihren Arzt nach seinen Erfahrungen mit den verschiedenen Krankenkassen.

☐ Denken Sie daran, daß die Kostenerstattung in diesem Fall Verhandlungssache ist, und wundern Sie sich nicht über Nachfragen seitens der Kasse. Die Sachbearbeiter betreten hier meist Neuland und benötigen oft Zusatzinformationen.

☐ Zur Beurteilung brauchen die Kassen Kenntnisse über Ihre bisherige Behandlung. Sorgen Sie deshalb dafür, daß Ihre Krankengeschichte gut dokumentiert ist: In welchem Zeitraum wurden welche Therapien mit welchem Erfolg beziehungsweise Mißerfolg versucht?

☐ Da zwischen Krankenkassen und Heilpraktikern keine Vertragsbeziehungen bestehen, werden deren Leistungen in der Regel nicht erstattet. Wohl aber von Heilpraktikern verordnete Arzneimittel, wenn es sich um Präparate handelt, die sonst auch von Ärzten verschrieben werden.

☐ Das Bundessozialgericht urteilte im März 1988 (Az: 3/8 RK 5/87), daß auch wissenschaftlich nicht anerkannte Arzneimittel erstattungsfähig sind. Dies gilt aber nur, wenn diese Arzneien von einem Kassenarzt verordnet werden.

☐ Die meisten Kassen sind dazu übergegangen, auch die Kosten für homöopathische und anthroposophische Arzneien zu übernehmen.

Selbsthilfegruppen

Vielleicht möchten Sie sich mit anderen Allergikern treffen und Erfahrungen über Behandlungswege und "-umwege" austauschen. Eine Reihe von Selbsthilfegruppen zu den wesentlichen allergischen Erkrankungen bieten vor Ort Gesprächskreise an. Hierbei

Deutschland

Allergiker und Asthmatiker Bund e.V.
Hindenburgstr. 110
W-4050 Mönchengladbach 1
Tel.: 0 21 61 / 102 07
Gegründet: 1897
Mitgliederzahl: 14000 (davon 1000 in den neuen Bundesländern)
Regionalgruppen: 110 (davon 10 in den neuen Bundesländern)
Jahresmitgliedsbeitrag: 40 DM (Ermäßigungen 15 DM bzw. 30 DM)
Informationsschrift: "Der Allergiker" (4x jährlich)

Arbeitsgemeinschaft Allergiekrankes Kind – Hilfen für Kinder mit Asthma, Ekzem oder Heuschnupfen e.V.
Hauptstr. 29
W-6348 Herborn
Tel.: 0 27 72 / 412 37
Gegründet: 1977
Mitgliedsfamilien: 6300
Regionalgruppen: 225 (davon 45 Kontaktadressen in neuen Bundesländern)
Jahresmitgliedsbeitrag: mindestens 36 DM
Informationsschrift: Rundbrief, Informationsblatt u.a.

Bundesverband Neurodermitiskranker in Deutschland e.V.
Postfach 1405,
5407 Boppard 1
Tel.: 0 67 42 / 25 98
Gegründet: 1985
Mitgliederzahl: 9000 (davon 450 in den neuen Bundesländern)
Regionalgruppen: 81 (davon zwei in den neuen Bundesländern)
Jahresmitgliedsbeitrag: 42 bis 72 DM, gegebenenfalls Ermäßigung bis 50 Prozent
Informationsschrift: "neurodermitis" (2x jährlich)

geht es nicht nur um medizinische Fragen, sondern gerade auch um Erfahrungsaustausch in praktischen Dingen. Dazu gehört die steuerliche Absetzbarkeit von Kuren ebenso wie Fragen nach der Wohnungseinrichtung oder nach Sportmöglichkeiten für Allergiker.

Die meisten Selbsthilfegruppen geben regelmäßig erscheinende Rundbriefe beziehungsweise Zeitschriften heraus sowie Informationsmaterial zu speziellen Themen, so etwa – beispielhaft erwähnt – die Arbeitsgemeinschaft Allergiekrankes Kind. Sie informiert mit Faltblättern und Broschüren wie "Allergie und Berufsausbildung", "Rezeptsammlung für milch- und eifreie Ernährung", "Saunabäder", "Hinweise für Lehrer und Erzieher".

Wenden Sie sich zur weiteren Information an eine der folgenden Organisationen, selbst wenn Sie vielleicht (noch) nicht Mitglied werden wollen.

Deutschland (Fortsetzung)

Deutsche Allergie- und Asthmahilfe e.V.
Dorotheenstr. 174
2000 Hamburg 60
Tel.: 0 40 / 4 60 49 47
Gegründet: 1990 (aus "Elternvereinigung Asthmakranker Kinder" hervorgegangen)
Jahresmitgliedsbeitrag: 60 DM
Informationsschrift: "DAA Journal" (3x jährlich)

Deutscher Neurodermitiker Bund e.V.
Mozartstraße 11
2000 Hamburg 76
Tel.: 040 / 2 20 57 57
Gegründet: 1986
Mitgliedsfamilien: 2000
Regionalgruppen: 71 (und 2 in der Schweiz)
Jahresmitgliedsbeitrag: 60 DM, 50 DM für Studenten
Informationsschrift: "Hautfreund" (6x jährlich)

Interessengemeinschaft der Holzschutzmittelgeschädigten
Unterstaat 14
W-5250 Engelskirchen
Tel.: 0 22 63 / 37 86
Gegründet: 1983
Mitgliederzahl: 520
Kontaktstellen: 25 (eine in den neuen Bundesländern im Aufbau)
Jahresmitgliedsbeitrag: 100 DM
Informationsschrift: Infotelegramm u.a. (3 bis 4x jährlich)

Selbsthilfegruppe Formaldehydgeschädigter
c/o Verbraucherinitiative Bonn
Postfach 17 46
W-5300 Bonn
Tel.: 02 08 / 65 90 44

Österreich

Lungen-Union, Die Selbsthilfegruppe Asthma Bronchitis - Allergie (früher: Asthma Neurodermitis Allergie Verband - ANA)
Obere Augartenstr. 26-28
A-1020 Wien
Tel.: 02 22 / 33 2286
Gegründet: 1985
Mitgliederzahl: 3500
Regionalgruppen: in allen österreichischen Bundesländern
Jahresmitgliedsbeitrag: 250 öS
Informationsschrift: "Luftpost" u.a. (4x jährlich)

Schweiz

Schweizerische Elternvereinigung Asthma- und Allergiekranker Kinder
Frau Edith Müller
Finkenweg 12
CH- 3427 Utzendorf
Tel.: 0 65 / 45 44 74
Gegründet: 1983
Mitgliederzahl: 700
Regionalgruppen: 9
Jahresmitgliedsbeitrag: 35 sFr.
Informationsschrift: 2 bis 3x jährlich

Vereinigung "Das Band"
Selbsthilfe für die gesunde Lunge
Gryphemhübeliweg 40
CH- 3000 Bern 6
Tel.: 0 31 / 44 11 38
Gegründet: 1935
Mitgliederzahl: 1720
Regionalgruppen: 10
Jahresmitgliedsbeitrag: 10 sFr. (Ermäßigung für wirtschaftlich Schwache)
Informationsschrift: "Ja - wir atmen" (4x jährlich)

ALLERGISCHE ERKRANKUNGEN

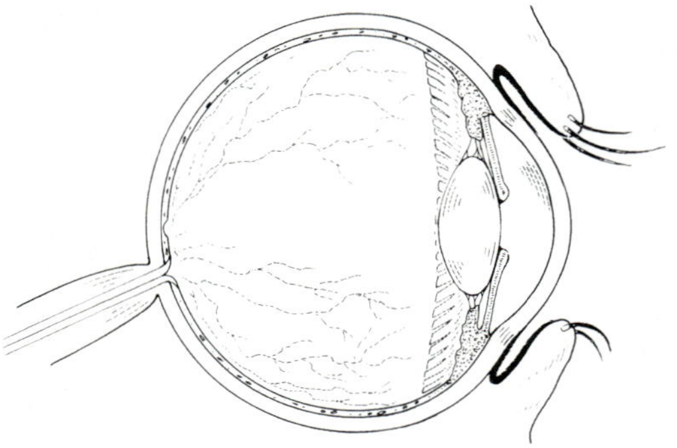

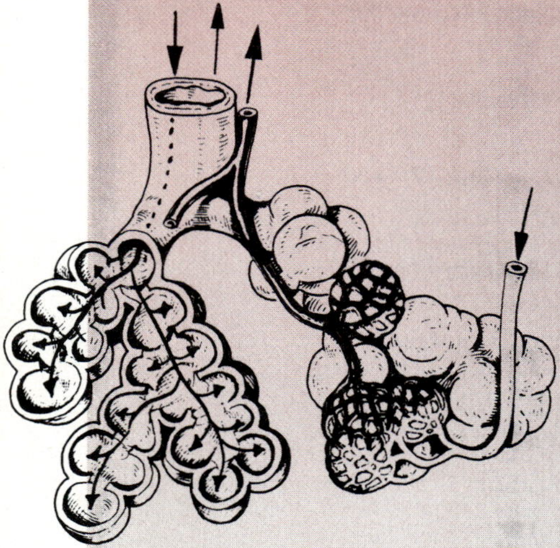

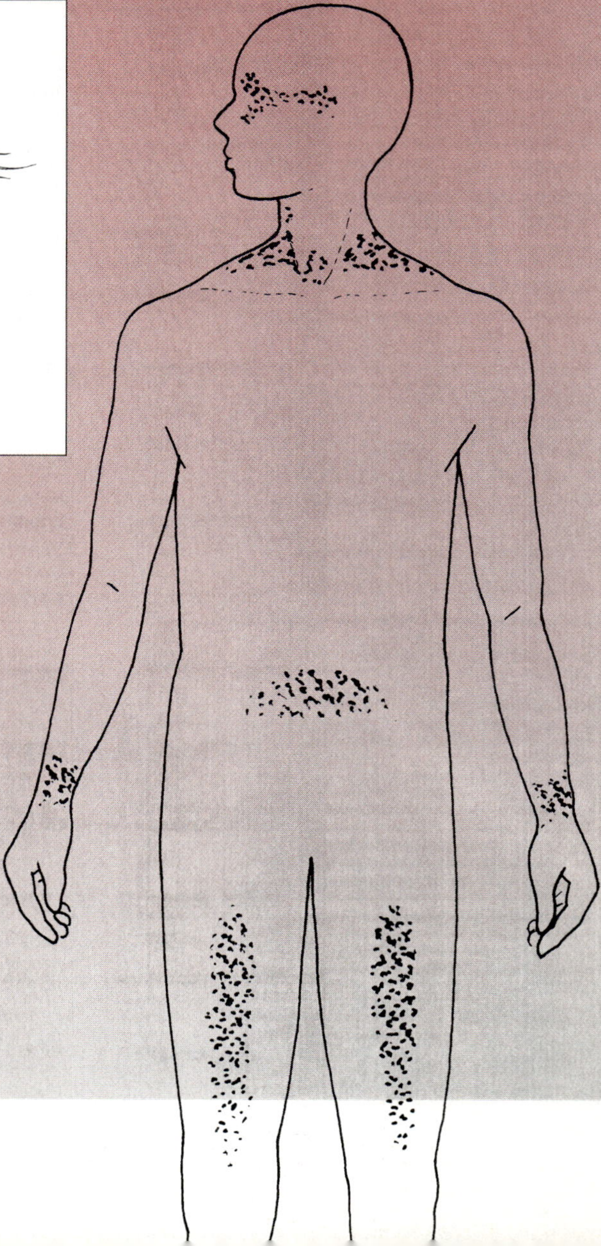

Saisonaler allergischer Schnupfen (Heuschnupfen)

Wer noch nie die Folgen einer Allergie am eigenen Leib erfahren hat, für den ist ein allergischer Schnupfen möglicherweise keine ernstzunehmende Erkrankung. Doch kann sie die Lebensqualität erheblich mindern. Schließlich fallen die Beschwerden ständig in die "beste Zeit des Jahres".

Während andere sich auf Sonne und schönes Wetter freuen und Ausflüge planen, ziehen sich Pollenallergiker ("Pollinotiker") zurück und werden zumindest für einige Zeit zu Stubenhockern. Kein Wunder, daß die Stimmungslage nicht selten gedrückt und launisch ist. Durch Niesreiz und verstopfte Nase im Schlaf gestört, fühlen sich Heuschnupfengeplagte tagsüber unausgeschlafen und "geschafft". Zur Behandlung eingenommene Arzneimittel tragen das ihre dazu bei: Einige machen müde (vgl. Seite 35).

Pollenallergikern juckt es in der Nase, und sie werden von Niesanfällen gepeinigt. Manche müssen fünf- bis 20mal hintereinander niesen. Und die wässrig laufende Nase läßt sie immer wieder zum Taschentuch greifen. Ihre Nase scheidet bis zu 20 ml Flüssigkeit pro Stunde aus. Die durch angeschwollene Nasenschleimhäute "verstopfte" Nase verändert die Stimme (nasale Sprache), schränkt den Geruchssinn ein und verdirbt den Geschmack an Speisen und Getränken. Juckreiz an den Augen, ein dumpfes Gefühl im Kopf und Kopfschmerzen steigern ihre Pein.

Gelangen die Allergene tiefer in den Nasenrachenraum, juckt es am weichen Gaumen. Mancher klagt auch über Jucken in den Ohren. Das verwundert zunächst, doch läßt sich dieses Phänomen leicht erklären: Die Schleimhaut des Nasenrachenraums und die des Ohrs werden von denselben Nerven versorgt.

Wie gewöhnlicher Schnupfen kann auch allergischer Schnupfen Beschwerden der Nasennebenhöhlen auslösen, beispielsweise ein- oder beidseitiges Druckgefühl oder Kopfschmerzen. Wer vermutet, daß seine Nasennebenhöhlen von der allergischen Entzündungsreaktion betroffen sind, sollte unbedingt einen Hals-Nasen-Ohrenarzt aufsuchen.

Die Nase ist nicht nur zum Riechen da

Unsere Nase hat nicht nur eine Funktion. Als Sinnesorgan ermöglicht sie das Aufspüren angenehmer und unangenehmer, bekannter und unbekannter Gerüche und dient hierüber auch unserer Freude am Essen und Trinken. Zum anderen ist sie Eintrittspforte und Klimaanlage für die Atemluft (vgl. Abbildung 9). Diese wird an der stark durchbluteten Nasenschleimhaut angewärmt, durch rund 100000 Drüsen fast bis zur Sättigung angefeuchtet und gefiltert. Erst dann gelangt sie in die tieferen Atemwege. So schützt die Nase die feinen Strukturen der Bronchien und Lungenbläschen (Alveolen) vor Schaden. Die meisten in der Atemluft enthaltenen Teilchen, die größer als ein Hundertstel Millimeter sind (Staub, Pollen), bleiben bereits in der Nase hängen, während kleinere Partikel (zum Beispiel Schimmelpilzsporen) in die Verästelungen der Luftröhre vordringen.

Weil die Luft ungefiltert in die Nase strömt und ihre Schleimhaut allen möglichen Allergenen ausgesetzt ist, schlägt so manches zuerst auf die Nase. Wer glaubt, den Nasenbeschwerden durch Mundatmung entgehen zu können, tut sich keinen Gefallen. Da die Atemluft jetzt ungefiltert ist, gelangen mehr Allergene in die tieferen Atemwege, die normalerweise weitgehend durch die Funktionen der Nase geschützt werden. Wer bereits Asthma oder empfindlich reagierende Atemwege hat, geht ein weiteres Risiko ein. Die Luft strömt ohne vorherige Erwärmung in die Lungen ein und kühlt sie ab - die Folge: asthmatische Beschwerden.

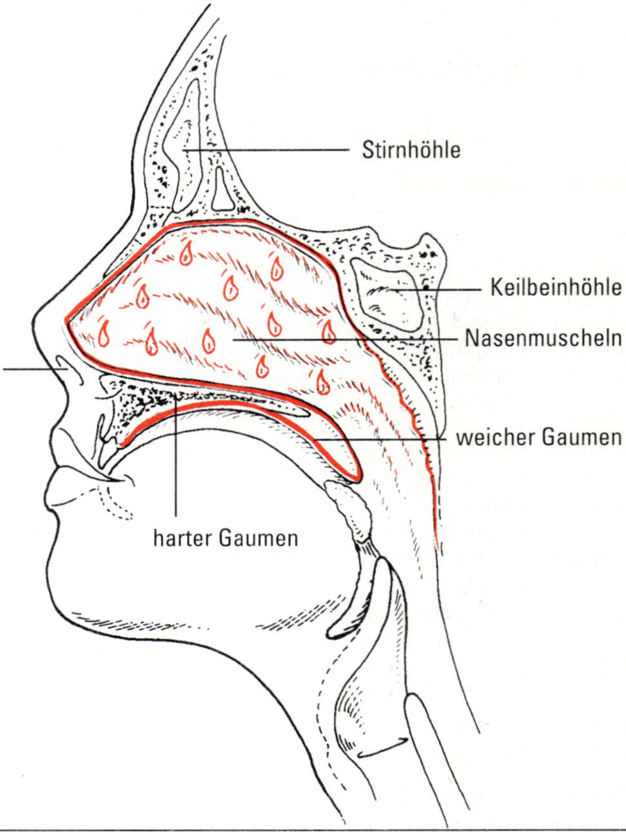

Abbildung 9:
Seitliche Wand der Nase. Im Nasenloch steht ein Kranz kurzer Haare, die – reusenartig nach außen gerichtet – Fremdkörper zurückhalten. Die seitliche Wand ist durch drei in die Nasenhöhle vorspringende, dachförmige Nasenmuscheln vergrößert. Das Riechorgan liegt im oberen Nasenbereich und nimmt beim Menschen nur etwa 10 cm^2 ein (zum Vergleich: deutscher Schäferhund 170 cm^2).

"Heuschnupfen": Vom Reiz der Blüten

Wenn die ersten Erlen oder Haselnußsträucher blühen, kitzelt Blütenstaub (Pollen, vgl. Seite 167) in vielen Nasen. Die Heuschnupfensaison beginnt. Tritt ein Schnupfen "aus heiterem Himmel" ohne Erkältung auf, hält er ungewöhnlich lange, über Wochen, an, und kehrt er jedes Jahr etwa zur gleichen Zeit wieder, besteht dringender Verdacht auf eine allergische Erkrankung.

Einigermaßen exakte Zahlen zur Häufigkeit von Pollenallergien fehlen. Unterschiedliche Schätzungen zwischen zwei und 20 Prozent beruhen wahrscheinlich darauf, daß viele Allergiker keine oder wenige Symptome haben. Nicht selten wird die Erkrankung als "verschleppte Sommererkältung" verkannt. Eine realistische Häufigkeitsangabe für Personen, die Heuschnupfen haben oder früher darunter litten, dürfte bei zehn Prozent liegen.

Einmal aufgetreten, neigt Heuschnupfen in den ersten zwei bis drei Jahren zur Verschlimmerung. Meist hält er dann zwei bis drei Jahrzehnte mit etwa gleicher Intensität an. Sind die Beschwerden besonders ausgeprägt, ist eher mit langem Krankheitsverlauf zu rechnen. Im mittleren Erwachsenenalter bessert sich die Erkrankung meist, um dann langsam abzuklingen – offensichtlich eine Folge altersbedingter Veränderungen des Immunsystems.

Vielfältige Beschwerden

Die Vielfalt der Beschwerden und auslösenden Pollen drückt sich in unterschiedlichen Bezeichnungen für das in der Medizinersprache “Pollinose” (= Erkrankung durch Pollen) genannte Krankheitsbild aus. Die am häufigsten gebrauchte Bezeichnung “Heuschnupfen” vermittelt ein falsches Bild. Schließlich ist die Erkrankung nicht auf die Zeit beschränkt, wenn das Heu eingefahren wird. Die Allergie hat allerdings saisonale Schwerpunkte, etwa von Februar bis April durch Frühblüher wie Erle, Hasel oder Birke, von Mai bis Juni durch Gräser oder danach bis Oktober durch Kräuter wie Beifuß, Spitzwegerich oder Nessel (vgl. Seite 169). Im allgemeinen Sprachgebrauch wird “Heuschnupfen” meist für alle möglichen Formen des allergischen Schnupfens verwendet – unabhängig von der Art der auslösenden Stoffe.

Die Bezeichnung “Sommerkatarrh” deutet auf einen Gipfel der Beschwerden in der warmen Jahreszeit hin und auf die Art der vorherrschenden Nasenbeschwerden (Katarrh = Schleimhautentzündung mit Schleimfluß). Der Arzt spricht von allergischer Rhinitis (Rhin = Nase, -itis = Entzündung) oder Rhinorrhoe (Rhoe = Fluß) und meint damit den starken Nasenfluß oder Fließschnupfen. Selten passend ist hingegen der vor etwa 100 Jahren geprägte Begriff “Heufieber”, da die Körpertemperatur nur bei schwerer Erkrankung ansteigt. Wahrscheinlich war damals mit dem Begriff “Fieber” eher Krankheit als eine tatsächlich erhöhte Körpertemperatur gemeint.

In den Subtropen oder Tropen dauern Pollensaison und damit möglicherweise die Erkrankung das ganze Jahr an, denn das Ergrünen und Aufblühen der Vegetation ist nicht an Jahreszeiten gebunden. Bestehen die Beschwerden in unseren Breiten ganzjährig, ist nach einer Allergie gegen Hausstaub beziehungsweise Schimmelpilz zu fahnden (vgl. Seite 66). Verschlechtern sich die Symptome während der Pollensaison, könnte gleichzeitig eine Pollenallergie vorliegen.

Vier von fünf Heuschnupfenkranken klagen vorwiegend über Symptome an der Nase. Jeder fünfte leidet auch oder hauptsächlich an Beschwerden der Augen: Sie jucken und sind gerötet, es kommt zu Tränenfluß und zu einem Fremdkörpergefühl (allergische Bindehautentzündung, vgl. Seite 94).

Gefürchtet: Der Etagenwechsel

Heuschnupfen ist eine ernstzunehmende Krankheit, besonders wenn die Beschwerden regelmäßig auftreten und länger anhalten. Gefürchtet ist der sogenannte Etagenwechsel, wenn die Beschwerden der oberen Atemwege (Nasen-Rachen-Raum) auf die tieferen Atemwege (Bronchien) übergreifen. Dann kann der zuvor lediglich Heuschnupfenkranke Husten und asthmatische Beschwerden bekommen (“Pollenasthma”). Das Risiko, an ganzjährigem Asthma zu erkranken, ist für Heuschnupfenkranke um das Zwei- bis Dreifache erhöht.

Wenn Nahrungsmittelallergien hinzukommen

Nicht nur Mehrfachsensibilisierungen gegen verschiedene Blütenpollen komplizieren die Beschwerden sowie deren Vorbeugung und Behandlung. Bei jedem dritten Pollenallergiker besteht oder entwickelt sich zusätzlich eine Überempfindlichkeit gegen bestimmte Nahrungsmittel. Diese beruht im wesentlichen auf einer Kreuzreaktion zwischen Pollen und Nahrungsmittelallergenen, die botanisch nah verwandt sind. Besonders bei Überempfindlichkeit gegen bestimmte Baumpollen wie Birke, Erle und Hasel kann es gleichzeitig zu Reaktionen gegen Nahrungsmittel wie rohes Steinobst (Pfirsich, Kirschen, Aprikosen), frische Äpfel und Nüsse (Haselnüsse) kommen.

Die Nahrungsmittelallergie vom Soforttyp kann innerhalb von Sekunden einsetzen (vgl. Seite 22). Manchmal dauert es einige Minuten. Nach Kontakt der Nahrung mit der Schleimhaut von Mund, Rachen und Kehlkopfeingang kratzt und juckt es am harten Gaumen und im Rachen (Kontaktnesselausschlag, Kontakturtikaria). Nicht selten plagen zusätzlich Räusperzwang und Heiserkeit. Lippen und Mundschleimhaut können anschwellen (vgl. Tabelle 5). Während Früchte meist nur auf den Mundraum begrenzte Beschwerden auslösen, kann es bei Haselnüssen gefährlicher werden: Schwillt der Bereich des Kehlkopfeingangs als Folge der allergischen Entzündung an, droht der Betroffene an der Verengung der Luftwege zu ersticken (Angioödem, vgl. Seite 125). Rasche ärztliche Hilfe ist erforderlich.

Tabelle 5: Beschwerden bei Nahrungsmittelallergien, die mit Überempfindlickeit gegen Pollen von Birke , Hasel und Erle einhergehen

Juckreiz am harten Gaumen	88%
Zungenschleimhaut entzündet	71%
Mundschleimhaut entzündet	68%
Schwellung von Lippen und Mundschleimhaut	55%
Schleimhautbläschen im Mund	35%
Quincke-Ödem (Schwellungen im Gesichts-/Kehlkopfbereich, z.T. mit lebensbedrohlicher Erstickungsgefahr)	14%
(modifiziert nach Glück)	

Weniger schnell, aber nicht minder gefährlich können Kreuzreaktionen verlaufen, wenn Beifußpollenallergiker zu Nahrungsmitteln greifen, die beispielsweise aus den botanischen Familien der Korb- und Doldenblütler stammen: Dazu gehören Sonnenblumenkerne oder Gemüse wie Sellerie, Karotten und Fenchel beziehungsweise Gewürze wie Anis, Dill, Petersilie, Koriander und Kamille. Ist die Überempfindlichkeit gegen Beifußpollen mit einer Nahrungsmittelallergie verbunden, beschränken sich die Beschwerden nicht auf den Mund- und Rachenraum, sondern äußern sich in Allgemeinsymptomen wie Übelkeit, Erbrechen, Asthma, Juckreiz, Schnupfen und bedrohliche Überempfindlichkeitsreaktion (Anaphylaxie, vgl. Seite 134 und Tabelle 6).

Tabelle 6: Beschwerden bei Nahrungsmittelallergien, die mit Überempfindlichkeit gegen Beifußpollen verbunden sind

Schwellung von Lippen und Mundschleimhaut	84%
Asthmatische Beschwerden	34%
Juckreiz	28%
Anaphylaxie (Überempfindlichkeitsreaktion mit Allgemeinsymptomen)	21%
Hautrötung mit Hitzegefühl	18%
Nasenkatarrh, Schnupfen	18%
Übelkeit, Erbrechen	10%
(modifiziert nach Glück)	

Seit einigen Jahren weitet sich das Problem aus. Dazu trägt das reiche Angebot exotischer Nahrungsmittel bei. So nehmen Allergien gegen die in unseren Breiten heute so beliebten Kiwis, Mangos oder Papayas zu.

Überempfindlichkeitsreaktionen auf Nahrungsbestandteile in Verbindung mit Pollenallergien sind Alarmzeichen. Treten die genannten Beschwerden auf, sollten die Auslöser – soweit bekannt – gemieden werden. Obwohl die Mißempfindungen und Beschwerden eigentlich die verursachenden Nahrungsmittel verleiden sollten, gibt es immer wieder Allergiker, die Warnsymptome ignorieren und auf die leichte Schulter nehmen. Sie riskieren eine Verschlechterung ihres Befindens und zusätzlich unkalkulierbare Unverträglichkeitsreaktionen.

Diagnose: Welche Allergene sind "schuld"?

Treten die Beschwerden nur während einiger Wochen und jedes Jahr etwa zur gleichen Zeit erneut auf, ist meist klar, welche Pollen in Frage kommen. Erste Hinweise gibt der Pollenflugkalender (vgl. Seite 169). Dabei ist jedoch zu berücksichtigen, daß die tatsächliche Pollenbelastung von Jahr zu Jahr vom Grobraster des Pollenflugkalenders abweichen kann. Schließlich hängt die Entwicklung der Vegetation vom Klima ab. Für die Diagnose ist daher die tatsächliche regionale Belastung zu berücksichtigen (vgl. Seite 56).

Ein Tagebuch besonderer Art

Von unschätzbarem Wert für Betroffene und ihren Arzt ist ein Tagebuch, in dem Art und Schwere der Beschwerden, die möglichen Auslöser (Aufenthaltsort, Nahrungsmittel u.a.) und auch die verwendeten Medikamente oder andere Maßnahmen notiert werden. Die Aufzeichnungen ermöglichen nicht nur Rückschlüsse auf die Allergene, sondern auch eine Verlaufskontrolle der Beschwerden über Jahre.

Besondere Bedeutung besitzt das Allergietagebuch (vgl. Seite 27), wenn die Beschwerden monatelang anhalten, schlecht auf Medikamente ansprechen, oder wenn in der Pollensaison Asthmaanfälle auftreten. Um sich einschleichende Folgeerkrankungen abzuwenden, sollte ein erfahrener Arzt die Hinweise aus Ihren Aufzeichnungen durch Austestung ergänzen, beispielsweise durch Hauttestung mit Standardallergenen (z.B. Pricktest, vgl. Seite 29), gegebenenfalls durch Bestimmung von IgE-Antikörpern im Serum (RAST-Methode, vgl. Seite 32) oder auch durch Provokationstests (vgl. Seite 32). Die Ergebnisse solcher Tests gestatten eine gezielte Therapie – beispielsweise eine Hyposensibilisierung, sofern diese bei den gefundenen Allergenen Erfolg verspricht (vgl. Seite 43).

Karenz: Vor den Pollen auf der Flucht

Während sich einzelne Nahrungsmittel zumindest im Prinzip vom Speisezettel streichen lassen, ist eine Vermeidungsstrategie (Karenz) beim "Lebensmittel" Luft nahezu unmöglich. Die Chancen, den Allergenen zu entrinnen, die von Frühjahr bis Herbst zu vielen Milliarden in der Luft umherschweben, sind draußen gleich Null. Ein einziger Haselnußstrauch entläßt in einer einzigen Saison etwa 600 Millionen Pollen (vgl. Seite 167). Je mehr Pollen durch die Luft schwirren, desto eher müssen empfindliche Personen mit allergischen Reaktionen rechnen. Pollenzahlen ab 50 pro Kubikmeter Luft gelten im allgemeinen als kritische Grenze.

Die folgenden Tips helfen, den Kontakt mit Pollen so gering wie möglich zu halten (s. Kasten).

Tips für Pollenallergiker

Tips für Pollenallergiker

☐ Rundfunk, Zeitungen und Telefonansagedienste verbreiten Polleninformationen. Diese geben Entscheidungshilfen für jeden, der darauf angewiesen ist (und die Möglichkeit hat), sich auf Vermeidungsstrategien einzurichten. Wegen der geringen Zahl der Meßstellen ist allerdings zu befürchten, daß Allergiker häufig fehlinformiert werden (vgl. Seite 169). Während die Informationen der Ansagedienste immerhin im groben Raster regionale Gegebenheiten berücksichtigen, liefert der Pollenflugkalender (vgl. Seite 168) einen noch weniger differenzierten Überblick. Klimatische Schwankungen und regionale Besonderheiten, die den Pollenflug beeinflussen, bleiben dort unberücksichtigt.

Telefonische Ansagedienste

Pollenflugvorhersage von Deutscher Wetterdienst in Zusammenarbeit mit der Stiftung Deutscher Polleninformationsdienst zum Ortstarif:

(0) 11 601

☐ Im Haus erreichen die Pollenkonzentrationen in der Regel bis zu einem Drittel der außerhäuslichen Konzentrationen. Um diese so gering wie möglich zu halten, werden Wohnungen während der Pollenflugzeit am besten nur kurz gelüftet und zwar zu Zeiten geringer Luftbewegungen und vorwiegend nachts. Während in ländlichen Gebieten die Pollenzahl in der Luft zur Nacht deutlich abnimmt, bleibt es in den Städten zum Teil länger warm. Daher ist die Pollenbelastung hier auch am Abend erhöht (vgl. Seite 169).

☐ Schlafzimmer sollten möglichst zur windabgewandten Seite liegen.

☐ Blühende Wiesen und Felder sind für Spaziergänge und zum Spielen tabu. Auch Sport im Freien empfiehlt sich für den Pollenallergiker während der Pollensaison nicht. Die Lust auf solche Aktivitäten vergeht durch die oft heftig einsetzenden allergischen Reaktionen ohnehin rasch (Stubenhocker). Wer seinen Rasen kurz hält, soll dadurch die Pollenverbreitung im Garten mindern können. Das Rasenmähen sollte allerdings nicht der Allergiker selbst übernehmen.

☐ Starker Regen verringert den Pollengehalt der Luft meist deutlich. Allergiker können am ehesten die Zeit, während es regnet sowie kurz danach, für Aktivitäten im Freien nutzen.

☐ Geschlossene Fenster im Auto und ausgeschaltete Lüftung können verhindern, daß die Pollen – wie beim Radfahren – unweigerlich in Augen und Nase treiben. Einige Hersteller bieten Innenraum-Luftfilter für Autos an – serienmäßig eingebaut beispielsweise in einigen Saab-Typen (vgl. "test" 2/1989, Seite 51) oder als Nachrüstsätze für den Filtereinbau. Diese halten Luftverunreinigungen ab einer Größe von etwa fünf Tausendstel Millimeter (0,005 mm) zurück, und somit zwar die meisten Pollen, jedoch keine Pilzsporen, Staubpartikel oder gasförmige Schadstoffe. Die Filter sind umstritten. Bei Fahrtbeginn können nämlich regelrechte Allergenschübe auftreten. Als Ursache wird vermutet, daß der Filter bei längerem Stillstand des Fahrzeugs feucht wird, der allergene Stoff sich von den Pollen löst und beim Starten vom Gebläse ins Wageninnere gepustet wird.

☐ Wer es kann, legt seinen Urlaub am besten in die Hauptpollensaison und fährt in die pollenarme Bergwelt (Hochgebirgsregionen) oder an das Meer (z.B. Nordsee-Inseln). Betrifft die Allergie nur einen vergleichsweise kurzen Zeitraum des Jahres, weil beispielsweise nur eine Überempfindlichkeit auf Pollen frühblühender Bäume besteht, läßt sich durch wohlüberlegte Urlaubsplanung bereits ein großer Teil der Pollenflugzeit überbrücken.

☐ Bisweilen wird geraten, häufig staubzusaugen, um Pollen auf Teppichen und Möbeln zu entfernen. Allerdings sollte man das tunlichst nichtallergischen Mitbewohnern überlassen. Geraten wird, Staubsauger der neuen Generation mit Feinfilterung zu verwenden (vgl. "test" 3/1991). Je älter die Geräte sind, desto eher ist damit zu rechnen, daß aus dem Gerät nach dem Motto "vorne hui und hinten pfui" ein beträchtlicher Anteil Staub und damit auch Pollen feinverteilt wieder ausgeblasen wird. Bei alten wie neuen Staubsaugern empfiehlt es sich, die Staubbeutel nicht überquellen zu lassen, sondern früher als vom Hersteller angegeben auszuwechseln. Allergologen befürchten, daß allergene Schimmelpilz- und andere Sporen durch den Filter wachsen und dann beim nächsten Saugen ausgeblasen werden.

☐ Ratschläge zur Ernährungsumstellung während der Pollenflugsaison, beispielsweise auf Rohkost zur "Stärkung der Abwehrmechanismen", sind, was die Linderung der Beschwerden angeht, von unbewiesenem Nutzen. Eine abwechslungsreiche Ernährung, die Rohkost und schlackenreiche Lebensmittel einbezieht, empfiehlt sich grundsätzlich für Allergiker wie Nichtallergiker. Der Allergiker muß jedoch auch Kreuzallergene beachten (vgl. Seiten 53, 172).

Tabelle 7: Pflanzen, die bei Pollenallergien eine Rolle spielen können

Bäume und Sträucher

Ahorn
Akazie
Birke
Eibe
Eiche
Erle
Esche
Gagelstrauch
Haselnuß
Holunder
Linde
Liguster
Pappel
Platane
Sonnenröschen
Ulme
Wacholder
Walnuß
Weide
Weißdorn
Zypresse

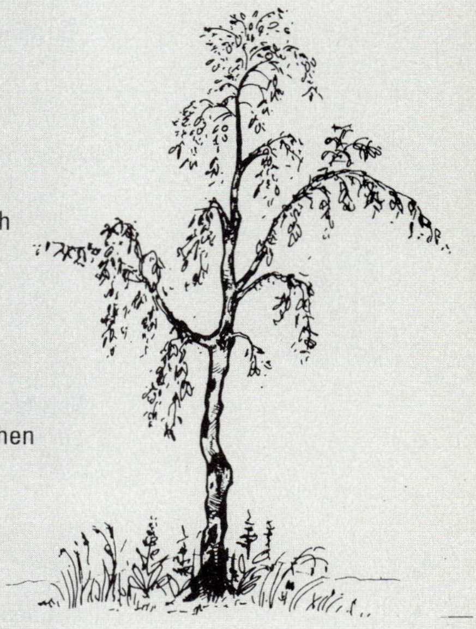

Gräser und Getreidesorten

Gerste
Glatthafer
Gräser
Hafer
Hainsimse
Honiggras
Hundszahngras
Kammgras
Knäuelgras
Lieschgras
Lolch
Mais
Rauhgras
Raygras

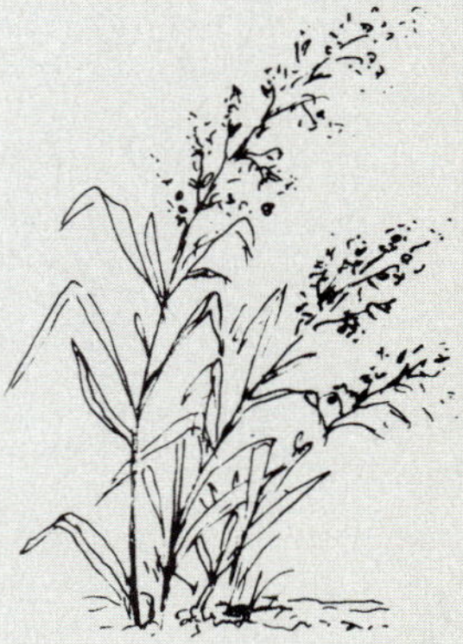

Fortsetzung auf Seite 58

Fortsetzung Gräser und Getreidesorten

Riedgräser
Roggen
Rübsen
Schilf
Schwingel
Segge
Strandsimse
Straußgras, weißes
Trespe
Weidelgras
Weizen
Wiesenfuchsschwanz
Wiesenkerbel
Wiesenhafer, gelber
Wiesenraute
Wiesenrispengras
Wiesenschwingel
Wollgras

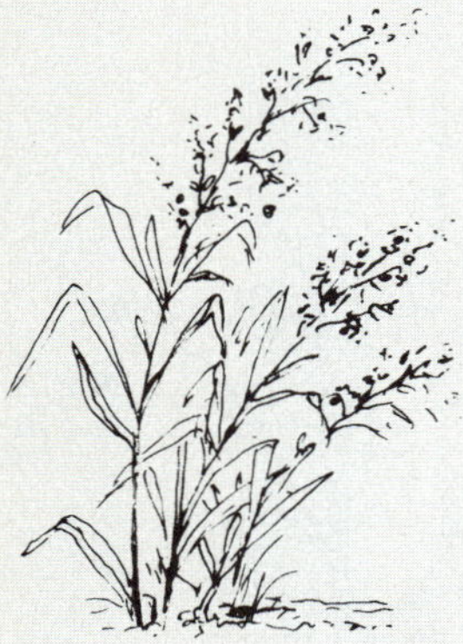

Kräuter und Stauden

Ampfer
Bärlapp
Beifuß
Brennessel
Dahlie
Gänsefuß, weißer
Goldrute
Heidekraut
Hopfen
Klee
Kornblume
Laichkraut
Löwenzahn
Margerite
Melde
Moosfarn
Rohrkolben
Ringelkraut
Schachtelhalm
Schafgarbe
Sternmiere
Tausendblatt
Wegerich
Wurmfarn

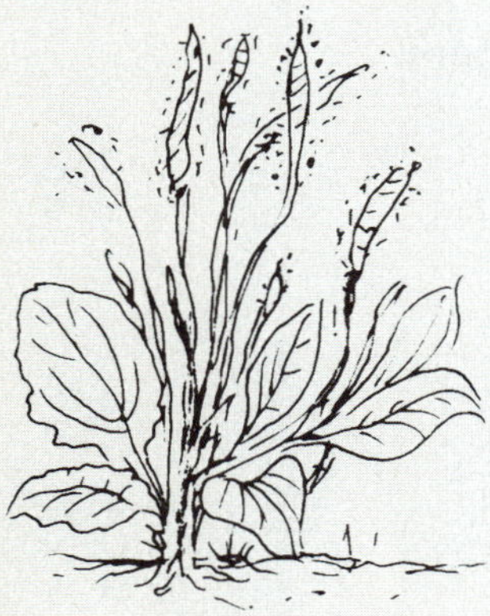

Eine vollständige Allergenkarenz gegenüber Pollen ist kaum möglich. Der Griff zum vorbeugenden beziehungsweise lindernden Medikament läßt sich in der Regel nicht umgehen (s. unten).

Eine Hyposensibilisierung (vgl. Seite 43) verspricht am ehesten bei leichteren saisonalen Pollenallergien Erfolg. Gerade diese sprechen jedoch meist gut auf Arzneimittel an, so daß sich hier oft die aufwendige und riskantere Hyposensibilisierung erübrigt. Umstritten ist zudem, ob sich durch die Hyposensibilisierung ein "Etagenwechsel" (vgl. Seite 53), also eine Verlagerung der Beschwerden auf tiefere Atemwege (Bronchien), verhindern läßt (vgl. Seite 44).

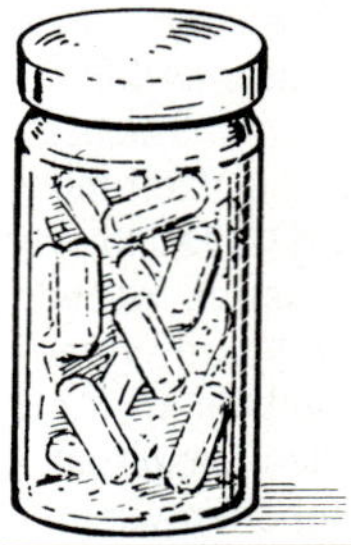

Therapie: Der Griff zum Arzneimittel

Die Möglichkeiten der Karenz stoßen bei Pollenallergien rasch an ihre Grenzen. Wer zu den Geplagten gehört, hat oft nur die Chance, sich mit Arzneimitteln Linderung zu verschaffen oder den Beschwerden damit vorzubeugen. Die meisten Präparate sind ohne Rezept in der Apotheke erhältlich. Die Auswahl (vgl. Tabelle 8) richtet sich nach Art und Schwere der vorherrschenden Beschwerden. Hier gibt es kein starres Schema, sondern es zählt die Erfahrung des Behandelnden beziehungsweise des Betroffenen selbst.

Tabelle 8:
Vor- und Nachteile von Arzneimitteln, die zur Linderung der Beschwerden bei Heuschnupfen verwendet werden

Wirkstoffe	Rezept-pflicht	Vorteile	Nachteile
Cromoglizinsäure	nein	gut verträglich	wirkt nur vorbeugend, Effekt erst nach 1 bis 2 Wochen und nicht immer zuverlässig, ohne Einfluß auf eine verstopfte Nase
abschwellende Nasenmittel	nein	wirkt bei verstopfter Nase fast sofort	Gewöhnungsgefahr mit Risiko der Nasenschleimhautschädigung, max. 1 bis 2 Wochen anzuwenden
"Schnupfen-mittel" (innerlich)	nein, zum Teil ja	im Gegensatz zur Anwendung von Nasentropfen ohne Risiko der Nasenschleimhautschädigung	überwiegend nicht sinnvolle Kombinationen, deutlich geringere Wirkung gegen verstopfte Nase als Nasentropfen
Antihistaminika (innerlich)	nein, zum Teil ja	gut wirksam gegen Symptome des saisonalen Heuschnupfens, auch gegen Juckreiz am Auge	Müdigkeit (bei einigen neuen Mitteln seltener), Wirkungsabnahme bei Langzeitverwendung möglich, ohne Einfluß auf verstopfte Nase
Kortikoid-spray	ja	stark wirksam, in richtiger Dosis geringes Risiko unerwünschter Effekte an anderen Organen	volle Wirkung erst nach 2 bis 4 Tagen, Gefahr der lokalen Schädigung der Nasenschleimhaut
Kortikoide (innerlich)	ja	stark wirksam	verzögerter Wirkeintritt, Störung des Eigenrhythmus der Nebennierenrinde, unerwünschte Effekte an anderen Organen

Für die Behandlung empfehlen sich zunächst örtlich wirkende Mittel wie Nasentropfen oder Sprays mit milden und verträglichen Wirkstoffen. Bleibt der Erfolg aus, muß der Allergiker gegebenenfalls Schritt für Schritt auf stärkere und damit leider meist auch weniger gut verträgliche Mittel ausweichen.

Alle im folgenden genannten Arzneimittel beseitigen nicht die Allergie, sondern lindern lediglich die Beschwerden. Allerdings versucht die Pharmawerbung bisweilen den Eindruck zu erwecken, man könne Heuschnupfen durch die bloße Verwendung eines Nasensprays vergessen.

Tabelle 9: Cromoglizinsäure-Nasensprays – Packungen zu 14 ml bis 30 ml im Kostenvergleich (Preisstand 1.4.1991)

Präparat	Hersteller	Kosten pro Packung	(DM) pro 10 ml*
Sprühfläschchen zu 14 ml			
Allergocrom®	Ursapharm	12,00	8,57
Sprühfläschchen zu 15 ml			
Cromoglicin GDS ®	GDS-Pharma	13,85	9,23
Cromoglicin Heumann®	Heumann	13,40	8,93
Cromoglicin Ratiopharm®	Ratiopharm	13,40	8,93
Cromohexal®	Hexal-Pharma	13,50	9,00
Cromo von CT®	CT Arzneimittel	13,40	8,93
Duracroman®	Durachemie	13,85	9,23
Nasivin® gegen Heuschnupfen	Merck	14,50	9,67
Otriven H®	Ciba-Geigy	13,85	9,23
Stadaglicin®	Stada-Arzneimittel	13,85	9,23
Vividrin®	Dr. Mann	14,50	9,67
Wick Sinex Contrallerg®	Wick	13,85	9,23
Sprühfläschchen zu 20 ml			
Esirhinol®	Desitin	16,30	8,15
Sprühfläschchen zu 26 ml			
Lomupren®	Fisons	24,87	9,57
Doppelpackungen mit 2 Sprühfläschchen zu 15 ml			
Cromoglicin Ratiopharm®	Ratiopharm	24,75	8,25
Cromohexal®	Hexal-Pharma	25,50	8,50
Cromo von CT®	CT Arzneimittel	23,80	7,93
Duracroman®	Durachemie	24,00	8,00
Vividrin®	Dr. Mann	27,50	9,17

* Angabe pro 10 ml zum Kostenvergleich verschiedener Packungsgrößen

Cromoglizinsäure (DNCG)-Nasensprays

Stehen anhaltender Niesreiz und Nasenfluß im Vordergrund, empfiehlt sich ein erster Versuch mit Cromoglizinsäure-Nasensprays (DNCG = Dinatrium-Cromoglizinsäure) wie Lomupren®, Vividrin® u.a. (vgl. Tabelle 9). DNCG wirkt nicht bei akut auftretenden Beschwerden, sondern nur dann, wenn der Allergiker sie vorbeugend und regelmäßig - etwa alle vier Stunden - in die Nasenlöcher sprüht. Mit einem spürbaren Effekt ist mitunter erst Tage oder sogar Wochen nach Beginn der Anwendung zu rechnen. Doch auch die regelmäßige Verwendung dieser Nasensprays lindert Juck- und Niesreiz nur zum Teil, meist etwa um 30 Prozent. Bei akuten Niesanfällen oder verstopfter Nase helfen sie nicht.

Zu Beginn der Prophylaxe brauchen Allergiker gelegentlich kurzfristig schleimhautabschwellende Nasentropfen, damit die Cromoglizinsäure überhaupt an die Nasenschleimhaut gelangen und dort wirksam werden kann. DNCG wird fast immer gut vertragen. Bei einigen löst der Spray vorübergehend Niesreiz aus.

Abschwellende Nasentropfen und -sprays

Da ein rascher, spürbarer Effekt von DNCG ausbleibt, greifen viele Betroffene zu den ebenfalls ohne Rezept erhältlichen abschwellenden Nasentropfen oder -sprays wie Nasivin®, Olynth® oder Otriven®, die zur Behandlung von Schnupfen mit verstopfter Nase angeboten werden.

Solche gefäßverengenden Nasenmittel wirken erstaunlich schnell. Wie bei kaum einem anderen Medikament ist der Effekt unmittelbar spürbar: Die starke Blutfüllung der Nasenschleimhaut wird unterbunden, und innerhalb von ein bis zwei Minuten schwillt die Schleimhaut ab, die Nase wird frei. Allerdings werden wiederum lediglich Symptome beseitigt. Abschwellende Nasenmittel beeinflussen die Allergie selbst nicht. Es werden lediglich die Öffnungen der Nasennebenhöhlen für die natürliche Selbstreinigung freigehalten, ein Zuschwellen der Ohrtrompete und der damit verbundene lästige Ohrdruck wird vermieden, was natürlich durchaus positive Nebeneffekte sind.

Die schnelle Erleichterung hat indes negative Konsequenzen: Sie verleitet zu allzu leichtfertiger Verwendung schleimhautabschwellender Mittel. Die Nasenschleimhaut schwillt vier bis sechs Stunden später durch einen Rebound (Rückkopplungs)-Effekt wieder an. Erneut greift der Schnupfengeplagte zu den verführerischen Tropfen beziehungsweise Sprays. Ein Teufelskreis schließt sich. Die Gefahr der Daueranwendung besteht. Arzneimittelwerbung weist oft genug darauf nicht hin. Die besonderen Risiken der abschwellenden Mittel werden verharmlost und im doppelten Sinne "kleingeschrieben". Das dürfte zur Fehlverwendung der Nasenmittel beitragen.

Gefäßverengend wirkende Nasentropfen und Sprays sollten Sie nicht länger als zwei Wochen benutzen. Einige Fachleute wollen die Verwendung vorsichtshalber auf eine Woche beschränkt sehen, und empfehlen sie nur bei Behinderung der Nasenatmung und zur Nacht (s. Kasten).

Bei zu langer Anwendung besteht das Risiko der Schleimhautschädigung ("Nasentropfen-Rhinitis"). Werden nämlich die Gefäße der Nasenschleimhaut dauernd auf eng gestellt, wird auch die Hauptfunktion der Nasenschleimhaut gedrosselt, nämlich die Schleimbildung. Die Nase trocknet aus. Es kommt zur Borkenbildung und im Extremfall zur unwiderruflichen Zerstörung der Nasenschleimhaut mit dem Endbild der "Stinknase". Der von den Borken in der Nase ausgehende aashafte Geruch wird dabei von den Betroffenen selbst nicht wahrgenommen.

Gefäßverengende Nasentropfen wirken prinzipiell gleichartig. Ein Wechsel des Präparats schützt nicht vor den möglichen Schäden durch tagtäglichen Gebrauch.

Wenden Sie schleimhautabschwellende Nasentropfen nur wenige Tage an

Eine Vielzahl schleimhautabschwellender Nasentropfen gibt es ohne Rezept. Sie verschaffen Ihnen rasch und zuverlässig eine freie Nase. Jedoch sollten sie wegen ihres Risikos der Schädigung der Nasenschleimhaut nicht länger als ein bis zwei Wochen verwendet werden. Diese Warnung gilt für alle örtlich anzuwendenden abschwellenden Nasenmittel mit gefäßverengenden Wirkstoffen, darunter eine ganze Reihe häufig verwendeter Tropfen, Sprays oder Gelzubereitungen wie:

Balkis®, Ellatun®, Endrine®, Farial®, Idril®, Nasengel (-spray, -tropfen) Ratiopharm®, Nasivin®, Nasivinetten®, Olynth®, Otriven®, Otrivenetten®, Privin®, Rhinopront®, Rhinospray®, Rhinova®, Snup®, Therapin®, Tyzine®, Vibrocil®, Wick Schnupfenspray® u.a.

WARNUNG

Wie so häufig bei Medikamenten gelten für Kinder besondere Vorsichtsmaßregeln. Auf keinen Fall dürfen sie aus falscher Sparsamkeit, oder weil die Mittel gerade zur Hand sind, Nasenpräparate für Erwachsene erhalten. Für Kinder gibt es eine Reihe von Medikamenten, deren Verdünnung auf die jeweilige Altersgruppe abgestimmt ist.

Doch selbst auf diese Spezialzubereitungen reagieren Kinder bisweilen empfindlich. Auch bei den altersangepaßten Dosierungen, die im Beipackzettel angegeben sind, kann es zu Unruhe, Schlafstörungen, schnellem Herzschlag und mäßiger Blutdruckerhöhung kommen. Bei Säuglingen und Kleinstkindern können sogar Halluzinationen und Krämpfe auftreten.

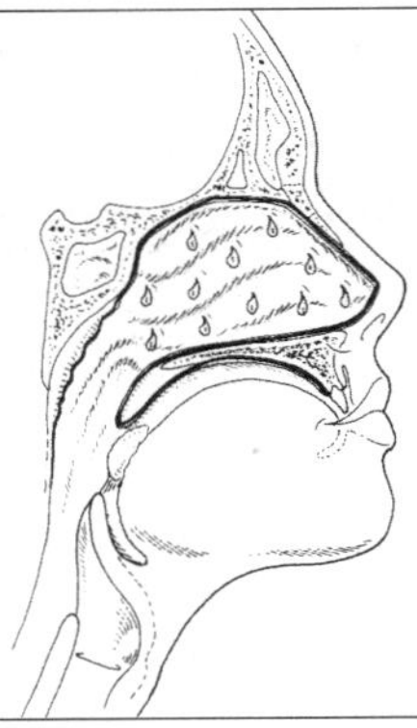

Nasentropfen mit verschiedenen Wirkstoffen

Kritische Experten raten von Kombinationsarzneimitteln ab, die neben einem schleimhautabschwellenden Wirkstoff das lokal wirkende Antiallergikum Cromoglizinsäure enthalten. Solche Mischpräparate werden zum Beispiel unter den Warenzeichen Lomupren® compositum oder Vividrin® comp. angeboten. Doch ihre Wirkstoffkomponenten passen nicht zusammen, denn das Antiallergikum sollten Sie bereits anwenden, bevor erste Beschwerden auftreten und dann auch regelmäßig – solange die Allergenbelastung besteht. Die abschwellende Komponente ist hingegen nur bei "verstopfter Nase" sinnvoll. Zu solch einem Mittel sollten Sie möglichst selten und nur bei Bedarf greifen.

Es bestehen jedoch keine Bedenken, abschwellende und antiallergische Tropfen gelegentlich gleichzeitig anzuwenden - dann jedoch besser aus separaten Fläschchen, um die unterschiedlichen Dosierungsempfehlungen einhalten zu können.

Die Anwendung von Nasentropfen, die Antihistaminika (vgl. Seite 35) enthalten (z.B. in Larylin® Dosierspray gegen Schnupfen, Rhino-Stas®, Solupen®, Vibrocil® u.a.), sollte wegen der möglichen Sensibilisierung vermieden werden. Zumindest für einige Antihistaminika ist zudem bekannt, daß sie die Flimmerhaare (Zilien) der Nasenschleimhaut schädigen – ebenfalls ein Grund Antihistaminika nicht lokal in der Nase anzuwenden.

Schnupfenmittel

Sogenannte Schnupfenmittel, ob Dragees, Kapseln oder Säfte, enthalten gefäßverengende Bestandteile und wirken im Vergleich zur örtlichen Behandlung mit Nasentropfen oder Sprays weniger stark. Allerdings schädigen sie im Gegensatz zu lokalen abschwellenden Nasenmitteln auch bei längerer Verwendung offenbar nicht die Nasenschleimhaut.

Meist handelt es sich bei den Schnupfenmitteln um Mischpräparate mit mehreren unterschiedlich wirkenden Stoffen. Sie sollen nach dem "Schrotschußprinzip" verschiedene Symptome eines Schnupfens oder einer Erkältung zugleich lindern. Theoretisch ist zwar die Kombination aus einem "zu schluckenden" abschwellenden Mittel mit einem Antiallergikum, das die Histaminfreisetzung hemmt (vgl. Seite 21), logisch, doch dem Problem der Kombinationspräparate entgeht man dadurch nicht: Beide Mittel lassen sich schlechter bedarfsgerecht dosieren, wenn das Wirkstoffverhältnis im Arzneimittel vorgegeben ist (Fixkombination). Soll die Dosis des einen Wirkstoffs erhöht oder erniedrigt werden, muß gleichzeitig auch die des anderen verändert werden.

Für Allergiker sind zudem manche der Substanzen von Fixkombinationen überflüssig und unerwünscht, da sie keinen direkten Einfluß auf Symptome der allergischen Erkrankung haben – so zum Beispiel der häufig enthaltene fiebersenkende und schmerzlindernde Wirkstoff Acetylsalicylsäure (in Bisolvon® Gribletten, Tempil® N u. a.). Gerade diese Substanz müssen nicht wenige Asthmatiker und Allergiker meiden. Sie kann nämlich einer der Stoffe sein, auf die sie allergisch reagieren (vgl. Seite 127, 218).

Grundsätzlich empfiehlt sich für Allergiker äußerste Zurückhaltung gegenüber Arzneimitteln mit mehreren Inhaltsstoffen, steigt doch das Risiko von Unverträglichkeitsreaktionen mit der Zahl der Wirkstoffe. Wer bestimmte Arzneistoffe meiden muß, verliert bei Mischpräparaten leicht den Überblick. Holen Sie sich auf jeden Fall Rat von Ihrem Arzt oder Apotheker.

Im übrigen wurden bereits in einer Warenkunde der Stiftung Warentest gängige "Erkältungsdämpfer" oder "Schnupfenmittel" wie Contac® H, Doregrippin® N, Fluprim®, Ilvico® N, Kolton® grippale, Perdiphen®, Trimedil®, Wick Medinait® u.a. als "nicht sinnvoll zusammengesetzte" Kombinationen eingeschätzt (vgl. "test" Sonderheft Arzneimittel, Seiten 47 bis 54).

Antihistaminika

Bleibt der erwünschte Erfolg vorbeugend anzuwendender Nasentropfen beziehungsweise Nasensprays aus, führt oft kein Weg an innerlich einzunehmenden Arzneimitteln vorbei. Eine Hilfe sind dann die sogenannten Antihistaminika (vgl. Seite 35).

Antihistaminika sollen die Wirkungen von Histamin im Körper verringern. Dieses Gewebshormon ist an der Auslösung allergischer Reaktionen beteiligt (vgl. Seite 21). Bei etwa 70 bis 90 Prozent der Verwender bessern Antihistaminika zumindest teilweise die allergischen Nasenbeschwerden. Sie wirken gut gegen Juckreiz in Nase, Rachen und an den Augen sowie gegen Niesen und Nasenfluß. Wenig vermögen sie jedoch gegen eine verstopfte Nase auszurichten. Bei akuten Symptomen helfen Antihistaminika meist besser als bei langanhaltendem oder ganzjährigem Heuschnupfen. Einiges weist darauf hin, daß ihre Wirkung bei langfristiger Einnahme abnehmen kann.

Über zwei Dutzend verschiedene Antihistaminika stehen zur Auswahl. Mit einigen Ausnahmen sind sie in der Apotheke ohne Rezept zu kaufen (vgl. Seite 36). Welches Mittel am besten anschlägt, läßt sich kaum vorhersehen. Bleibt während der Behandlung der gewünschte Effekt aus, sollten Sie ein anderes Antihistaminikum probieren.

Mit unerwünschten Wirkungen müssen Sie rechnen. Meist sind diese weniger ernst. Besonders häufig quälen Müdigkeit (seltener bei einigen neueren Mitteln, vgl. Seite 35), Benommenheit, Mundtrockenheit, Übelkeit und Verstopfung.

Kortikoid-Nasensprays

Bleibt auch nach der Einnahme von Antihistaminika der gewünschte Erfolg aus, muß der Arzt gegebenenfalls Kortikoid-Nasensprays verordnen. Diese bringen keine sofortige Linderung und müssen regelmäßig verwendet werden, wirken aber stark und zuverlässig.

Der Effekt setzt bei Heuschnupfen innerhalb von zwölf Stunden ein. Sein Maximum ist jedoch erst nach zwei bis vier Tagen erreicht. Sofern aus früheren Behandlungsversuchen bekannt ist, daß andere Mittel nicht genügend wirken, sollten Sie Kortikoid-Nasensprays möglichst schon vor Beginn des erwarteten Pollenflugs nehmen.

Wie gut die Behandlung anschlägt, hängt auch davon ab, wie sich der Wirkstoff über die Nasenschleimhaut verteilt. Es geht besser, wenn Sie pro Nasenloch je einen Hub des Aerosols gegen den oberen Nasenteil und einen gegen den unteren richten. Kortikoid-Sprays dürfen nicht in eine verstopfte Nase oder in ein verstopftes Nasenloch gesprüht werden. Ein direktes Besprühen der Nasenscheidewand sollten Sie ebenfalls vermeiden. Durch Kortikoid-Nasensprays kann der vordere Nasenraum austrocknen und unter Umständen mit blutigen Krusten überzogen sein. Bei falscher Anwendungstechnik (häufiges Ansprühen der Nasenscheidewand) kommt es – allerdings selten - sogar zum Durchbruch der Nasenscheidewand.

Auch die starkwirksamen Kortikoide beseitigen ebenso wie die anderen verwendeten Arzneimittel nicht die Ursachen der Allergie. Sie drängen allerdings die Entzündungsreaktion zurück (vgl. Seite 40). Die längerfristige Verwendung kortikoidhaltiger Nasentropfen und Sprays sollte die Ausnahme bleiben. Um örtliche Folgen wie Schäden an der Nasenscheidewand oder Kortikoideffekte auf andere Organe des Körpers zu vermeiden, muß eine sorgfältige ärztliche Kontrolle gesichert sein.

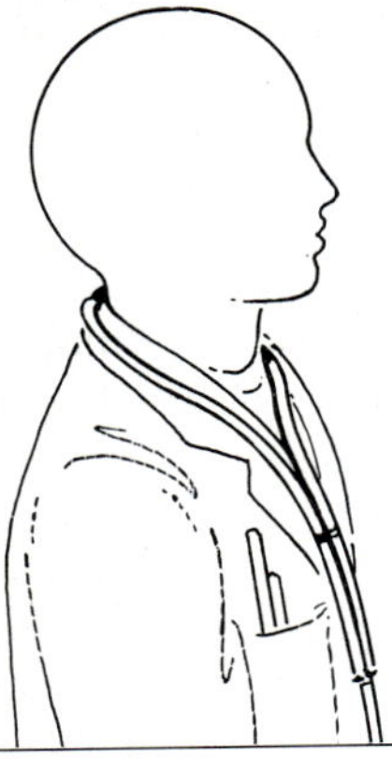

Kortikoid-Tabletten

Haben sich die obengenannten Behandlungsversuche als unzureichend erwiesen, bleibt dem Arzt noch die Möglichkeit, Kortikoid-Tabletten zu verordnen. Ob unerwünschte Wirkungen auftreten, hängt weitgehend von Dosis und Therapiedauer ab (vgl. Seite 40). Bei allergischem Schnupfen wird eine maximale Anwendungsdauer von zwei Wochen angestrebt. Auf diese Weise läßt sich gezielt ein besonders belastender Zeitraum überbrücken. Antihistaminika und Nasensprays können Sie in dieser Zeit ohne Unterbrechung weiter verwenden. Soweit die Einnahme des Kortikoids auf zwei Wochen begrenzt ist (jeweils morgens, um den körpereigenen Regelkreis möglichst wenig zu stören), bergen Kortikoide nur ein geringes Risiko unerwünschter Wirkungen.

Kortikoid-Depotspritzen

Immer noch werden gegen Allergien und Heuschnupfen Kortikoid-Depotspritzen (Volon® A 40 u.a.) verwendet. In den Gesäßmuskel gespritzt und von dort allmählich freigesetzt, verschaffen sie Linderung für mindestens vier Wochen. Diese bequeme Art, für einige Zeit Ruhe von den lästigen Beschwerden zu bekommen, gilt unter Fachleuten als bedenklich und ist nicht zu empfehlen (Näheres s. Seite 41).

Hyposensibilisierung

Die Meinungen zum komplizierten, zeitaufwendigen, teuren und nicht zuletzt vergleichsweise riskanten Verfahren der Hyposensibilisierung gehen weit auseinander (vgl. Seite 43). Meist wird diese Art der Behandlung empfohlen, wenn Medikamente versagen oder eine ganzjährige Allergie besteht. Befürworter der Hyposensibilisierung geben der Methode sogar den Vorzug vor der längerfristigen Einnahme von Arzneimitteln, wenn die saisonale Krankheitsdauer zunimmt, die Beschwerden stärker werden und das aktuelle Pollenspektrum sich verbreitert.

Bei Pollenallergien soll die Linderung der Beschwerden bei 70 bis 80 Prozent liegen. Bei allen Erfolgsmeldungen ist jedoch zu berücksichtigen, daß auch bei Scheinmedikamenten (Placebos) zu etwa 30 Prozent mit Erfolgen gerechnet werden kann.

Um die Chancen für einen Therapieerfolg zu erhöhen, bedarf es der korrekten Diagnose der auslösenden Pollen. Nur so vermag der Arzt, die richtige Hyposensibilisierungslösung auszuwählen. Dann kann er Dosierungen geben, die dem Krankheitsbild angepaßt sind, und kann somit das optimale Behandlungstempo festsetzen. All dies verlangt genügend Erfahrung vom behandelnden Arzt.

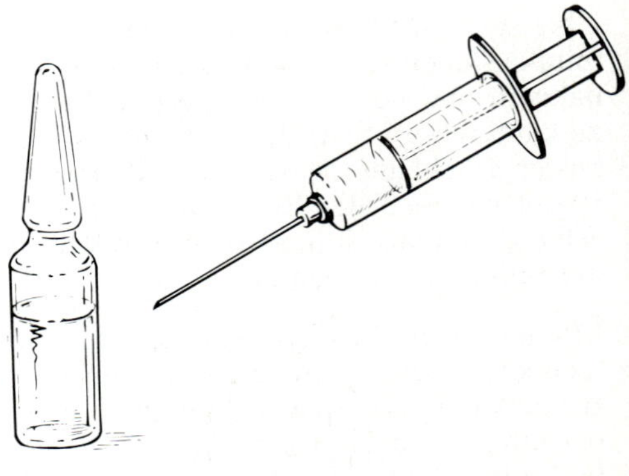

Allergischer Dauerschnupfen

Zuerst sieht es aus wie ein ganz gewöhnlicher Schnupfen, den man nicht wieder los wird. Doch irgendwann fällt auf, daß das Niesen und Naselaufen zwar mal geringer und mal stärker ist, aber nicht verschwindet. Der Kopf ist häufig nicht richtig klar und die Nase meist verstopft. Halten die Beschwerden unabhängig von der Vegetationsperiode an, dann haben Sie offensichtlich einen ganzjährigen allergischen Schnupfen.

Er ist weitaus quälender und belastender als ein saisonbezogener "Heuschnupfen". Man schätzt, daß zwei bis vier Prozent der Bevölkerung von der ganzjährigen Allergie so stark geplagt sind, daß sie auf Medikamente nicht verzichten können. Die Auslöser sind selten ausschließlich allergischer Natur. Auch nichtallergene Stoffe spielen eine große Rolle.

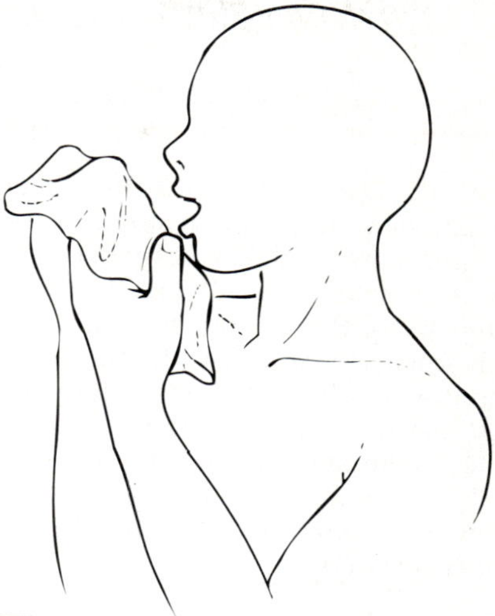

Art der Beschwerden

Die Beschwerden des ganzjährigen Schnupfens entsprechen in etwa denen des Heuschnupfens: Niesen, Nasenfluß und verstopfte Nase (vgl. Seite 51). Juckreiz an den Augen kommt seltener vor, während die Nase oft stärker verstopft ist. Der individuelle Bau der Nase bestimmt mit, welche Beschwerden vorherrschen. Bei einer schmalen, schlanken Form ist eher mit verstopfter Nase zu rechnen, während bei breit gebauten Nasen Niesen und Naselaufen häufiger zu erwarten sind.

Je länger die Symptome andauern, um so mehr wird die Nasenatmung behindert. Schlafstörungen und Erschöpfung am Tag beeinträchtigen die Schnupfengeplagten. Schließlich können die Überempfindlichkeitsreaktionen der Schleimhäute von Nase und Augen mit der Zeit auf die unteren Atemwege übergreifen. Als Folge des sogenannten Etagenwechsels kommt es zu asthmatischen Beschwerden (vgl. Seite 53).

Der "Nasengruß" der Kinder

Kinder sind meist keine Freunde des Naseputzens und versuchen den lästigen Schleim auf ihre Art loszuwerden – durch Schniefen, Schnauben und andere ihre Umgebung nervende Methoden. Manche verziehen immer wieder ihre Nase zur Seite, was vielfach als Nervosität fehlgedeutet wird. Es soll jedoch nur den Juckreiz in der Nase lindern. Anderen Kindern ist sogar anzusehen, daß sie an anhaltendem allergischen Schnupfen leiden. Weil sie ständig versuchen, den Juckreiz durch Reiben der Nase nach aufwärts zu lindern (sogenannter allergischer Gruß), ist bei ihnen eine typische Querfalte am unteren Drittel des Nasenflügels entstanden. Kinder, die immerzu mit offenem Mund herumlaufen, leiden oft unter einer permanent verstopften Nase. Was von vielen als Zeichen geringer Intelligenz gedeutet wird, kann gegebenenfalls durch Dauerschnupfen oder Schleimhautgeschwülste (Polypen) hervorgerufen sein.

Auslöser des ganzjährigen allergischen Schnupfens

Die häufigsten Auslöser der allergischen Reaktionen sind Hausstaubmilben. Schimmelpilzsporen spielen besonders eine Rolle für Asthmakranke, während Tierhaare beziehungsweise Partikel der Tierhaut, sogenannte Schuppen, oft nur zeitweilig für Beschwerden verantwortlich sind. Pollenallergien verstärken bisweilen die Symptome saisonal. Auch eine Reihe unspezifischer Reize wie kalte Luft, körperliche Belastung oder das Einatmen von Reizstoffen rufen Überreaktionen der Nase hervor.

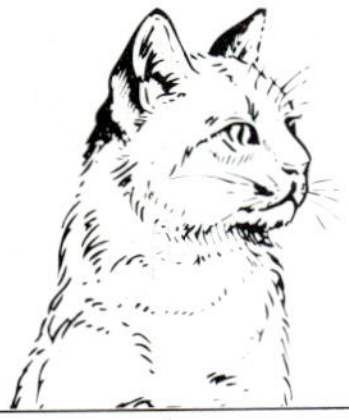

Allergie gegen Tierhaare und Tierhaut

Personen mit einer Allergie gegen Hautschuppen und Tierhaare (vgl. Seite 177) erkranken oft nur von Zeit zu Zeit. Praktisch kommen alle Tiere mit Fell oder Federn als Auslöser in Frage. Die Vermutung, daß weniger haarende Tiere für den Allergiker weniger bedenklich sind, trifft nicht zu. Zwar rufen auch Haare die allergischen Symptome hervor, im wesentlichen sind es aber Hautschuppen, Speichel, Urin und andere Ausscheidungen, die durch direkten oder indirekten Kontakt krank machen.

Typische Allergenlieferanten sind Katzen und Nagetiere wie Kaninchen, Meerschweinchen, Maus und Ratte. Die letztgenannten sind aus den naturwissenschaftlichen Labors zu beliebten Haustieren aufgestiegen, andere aus der bäuerlichen Scheune in die Kinderstube vorgerückt (vgl. Seite 177).

Kommt ein Tierallergiker in einen Haushalt mit Haustier, beginnen die Beschwerden an Nase, Augen und Bronchien. Je nach Bereitschaft setzt die Reaktion innerhalb von Minuten oder erst nach Stunden ein. Dafür ist kein direkter Kontakt mit dem Tier nötig. Da die gesamte Wohnung mit Allergenen belastet ist, braucht das Tier noch nicht einmal im Hause zu sein. Selbst ein Besuch im Zoo löst mitunter Überempfindlichkeitsreaktionen aus – bei Katzenallergikern im Raubkatzenhaus (Löwen usw.). Hundeallergiker haben hingegen in der Nähe eines Wolfsrudels meist weniger Probleme. Denn die Tiere werden normalerweise im Freigehege gehalten.

Allergien gegen Pferde plagen heute vor allem Reiter. Allerdings wird Pferdehaar (Roßhaar) gelegentlich auch noch zur Herstellung von Matratzen, Polstermöbeln u.a. verwendet. In Berufen wie Landwirt oder Tierarzt spielt auch die Kuh eine Rolle. Bei Reaktion auf Kuhhautschuppen gibt es glücklicherweise kaum Probleme beim Verzehr von Rindfleisch.

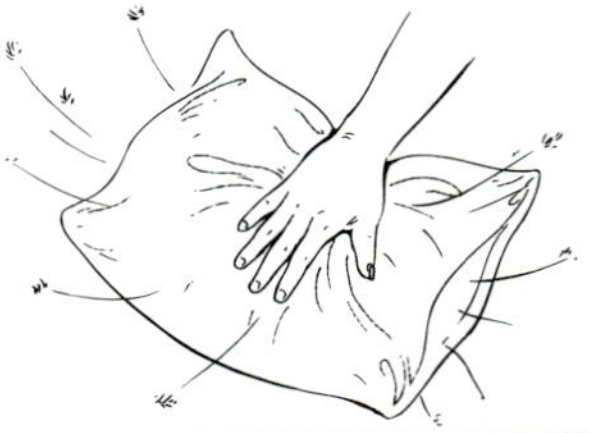

Allergie gegen Hausstaubmilben

Im Hausstaub spiegeln sich die Gewohnheiten und Vorlieben der Bewohner eines Haushalts wider. Einrichtung, Haustiere, Hobbys und andere in der Wohnung ausgeübte Tätigkeiten sowie die Putzgewohnheiten und nicht zuletzt die Lage von Wohnung und Wohnort beeinflussen Art und Zusammensetzung des Hausstaubs. Je nach Sammlungsstelle enthält das Staubgemisch eine Vielzahl unterschiedlicher Partikel. Am wichtigsten sind Tier- und Menschenhautschuppen, Milben und deren Ausscheidungen, Fasern und Schimmelpilzsporen.

Wer starke allergische Reaktionen beim Bettenmachen oder beim Leeren eines Staubsaugers empfindet, der sollte unbedingt an eine Hausstauballergie denken. Diese Bezeichnung führt allerdings leicht in die Irre. Es handelt sich dabei nicht um eine Überempfindlichkeit gegen Staub im allgemeinen, sondern überwiegend gegen die Hausstaubmilbe und besonders gegen ihre Ausscheidungen. Die Hochsaison für Allergiker liegt in den Herbst- und Wintermonaten, also in der Heizperiode. Dann werden die Ausscheidungen der Milben als feiner Staub in der trockenen Luft aufgewirbelt.

Hausstaubmilben leben vor allem in Polstermöbeln und Matratzen, zum Teil auch in Teppichen. Sie ernähren sich dort von menschlichen Hautschuppen (vgl. Seite 180). Im Bett ist die Allergenbelastung besonders hoch ("Bettmilbe"). Eine "Federallergie" beruht ebenfalls weitgehend auf Verunreinigungen durch die Hausstaubmilbe. Morgendliche Niesattacken sind charakteristisch. Doch hat auch jeder andere Schnupfen einen Höhepunkt in den frühen Morgenstunden. Im Freien geht es dem Hausstaubmilbenallergiker in der Regel besser als in der Wohnung.

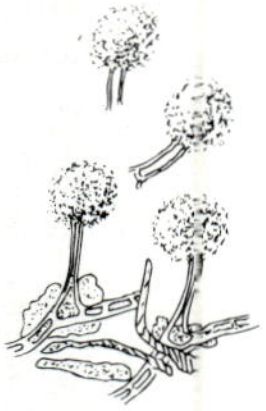

Allergie gegen Schimmelpilz

Schimmelpilzsporen (vgl. Seite 172) können das ganze Jahr über allergische Reaktionen auslösen. Deren Heftigkeit schwankt jedoch. Neben den typischen Anzeichen des allergischen Schnupfens plagen Schimmelpilzallergiker oft auch asthmatische Beschwerden und sogar Migräne. Die Sporen kommen nahezu überall vor. Im Freien werden sie leicht aufgewirbelt, beispielsweise durch Laubrechen oder Sport und Spiel. Im Haus sind feuchte Wände, schlecht gepflegte Luftbefeuchter, alte Schaumgummimatratzen und Abfalleimer besonders von Pilzen befallen.

Diagnose

Es fällt oft nicht leicht, die Auslöser des ganzjährigen allergischen Schnupfens zuverlässig zu bestimmen. Die Beschwerden unterscheiden sich kaum von denen des saisonalen allergischen Schnupfens. Trotz ausgeprägter Symptome können sogar alle üblichen Allergietests negativ ausfallen.

Der Arzt versucht deshalb, mit anderen Methoden die Wurzeln der Erkrankung aufzudecken. Dazu gehören gezielte Fragen nach der Krankengeschichte (Anamnese) sowie nach den besonderen Umständen der aufgetretenen Reaktionen. Helfen Sie Ihrem Gedächtnis auf die Sprünge, und notieren Sie die näheren Umstände der allergischen Reaktionen (Allergietagebuch, vgl. Seite 26). Ein systematisierter Fragebogen zur Allergendiagnostik (vgl. Seite 28) hilft Ihnen, das Notwendigste zu beachten. Das im Tagebuch festgehaltene Beschwerdenmuster gibt wichtige Hinweise auf die Allergene. Möglicherweise schaut sich der Arzt die Beschaffenheit der Nasenschleimhaut an, um an ihr Veränderungen feststellen zu können.

Bei ganzjährigem allergischen Schnupfen gehört ein Hauttest (wie der Pricktest, vgl. Seite 29) zur Routine. Meist hat der Arzt ein Standardrepertoire, das Hausstaubmilben, Tierhautschuppen, Schimmelpilzsporen sowie in der Gegend vorkommende Pollen einschließt. Die Ergebnisse einer solchen Testbatterie sind nicht immer leicht zu beurteilen und dürfen nicht zu voreiligen Rückschlüssen verleiten: Hautreaktionen auf einzelne Allergene bedeuten noch nicht, daß diese auch wirklich die Auslöser der allergischen Beschwerden sind. Bisweilen ist es erforderlich, den Hauttest durch einen Antikörpernachweis (RAST, vgl. Seite 32) oder durch einen nasalen Provokationstest (vgl. Seite 32) zu bestätigen.

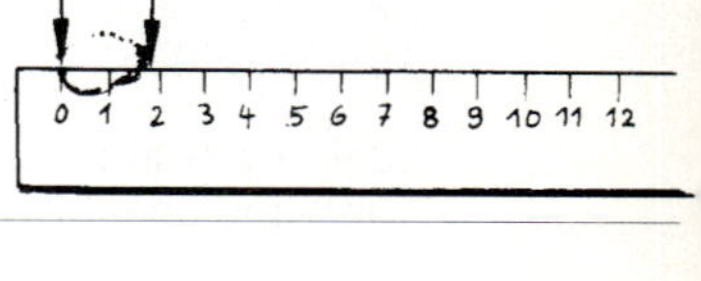

Karenz: Vorbeugen ist besser als leiden

Gibt es bei Pollenallergien nur wenige Möglichkeiten, den Allergenen zu entrinnen, stehen die Chancen für Tierallergiker und zum Teil auch bei einer Milbenallergie besser. Wer auf Schimmelpilze überempfindlich reagiert, muß einiges auf sich nehmen, um den Sporen zu entkommen. Erfolg hat er selbst dann nicht unbedingt.

Tierhaare und Tierhaut

Die Überempfindlichkeit bei Kontakt mit Tieren gilt als Paradebeispiel dafür, wie allein durch Vermeidungsstrategien die Beschwerden behoben – wenn auch nicht geheilt – werden können. Doch deren Umsetzung ist oft leichter gesagt als getan. Jedem wird einleuchten, daß es sinnvoll ist, die Quelle der Allergene aus der Wohnung zu verbannen. Doch ein Tier ist kein Möbelstück, das man einfach in den Sperrmüll gibt. Emotionale Bindungen, besonders wenn Kinder mit einem Tier aufgewachsen sind und nunmehr allergisch reagieren, sind Grund genug, nach Auswegen zu suchen. Denn wer mag schon seinen Kindern den Kontakt mit dem Tier vollständig nehmen.

Aber bedenken Sie: Jeder Kompromiß geht zu Lasten der Gesundheit des Allergikers. Keinesfalls darf das Tier in Schlafräume. Doch selbst die Haltung des Tieres außerhalb des Hauses reicht nicht aus. Immer wieder werden Tierhautschuppen beziehungsweise Haare in das Haus eingeschleppt und tauchen als zusätzliche allergene Faktoren im Hausstaubgemisch auf. Selbstverständlich sollten Sie keine Tiere neu anschaffen, wenn Tierallergiker zu den Mitbewohnern gehören.

Achten Sie auch darauf, daß nicht weiterhin Allergene über vorhandene Tierfelle, Mantelfutter, Echtpelze, Tierhaarteppiche, Polsterfüllungen usw. verbreitet werden. So mancher Pferdehaarallergiker, dessen Beschwerden trotz Vermeidung von Tierkontakt nicht abklingen, schläft vielleicht – ohne es zu wissen – auf einer Roßhaarmatratze. Handelt es sich um eine Wendematratze – beispielsweise mit Roßhaarauflage für den Sommer und Schafwollseite für den Winter –, kann sogar ein saisonales Beschwerdenbild vorgetäuscht werden.

Hausstaubmilbenallergie

Die nötigen Maßnahmen bedeuten oft, daß Ihre häuslichen Gegebenheiten und Lebensgewohnheiten mehr oder weniger umgekrempelt werden. Befolgten Hausstauballergiker jedoch alle Ratschläge, die sie zu hören bekommen, würde sich ihre "gewachsene" Wohnung in eine Ansammlung kahler, ungemütlicher, allenfalls noch zweckmäßig eingerichteter Räume verwandeln.

Nicht selten entwickelt sich aus dem Bestreben, möglichst allen Staub aus der Wohnung loszuwerden, ein zwanghafter Putz- und Reinlichkeitsdrang. Um die Gratwanderung zwischen sinnvollen Maßnahmen und solchen, die sich an höchstmöglicher Staubfreiheit orientieren, zu schaffen, fehlt es den Betroffenen allerdings meist am nötigen Abstand.

Bei sämtlichen Sanierungsmaßnahmen ist das Ausmaß der Beschwerden zu berücksichtigen. Mit dem behandelnden Arzt sollten Sie besprechen, welche Veränderungen vorrangig sind, besonders, wenn hohe Kosten auf Sie zukommen. Dies bedeutet auch, daß Ihr Arzt sich "vor Ort" über Räumlichkeiten und Art der Einrichtung informieren sollte - was, realistisch betrachtet, heute eher selten vorkommen dürfte.

Ist die Diagnose durch einen erfahrenen Allergologen gesichert, sollten Sie versuchen, die Allergene im Haushalt drastisch zu vermindern. Dies geht natürlich nicht mit einer einmaligen Aktion, sondern erfordert anhaltende, grundlegende Veränderungen. Richten Sie als Hausstauballergiker Ihr Augenmerk zunächst vor allem auf die Schlafräume.

Milben finden sich als winzige Mitbewohner in fast jedem Haushalt in Einrichtungsgegenständen aus Textil. Ihr Vorkommen hat nichts mit Unsauberkeit zu tun. Die Tiere sind vielmehr natürliche Bewohner unseres Lebensraumes (vgl. Seite 180) und werden nur "entdeckt", wenn jemand auf sie allergisch reagiert.

Häufig wird empfohlen, Federkernmatratzen durch solche aus Schaumgummi oder Latex zu ersetzen und eventuell mit einem Spannbezug aus Plastik zu umhüllen. Dadurch sollen weder Feuchtigkeit noch Hautschuppen in die Matratze gelangen. Wie in einer Studie berichtet wird, gedeihen jedoch Milben in Materialien aus natürlichen Fasern und Chemiefasern unabhängig von der Faserart in Matratzen, Teppichen oder Polstermöbeln gleich gut. Zumindest aus diesem Grund läßt sich die Empfehlung bestimmter Materialien nicht nachvollziehen. Für Allergiker ist jedoch die Waschbarkeit sehr wichtig (vgl. Tips). Lediglich in Ledergarnituren findet sich in der Regel kein Milbenbefall. Sie sind praktisch staubfrei.

Teppiche sind zwar nicht die Hauptträger der Hausstaubmilben, doch kann es sinnvoll sein, sie aus dem Schlafbereich zu verbannen. Tägliches Saugen von Matratzen und Teppichen mit einem neueren Gerät mit Mikrofilter (vgl. Tips Seite 57) – natürlich in Abwesenheit des Allergikers – soll die Milbenzahl verringern. Milben halten sich jedoch in tieferen Abschnitten von textilen Einrichtungsgegenständen auf und klammern sich an den Fasern fest. Es verwundert daher nicht, daß selbst ausgiebiges Saugen nur von mäßigem Erfolg gekrönt ist.

In einem Versuch, bei dem ein Quadratmeter Teppich immerhin eine Stunde lang gesaugt wurde, blieben noch 20 Prozent der Milben übrig. Kein überzeugendes Ergebnis, da sich die Tiere wieder rasch vermehren. Kurzfloriger Teppich erhöht wahrscheinlich den Saugerfolg.

Tips: Empfohlene Maßnahmen für Schlafräume zur Vorbeugung bei Hausstauballergie und Asthma

- ☐ Nicht rauchen, um die Atemwege nicht zusätzlich zu belasten.
- ☐ Schlafzimmer nicht für andere Aktivitäten nutzen (z.B. als Hobbyraum).
- ☐ Schlafzimmer nicht oder nur gering heizen (bis 18 Grad Celsius).
- ☐ Keine künstliche Luftbefeuchtung - also auch keine feuchte Wäsche im Schlafzimmer aufbewahren.
- ☐ Alte Matratzen durch neue aus synthetischen Materialien ersetzen. Es gibt Spezialmatratzen, deren äußere Hülle bis auf den Kern abgenommen und regelmäßig gewaschen werden kann.
- ☐ Zudecken und Kissen aus waschbaren, synthetischen Materialien verwenden (dies gilt auch für nichtallergische Partner).
- ☐ Bettwäsche regelmäßig wechseln und möglichst heiß (95 Grad Celsius) waschen. Milben überstehen Temperaturen oberhalb von 70 Grad Celsius bei einer Waschdauer von mindestens einer Stunde nicht. Maschinenwaschprogramme mit höheren Temperaturen töten sie zuverlässig ab.
- ☐ "Staubfänger" wie nicht waschbare Vorhänge oder offene Bücherregale entfernen.
- ☐ Keine Tiere in den Schlafraum lassen.
- ☐ Für Fußböden eignen sich Holz und Linoleum, die regelmäßig durch feuchtes Aufwischen zu reinigen sind.

Hausstaubmilben lieben mäßige Wärme und Feuchtigkeit. Es geht ihnen am besten bei einer relativen Luftfeuchtigkeit von 80 Prozent und Temperaturen oberhalb von 20 Grad Celsius. Schafft man unwirtliche Bedingungen, vermehren sich die Tiere schlechter. Versuchen Sie daher, die relative Luftfeuchtigkeit im Schlafbereich und gegebenenfalls auch im Wohnbereich unter 50 Prozent und die Raumtemperatur in Schlafzimmern bei höchstens 18 Grad Celsius zu halten.

Einen positiven Effekt scheinen auch Fußbodenheizungen zu haben. Offensichtlich leben in radiatorbeheizten Wohnungen mehr Milben als in fußbodenbeheizten. Die größere Wärme in Bodennähe scheint die Lebensbedingungen der Milben zu beeinträchtigen. Auf der Flucht vor zuviel Wärme treibt es sie aus der Tiefe in die oberen Teppichstrukturen, wo sie der Staubsauger leichter erwischt (zum sonstigen Für und Wider von Fußbodenheizungen siehe "test" 5/1991, S. 82 ff).

Tabelle 10:
Sie müssen an ganz verschiedene häusliche Auslöser denken, wenn sie an Dauerschnupfen leiden

Spezifische Allergene

Hausstaubmilben, Schimmelpilzsporen, Hautschuppen, Haare und Ausscheidungen von Tieren,
Pollen (bis zu einem Drittel der Pollenzahl in der Außenluft findet sich im Haus),
Formaldehyd (aus Möbeln, Holzverkleidungen, Desinfektionsmitteln, Zigarettenrauch u.a.)

Unspezifische Reizstoffe

Zigarettenrauch, Hausstaub, Heizungsanlagen,
Luftbefeuchter, Klimaanlagen,
Luftverschmutzung (Schwefeldioxid, Kohlenmonoxid u.a.),
Flüchtige Substanzen (Farben, Sprays, Nahrungsgerüche),
Farbstoffe, Konservierungsmittel (in Nahrung und Arzneimitteln),
Virusinfekte in der Familie

(nach Wahn)

Neben Hausstaubmilben und ihren Ausscheidungen beeinträchtigen unspezifische Reizstoffe, Bakterien, Schimmelpilze, Holzstaub oder Reste von Federn und Wolle überempfindliche Atemwege (vgl. Tabelle 10). Verbannen Sie daher möglichst viele Staubfänger aus Ihrer Wohnung, wie beispielsweise schwere Vorhänge, offene Regale mit Büchern oder Plüschtiere. Dies gilt insbesondere für den Schlafbereich, in dem wir ein Drittel unseres Lebens zubringen.

Mit Pulver und Spray auf Milbenjagd?

Mit den genannten Maßnahmen läßt sich zwar die Zahl der Milben verringern, doch bleibt ein Grundstock in der Wohnung, der sich rasch wieder vermehrt. Willkommen sind daher Methoden, die versprechen, Milben radikaler auszurotten, ohne daß Sie sich vom vorhandenen Mobiliar trennen müßten. Ein solches Mittel müßte für Milben schädlich und für den Menschen auch bei langfristiger Verwendung völlig ungiftig sein. Es dürfte zudem nicht allergen wirken, damit durch die Sanierungsmaßnahmen keine neuen Schäden entstehen.

Das als Feuchtpulver für Teppiche und als Schaumspray für Matratzen, Polstermöbel und kleinere textile Gegenstände empfohlene Acarosan® wird "zur gezielten und vollständigen Vernichtung von Hausstaubmilben" angeboten. Der Wirkstoff Benzylbenzoat wurde früher häufiger zur Behandlung der Krätze verwendet. Zu deren Beseitigung reicht eine Anwendung von wenigen Tagen. Daher lassen sich hieraus keine Anhaltspunkte für die Unbedenklichkeit bei langfristigem und regelmäßigem Gebrauch zur Milbenabtötung ableiten. Dies gilt auch für das hauptsächlich Pyrethrum enthaltende Antimilbin®. Aussagekräftige Langzeitstudien zur Prüfung der Unbedenklichkeit der beiden Mittel stehen aus. Diese sind erforderlich, bevor sich ihre wiederholte Verwendung als milbenabtötende Mittel in Wohnungen von Hausstauballergikern empfehlen läßt.

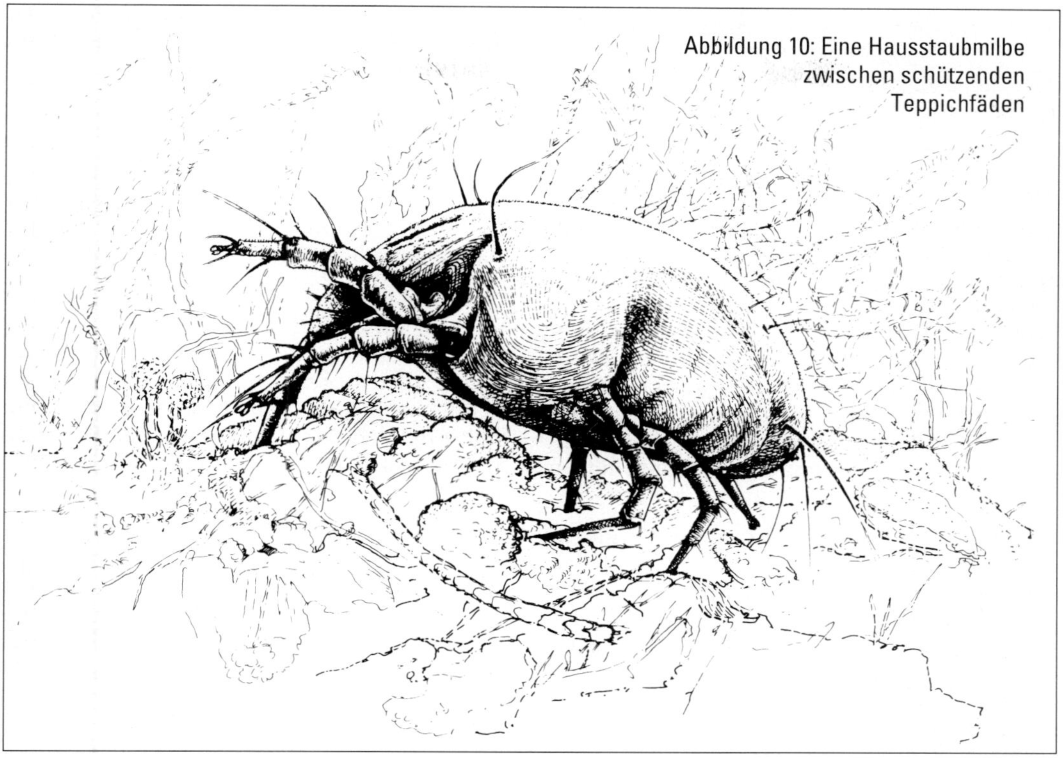

Abbildung 10: Eine Hausstaubmilbe zwischen schützenden Teppichfäden

Der Hersteller empfiehlt, Acarosan® zweimal im Jahr, in den Monaten Mai bis Oktober, zu verwenden und einmal jährlich, wenn das textile Mobiliar noch neu ist. Sowohl die abgetöteten Milben als auch deren allergen wirkende Ausscheidungen sollen sich danach absaugen lassen. Der Erfolg hängt unter anderem von der Belastung der Einrichtungsgegenstände mit Milben und deren Exkrementen ab. Bei älteren Matratzen beispielsweise kann die enthaltene Menge allergenhaltigen Staubes so groß sein, daß Sie mit jedem Staubsaugen erneut Ausscheidungen der Milben zu Tage befördern. Wie einer vom Acarosan®-Hersteller zitierten Arbeit zu entnehmen ist, würde es in diesem Fall vermutlich mehrere Jahre dauern, bis der Allergengehalt deutlich reduziert ist.

Es dürfte kaum möglich sein, Milben aus den Tiefen der manchmal extrem belasteten Matratzen zu entfernen. Dies ist nicht nur ein Mengenproblem. Die Wirkstoffe von Acarosan® und ähnlichen Mitteln müßten tief genug eindringen können. Je älter und je belasteter eine Matratze ist, desto eher lohnt sich also die Neuanschaffung.

Einige Allergologen empfehlen Hausstaubmilbenallergikern, sich lieber alle drei bis vier Jahre eine neue Matratze zu kaufen, als milbentötende Mittel zu verwenden, deren Nutzen nicht einhellig positiv gesehen wird und deren Langzeitverträglichkeit für den Allergiker nicht hinreichend belegt ist.

Bestimmte Tests wie der Acarex®-Test ermöglichen über eine Farbreaktion, die Menge der im Hausstaub enthaltenen Ausscheidungen von Milben grob zu bestimmen. So soll sich feststellen lassen, in welchem Teil der Wohnung die Allergenbelastung am größten ist. In gewissen Grenzen läßt sich mit den Tests auch der Erfolg von Sanierungsmaßnahmen abschätzen. Solange sie aber nicht die lebenden Milben erfassen, sondern lediglich ihre Ausscheidungen, dürften die Ergebnisse von geringerem Nutzen sein.

Schimmelpilze

Nur etwa vier Prozent der Allergiker reagieren ausschließlich auf Pilzallergene. Viel häufiger sind Überempfindlichkeiten in Kombination mit anderen Allergenen. Der Begriff "Schimmelpilz" umfaßt keine abgegrenzte Pilzgruppe. Er entstammt dem im Volksmund als "Schimmel" bezeichneten leicht filzigen Belag, der sich auf Nahrungsmitteln und anderen organischen Materialien bildet (vgl. Abbildung 22, Seite 172). Die fehlende Abgrenzung zu anderen Pilzen und die ungeheure Vielfalt von rund 250 000 verschiedenen Pilzarten erschweren die Diagnostik genauso wie die Versuche, sich vor den nahezu überall vorkommenden Schimmelpilzen zu schützen (vgl. Seite 172).

Gilt das Augenmerk bei Hausstauballergikern hauptsächlich den Schlaf- und Aufenthaltsräumen, muß bei Schimmelpilzallergien in Feuchträumen wie Küche und Bad nach Allergenquellen gefahndet werden. Die Sanierung von Feuchträumen erfordert oft umfangreiche Renovierungsarbeiten, wobei beispielsweise schlecht hinterlüftete Verkleidungen abgerissen oder Putz und Teppiche entfernt werden sollten.

Genügende Lüftung, ausreichendes Heizen und niedrige Luftfeuchtigkeit unter 60 Prozent sind die wichtigsten Voraussetzungen, erneuten Pilzbefall zu verhindern. Lüften Sie stoßweise entsprechend der Raumnutzung und der Feuchtebelastung (s. Kasten).

Entfernen Sie grundsätzlich sichtbaren Schimmelpilzbefall in der Wohnung. Oft sind die Wachstumsherde allerdings nicht sichtbar. In allen Bereichen, die mit Feuchtigkeit zu tun haben, können sich die Pilze ansiedeln. Selbst Inhalationsgeräte können befallen sein. Sie müssen sorgfältig gereinigt und getrocknet werden.

Besonders kritische Punkte sind die oft schlecht gewarteten Klimaanlagen. Der "normale" Filterwechsel verhindert nicht, daß Schimmelpilze den Filter durchwachsen und auf der Reinluftseite Sporen abgeben. Wechseln Sie die Filter vorsichtshalber häufiger als der Hersteller angibt.

Tips: So beschränken Sie die Ausbreitung von Schimmelpilzen in der Wohnung

- ☐ Stets für gute Lüftung in Haus und Wohnung sorgen, bei starker Isolation der Wohnung mehrfach am Tag kurze Zeit mit weitgeöffneten Fenstern.
- ☐ Luftbefeuchter an Heizungen entfernen (auch Wäschetrocknen in der Wohnung trägt zur Feuchte bei).
- ☐ Zimmerpflanzen geben Nahrung und Feuchtigkeit für Schimmelpilze. Gegebenenfalls müssen Blumenerde beziehungsweise die bei Hydrokultur verwendeten Tonsteinchen ausgetauscht werden. Blumenerde kann mit handelsüblichem Vogelsand abgedeckt werden.
- ☐ Obst und Gemüse im Kühlschrank lagern (vgl. Seite 174).
- ☐ Keine Küchenabfälle liegen lassen.
- ☐ Keine Gartenarbeit verrichten, da abgestorbene Pflanzenteile und Kompost einen guten Nährboden für Schimmelpilze bilden.
- ☐ Jede Schimmelpilzallergie bedarf einer ganz individuellen Behandlung und macht es notwendig, daß auch der Betroffene und seine Angehörigen gut über Schimmelpilze Bescheid wissen.

Auch die fast immer umständlich zu reinigenden Luftbefeuchter einschließlich der an den Heizkörpern angehängten Verdunster können zur Verbreitung von Schimmelpilzsporen beitragen (vgl. Seite 174). Zudem sind Luftbefeuchter teuer und meist überflüssig. Bauexperten warnen: Das Problem unserer zum Teil superisolierten Wohnungen liegt nicht in zu trockener, sondern in zu feuchter Luft. In einem vierköpfigen Haushalt beträgt die mittlere Feuchteproduktion pro Tag bis zu 12,5 Liter (vgl. Tabelle 11).

Tabelle 11: Wo kommt die Luftfeuchtigkeit in einem vierköpfigen Haushalt (ohne Haustier) her ?

(mittlere Feuchteproduktion in 24 Stunden)

Feuchtequelle	Feuchte in Liter Wasser
4 Personen bei 8 Stunden Schlaf	0,5 – 1
2 Personen bei 16 Stunden Haushaltsführung	0,7 – 1,5
Kochen für 4 Personen	0,5 – 2
Geschirrspülen	0,1 – 1
Duschen, Baden (4 Personen, einmal)	0,3 – 2
Waschmaschine (einmal)	1 – 3
Zimmerpflanzen	0,2 – 2
Summe	3,3 – 12,5

(nach Schata und Jorde)

Wasser, das sich früher an kalten Fensterscheiben niederschlug, bleibt bei gut isolierten Fenstern in der Raumluft und schlägt sich an anderen schlecht isolierten oder an durch Möbel unzugänglichen Stellen nieder. Der Schimmelpilz freut sich (vgl. "test" 12/1986, S. 47 [Luftbefeuchter], "test" 4/1987, S. 53 [Luftbefeuchter und -reiniger]) und "test" 9/1990 [Klimageräte und Befeuchter]).

Auch aufwendige Renovierungen versprechen nur vorübergehenden Erfolg – selbst wenn Wände komplett neu verputzt und Tapeten erneuert werden und unter Zusatz von Antipilzmitteln neu gestrichen wird. Schimmelpilze sind ausgesprochen hartnäckig und anpassungsfähig. Manchmal läßt sich ein Wohnungswechsel nicht vermeiden.

Während der Pollenallergiker im Extremfall in eine andere Klimazone zieht, kann für den Schimmelpilzallergiker schon der Umzug von einem Ortsteil in den nächsten einen heilenden Klimawechsel bedeuten.

Erwägen Sie aber eine so weitreichende Maßnahme wie einen Umzug, empfiehlt es sich, den neuen Ort zunächst "auszuprobieren" und dort einige Zeit zu verbringen.

Schimmelpilzallergene in der Nahrung

Besondere Probleme bereiten Schimmelpilzallergene, die in der Nahrung stecken. Die Beschwerden verstärken sich oft, wenn Schimmelpilzallergiker bestimmte Obstsäfte oder Alkoholsorten, aber auch verschiedene Gemüse oder Äpfel zu sich nehmen. Praktisch jedes Nahrungsmittel aus Garten, Landwirtschaft und Treibhaus kann unterschiedlich stark befallen sein. Keineswegs ist dies bei Obst, Gemüse, Getreide, Gewürzen, Tees oder anderen Nahrungsmitteln immer sichtbar (vgl. Seite 175).

Der gleiche Pilz kann verschiedene Obst- oder Gemüsesorten befallen. Das macht es dem Allergiker schwer, seinem Allergen aus dem Weg zu gehen. Ob ein Lebensmittel "verträglich" oder "unverträglich" ist, zeigt sich meist erst beim Verzehr.

Vorsichtsmaßnahmen wie Waschen, Schälen oder Dünsten sind ratsam, aber keine Gewähr für Allergenfreiheit. Die eigentlichen – meist unbekannten – allergenen Moleküle können noch im Lebensmittel vorhanden sein, wenn die Allergenträger selbst – etwa Schimmelpilze oder deren Sporen – entfernt oder abgetötet wurden.

Therapie: Der Griff zum Arzneimittel

Können Allergene nicht vollständig gemieden werden, was bei Hausstaub- und Schimmelpilzallergien meistens der Fall ist, lassen sich die Beschwerden durch Arzneimittel zumindest mildern. Die Ausgangssituation ist jedoch beim ganzjährigen allergischen Schnupfen weitaus schlechter als bei einem Pollenallergiker (vgl. Seite 51). Da die Allergenbelastung nicht nur saisonal auftritt, müssen die Medikamente unter Umständen viel länger angewendet werden, zum Teil sogar andauernd. Die zur Verfügung stehenden Mittel sind im Prinzip dieselben wie die zur Linderung der Beschwerden durch Pollenallergien (vgl. Seite 58 und Tabelle 8 auf Seite 59).

Antihistaminika

Die Medikamentenauswahl beginnt mit dem Mittel, das die jeweils besonders auffälligen Beschwerden zu lindern verspricht. Beim ganzjährigen allergischen Schnupfen stehen meist innerlich einzunehmende Antihistaminika an erster Stelle. Von besonderem Nutzen sind sie für Allergiker, die fast ausschließlich unter Niesen leiden. Die neueren, weniger müde machenden Antihistaminika eignen sich gut zur Symptomlinderung, die älteren, zum Teil stark dämpfenden Mittel besonders dann, wenn die Beschwerden nachts überwiegen (vgl. Seite 35). Bei langfristiger Anwendung kann die Wirksamkeit von Antihistaminika nachlassen.

Ist der Nasenschleim zäh, kann wiederholtes Schniefen und Entfernen des Schleims durch den Rachenraum die Nasenschleimhaut austrocknen und deren Reizbarkeit verstärken. Hierzu können auch Antihistaminika beitragen. Unter ihrem Einfluß trocknet die Nasenschleimhaut aus.

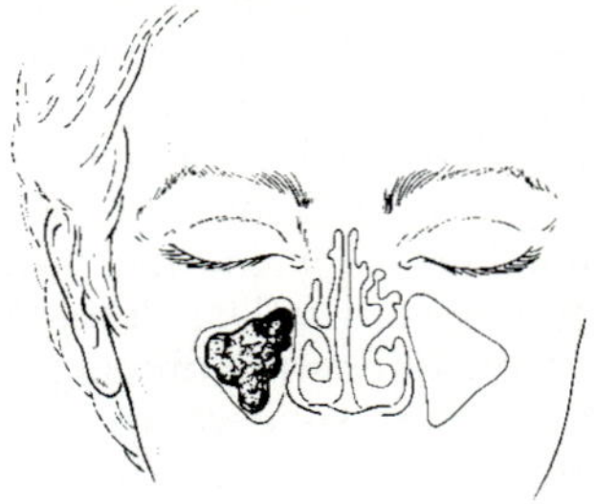

Tip zur Linderung zähen Nasenschleims

Sie können sich helfen, wenn Sie von einem Löffel Kochsalzlösung "schniefen" - hergestellt mit einem gehäuften Teelöffel Kochsalz auf ein Liter Wasser (alle ein bis zwei Wochen frisch herstellen, um Verunreinigungen zu vermeiden). Damit das Hochziehen nicht zur Gewohnheit wird, können Sie eine Sprayflasche mit einer solchen Lösung füllen und es als Spray benutzen.

Abschwellende Nasentropfen

Gegen eine verstopfte Nase wirken Antihistaminika nicht. Hier verschaffen abschwellende Nasentropfen oder Sprays rasch Linderung. Obwohl die Mittel in der Apotheke ohne Rezept erhältlich sind, müssen strenge Anwendungsbeschränkungen beachtet werden. Wegen des Risikos der Schädigung der Nasenschleimhaut sollten Sie sie höchstens ein bis zwei Wochen lang anwenden, am besten jedoch nur drei oder vier Tage (vgl. Seite 61). Eine gewisse Linderung läßt sich bisweilen bereits erreichen, wenn bei verstopfter Nase in der Nacht das Kopfteil des Bettes höhergestellt wird.

Schnupfenmittel

Innerlich einzunehmende Schnupfenmittel wirken weniger gut als abschwellende Nasentropfen oder Sprays, schädigen aber nicht die Nasenschleimhaut und können daher auch einmal über einen längeren Zeitraum benutzt werden. Meist handelt es sich jedoch um Arzneimittel mit mehreren Inhaltsstoffen, die oft für Allergiker nicht sinnvoll zusammengesetzt sind (vgl. Seite 62).

Kortikoid-Nasensprays

Verursachen Antihistaminika zu starke Nebenwirkungen oder reicht ihre Wirkung nicht aus, kann der Arzt einen Kortikoid-Nasenspray verordnen – entweder als Alternative oder zusätzlich. Er kann über beschwerdereiche Zeiträume hinweghelfen (vgl. Seite 63).

Cromoglizinsäure-Nasensprays

Bei Kindern wird häufig mit den in der Regel besonders gut verträglichen Cromoglizinsäure-Nasensprays begonnen. Sie müssen zur Vorbeugung der Beschwerden regelmäßig mehrmals am Tag in beide Nasenlöcher gesprüht werden, wirken jedoch weniger zuverlässig als Kortikoid-Nasensprays (vgl. Seite 60). Diese Sprays sollten allerdings der Behandlung solcher Beschwerden vorbehalten bleiben, die auf leichtere Mittel nicht ansprechen.

Hyposensibilisierung

Tierhaar- und -hautallergie

Wer an einer Haustierallergie leidet, kann den Allergenkontakt meiden, wenn er das Tier weggibt (vgl. Seite 177). Das ist die erfolgversprechendste "Behandlung". Deshalb gilt die Haustierallergie geradezu als Musterbeispiel einer allergischen Erkrankung, bei der man keine Hyposensibilisierung (vgl. Seiten 44, 68) braucht. Allenfalls für bestimmte Personengruppen erscheint sie sinnvoll, z.B. bei Tierärzten oder Landwirten.

Hausstaubmilbenallergie

Eine Hyposensibilisierung kann einen gewissen Nutzen bringen, sofern der allergieauslösende Bestandteil des Hausstaubes bekannt ist (Milbenallergie). Vorher sind die Möglichkeiten zur Allergenvermeidung auszuschöpfen. Eine Hyposensibilisierung mit "Hausstaub" ganz allgemein wird abgelehnt, da die auslösenden Bestandteile tierischer und pflanzlicher Herkunft zu vielfältig sein können und in ihrer Zusammensetzung jahreszeitlich stark schwanken.

Schimmelpilzallergie

Schimmelpilzextrakte zur Hyposensibilisierung werden vor allem bei Asthma in der Kindheit verwendet – offensichtlich mit gewissem Erfolg. Ein eindeutiger Beleg der Wirksamkeit steht jedoch aus.

Bronchialasthma

Die Lunge ist nach dem Darm das Organ mit dem größten Kontakt zur Außenwelt. Eine unvorstellbar große Zahl von Lungenbläschen (Alveolen) bildet ihre Oberfläche. In ihnen findet der Sauerstoffübergang aus der Atemluft in das Blut statt. 20 Personen haben zusammen mehr Lungenbläschen als die Welt Einwohner zählt. Mit der Oberfläche der rund 300 Millionen Lungenbläschen eines Menschen könnte man den Boden einer Dreizimmerwohnung von gut 70 Quadratmetern auslegen.

Über drei Millionen Liter Luft durchströmen jährlich die Atemwege eines Erwachsenen – und mit dieser Luft auch alles, was sich in ihr an Staub, Pollen, Pilzsporen und Schadstoffen befindet und nicht schon vorher in der Nase hängengeblieben ist. Auf dem Weg zu den Lungenbläschen (Abbildung 11) wird die Luft in der Nase und dem röhrenförmigen Bronchialsystem erwärmt und angefeuchtet.

Abbildung 11: Die Atemwege – die Atemluft gelangt über die Luftröhre (Trachea) und den sich verästelnden Bronchialbaum mit seinen feinen (Bronchien) und feinsten (Bronchiolen) Verzweigungen in die nur 0,06 bis 0,6 Millimeter großen Lungenbläschen (Alveolen).

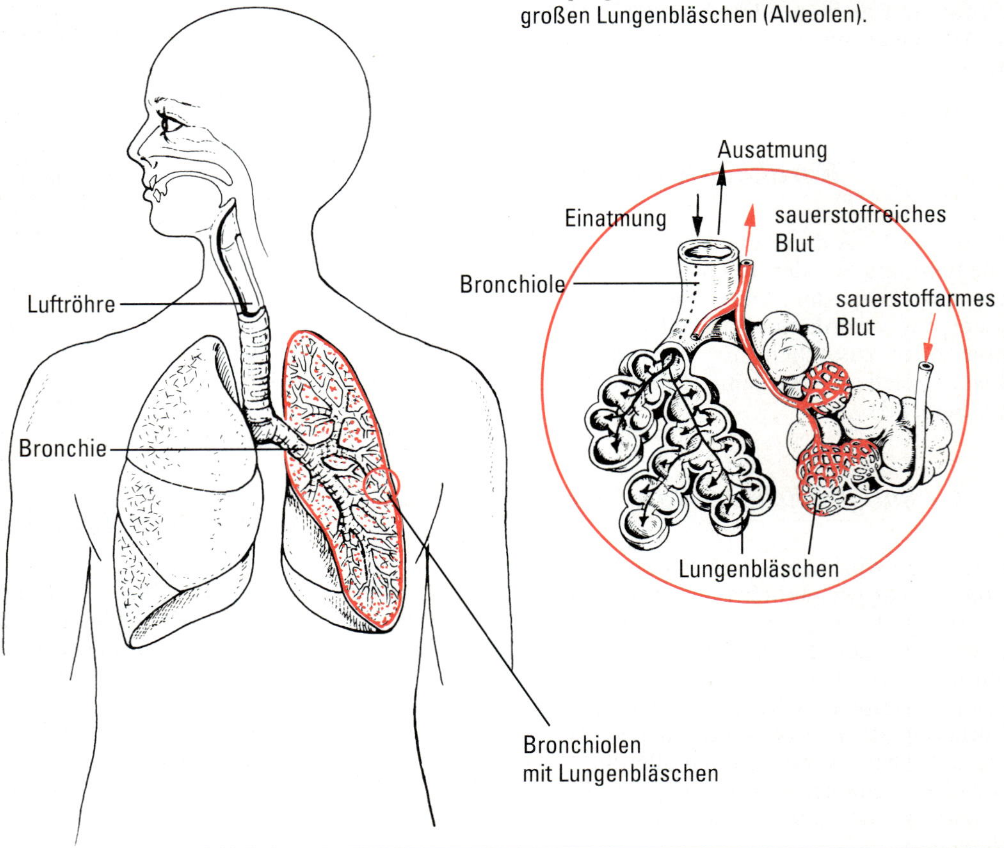

Die Äste der Luftröhre (Bronchien) besitzen einen eigenen Reinigungsapparat: Die Oberfläche der Bronchialschleimhaut ist mit Schleim abgebenden Zellen und rhythmisch schlagenden Härchen besetzt (Flimmerepithel), die ununterbrochen Schleim, Schmutz und andere Partikel aus dem Röhrensystem in Richtung Mundhöhle heraustransportieren – ein Reinigungsmechanismus übrigens, der durch Rauchen überfordert und schwer geschädigt wird. Knorpelplatten sowie ring- und spiralförmige Muskeln (Bronchialmuskulatur), die die Weite der Luftröhren regulieren, stabilisieren die Bronchien (vgl. Abbildung 12).

In Großstädten kann jeder Liter Luft mehrere Millionen Teilchen Staub und Reizstoffe enthalten. Doch auch auf dem Land ist die Staub-, Pollen- und Pilzsporenbelastung der Luft erheblich und trägt dazu bei, daß drei bis fünf Prozent der Bevölkerung an Asthma leiden. Größere Teilchen – wie die meisten Pollen – bleiben bereits in der Nase hängen, die die Atemluft gut filtert (vgl. Seite 51). Je kleiner die Partikel sind, desto tiefer werden sie beim Atemholen in die Lungen hineingesogen und können am Ablagerungsort entsprechende Beschwerden auslösen. So verursachen – grob vereinfacht, aber gut nachvollziehbar – Pollen allergischen Schnupfen und die kleineren Pilzsporen (vgl. Seite 72) auch Asthma, sofern hierfür eine Veranlagung besteht.

Was ist Asthma?

Unter Asthma versteht man eine anfallsweise auftretende mehr oder weniger schwere Atemnot, die auf einer vorübergehenden Verengung der unteren Luftwege beruht, verursacht beispielsweise durch Schleimhautentzündung oder krampfartiges Zusammenziehen der Bronchialmuskulatur. Das Hauptproblem der Asthmatiker liegt dabei nicht darin – wie oft angenommen –, die Lungen mit Luft zu füllen, sondern darin, die Luft aus den Lungen herauszubekommen. Das Ausatmen ist gestört. Es verläuft normalerweise ohne Muskelkraft, allein durch die elastischen Rückstellkräfte der Lungen.

Der Asthmaanfall

Der typische Asthmaanfall beginnt mit einem unbestimmten Gefühl in der mittleren Brustbeinregion und einem Gefühl der Brustkorbenge. Dann setzt schwere Atemnot ein. Durch die behinderte Ausatmung entstehen die vom Arzt als "Giemen" bezeichneten Atemgeräusche: Die Atmung pfeift, brummt und rasselt. Heftiger, quälender Husten verschlimmert möglicherweise die Atemnot und befördert nach einiger Zeit oft – aber nicht immer – zähen Schleim heraus. Die Angst, zu ersticken, steigert die Atemnot weiter.

Im Anfall sitzen Asthmatiker aufrecht mit aufgestützten Armen, blaß, schweißbedeckt, ängstlich und unruhig. Der Puls ist beschleunigt. Der einzelne Asthmaanfall kann Minuten oder sogar Tage anhalten. Das Spektrum der Beschwerden reicht von geringer Beeinträchtigung bis hin zu lebensbedrohlichen Erstickungsanfällen, dem sogenannten Status asthmaticus. Hier kann die übliche Therapie versagen. Der Betroffene sollte sich zur eigenen Sicherheit im Krankenhaus behandeln lassen.

Die Ursachen des Asthmaanfalls

Die Ursachen der Verengung der kleinen, aber auch der großen Luftwege sind vielfältig: krampfartiges Zusammenziehen der Bronchialmuskulatur, Entzündungen mit Anschwellen der Schleimhaut und übermäßige Absonderung eines zähen Bronchialschleimes (Schleimpfröpfe, Abbildung 12). Die Behinderung der Ausatmung führt schließlich zu einer Überblähung der Lungen. Diese bildet sich in den anfallsfreien Intervallen wieder zurück. Liegt gleichzeitig eine anhaltende Entzündung der Bronchien (chronische Bronchitis) vor, kann im Laufe von Jahren Gewe-

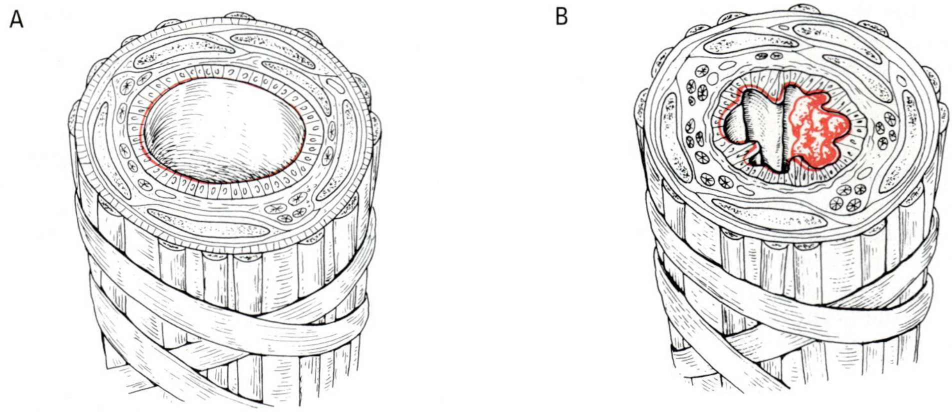

Abbildung 12: Normale Bronchie (A) und
durch Schleim sowie Muskelverspannung verengte Bronchie (B)

be von Lungenbläschen zerstört werden. Ein Emphysem entsteht: Es kommt zu Erweiterungen der kleinen Atemwege, die sich nicht mehr zurückbilden.

Asthmatiker atmen im Asthmaanfall häufiger und flacher. Dadurch pendelt mehr Luft in den Atemwegen hin und her, ohne zum Sauerstoffaustausch in die Lungenbläschen zu gelangen. Der Körper wird dadurch nicht besser, sondern schlechter mit Sauerstoff versorgt. Trotzdem schafft es der Asthmatiker nicht, langsamer zu atmen. Denn ein erheblicher "Antrieb" aus dem Atemzentrum sorgt dafür, daß seine Atemhäufigkeit steigt.

Asthmaanfälle treten nicht zu jeder Tageszeit gleich häufig auf, sondern bevorzugt zwischen drei und fünf Uhr morgens. Etwa 40 Prozent der Asthmatiker wachen jede Nacht und 65 Prozent mindestens dreimal wöchentlich mit einem Anfall auf. Asthma wurde daher schon als "nächtliche Erkrankung" charakterisiert. Die Beschwerden verlieren sich gewöhnlich während des Vormittags. Unter Umständen fühlt sich der Asthmatiker sogar am Nachmittag symptomfrei und gesund, möglicherweise gerade dann, wenn der Arztbesuch ansteht. Die nächtliche Häufung der Anfälle ist plausibel, denn bereits bei Gesunden sind die Atemwege in der Nacht enger gestellt. Bei Asthmatikern bis zu 50 Prozent.

Auslöser des nichtallergischen Asthmas

Bronchialasthma beruht keinesfalls immer auf allergischen Reizen. Nichtallergisches Asthma ("endogenes Asthma", "intrinsic Asthma") tritt in der Regel erst im mittleren Lebensalter auf - vornehmlich nach dem 30. Lebensjahr (vgl. Seite 10, Abbildung 1). Es wird durch unspezifische Reize ausgelöst wie kalte Luft, Inhalation von Staub, Rauch (Tabakrauch), Autoabgase oder Reizgase (vgl. Seite 183), durch körperliche Anstrengung, durch herzhaftes Lachen, das die Bronchien "erschüttert", durch Streß und seelische Belastung ("psychogenes" Asthma). Psychische Anlässe sind jedoch nie die eigentliche Ursache. Daher muß immer nach organischen Ursachen gefahndet werden. Bisweilen meinen Asthmatiker, daß sie "allergisch" seien, obwohl sie über Anfälle nach unspezifischen Reizen klagen. Schließlich können asthmatische Beschwerden noch durch mechanische Verengung der Atemwege durch Fremdkörper oder Tumore ausgelöst werden.

Auslöser des allergischen Asthmas

Zu den spezifischen Auslösern des allergischen Asthmas ("exogenes Asthma", "extrinsic Asthma") gehören die verschiedenen Allergene, die auch andere allergische Beschwerden wie allergischen Schnupfen auslösen. Am häufigsten sind Hausstauballergene (vgl. Seite 180). Danach folgen Tierhautschuppen und Tierhaare (vgl. Seite 177), Federn (vgl. Seite 179), Pollen (vgl. Seite 167) und Schimmelpilzsporen (vgl. Seite 172). Seltener verursachen Nahrungsmittel (vgl. Seite 192) oder Nahrungsmittelzusätze (vgl. Seite 200) sowie Arzneimittel wie Aspirin® oder als Rheumamittel verwendete Entzündungshemmer (vgl. Seite 213) Asthma.

Häufig setzt allergisches Asthma bereits im Kindes- und Jugendalter ein (als Anfallsasthma). Zwischen den meist plötzlich beginnenden und kurz andauernden Anfällen liegen oft Zeiträume ohne Beschwerden. Vielfach gibt es oder gab es zuvor andere allergisch bedingte Erkrankungen wie Heuschnupfen oder Neurodermitis. Typisch ist beispielsweise, daß dem Asthma jahrelanger Dauerschnupfen vorausgeht, die Erkrankung also vom Nasen-Rachen-Raum in die Bronchien wechselt (Etagenwechsel, vgl. Seite 53).

Asthmatiker mit allergisch bedingten Beschwerden sprechen meist gut auf Arzneimittel an. Der Krankheitsverlauf ist deutlich günstiger als bei nichtallergischem Asthma. Im Erwachsenenalter kommen jedoch Rückfälle vor.

Mehr als 200 verschiedene Ursachen des berufsbedingten Asthmas sind bekannt, beispielsweise Mehl- und Getreidestaub (Bäckerei) sowie Enzyme (Waschmittelindustrie u.a.) (vgl. Tabelle 12). Nicht selten muß wegen eines berufsbedingten Asthmas der erlernte Beruf aufgegeben oder zumindest der Schwerpunkt des Tätigkeitsfeldes verlegt werden. Umschulungen können unumgänglich sein (vgl. Seite 235).

Tabelle 12: Allergene, die beruflich bedingtes Asthma auslösen können

Allergen	Berufsfeld (Beispiele)
Arzneimittel	Apotheke, Pharmazeutische Industrie, Krankenversorgung
Baumwollstaub	Baumwollernte
Enzyme	Waschmittelindustrie, Bäckerei
Flachs	Seilerei, Polsterei, Weberei
Getreidestaub	Bäckerei, Mühlenbetriebe, Silobetriebe
Gummi arabicum	Druckerei
Gummibestandteile	Gummiindustrie, Krankenpflege
Hanf	Seilerei, Polsterei, Weberei
Holzstaub	Holzgewinnung und -verarbeitung
Insekten	Zoologie
Kaffeestaub	Kaffee-Plantagen, -Rösterei
Kolophonium	Elektronische Industrie, (Löten, Dämpfe)
Kunststoffe	Kunststoffherstellung
Lykopodium	Apotheke, Gummiindustrie
Mehlstaub	Bäckerei, Mühlenbetriebe
Metallsalze (z.B. Nickel, Platin)	Katalysatorherstellung, Metallverfeinerung, chemische Industrie
Perlmuttstaub	Schmuck- und Knopfindustrie
Pollen	Gartenbau, Landwirtschaft
Rizinusschrot	Landwirtschaft
Schimmelpilze	Bäckerei, Käserei, Getreide- und Futtermittelhandel, Müller
Seide	Textilindustrie
Tierhaare, Tierhautschuppen	Tierärzte, Tierhaltung, Forschung, Schlachthof
Vorratsmilben	Landwirtschaft

Rein allergische Asthmaformen sind allerdings selten, die Übergänge fließend. Auch wenn der Arzt die Diagnose "allergisches Asthma" gestellt hat, reagieren Sie nicht nur auf Allergene. Das Hauptproblem liegt schließlich in der übersteigerten Reaktionsbereitschaft (Hyperreagibilität) Ihrer Bronchialschleimhaut. Und diese reagiert auch auf die anderen, oben genannten unspezifischen Reize wie kalte Luft, Tabakrauch, Streß, Emotionen (Lachen), Reizgase und Dämpfe.

Diagnose: Verschiedene Untersuchungen der Lungen

Das Abhorchen der Lungen durch den Arzt sowie einfache und nicht belastende Prüfungen der Atemfunktion ermöglichen frühe Hinweise auf Atemwegserkrankungen und geben Einblick in den Funktionszustand der Luftwege. Solche Routinemethoden sollten heute in jeder Arztpraxis möglich sein.

Atemstoßtest

Beim Atemstoßtest atmen Sie zunächst tief ein und dann so schnell wie möglich in ein Meßgerät aus. Verglichen wird dabei die Luftmenge, die Sie in einer Sekunde maximal ausatmen können (Sekundenkapazität) mit der Luftmenge, die Sie ohne Zeitbeschränkung maximal ein- beziehungsweise wieder ausatmen können (Vitalkapazität). Ein Gesunder kann in einer Sekunde etwa Dreiviertel seiner Vitalkapazität ausatmen, ein Asthmatiker erheblich weniger. Die Zuverlässigkeit der gefundenen Werte hängt ganz von Ihrer Mitarbeit ab. Die Werte sind unbrauchbar, wenn Sie sich nicht richtig anstrengen oder mogeln.

Geräte, mit denen sich die maximal mögliche Strömung während des Ausatmens messen läßt, gibt es auch für den Hausgebrauch. Diese "Peakflow-Meter" (Spitzenfluß-Bestimmer) oder die preisgünstigeren und handlichen "Mini-Peakflow-Meter" ermöglichen die Selbstprüfung der Atemfunktion in verschiedenen Situationen und zu verschiedenen Tageszeiten. Sie ersparen sich zeitraubende Arztbesuche. Die gemessenen Werte werden notiert und stellen eine bemerkenswert gute Verlaufskontrolle für den Arzt und für Sie selbst dar. Anhand der Verlaufskurve lassen sich gezielt Medikamente auswählen beziehungsweise Dosierungen anpassen.

Ganzkörperplethysmographie

Genauere Werte mit Angaben zum Strömungswiderstand und damit zur Weite der Atemwege liefert die apparativ aufwendigere Ganzkörperplethysmographie, die in Spezialeinrichtungen und Kliniken zur Verfügung steht. So manche Asthmatiker sehen die telefonzellenartige oder raumkapselähnliche Testkammer, in die sie sich für diesen Test für zwei oder drei Minuten begeben müssen, mit Unbehagen. Es geschieht aber nichts, was irgendwelche Befürchtungen rechtfertigen könnte. Die Testperson braucht nichts weiter zu tun, als normal in ein Mundstück zu atmen. Gemessen wird der Widerstand, den die Atemwege dem Luftstrom bei normaler Atmung entgegensetzen.

Lungenfunktionstests geben nicht nur Hinweise darauf, wie stark die Funktion der Lungen eingeschränkt ist. Mit diesen Tests kann der Arzt auch auf einfache Weise prüfen, ob und wie stark Medikamente die Beschwerden lindern können. Hierzu läßt er den Asthmatiker beispielsweise nach einem Atemstoßtest ein bis zwei Hub eines bronchienerweiternden Dosieraerosols inhalieren und dann den Test wiederholen (Broncholyse-Test).

Einblick in die Bronchien

Bisweilen ist es notwendig, daß der Arzt in Ihre Bronchien hineinschaut, beispielsweise wenn der Verdacht besteht, daß die asthmatischen Beschwerden Zeichen einer anderen

Erkrankung der Atemwege sein könnten (Fremdkörper in der Lunge, Tumor u.a.). Mit einem biegsamen, etwa bleistiftdicken Gerät (Bronchoskop) lassen sich sogar Gewebsproben entnehmen. Dazu ist Vollnarkose notwendig, während sonst die lokale Betäubung von Rachen, Kehlkopf und Luftröhre ausreicht. Ohne diese würde das Einführen des Geräts in die Atemwege Husten- und Würgereiz hervorrufen.

Untersuchung des Auswurfs

Mit dem Bronchoskop kann der Arzt auch Schleim aus den Atemwegen absaugen, um ihn auf Erreger zu untersuchen (Sputumuntersuchung). Das ist auf diesem Wege nur im Ausnahmefall notwendig, wenn der normalerweise durch Aushusten gewonnene Auswurf mehrmals von Erregern der Mundhöhle verunreinigt wurde, und das Ergebnis der Sputumuntersuchungen verfälscht war.

Gelbfarbener (eiterfarbener) Auswurf bedeutet übrigens nicht automatisch eine Infektion der Atemwege. Das "eitrige" Sputum kann sowohl Ausdruck einer infektiösen (Bronchitis) als auch einer allergischen Schleimhautentzündung (Asthma) sein. Verändert sich jedoch die Farbe des Sputums – etwa nach gelbgrün –, sollten Sie dies sofort Ihrem Arzt mitteilen. Nach einer Untersuchung des Auswurfs unter dem Mikroskop beziehungsweise der Züchtung der Erreger auf einem Kulturmedium muß über die Therapie entschieden werden.

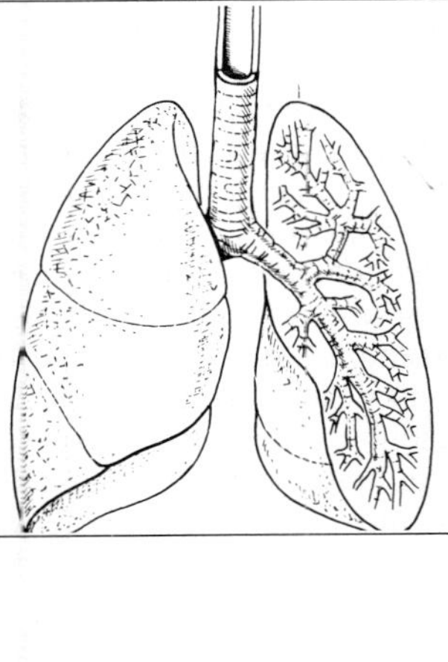

Röntgen der Lungen

Im Röntgenbild finden sich bei chronischem Asthma möglicherweise Zeichen der Überblähung der Lungen. Asthma läßt sich jedoch nicht "photographieren". Die meist aus zwei Richtungen aufgenommenen Bilder sollen vor allem andere Lungenerkrankungen ausschließen, die sich ebenfalls durch Husten und Atemnot bemerkbar machen und nicht übersehen werden dürfen.

Allergologische Tests

Die meisten Asthmatiker wissen recht genau, auf welche Reize sie mit Anfällen reagieren. Allergologische Tests helfen, die auslösenden Stoffe zu identifizieren (vgl. Seite 29).

Hierzu gehören der Pricktest (Stichtest), bei dem Allergenlösungen leicht in die Haut eingestochen werden (vgl. Seite 29), oder der aufwendigere und auch etwas schmerzhaftere Intrakutantest (vgl. Seite 30). Rötung und Quaddeln zeigen jeweils eine allergische Reaktion auf die getesteten Stoffe an. Bei Suchtests mit Mischextrakten müssen bei positiver Reaktion die Komponenten in einer zweiten Sitzung aufgeschlüsselt und so die auslösenden Allergene ermittelt werden. Im Zweifelsfall kann der RAST-Test (vgl. Seite 32) weiterhelfen, eine aufwendige und teure Bestimmung spezifischer Antikörper gegen Allergene im Blut.

Fallen in solchen Tests bestimmte Allergene auf, ist damit noch nicht bewiesen, daß gerade diese die allergischen Beschwerden verursachen. Muß dies geklärt werden, etwa um eine Hyposensibilisierung korrekt durchführen zu können, läßt sich ein Provokationstest nicht umgehen, bei dem eine standardisierte Allergenlösung unter ärztlicher Überwachung inhaliert wird. Es wird gewissermaßen der "Ernstfall" geprobt und Atemnot gezielt ausgelöst. Diese wird jedoch rasch durch Inhalation von Medikamenten gelindert.

Karenz: Vorbeugen ist besser als leiden

Vorbeugen ist das A und O, wenn Allergien die Atemfunktion beeinträchtigen. Den Allergenen können Sie bei einer Tierallergie (vgl. Seite 68) leichter aus dem Weg gehen als etwa bei Pollenallergien (vgl. Seite 55), bei denen im Extremfall nur noch die Flucht auf eine Insel oder in das Hochgebirge hilft. Besteht eine Überempfindlichkeit gegen Hausstaubmilben (vgl. Seite 68) oder Schimmelpilzsporen (vgl. Seite 72), sind in Ihrer Wohnung unter Umständen erhebliche Sanierungsmaßnahmen erforderlich. Bei beruflich bedingtem Allergenkontakt steht ein Wechsel des Tätigkeitsfeldes an. Nähere Informationen zu den Karenzmöglichkeiten finden Sie jeweils unter den oben genannten Seitenverweisen.

Wer an allergischem Asthma leidet, sollte auch Arzneimittel als Verursacher in Betracht ziehen. Schmerzmittel wie Aspirin® oder Novalgin®, Rheumamittel wie Amuno® oder Voltaren® ("Schmerzmittelasthma") sowie die zur Senkung des erhöhten Blutdrucks oder als Herzmittel verordneten Betarezeptorenblocker wie Dociton®, Solgol® oder Sotalex® können Asthmaanfälle auslösen (vgl. Seite 218). Dies gilt auch für betarezeptorenblockerhaltige Augentropfen wie Betamann®, Chibro-Timoptol® oder Vistagan®. Sie dienen zur Senkung des Augeninnendrucks bei grünem Star (Glaukom).

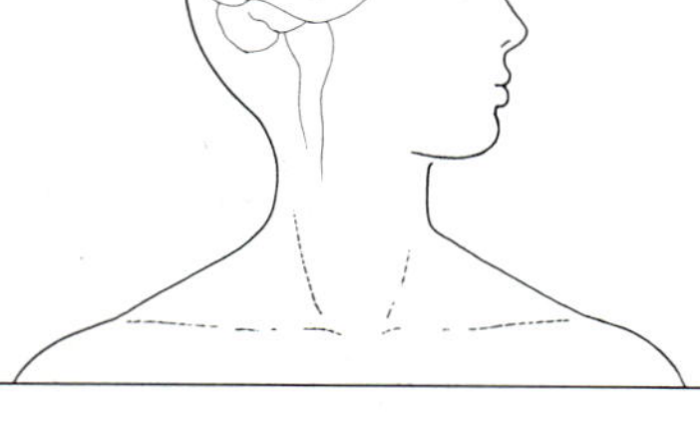

Therapie: Welche Arzneimittel helfen?

Arzneimittel ermöglichen heute den meisten Asthmatikern ein weitgehend beschwerdearmes Leben. Doch Vorsicht – sie sind keine Allheilmittel und erst recht kein Freibrief für ungesunde Lebensführung. Ein Lungenkranker, der glaubt, auf das Rauchen nicht verzichten zu müssen, bringt sich um (hier könnte der Satz eigentlich schon aufhören) die Chance einer erfolgversprechenden Behandlung seiner Beschwerden.

Erst wenn Sie als Allergiker Vorbeuge- und Karenzmaßnahmen voll ausschöpfen, ist eine Arzneitherapie wirklich sinnvoll. Sie hilft Ihnen, zu verhindern, daß sich das Asthma mit der Zeit verschlimmert oder sich sogar "verselbständigt", also auch ohne Kontakt mit Allergenen weiterbesteht.

Die Arzneitherapie des Asthmas zielt darauf ab, für Anfallsfreiheit und eine möglichst normale Lungenfunktion zu sorgen. Mehr und mehr setzt sich durch, daß Asthmatiker die Medikamente nicht nach starrem Schema anwenden, sondern sie – im zuvor mit dem Arzt abgesteckten Rahmen – eigenverantwortlich dem Bedarf anpassen. Dies setzt beim Patienten eine genügende Kenntnis von Nutzen und Risiken sowie der Grenzen der verwendeten Arzneimittel voraus. Zur Kontrolle und Hilfe hat sich ein Peakflow-Meter bewährt (vgl. Seite 80).

Asthmatikern helfen weder Pauschalurteile ("gefährliches Kortison") noch unkritische Hinweise auf die angebliche Harmlosigkeit der Mittel weiter. So findet sich in einer von Ärzten herausgegebenen Patientenbroschüre die verharmlosende Einschätzung, daß die "häufigsten Arzneimittel, die bei Atemwegserkrankungen eingesetzt werden, letztlich nur pharmakologisch verbesserte körpereigene Substanzen oder Naturstoffe sind". Naturstoffe sind jedoch nicht generell unbedenklicher als "chemische" Arzneimittel und schon gar nicht in den meist zur Therapie verwendeten unnatürlich hohen Dosierungen.

Asthma bedarf oft einer lebenslangen Behandlung. Sie ist immer eine Gratwanderung zwischen einer zu großen Zahl verwendeter Mittel in zu hohen Dosierungen – um nichts zu versäumen, was Linderung bringen könnte – und einem Zuwenig an Therapie –, um befürchteten negativen Folgen der Arzneimittel aus dem Weg zu gehen.

Die medikamentöse Behandlung des Asthmas soll langfristig angelegt sein und darf auch in beschwerdearmen oder beschwerdefreien Krankheitsphasen nicht vernachlässigt werden. Bislang sahen Fachleute in der Gewohnheit, Asthmamittel nur "im akuten Bedarfsfall" zu nehmen, eine der Hauptursachen unbefriedigender Therapie und empfahlen deshalb die regelmäßige Anwendung. Zumindest was den regelmäßigen Dauergebrauch von bronchienerweiternden Sympathomimetika (vgl. Seite 84) angeht, erscheint es allerdings ratsam, die Empfehlung ihrer Daueranwendung neu zu überdenken:

In einer Ende 1990 veröffentlichten Studie besserte sich die Asthmasymptomatik unter regelmäßiger Inhalation des bronchienerweiternden Mittels Berotec® nur bei 30 Prozent der Asthmatiker, während sich die Symptome bei einer Anwendung nach Bedarf bei 70 Prozent der Asthmakranken bessern ließen. Die Autoren dieser Studie sehen in dem weltweiten Trend zu regelmäßigen und hohen Dosierungen von Sympathomimetika einen Faktor, der möglicherweise zur steigenden Häufigkeit von Asthmaerkrankungen beiträgt. Die Ergebnisse der Untersuchung bedürfen der Bestätigung durch andere Wissenschaftler, bevor sich konkrete Veränderungen der bisherigen Behandlungsrichtlinien rechtfertigen lassen.

Die medikamentöse Behandlung des Asthmas stützt sich bislang auf einen von der Deutschen Liga zur Bekämpfung der Atemwegserkrankungen e.V. herausgegebenen, allgemein akzeptierten stufenartig angelegten Therapieplan. Dies ist jedoch kein starres Schema. Je nach Art und Ausprägung Ihrer Beschwerden kann es im Einzelfall sinnvoll sein, daß Ihr Arzt von diesen Empfehlungen abweicht. Er sollte es aber begründen können.

Stufe 1 der Asthmabehandlung mit Arzneimitteln

Am Anfang der Therapie wird versucht, die Asthmabeschwerden lediglich mit einem Arzneimittel zu lindern. Hierfür stehen Dosieraerosole aus drei verschiedenen Wirkstoffgruppen zur Verfügung: Die nur vorbeugend wirkende Cromoglizinsäure, bronchialerweiternde Mittel (Sympathomimetika) und Kortikoide. Asthma-Dosieraerosole sind Sprays, die pro Hub eine exakte Wirkstoffmenge abgeben und dadurch eine präzise Dosierung des enthaltenen Arzneistoffs ermöglichen.

Cromoglizinsäure und ähnliche Stoffe

Wie beim allergischen Schnupfen hilft Cromoglizinsäure (vgl. Seite 39) auch, dem allergisch bedingten Asthma vorzubeugen. Cromoglizinsäure-Dosieraerosole (Intal® Dosieraerosol, DNCG Trom® Dosieraerosol u.a., s. Tabelle 13) müssen langfristig regelmäßig und prophylaktisch angewendet werden, also unabhängig davon, ob asthmatische Beschwerden bestehen oder nicht. Besonders bei Kindern läßt sich dann relativ oft die Häufigkeit von Anfällen bei Anstrengungsasthma senken.

Im akuten Asthmaanfall lindert Cromoglizinsäure die Atemnot nicht.

WARNUNG

Tabelle 13: Cromoglizinsäure-Dosieraerosole – Packungen mit 200 Sprühstößen im Preisvergleich (Preisstand 1.4.1991)

Präparat	Hersteller	Kosten (DM) pro Packung
Cromoglicin GDS®	GDS-Pharma	33,50
Cromoglicin Heumann®	Heumann	32,05
Cromoglicin Ratiopharm®	Ratiopharm	32,30
Cromolergin®	Hexal-Pharma	29,80
Cromolyn Fatol®	Fatol	29,80
Cromoturmant®	Desitin	37,40
Cromo von CT®	CT-Arzneimittel	29,90
Diffusyl®	Farmasan	32,65
DNCG Mundipharma®	Mundipharma	34,80
DNCG Stada®	Stada	32,95
DNCG Trom®	Trommsdorf	33,70
Inhibin®	Thiemann	38,50
Intal®	Fisons	42,01
Pulbil®	Klinge	33,85

Im Gegensatz zu Cromoglizinsäure wird das Antiallergikum Zaditen® in Form von Kapseln oder Sirup eingenommen. Zaditen® wirkt allenfalls nach acht bis zwölf Wochen vorbeugend gegen Asthma, am ehesten bei Kindern. Das Mittel begünstigt eine Gewichtszunahme und kann müde machen.

Bronchienerweiternde Dosieraerosole (Sympathomimetika)

Zu den klassischen Asthmamitteln gehören die an den Ästen der Luftwege (Bronchialsystem) "krampflösend" wirkenden Sympathomimetika. Der Name spiegelt wider, daß ihre Wirkungen einer Erregung des sympathischen Nervensystems entsprechen. Dieser Teil des Nervensystems reguliert die Innenwelt des Körpers und entzieht sich weitgehend der willkürlichen Kontrolle. Bei seiner Stimulierung erweitern sich die Bronchien ("krampflösender" Effekt, bronchospasmolytischer Effekt).

Die heute am häufigsten verordneten Dosieraerosole (Berotec® Dosieraerosol, Bricanyl® Dosieraerosol, Broncho® Spray, Sultanol® Dosieraerosol) wirken etwa gleich gut. Ältere Präparate wie Aludrin® Dosieraerosol, Alupent® Dosieraerosol oder Bellasthman Medihaler® werden nicht mehr als Asthmamittel empfohlen, da sie stärker als die zuerst genannten Präparate auch Herzrhythmusstörungen oder andere Störeffekte auslösen.

Sympathomimetikahaltige Dosieraerosole eignen sich zur Behandlung akuter Luftnot und werden auch zur langfristigen Anwendung empfohlen. Sie sollen dann nach der Uhr, in vier- bis fünfstündigen Abständen, inhaliert werden. Damit will man verhindern, daß Sie der Versuchung erliegen, Ihr Dosieraerosol aus Furcht vor Asthmaanfällen zu häufig zu gebrauchen. Dadurch würde die Gefahr unerwünschter Effekte steigen. Jüngste, noch unbestätigte Daten lassen jedoch Zweifel aufkommen, ob die Empfehlung zur regelmäßigen Verwendung von Sympathomimetika sinnvoll ist (vgl. Seite 83).

Typische Nebenwirkungen der bronchienerweiternden Dosieraerosole sind Muskelzittern (Tremor) – ein Effekt, der in aller Regel trotz Fortsetzen der Therapie innerhalb von Tagen beziehungsweise weniger Wochen weitgehend oder völlig verschwindet. Ein Gefühl von Getriebensein und innere Unruhe können von diesen Medikamenten herrühren. Herzbeschwerden nach den neueren Mitteln deuten oft auf eine zu hohe Dosierung hin.

Dosieraerosole richtig anwenden

Damit Dosieraerosole überhaupt wirken können, müssen sie richtig angewendet werden. Sonst gelangt das Medikament nicht an seinen Wirkort, die feinen Verästelungen der Luftröhre. Oft beruht eine vermeintliche Unwirksamkeit auf Anwendungsfehlern. Schlägt sich der Wirkstoff durch falsche Inhalationstechnik zu früh – also bereits im Mund- oder Rachenbereich – nieder, kann der erwünschte Effekt ausbleiben. Möglicherweise wird dann völlig unnötig auf stärkere Mittel oder Wirkstoffkombinationen umgestellt. Bei erstmaliger Anwendung – oder wenn Sie Zweifel an der richtigen Handhabung des Dosieraerosols haben – sollten Sie es unter Anleitung des Arztes ausprobieren (vgl. Abbildung 13).

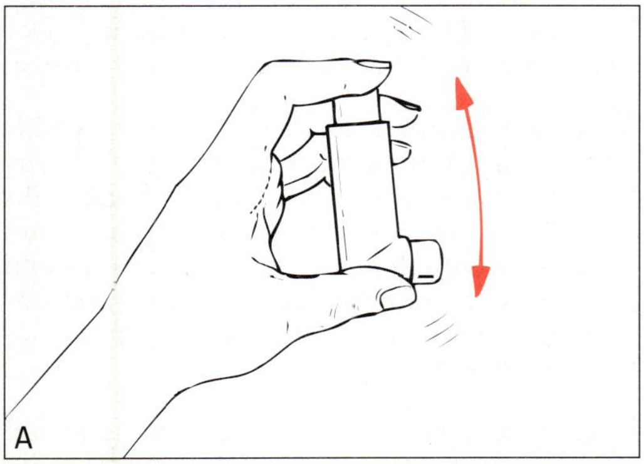

A: Entfernen Sie die Schutzkappe vom Mundstück, und schütteln Sie das Dosieraerosol vor Gebrauch kräftig.

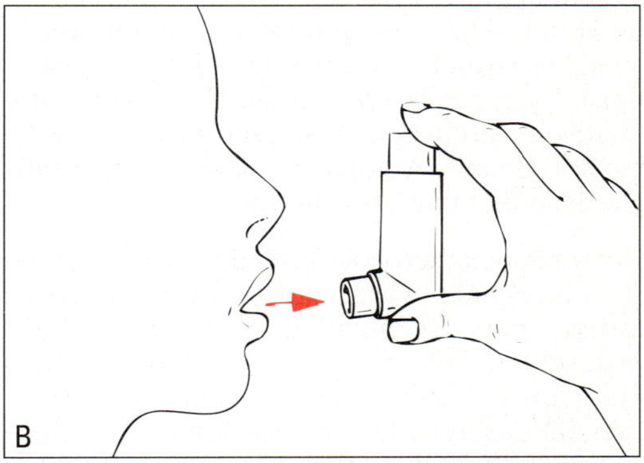

B: Atmen Sie tief aus. Dann nehmen Sie das Mundstück in den Mund und umschließen es fest mit den Lippen.
Häufiger Fehler: Unzureichendes Ausatmen

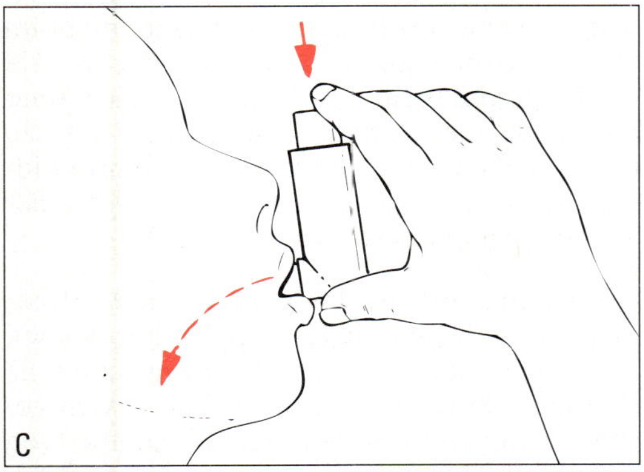

C: Atmen Sie tief bis zur maximalen Kapazität der Lunge ein, und betätigen Sie gleichzeitig zu Beginn des Einatmens das Dosieraerosol.
Häufiger Fehler: Öffnen des Ventils erst am Ende der Einatmungsphase.

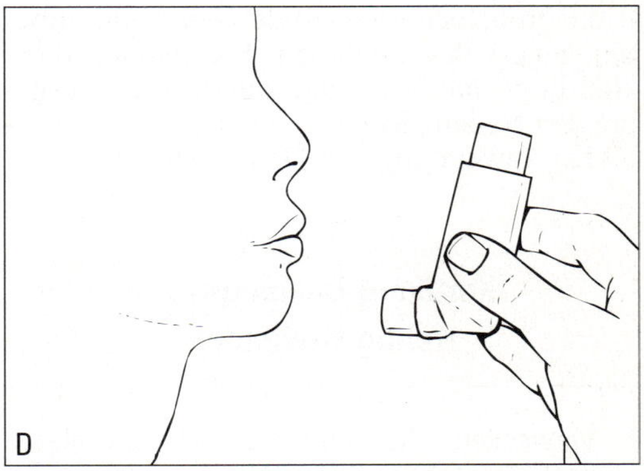

D: Halten Sie den Atem für einige Sekunden an, damit sich das Mittel gut in den Atemwegen verteilen kann. Setzen Sie das Dosieraerosol vom Mund ab, und atmen Sie langsam aus. Reinigen Sie das Mundrohr öfter mit warmem Wasser, und trocknen Sie es anschließend.
Häufiger Fehler: Zu rasches Ausatmen, so daß sich der Wirkstoff nicht in den Atemwegen ablagert.

Abb. 13: Die richtige Verwendung von Dosieraerosolen (ohne Vorschaltkammer)

Sogenannte Vorschaltkammern (Spacer), das sind Inhalierkammern, die zwischen Dosieraerosol und Mundstück gesteckt werden, verbessern und erleichtern das Inhalieren. Die Firmen lassen sich solche Plastikteile jedoch zum Teil teuer bezahlen (z.B. Volumatic® mit ca. 60 DM Mehrkosten) und konstruieren sie so, daß die Vorsatzstücke nur auf die eigenen Produkte passen.

Auch kleinere Kammern, die sich problemlos in Hand- oder Hosentasche mitführen lassen, sind erhältlich (sogenannte Inhalationshilfen). Systeme, bei denen der Sprühstoß automatisch durch den Atemzug ausgelöst wird (z.B. Zeisin® Autohaler), können ebenfalls die Handhabung erleichtern.

Asthmadosieraerosole enthalten als Treibgase Fluorkohlenwasserstoffe (FCKW). Diese rufen beim Asthmatiker zwar keine unerwünschten Effekte hervor, schaden jedoch der Umwelt, indem sie die schützende Ozonschicht unseres Planeten zerstören. Als Alternative stehen Pulverkapseln zur Verfügung, deren Inhalt mit speziellen Geräten inhaliert werden kann (z.B. Berotec® Inhaletten, Sultanol® Rotadisk).

Wer mit Dosieraerosolen oder Inhalationskapseln nicht zurecht kommt oder sie ablehnt, kann bronchienerweiternde Sympathomimetika innerlich einnehmen. Sie müssen dann allerdings häufiger und mit stärker ausgeprägten Nebenwirkungen rechnen als bei korrekter Anwendung von Dosieraerosolen.

Kortikoid-Dosiersprays richtig anwenden

Verwenden Sie Kortikoid-Dosieraerosole nach Möglichkeit immer mit einer Inhalationskammer (Spacer, s. oben). Sie verbessern damit Wirksamkeit und Verträglichkeit der Kortikoidinhalation. Die Gefahr von Hefe- und anderen Pilzinfektionen im Mund-Rachen-Bereich, Trockenheitsgefühl im Rachen und Heiserkeit lassen sich so lindern.

Kortikoid-Aerosole

Das Ansehen von Kortikoiden – oft nach der Ausgangssubstanz als Kortison bezeichnet – ist in den letzten Jahren wieder gestiegen, denn viele unangenehme Effekte, die bei der Einnahme von Kortikoid-Tabletten vorkommen (vgl. Seite 41), lassen sich bei Kortikoid-Aerosolen vermeiden oder zumindest abschwächen. Am häufigsten verordnet werden Pulmicort® Dosieraerosol, Sanasthmax® Dosieraerosol und Sanasthmyl® Dosieraerosol.

Kortikoide gehören zu den wirksamsten Mitteln für die Asthmatherapie. Im Notfall wirken Kortikoid-Spritzen lebensrettend. Ihr schlechter Ruf als riskante Arzneimittel beruht wesentlich auf allzu leichtfertiger und falscher Verwendung der Kortikoide, besonders in den ersten Jahrzehnten ihres Gebrauchs (vgl. Seite 40)

Kortikoide wirken entzündungshemmend und stabilisierend auf das Bronchialsystem. Sie verstärken die Wirkung bronchienerweiternder Mittel und hemmen die Allergiemechanismen. Hätten Kortikoide keine Nebenwirkungen, wäre die Therapie des Asthmas fast immer unproblematisch. Allerdings wirken sie im Gegensatz zu bronchienerweiternden Mitteln nicht sofort und helfen daher nicht im akuten Asthmaanfall. Selbst wenn der Arzt ein Kortikoid spritzt, ist frühestens nach einer halben bis einer Stunde mit einem Effekt zu rechnen. Die volle Wirkung von Kortikoid-Aerosolen setzt sogar erst nach etwa einer Woche regelmäßiger Inhalation ein.

Bisweilen wird die Inhalation von Kortikoiden als "absolut ungefährlich" bezeichnet. Dies trifft leider nicht zu. Allerdings sind die Risiken weitaus geringer und weniger schwerwiegend als bei der Einnahme von Kortikoid-Tabletten. Besonders bei kurzfristiger Anwendung in den empfohlenen Dosen dürften kaum Probleme zu erwarten sein. Anders sieht es bei der Langzeitanwendung aus, oder wenn die tägliche Zahl der Sprühstöße den empfohlenen Bereich überschreitet. Wird zu hoch dosiert, ist mit den gleichen Effekten wie nach Einnahme von Kortikoid-Tabletten zu rechnen (vgl. Seite 41).

Stufe 2 der Asthmabehandlung mit Arzneimitteln

Ist die Wirkung eines der in Stufe 1 genannten Dosieraerosole nicht zufriedenstellend, können zwei verschiedene Mittel kombiniert werden: entweder ein Kortikoid-Aerosol mit einem bronchienerweiternden Sympathomimetikum oder das Sympathomimetikum mit Cromoglizinsäure.

Stufe 3 der Asthmabehandlung mit Arzneimitteln

Bleiben trotz regelmäßiger Anwendung der Dosieraerosole die Beschwerden vor allem nachts bestehen, verordnet der Arzt zur Langzeitbehandlung zusätzlich Theophyllin-Präparate wie Aerobin®, Afonilum® Retard, Bronchoretard®, Euphyllin® Retard, Pulmi-Dur® Retard, Solosin® Retard, Uniphyllin® Retard u.a. Diese sind in der Regel zweimal täglich einzunehmen. Oft empfiehlt sich abends eine höhere Dosis der bronchienerweiternd wirkenden Theophyllin-Präparate, um nächtlichen oder frühmorgendlichen Asthmaanfällen entgegenzuwirken. Bisweilen ist eine hohe abendliche Einmaldosis ratsam.

Theophyllin kommt als koffeinähnliche Substanz in zahlreichen Pflanzen vor – so in Kaffee oder Tee. Die exakte Dosierung des heute synthetisch hergestellten Stoffs spielt eine besondere Rolle und ist nicht einfach. Verändern Sie die Dosis daher nur im Einvernehmen mit Ihrem Arzt. Raucher benötigen höhere Theophyllin-Dosierungen, während Kranke mit Störung der Leberfunktion (vor allem mit Leberzirrhose) oder Herzschwäche oft bereits mit der halben der für Raucher erforderlichen Tagesdosis auskommen.

Der Arzt wird Ihnen vor allem in der Anfangsphase der Theophyllin-Therapie Blut abnehmen, um den Theophyllinspiegel im Blut zu kontrollieren. Liegt er zu niedrig, bleibt der Behandlungserfolg unzureichend. Zu hohe Theophyllindosen lösen hingegen rasch unerwünschte Effekte aus, die zum Teil an die von Koffein erinnern: Herzklopfen, Übelkeit, Schmerzen im Oberbauch, Kopfschmerzen, Depression, Unruhe und Schlaflosigkeit. Schlafstörungen zu Beginn der Einnahme verlieren sich glücklicherweise später. Manche Beschwerden lassen sich vermeiden, wenn die Einstiegsdosis nur langsam gesteigert wird. Nach Überdosen können Herzrhythmusstörungen und Krampfanfälle auftreten.

Stufe 4 der Asthmabehandlung mit Arzneimitteln

Die Langzeitbehandlung des Asthmas sollte mit möglichst wenig Arzneimitteln auskommen. Dennoch läßt es sich bei hartnäckigen Beschwerden bisweilen nicht vermeiden, daß zusätzlich zu Kortikoid-Dosieraerosolen und den übrigen Mitteln der dritten Therapiestufe zumindest für einige Zeit auch Kortikoid-Tabletten (Decortin® H, Duraprednisolon®, Predni-H Tablinen®, Prednison Ratiopharm®, Urbason® u.a.) eingenommen werden.

Je kleiner hierbei die Dosis gewählt werden kann, desto besser verträglich sind die Kortikoide. In gemeinsam mit dem Arzt festgelegten Grenzen kann der Asthmatiker hierzu die Kortikoid-Dosis anhand der Peakflow-Messung (vgl. Seite 80) selbständig der Schwere des Krankheitsbilds anpassen. So wird meist eine höhere Kortikoid-Dosis erforderlich, wenn sich das Asthma durch Infektionen verschlechtert.

Absetzen von Kortikoiden

Setzen kortikoidbedürftige Asthmatiker das Medikament vorschnell ab, besteht die Gefahr einer Verschlechterung des Krankheitsbilds bis hin zum Status asthmaticus, einem stundenlang anhaltenden schweren Asthmaanfall (vgl. Seite 88). Beim Absetzen eines Kortikoids muß daher die Dosis – in Absprache mit dem Arzt – allmählich verringert werden.

WARNUNG

Die Tagesdosis wird am besten morgens vor acht Uhr eingenommen, um das körpereigene Regelsystem des Hormonhaushalts so wenig wie möglich zu stören (vgl. Seite 40). Falls jedoch nächtliche Asthmaanfälle Sie besonders quälen, ist es oftmals günstiger, einen Teil der Kortikoid-Dosis oder auch die Gesamtmenge am Abend zu nehmen (mit dem Arzt besprechen).

Die Risiken der Kortikoide, und wie sie sich verringern lassen, sind ausführlich auf der Seite 40 beschrieben. Besondere Vorsichtsmaßnahmen gelten für Kinder.

Bestimmte (fluorhaltige) Kortikoid-Präparate (Delphicort®, Ultralan®, Volon® u.a.) eignen sich nicht zur Langzeitanwendung, weil sie den Regelkreis der Nebennieren langfristig unterdrücken und Nebenwirkungen am Zentralnervensystem möglicherweise häufiger auftreten. Auch Depot-Injektionen, die vier Wochen oder länger wirken sollen, eignen sich in der Regel nicht für Asthmatiker. Die mehrfache Injektion solcher Depot-Spritzen hintereinander wird als ärztlicher Kunstfehler gewertet (vgl. Seite 41).

Status asthmaticus

Hält ein Asthmaanfall stundenlang an (Status asthmaticus), wird die Situation kritisch. Auch wer glücklicherweise noch nie solch einen Anfall am eigenen Leib erfahren hat, wird nachempfinden können, wie sehr die Erstickungsangst wächst, wenn sich die Lungen aufblähen und es immer schwerer fällt, Luft zu bekommen. In ihrer Panik versuchen Asthmatiker, sich mit den vorhandenen Mitteln zu helfen. Beispielsweise inhalieren sie ohne Beachtung von Dosisbeschränkungen das gewohnte bronchienerweiternde Dosieraerosol, das sie sonst so rasch und zuverlässig von den Beschwerden erlöst. Die Bronchien sind jedoch im Status asthmaticus so verkrampft oder durch zähen Schleim verstopft, daß mit einem Aerosol kaum noch eine Chance besteht, den Wirkstoff an den Ort des Geschehens zu bringen.

Helfen die üblichen zwei (korrekt inhalierten) Hübe nicht, dann schaffen auch sechs, zehn oder zwanzig Hübe keine Abhilfe: Stattdessen entstehen zusätzliche Probleme, nämlich Herzkomplikationen wie Rhythmusstörungen oder Herzrasen als Folgen der Überdosierung.

Der Status asthmaticus ist ein lebensbedrohender Zustand. Holen Sie daher frühzeitig einen Arzt, oder lassen Sie sich hinfahren (nachts in ein Krankenhaus). Im Zweifelsfall ist es besser, den Asthmatiker nach der Erstversorgung durch den Notarzt vorsichtshalber in ein Krankenhaus einweisen zu lassen. Dort sind geeignete Beatmungsvorrichtungen, Geräte zum Absaugen der Atemwege usw. verfügbar.

Mit Hilfe von Injektionen beziehungsweise Infusionen versuchen Ärzte, den Status asthmaticus so rasch wie möglich zu durchbrechen. Die verwendeten Arzneimittel enthalten im Prinzip die gleichen Wirkstoffe, die normalerweise im Anfall oder auch vorbeugend zum Zuge kommen: Kortikoide (jedoch hochdosiert), bronchienerweiternde Sympathomimetika und gegebenenfalls auch Theophyllin und/oder schleimlösende Mittel.

Weitere bei Asthma verwendete Arzneimittel

Während die Anregung des Sympathicusnervs durch Sympathomimetika die Bronchialmuskulatur erschlaffen läßt, kann eine ähnliche Wirkung erzielt werden, wenn der Vagusnerv, der als natürlicher Gegenspieler des Sympathicusnervs die Bronchialmuskulatur verengt, durch die sogenannten Vagolytika gehemmt wird. So erweitern die Dosieraerosole Atrovent® und Ventilat® die Bronchien ebenso wie Sympathomimetika – allerdings weniger stark und deutlich langsamer. Manche Asthmatiker kommen deshalb nicht mit diesen Mitteln zurecht. Ihr Nutzen wird weniger in der Behandlung des Asthmas gesehen als vielmehr in der Behandlung bestimmter Lungenerkrankungen älterer Menschen.

Schleimlösende Mittel

Die Verkrampfung der Bronchialmuskulatur geht mit zähem Schleim in den Atemwegen einher. Dieser läßt sich bisweilen kaum abhusten und verstopft dann einen Teil der Atemwege. Einen gewissen Nutzen versprechen schleimlösende Mittel (Expektoranzien) wie Ambroxol Ratiopharm®, Bisolvon®, Fluimucil®, Mucosolvan®, Mucret® u.a., wenn auch langfristig positive Effekte schwer festzumachen sind.

Auf genügend Flüssigkeitszufuhr achten

Sorgen Sie dafür, daß Sie genug Flüssigkeit zu sich nehmen - etwa ein bis zwei Liter pro Tag. Die ausreichende Flüssigkeitszufuhr ("Wässerung") ist eine wichtige Voraussetzung für die Verflüssigung des Bronchialschleims. Ist er weniger zäh, läßt er sich besser abhusten. Medikamente können unterstützend wirken, jedoch nicht die Wässerung ersetzen. Sind Sie herzkrank, müssen Sie Ihren Arzt fragen, wieviel Flüssigkeit Sie zu sich nehmen dürfen.

Hustenblocker

Widersinnig erscheint es hingegen, die Schutzfunktion Husten, mit deren Hilfe der behindernde Schleim aus den Atemwegen herausbefördert ("abgehustet") werden soll, mit Medikamenten zu unterdrücken. Eine längere Dämpfung des Hustenreizes durch Hustenblocker wie Codein Compretten®, Codicompren®, Paracodin®, Remedacen® u.a. schadet dem Asthmatiker, zumal solche Hustenblocker gleichzeitig die Atmung dämpfen. Stört quälender, unproduktiver Hustenreiz jedoch anhaltend die Nachtruhe, dürfte kaum etwas gegen die gelegentliche Einnahme eines Hustenblockers zur Nacht einzuwenden sein. Zuvor ist zu prüfen, ob die bisherige Therapie den Beschwerden angepaßt und ausreichend dosiert ist. Bronchienerweiternde Aerosole und genügend hoch dosiertes Theophyllin lindern nämlich auch den Husten bei Asthma.

Antibiotika

Antibiotika gehören nicht zum Standardrepertoire der Asthmatherapie. Verschlechtern Infektionen die Beschwerden (Infektasthma), ist in Absprache mit dem Arzt die Kortikoid-Dosis vorübergehend zu erhöhen. Außerdem kommt eine kurzfristige antibakterielle Therapie in Betracht. Gleiches gilt, wenn die Infektionen häufig wiederkehren. Wer von seinem Arzt ein Antibiotikum "auf Vorrat" verordnet erhält und mit dem Arzt abklärt, wann und wie er das Medikament einnehmen soll, kann wertvolle Zeit sparen. Die "Dauerprophylaxe" mit Antibiotika für Asthmakranke mit häufig wiederkehrenden Infektionen ist hingegen nutzlos und möglicherweise schädlich.

Antihistaminika

Die bei allergischem Schnupfen recht nützlichen Antihistaminika eignen sich nicht zur Behandlung und Vorbeugung des Bronchialasthmas. Wahrscheinlich beruhen die Beschwerden des allergisch bedingten Asthmas auf so hohen Histaminkonzentrationen in der Bronchialschleimhaut, daß nur extrem hohe, unverträgliche Dosen von Antihistaminika einen Schutz ausüben würden.

Kombinationsarzneimittel

Enthalten Asthmamittel mehrere Wirkstoffe (Kombinationsarzneimittel), ist dies meist kein gutes Zeichen. Häufig verordnete Kombinationen wie Broncho-Euphyllin®, Brondiletten®, Ditenate® Retard, Euspirax® comp. Dragees, Neobiphyllin®, Older® Tropfen,

Perphyllon® Tabletten und Zäpfchen, Perspiran® N und Priatan® Tabletten betrachtet der vom Wissenschaftlichen Institut der Ortskrankenkassen herausgegebene "Arzneiverordnungs-Report '90" nicht als therapeutisch sinnvoll.

Als "nicht sinnvoll" gelten auch Kombinationsarzneimittel mit einem bronchienerweiternden und einem schleimlösenden Mittel, beispielsweise Berotec® solvens, Bricanyl® compositum oder Spasmo-Mucosolvan®. Positiver zu bewerten ist hier die getrennte Verwendung der Bestandteile. Nur so können sie nämlich dem Bedarf angepaßt und individuell dosiert werden.

Hyposensibilisierung: Chance auf Heilung?

Um die Reaktionsbereitschaft auf Pollen zu mindern, kann eine Hyposensibilisierungsbehandlung sinnvoll sein (vgl. Seiten 43, 64). Diese wird meist außerhalb der Pollensaison in den Wintermonaten begonnen. Auch bei einer zweifelsfrei nachgewiesenen Hausstaubmilbenallergie kann der Allergologe eine Hyposensibilisierung versuchen, wenn die Maßnahmen zur Bekämpfung der Milben und zur Beseitigung ihrer Ausscheidungen ohne nennenswerten Erfolg blieben. Sie dürfen Ihre Erwartungen allerdings nicht zu hoch stecken. Die Hyposensibilisierung eignet sich am ehesten für Kinder und jüngere Erwachsene mit kurzer Krankheitsdauer und schmalem Allergenspektrum.

Zuvor verwendete Asthmamittel können Sie während der Hyposensibilisierung weiter einnehmen. Möglicherweise verringert sich nach erfolgreicher Behandlung der Verbrauch an Asthmamitteln. Die aufwendige und teure Prozedur der Hyposensibilisierung ist nicht ohne Risiken und kann selbst asthmatische Beschwerden, gelegentlich sogar einen lebensbedrohlichen Schock, auslösen (vgl. Seite 45).

Andere Therapieangebote

Manche Therapieangebote jenseits der sogenannten Schulmedizin werden von den einen belächelt oder abgelehnt, andere schwören auf sie. Nicht immer fällt eine Beurteilung der angebotenen Methoden leicht. Schließlich müssen Nutzen und Risiken nach genauso strengen Maßstäben beurteilt werden wie bei den etablierten Verfahren.

Akupunktur

Zur Beurteilung der Akupunktur ist die Datenlage widersprüchlich. Zum Teil lassen sich Effekte erzielen, die sich nachprüfen lassen: Unter der Akupunktur kann der Strömungswiderstand in den Verästelungen der Luftröhre etwas abnehmen – eine Voraussetzung für einen besseren Luftaustausch in den Bronchien. Der Effekt hält einige Stunden an. Jeder muß für sich entscheiden, ob der Aufwand für eine Akupunktursitzung den zu erwartenden, allenfalls geringen Nutzen aufwiegt. Bereits ein einziger Sprühstoß aus einem bronchienerweiternden Dosieraerosol senkt den Strömungswiderstand in den Bronchien besser.

Klimatherapie

Eine erstaunliche Besserung der Beschwerden läßt sich allein durch klimatische Veränderung (Klimakur) erzielen. Von ihr profitieren nicht nur Pollen- und Hausstaubmilbenallergiker – etwa im Hochgebirge und an der See –, sondern oft auch Asthmatiker ohne offensichtliche Allergie. Ein kurzfristig positiver Effekt in einer Fachklinik hängt gewiß auch mit dem Abstand zum häuslichen und beruflichen Milieu zusammen. Besonders wichtig sind die medizinischen Möglichkeiten der Kliniken in den modernen Asthmakurorten (s. Tabelle 14). Sie erlauben eine umfangreiche Allergiediagnostik und bringen für den Asthmatiker die Chance, sich in Ruhe mit den Möglichkeiten der physikalischen Therapie wie Atemgymnastik oder mit autogenem Training vertraut zu machen. Südliches Klima (Italien, Spanien u.a.) kann besser sein als Nord- oder Ostseeklima. Sprechen Sie mit Ihrem Arzt hierüber.

Tabelle 14:
Spezialkliniken für Patienten mit Atemwegserkrankungen und Allergien
(Auswahl; auch Universitätskliniken und andere große Krankenhäuser haben oft Spezialabteilungen)

Deutschland:	
2852	Bederkesa, Fachklinik Karolinenhöhe
2982	Norderney, Allergie- und Hautklinik
3000	Hannover, Lungenklinik Heidehaus
3201	Diekholzen, Kreiskrankenhaus
3406	Bovenden, Krankenhaus a. d. Lieth, Fachkrankenhaus für Erkrankungen der Atmungsorgane
3524	Immenhausen, Philippstiftung e.V., Fachklinik für Lungenerkrankungen
4050	Mönchengladbach, Asthmakrankenhaus der Kamillianer
4390	Gladbeck, St.-Barbara-Hospital
4792	Bad Lippspringe, Auguste-Viktoria- und Cecilienstift, Fachklinik für Lungen- und Bronchialheilkunde, Asthma und Allergie
4792	Bad Lippspringe, Karl-Hansen-Klinik für Atemwegserkrankungen und Allergie
4792	Bad Lippspringe, Teutoburger-Wald-Klinik für Erkrankungen der Atemwege
4792	Bad Lippspringe, Marienstift, Fachklinik für Erkrankungen der Atmungsorgane
4902	Bad Salzuflen, Kliniken am Burggraben
5427	Bad Ems, Hufeland-Klinik, Fachklinik für Erkrankungen der Atmungsorgane
5483	Bad Neuenahr, Fachklinik Are
5603	Wülfrath, Klinik Aprath e.V., Fachkrankenhaus
5650	Solingen, Lungenkrankenhaus Bethanien GmbH
5870	Hemer, Spezial-Lungenklinik
5948	Schmallenberg, Fachkrankenhaus Kloster Grafschaft
6208	Bad Schwalbach, Otto-Fricke-Krankenhaus
6232	Bad Soden, Taunussanatorium
6349	Greifenstein, Waldhof Elgershausen, Klinik für Lungen- und Bronchialerkrankungen
6350	Bad Nauheim, Asthmaklinik
6927	Bad Rappenau, Kurklinik für Asthma und allergische Hauterkrankungen
7101	Löwenstein, Fachkrankenhaus für Lungen- und Bronchialerkrankungen
7300	Esslingen, Fachkrankenhaus für Lungen- und Bronchialheilkunde
7737	Bad Dürrheim, Espan-Klinik, Private Fachklinik für Erkrankungen der Atmungsorgane, Herz- und Kreislaufstörungen
7812	Bad Krozingen, Rheintal-Klinik und Astoria-Klinik
7822	St. Blasien, Klinik St. Blasien
7988	Wangen im Allgäu, Sanatorium Sonnenhof, Private Fachklinik für Erkrankungen der Atmungsorgane
8230	Bad Reichenhall, Städtisches Krankenhaus, Spezialklinik für Erkrankungen der Atemwege
8732	Münnerstadt, Klinik am Michelsberg, öffentlich-rechtliches Fachkrankenhaus für Lungen- und Bronchialerkrankungen
Schweiz:	
7265	Davos, Hochgebirgsklinik Davos Wolfgang

Entspannungstherapie

Psychische Faktoren gehören zwar nicht zu den Ursachen des Asthmas, können jedoch die Symptome deutlich verstärken (vgl. Seite 78). Ein asthmatisches Kind, das gezielt Asthmaanfälle hervorruft, um die Erfüllung seiner Wünsche durchzusetzen, gilt hierfür als Lehrbuchbeispiel.

Es geht aber auch umgekehrt: Verschiedene Methoden der Entspannungstherapie – so die Hypnose – ermöglichen es, die Angst als Auslöser von Asthmaanfällen zu kontrollieren und so dem Anfall bewußt entgegenzuwirken.

Hilfreich ist auch die Eigenhypnose, beispielsweise in Form von autogenem Training. Auffällig häufig verlassen sich Asthmatiker allerdings auf Arzneimittel oder auf Behandlungen, die sie passiv über sich ergehen lassen können. Akupunktur oder Kuren gehören dazu. Wer jedoch bereit ist, aktiv an sich zu arbeiten, lernt die Methoden der Selbstbeeinflussung durch Konzentration innerhalb weniger Wochen – am besten unter Gleichgesinnten in Selbsthilfegruppen (vgl. Seite 94). Ideal wäre die Anleitung durch einen Atemtherapeuten, der gleichzeitig autogenes Training beherrscht.

Von besonderem Nutzen für den Asthmatiker sind die beiden Grundübungen "Es atmet mich" (Atemübung) und "Sonnengeflecht durchströmend warm" (Sonnengeflechtsübung). Die Atemübung hilft, die Ausatmungsphase entspannt und ohne Angst passiv ablaufen zu lassen. Mit der zweiten Übung lassen sich die Phasen der Atmung bewußt machen.

Atemgymnastik

Für Asthmatiker besitzt die Atemgymnastik besondere Bedeutung. Sie hilft, die vorhandenen Atemreserven besser zu nutzen, so ökonomisch wie möglich zu atmen und die Wirkung des Hustenmechanismus zu verbessern, also Schleim abzuhusten. Sie sollten atemgymnastische Übungen unter Anleitung eines Atemtherapeuten erlernen.

Asthmaoperationen

Besonders schwer Erkrankte erhoffen sich Hilfe von sogenannten Asthmaoperationen. Nervendurchtrennungen – meist des Vagusnervs, der die Bronchien eng stellt – sollen nervös bedingte Verkrampfungen der Bronchien verhindern. Solche Eingriffe, die auf verschiedene Weise und meist ohne großen Aufwand durchführbar sind, bedeuten keine Heilung. Möglicherweise wird als Folge der Schleim noch zäher. Die Eingriffe bieten allenfalls die Chance einer vorübergehenden Besserung. Ein Grund für den unzuverlässigen Effekt kann darin liegen, daß der Vagus kein isolierter Nervenstrang ist, der sich wie ein Bindfaden durchschneiden läßt, sondern ein verzweigtes Nervengeflecht, das sich nur schwer vollständig durchtrennen läßt. Nach solchen Operationen können zudem Nerven im Laufe der Zeit neu aussprießen oder wieder zusammenwachsen und die alte Funktion zumindest teilweise wieder erfüllen.

Operation der Nasenpolypen

Asthma geht nicht selten mit entzündlich-geschwollener Nasenschleimhaut einher. Ihre wulstige Faltenbildungen werden als Polypen bezeichnet. Sie behindern die Nasenatmung oder machen sie sogar unmöglich. Das kann sogar Geruchsstörungen zur Folge haben. Wann es sinnvoll ist, Nasenpolypen abzutragen, sollten Sie mit dem behandelnden Hals-Nasen-Ohren-Arzt besprechen. Nach Nasenpolypenoperationen können Asthmabeschwerden besonders stark aufflackern. Die entzündlich geschwollene Nasenschleimhaut bildet sich zudem häufig in kurzer Zeit erneut.

Operationen der Nasennebenhöhlen

Zurückhaltung ist auch bei Nasennebenhöhlen-Operationen angebracht. Viele Asthmakranke leiden so häufig unter Entzündungen der Nasennebenhöhlen, daß sie früher oder später selbst auf eine Operation drängen.

Über Sinn und Notwendigkeit des Eingriffs muß der Hals-Nasen-Ohren-Arzt anhand des örtlichen Befundes entscheiden. Eine Beeinflussung des allergischen Asthmas durch Ausschaltung eines in den Nebenhöhlen vermuteten "Herdes" ist jedoch kaum zu erwarten. Im Gegenteil: Gerade die Operation der Nasennebenhöhlen löst oftmals erst asthmatische Beschwerden aus. Personen mit allergischem Asthma sollten versuchen, möglichst ohne Operation auszukommen. Dabei helfen wiederholte Spülungen der Höhlen, die kurzzeitige Antibiotikaeinnahme sowie die zeitlich beschränkte Verwendung schleimhautabschwellender Nasentropfen.

Vorsicht vor "Wundermitteln"

Wer verschiedene Medikamente mit wechselndem Erfolg nimmt und sich nicht damit abfinden kann, daß die Therapie womöglich lebenslang fortgeführt werden muß, erwägt früher oder später, auch Mittel außerhalb des vom Arzt angebotenen Repertoires auszuprobieren. Nicht selten möchte er dadurch von den bisher verwendeten Medikamenten loskommen.

Immer wieder machen Präparate von sich reden, die wahre Wunder versprechen und – was mit Erstaunen festzustellen ist – bisweilen sogar wirken. Das hat seine Gründe: Zum einen ist ein Effekt durch Scheinmedikamente (Leermedikament = Placebo) bei kaum einer anderen Krankheit so leicht zu erzielen wie bei Asthma. Denn jede neue, positiv besetzte Behandlungsmaßnahme führt sehr wahrscheinlich vorübergehend zu einem gewissen Erfolg. Zum anderen sind so manche angebotenen "Wundermittel" keine nebenwirkungsfreien Alternativen zu den Verordnungen des Arztes, sondern gesundheitsbedrohende Geschäftemacherei (s. Kasten).

Gefährliche Importe

Amborum special-F

In ihrer Not beschaffen sich manche Asthmatiker – hauptsächlich über ausländische Versandadressen (Sri Lanka, USA u.a.) – für teures Geld Arzneimittel, die auf pflanzlicher oder "natürlicher" Basis zuverlässig, rasch und ohne unerwünschte Folgen eine Linderung versprechen. Dafür ist Amborum special-F ein Beispiel. Die Analyse von rund 50 Proben dieses Mittels ergab, daß die angeblich reinen Kräutertropfen "ohne westliche Substanzen wie Kortisone" in Wirklichkeit Kortikoide in wechselnder Zusammensetzung und Dosis enthalten. Darunter sind sogar Kortikoide, die nicht zur Daueranwendung geeignet sind. Die Folgen der Einnahme dieser Flüssigkeit sind daher nicht kalkulierbar. Schwere Kortikoidschäden wurden im Zusammenhang mit Amborum special-F beschrieben.
Um die Zollbehörden zu täuschen, gelangt Amborum special-F unter wechselnden Bezeichnungen an den Anwender: Formula Nr. 9, Hautwaschmittel Cureall-6, Kayankal forte, Asforte, Herbal Tea Syrup oder Natural Herbs Tea Syrup. Wer ein solches Mittel bestellt, erhält in einem gesonderten Brief das richtige Etikett sowie Hinweise zum Überlisten der Zollbehörden. Die gesundheitsgefährdende Beutelschneiderei muß pro Flasche zu 200 ml mit bis zu 500 DM bezahlt werden.

Präparate aus Pakistan und Ostasien

Auch aus Pakistan kommt ein angeblich unschädliches Asthmamittel auf "rein homöopathischer Basis": Deecap Kapseln. Bei der Analyse wurde ebenfalls ein nicht deklariertes Kortikoid entdeckt. Gleiches gilt für aus China stammende Thong Yen Obat China Kapseln gegen Asthma, Gicht und Rheuma. Die Namen der Mittel dürften sich von Zeit zu Zeit ändern, nicht aber die Vermarktungsmethoden! Deshalb sollte Ihre Devise sein: Finger weg von teuren, angeblich harmlosen und garantiert wirksamen Importen sogenannter Kräuter beziehungsweise homöopathischer Mittel aus dem ostasiatischen Raum und anderen Ländern.

WARNUNG

Selbsthilfegruppen

Die älteste Patientenselbsthilfegruppe ist der 1897 auf Helgoland gegründete Allergiker und Asthmatiker Bund e.V. (vgl. Seite 48). Rund 110 Regionalgruppen betreuen die Mitglieder. Regelmäßig stattfindende Gesprächsrunden dienen dem Erfahrungsaustausch. Therapiekurse für Atemtherapie, Gymnastik oder autogenes Training werden angeboten.

Der gemeinnützige Verein Arbeitsgemeinschaft Allergiekrankes Kind mit dem Untertitel Hilfen für Kinder mit Asthma, Ekzem oder Heuschnupfen e.V. (vgl. Seite 48) konzentriert sich auf die Probleme von Kindern. Beide Selbsthilfegruppen geben eine Mitgliederzeitschrift beziehungsweise einen Rundbrief heraus.

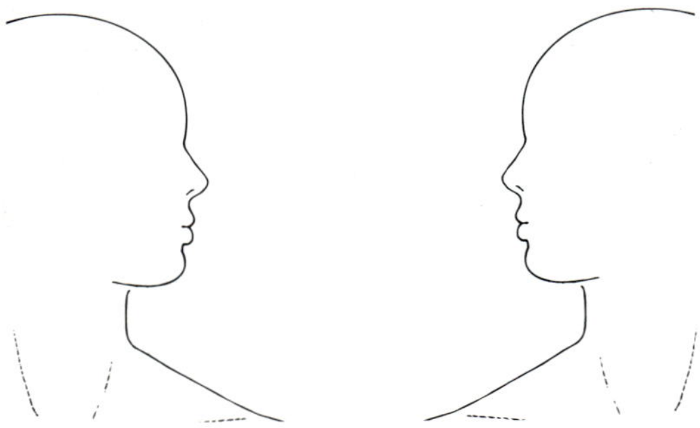

Die allergische Bindehautentzündung - das "rote Auge"

Damit unser Blick nicht getrübt wird, muß das Auge durchsichtig sein. Nicht umsonst heißt der weiche gallertartige Augenkörper "Glaskörper". Blutgefäße dürfen das Sehvermögen nicht beeinträchtigen. Deshalb fehlen sie in der Blickachse. Die Folge: Entzündliche Reaktionen spielen sich vor allem in den angrenzenden Schleimhäuten ab – hauptsächlich in der Bindehaut (Abbildung 14).

Der Begriff Bindehaut beschreibt eine der Funktionen dieser wichtigen Schleimhaut. Sie überzieht wie ein Futteral sackartig Lider und Augapfel und verbindet diese zu einer beweglichen Einheit, wobei die Hornhaut des Auges ausgespart wird. Gleichzeitig besitzt sie eine wichtige Schutzfunktion. Als Barriere verhindert sie, daß Fremdkörper, Keime und sonstige schädliche Stoffe in rückwärtige Augenabschnitte eindringen. Hinter diesem schützenden Vorhang liegen die Tränendrüsen. Wie eine Scheibenwaschanlage reinigt und befeuchtet die Bindehaut beim Lidschlag die zur Austrocknung neigende Hornhaut des Auges.

Die Symptome

Das juckende Auge ist eines der lästigsten Symptome des Heuschnupfens. Doch auch andere allergische Erkrankungen – bis hin zur Nahrungsmittelallergie – können mit Reaktionen der Bindehaut einhergehen.

Pollenallergiker leiden besonders unter Juckreiz in den inneren Augenwinkeln. Dort konzentrieren sich die Pollenkörner durch die Lidbewegungen. Das Allergen löst sich rasch auf und kommt durch die Tränenflüssigkeit in

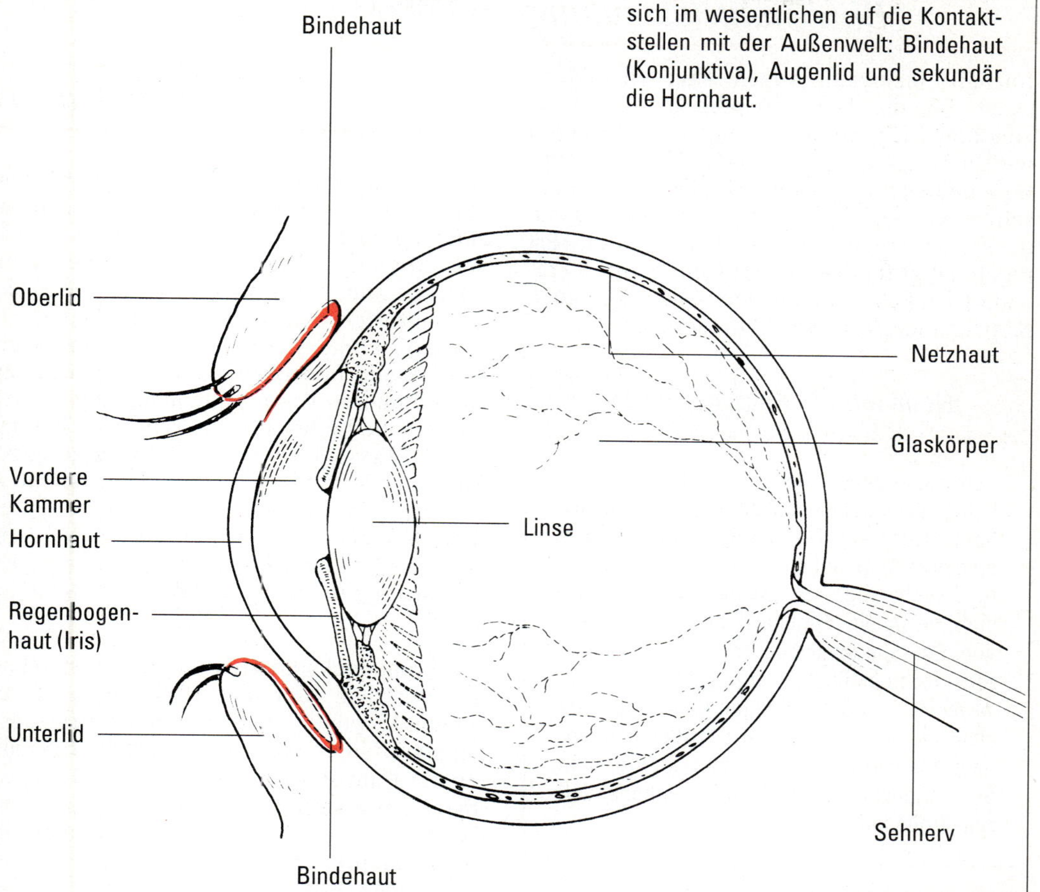

Abbildung 14: Schnitt durch das Auge. Allergische Reaktionen beschränken sich im wesentlichen auf die Kontaktstellen mit der Außenwelt: Bindehaut (Konjunktiva), Augenlid und sekundär die Hornhaut.

Kontakt mit den Mastzellen der Bindehaut. Histamin und die anderen freigesetzten Gewebshormone (vgl. Seite 20) rufen dann Augenbeschwerden hervor.

Wer nun die juckenden Augen reibt, setzt einen Teufelskreis in Gang. Die bewußte oder unbewußte Reaktion bringt zwar zunächst Linderung und Befriedigung, meist aber auch ein schlechtes Gewissen. Aus Erfahrung weiß der Allergiker, was folgt: Die Linderung hält nur kurz an. Dann setzen die Beschwerden um so intensiver wieder ein. Das Auge wird rot und brennt. Das Fremdkörpergefühl (Schmerz) nimmt zu – meist weniger als Folge des Histamins, sondern eher durch das Reiben. Ein einfaches Augenbad hilft, den Teufelskreis zu durchbrechen. Es schwemmt die Allergene aus oder verdünnt sie zumindest und mildert durch Kühlung die Entzündung.

Heuschnupfen-Bindehautentzündung

Intensiv juckende Augen sind charakteristisch für die Heuschnupfen-Bindehautentzündung. Sie wird oft von Nasenbeschwerden wie Jucken, Niesanfällen oder Nasenverstopfung begleitet (vgl. Seite 51). Die Augenlider schwellen an. Eine Lichtscheu ist – wenn überhaupt – meist nur gering ausgeprägt. Fast regelmäßig fließen wässrig-schleimige Tränen. Bisweilen plagen den Allergiker auch Kopfschmerzen und Schlafstörungen.

Wenn nur ein Auge gerötet ist

Röten sich beide Augen, handelt es sich mit hoher Wahrscheinlichkeit um eine Bindehautentzündung. Tritt die Rötung jedoch nur an einem Auge auf und liegt keine erkennbare Ursache zugrunde (Reiben, Reizung u.a.), muß rasch ein Augenarzt aufgesucht werden. Geht die einseitige Rötung mit Schmerzen, Lichtempfindlichkeit, Tränenfluß und vermindertem Sehvermögen einher, kann es sich um eine Entzündung der Regenbogenhaut handeln oder um einen akuten grünen Star (Glaukomanfall). Er führt unbehandelt zum Erblinden.

WARNUNG

Die allergische Bindehautentzündung kann saisonal – durch Pollen – oder im ganzen Jahr auftreten – durch Tierhautschuppen und Tierhaar, Hausstaubmilben, Nahrungsmittel u.a. Die Beschwerden sind im allgemeinen bei zeitlich begrenztem Kontakt mit luftübertragenen Allergenen stärker als bei ganzjähriger Erkrankung. Auch Medikamente, Kontaktlinsenflüssigkeiten und andere Stoffe, die in die Augen gelangen, können allergische Augenbeschwerden auslösen.

Sie lassen sich gewöhnlich ohne Hilfe eines Augenarztes behandeln. Zwischen den einzelnen Episoden der Heuschnupfen-Bindehautentzündung sehen die Augen gesund aus. Mit Langzeitschäden durch die Allergie ist nicht zu rechnen.

Frühjahrskatarrh

Der sogenannte Frühjahrskatarrh ist unangenehmer als die Heuschnupfen-Bindehautentzündung und dauert länger. Immer wieder verschlimmern sich die Beschwerden rückfallartig. Die Augen jucken so stark, daß sich die Betroffenen am liebsten "die Augen auskratzen" würden. Der Ausfluß aus den Augen ist dick und fadenziehend. Im Gegensatz zur Heuschnupfen-Bindehautentzündung besteht oft extreme Lichtscheu. Im typischen Fall tragen die Erkrankten Schirmmütze und dunkle Sonnenbrille, um sich vor hellem Licht zu schützen. Wenn der Augenarzt die innere Seite des oberen Augenlids betrachtet, stößt er meist auf eine charakteristische pflastersteinartige Oberflächenstruktur der Schleimhaut.

Der Frühjahrskatarrh trifft am häufigsten Kinder zwischen fünf und 15 Jahren und verschwindet gewöhnlich wieder im Erwachsenenalter. Nicht selten reagieren die Erkrankten bei Haut-Pricktests (vgl. Seite 29) gegenüber einer ganzen Reihe von Allergenen positiv. Bei dreiviertel der Betroffenen finden sich in der Familie Allergiker, oder es bestehen neben dem Frühjahrskatarrh andere allergische Erkrankungen und erhöhte Immunglobulin-E (IgE)-Spiegel.

Karenz: Ohne Chancen

Da ein Kontakt mit Pollen in der Saison nicht zu vermeiden ist – es sei denn durch "Flucht" in pollenarme beziehungsweise pollenfreie Gegenden (Urlaub), – geht es nicht ohne Therapie.

Hyposensibilisierung

Eine Hyposensibilisierung (vgl. Seite 43) kann zwar auch Augenbeschwerden lindern, doch empfiehlt sich diese aufwendige Prozedur allenfalls dann, wenn zusätzlich andere Beschwerden bestehen und diese auf die üblichen Medikamente nicht genügend ansprechen.

Therapie: Welche Arzneimittel helfen?

Zur medikamentösen Vorbeugung und Behandlung steht eine Reihe meist ohne Rezept erhältlicher Mittel zur Verfügung (vgl. Tabelle 15). Bei der Auswahl kommt es auf Art und Schwere des Krankheitsbildes an.

Tabelle 15:
Vor- und Nachteile von Arzneimitteln, die zur Linderung der Beschwerden bei allergischer Bindehautentzündung verwendet werden

Wirkstoffe	Rezeptpflicht	Vorteile	Nachteile
Cromoglizinsäure-Augentropfen	nein	gut verträglich	wirkt nur vorbeugend, Effekt erst nach 1 bis 2 Wochen und nicht immer zuverlässig
Antihistaminika (Augentropfen)	nein	rasche Wirkung gegen Juckreiz	Linderung hält nur kurz an, Sensibilisierung bei örtlicher Anwendung möglich
Gefäßverengende Wirkstoffe (Vasokonstriktiva)	nein	rasches Abblassen des geröteten Auges, geminderter Tränenfluß	Nutzen umstritten ("kosmetische Weißmacher"?)
Antihistaminika (innerlich)	nein, zum Teil ja	gut wirksam gegen Juckreiz am Auge sowie gegen Symptome des allergischen Schnupfens, längerer Effekt als nach Augentropfen	Müdigkeit (bei einigen neuen Mitteln wenig), Wirkungsminderung bei Langzeiteinnahme möglich
Kortikoid-Augentropfen (Augensalbe)	ja	stark wirksam (nur sinnvoll, wenn alle anderen Maßnahmen und Mittel versagt haben)	Gefahr von Hornhautschädigungen, erhöhtem Augeninnendruck, Verringerung der Widerstandskraft gegen örtliche Infektionen durch Bakterien, Pilze und Viren
Kortikoide (innerlich)	ja	stark wirksam (allenfalls sinnvoll, wenn starke allergische Reaktionen auch an anderen Organen auftreten)	verzögerter Wirkeintritt, Störungen des Eigenrhythmus der Nebennierenrinde, unerwünschte Effekte an anderen Organen

Cromoglizinsäure

Wie für die Behandlung des allergischen Schnupfens, bietet sich das Antiallergikum Cromoglizinsäure auch bei allergischer Bindehautentzündung an. Die fast immer gute Verträglichkeit der Augentropfen (z.B. Cromohexal®, Opticrom® u.a.) wird lediglich durch gelegentliches Brennen beim Einträufeln eingeschränkt. Verliert sich dieser Begleiteffekt nicht mit der Zeit, sollten Sie Cromoglizinsäure-Augentropfen versuchen, die ein anderes Konservierungsmittel enthalten (vgl. Tabelle 16). Es gibt auch – allerdings teurere – Einzeldosispipetten, die frei von Konservierungsmitteln sind (vgl. Tabelle 17).

Tabelle 16: Cromoglizinsäure-Augentropfen – Fläschchen zu 10 ml im Kostenvergleich
(Preisstand 1.4.1991)

Präparat	Hersteller	Konserviert mit*	Kosten (DM)
Allergocrom®	Ursapharm	T	8,70
Cromoglicin® GDS	GDS Pharma	B	12,00
Cromoglicin Heumann®	Heumann	B	8,90
Cromohexal®	Hexal-Pharma	B	8,25
Dispacromil®	Dispersa	B	8,22
Duracroman®	Durachemie	B	9,95
Nasivin® gegen Heuschnupfen	Merck	B	9,80
Opticrom®	Fisons	B	12,00
Otriven® H	Ciba-Geigy	B	9,80
Sofro®	Dr. Thilo	B + E	8,85
Stadaglicin®	Stada-Arzneim.	B	9,80
Vividrin®	Dr. Mann	B	9,80

* B = Benzalkoniumchlorid, E = Edetinsäure, T = Thiomersal (quecksilberhaltige Verbindung)

Cromoglizinsäure stabilisiert die Mastzellen und verhindert beziehungsweise vermindert die Freisetzung von Histamin und anderen

Tabelle 17: Cromoglizinsäure-Augentropfen – Einmalpipetten zu 0,5 ml (ohne Konservierungsmittel) im Kostenvergleich
(Preisstand 1.4.1991)

Präparat	Hersteller	pro Packung: Stück	pro Packung: Kosten (DM)	pro 10 ml: Kosten (DM)
Cromolergin® UD	Hexal-Pharma	20	11,95	11,95
Dispacromil® sine	Dispersa	20	11,95	11,95
		50	29,95	11,98
Vividrin® EDO	Dr. Mann	20	11,95	11,95

Gewebshormonen, die die lästigen allergischen Reaktionen auslösen (vgl. Seite 20). Damit das Antiallergikum wirkt, müssen Sie die Augentropfen vorbeugend, also mindestens einige Tage, besser zwei Wochen, vor dem in Aussicht stehenden Kontakt mit Allergenen (Pollen, Tierhautschuppen u.a.) regelmäßig – etwa alle vier Stunden – in beide Augen träufeln. Es kann sonst Tage, mitunter sogar Wochen dauern, bis Ihre Beschwerden abklingen.

Selbst bei langfristiger Verwendung von Cromoglizinsäure-Augentropfen erreichen Sie allenfalls eine Linderung. Völlige Symptomfreiheit ist kaum zu erwarten, auch wenn die Werbung zum Teil den Eindruck erweckt, mit den Tropfen könnten die Beschwerden "beseitigt" werden. Gegen akut auftretendes Augenjucken helfen diese Augenmittel jedenfalls nicht, es sei denn durch "Auswaschen" oder Verdünnung der Allergene mit der Tropfenflüssigkeit. Solch einen Soforteffekt erreichen Sie jedoch ebensogut mit einem einfachen Augenbad (vgl. Seite 95).

Antihistaminika-Augentropfen

Einträufeln von Antihistaminika-Augentropfen (z.B. Pheramin® N Augentropfen, Visuphrine® N Augentropfen) lindert Juckreiz rasch, aber nur für kurze Zeit. Die Tropfen sind beispielsweise von Nutzen, wenn Sie sich am liebsten die Augen reiben möchten. Bei besonders schwerem Juckreiz (vor allem beim Frühjahrskatarrh) unterstützen Kompressen mit zerstoßenem Eis Ihr Bemühen, die Augen nicht zu reiben.

Antihistaminika-Tabletten

Antihistaminika-Tabletten (vgl. Seite 36) können ebenfalls das lästige Augenjucken lindern, wenn auch oft weniger gut als Augentropfen. Die Wirkung setzt 20 bis 30 Minuten nach der Einnahme ein und hält je nach Präparat etwa vier bis zwölf Stunden an. Tabletten sind vor allem vorzuziehen, wenn die Tropfen nicht genügend helfen oder wenn gleichzeitig andere Beschwerden bestehen wie allergischer Schnupfen mit ausgeprägtem Niesen. Die neueren, wenig müdemachenden Antihistaminika eignen sich gut zur Symptomlinderung am Tag. Die älteren, zum Teil stark müde machenden Mittel sind eher zu empfehlen, wenn die Beschwerden nachts überwiegen (vgl. Seite 35).

Gefäßverengende Augentropfen

Übermäßiger Gebrauch brachte Augentropfen, die die Blutgefäße verengen (Biciron®, Cleer®, Otriven®, Visadron®, Vistalbalon Liquifilm®, Yxin® u.a.), die Bezeichnung "kosmetische Weißmacher" ein. Durch ihren gefäßverengenden Effekt wird die Durchblutung der Bindehaut gedrosselt. Die Schleimhaut schwillt ab. Das Auge verliert seine Rötung, ohne daß jedoch die Ursachen der Reizung beeinflußt wurden.

Die Mittel wirken lediglich für kurze Zeit. Verwenden Sie die Tropfen längerfristig, verkehrt sich die Wirkung durch einen Rückkopplungseffekt in das Gegenteil: Nach kurzer Verengung erweitern sich die Gefäße wieder. Diese Augentropfen sollten Sie daher – ebenso wie gefäßverengende Nasentropfen (vgl. Seite 61) – nur einige Tage benutzen.

Kombinationen

Kombinationen aus Antihistaminika und gefäßverengenden Wirkstoffen (in Allergopos®, Antistin-Privin®, Konjunktival Thilo®, Ophtalmin®, Spersallerg®, Visuphrine in der Ophtiole® u.a.) in Augenmitteln erscheinen nicht sinnvoll. Der gefäßverengende Bestandteil sollte allenfalls ab und zu eingesetzt werden, während das Antihistaminikum zur Juckreizlinderung in der Saison eher häufiger gebraucht wird.

Kortikoid-Augentropfen

Bleiben alle Bemühungen zur Linderung der allergischen Augenbeschwerden erfolglos, läßt sich eine etwa zweiwöchige Behandlung mit Kortikoid-Augentropfen rechtfertigen. Bei schwerem Frühjahrskatarrh bleibt oft keine andere Wahl, als solche Mittel länger anzuwenden. Dies sollte unbedingt vom Augenarzt überwacht werden, da die Verwendung von Kortikoid-Tropfen bei nicht intakter Hornhaut Hornhautgeschwüre zur Folge haben kann.

Kortikoide schwächen die Abwehrmechanismen des Auges. Durch ihre Anwendung flammen bisweilen Infektionen der Hornhaut durch Bakterien, Viren und Pilze auf. Unter der örtlichen Kortikoid-Behandlung kann der Augeninnendruck steigen. Wer bereits an grünem Star (Glaukom) erkrankt ist, sollte keine kortikoidhaltigen Augenmittel erhalten. Auch ein grauer Star (Katarakt) kann von zu langer Kortikoidanwendung am Auge herrühren.

Kortikoid-Tabletten

Bestehen an weiteren Organen (Nase, Lunge) ebenfalls schwere Überempfindlichkeitsreaktionen, bei denen andere Therapieformen versagen, führt bisweilen kein Weg darum herum, zumindest vorübergehend Kortikoid-Tabletten (vgl. Seite 40) einzunehmen.

Wenn Augentropfen die Beschwerden verschlechtern

Ab und zu kommt es vor, daß nach dem Einträufeln von Augentropfen die Beschwerden zunehmen. Dies beruht günstigstenfalls lediglich darauf, daß Sie kurz zuvor die Augen kräftig gerieben haben und diese nun kurzfristig brennen. Hierfür wird meist das in den Tropfen enthaltene Konservierungsmittel verantwortlich gemacht.

Konservierungsmittel

Wer behauptet, antiallergisch wirkende Augentropfen könnten Allergien auslösen, erntet leicht ungläubiges Erstaunen. Dennoch trifft dies zu. Immer wenn der Juckreiz nach dem Einträufeln zunimmt oder sich gar keine Linderung einstellen will, ist eine Unverträglichkeitsreaktion gegen Bestandteile der Tropfen in Betracht zu ziehen, beispielsweise gegen Konservierungsmittel.

Alle Fläschchen, aus denen mehrfach Augentropfen entnommen werden, enthalten Konservierungsmittel. Diese verhindern, daß in den Tropflösungen Keime wachsen. Die Hersteller benutzen verschiedene Substanzen. Daher können sich Augentropfen verschiedener Hersteller, die den gleichen Wirkstoff enthalten, durch das Konservierungsmittel unterscheiden (vgl. Tabelle 16, Seite 98). Davon kann im Einzelfall die Verträglichkeit der Tropfen abhängen.

Ein ideales, garantiert gut verträgliches Konservierungsmittel gibt es leider nicht. Insgesamt kommen Störwirkungen glücklicherweise relativ selten vor. Dennoch sind für Benzalkoniumchlorid schwere allergische Reaktionen beschrieben. Das ebenfalls häufig verwendete Chlorhexidin gilt als Auslöser von Kontaktüberempfindlichkeiten (vgl. Seite 104). Auch Quecksilberverbindungen sollen allergische Folgereaktionen verursachen.

Antihistaminika

Im übrigen können sogar die eigentlich zur Allergielinderung vorgesehenen Wirkstoffe allergische Reaktionen auslösen. So wird beispielsweise das Antihistaminikum Antazolin, das in Allergopos®, Antistin-Privin® und in anderen Tropfen zur Behandlung allergischer Reizzustände der Bindehaut enhalten ist, als starker Kontaktsensibilisierer bezeichnet. Da derartige Auswirkungen vergleichsweise selten auftreten, wird eine solche Unverträglichkeit leicht “übersehen”.

Antibiotika

Kontaktallergien im Lidbereich in Verbindung mit Augenmitteln legen eine Überempfindlichkeit gegen einen der enthaltenen Bestandteile nahe. Vergleichsweise häufig sind allergische Reaktionen auf antibiotikahaltige Augenmittel, die Neomycin (z.B. in Isopto-Max® Augentropfen und -salbe, Nebacetin® Augensalbe, Polyspectran® Augensalbe und -tropfen), Bacitracin (z.B. in Nebacetin® Augensalbe) oder Sulfonamide (z.B. in Blephamide Liquifilm®, Blephamide® Augensalbe, Combiamid® Augentropfen, Irgamid® Augensalbe) enthalten.

Problemfall Kontaktlinsen

Kontaktlinsen bereiten Probleme auf mehreren Ebenen. Zum einen verursachen sie selbst Fremdkörperreize am Auge. Die Folgen – Rötung der Bindehaut, Brennen oder Jucken – gleichen denen einer allergischen Bindehautentzündung. Solange Sie Kontaktlinsen tragen, sollten Sie keine Augentropfen verwenden – oder andersherum ausgedrückt: Müssen Augenerkrankungen mit Tropfen und Salben behandelt werden, sollten Sie keine Kontaktlinsen tragen. Da sich Bindehautentzündungen durch Kontaktlinsen verschlimmern können, ist es widersinnig, die Reizung mit Augentropfen zu behandeln, solange die Kontaktlinsen, die zum Reiz beitragen, im Auge bleiben.

Allergiker vertragen Kontaktlinsenpflegemittel und Augentropfen, die als Konservierungsmittel Benzalkoniumchlorid, Chlorhexidin oder Quecksilber enthalten, schlechter als Nichtallergiker. Träger weicher Kontaktlinsen sind stärker gefährdet als Träger harter Linsen. Weiche Linsen bestehen bis zu 90 Prozent aus Wasser. Sie speichern nicht nur Wirkstoffe, die mit Augentropfen in das Auge gelangen, sondern auch Hilfsstoffe wie Konservierungsmittel. In die Kontaktlinsen eingelagerte Substanzen verursachen bei Überempfindlichkeit massive Abwehrreaktionen des Auges.

Allergisches Kontaktekzem - eine Krankheit des Erwachsenen

Die Haut, ein Organ mit vielen Funktionen (vgl. Seite 102), besteht im Prinzip aus zwei Schichten (Abbildung 15), der Oberhaut (Epidermis) und der Lederhaut (Korium), die dem Unterhautfettgewebe aufliegen. Die Oberhaut ist in etwa so dick wie ein oder zwei dieser Buchseiten. Sie kann aber auch rund 1,5 mm dick sein, beispielsweise an den Handflächen. Aus der Lederhaut wird bei Tieren durch Gerbung Leder hergestellt.

Abbildung 15: Die Schichten der Haut und ihre Krankheiten

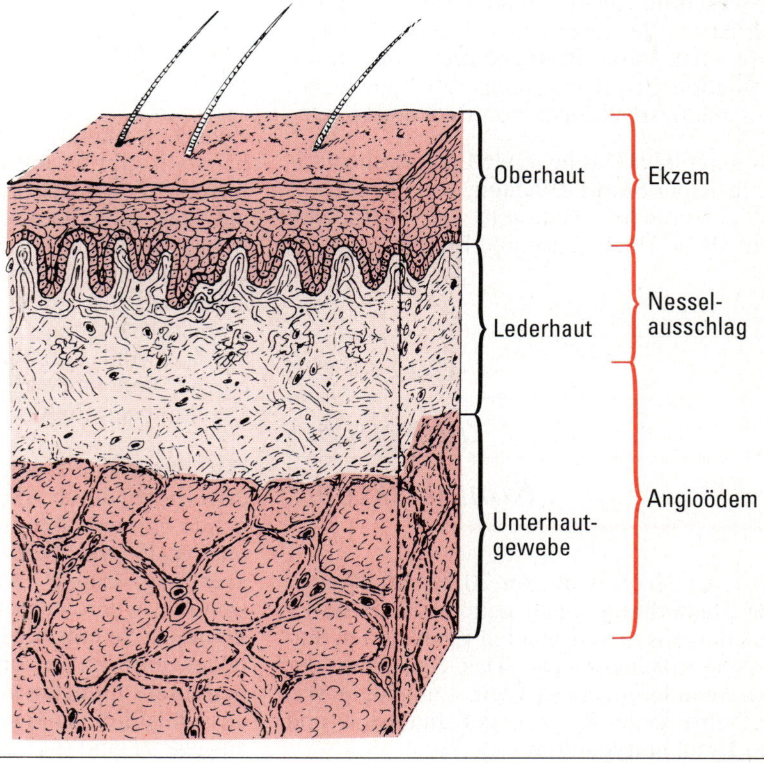

Die Hautschichten und ihre Funktion

Die Oberhaut wächst aus ihrer unteren Schicht ständig nach und stößt an der Oberfläche pro Tag etwa eine Zellschicht ab ("Milbennahrung", vgl. Seite 180). Sie wirkt als mechanischer Schutzwall, der ein Eindringen von Schadstoffen und Keimen, aber auch von vielen Medikamenten weitgehend verhindert. Diese Schutzfunktion ist bei Hauterkrankungen wie dem Ekzem geschwächt.

In der tieferen Schicht der Oberhaut ist Feuchtigkeit eingelagert. Die trockene Haut des Neurodermitiskranken (vgl. Seite 109) kann hier Wasser aufsaugen, wenn ein Feuchtigkeitsspender aufgetragen wird. Die Oberhaut enthält zudem Bräunungszellen, Immunzellen, wenige Nervenendigungen, jedoch keine Blutgefäße.

Die wesentlich dickere bindegewebige Lederhaut ist mit der Oberhaut verzahnt. Ihre ausgesprochen starke Blutversorgung ist für die Regulation der Körpertemperatur sowie bei Entzündungsreaktionen von Bedeutung.

Das unter der Haut liegende Fettgewebe variiert in seiner Stärke abhängig von Geschlecht und persönlichen Faktoren. Das Fettpolster dient als Wärmeisolator und Energiedepot.

Was ist ein allergisches Kontaktekzem?

Mit einer Häufigkeit von 20 bis 30 Prozent aller Hauterkrankungen gehören Ekzeme zu den am meisten verbreiteten Krankheiten dieses Oberflächenorgans. Das Spektrum der Hautveränderungen ist breit – abhängig von der betroffenen Region, der Intensität und dem Krankheitsstadium.

Das akute allergische Kontaktekzem beginnt ein bis zwei Tage nach Allergenkontakt mit Rötung, entwickelt sich weiter mit Schwellung (Flüssigkeitseinlagerung, Ödem), Bläschen, Blasen, kleinen oberflächlichen Wunden, Nässen und Krusten. Wird das Kontaktallergen gemieden, bessert sich das Ekzem etwa innerhalb einer Woche. Die Haut schuppt sich, die Reströte verblaßt, und die Haut erreicht nach und nach wieder ihre normale Beschaffenheit.

Kommt die Haut weiterhin mit dem Allergen in Kontakt, geht die akute Entzündung in eine chronische über – mit ebenfalls geröteter Haut. Typisch für das chronische allergische Kontaktekzem sind verdickte Haut, vergröbertes Faltenrelief und auffälliger Glanz. Kleine Hauteinrisse (Schrunden, Rhagaden) können hinzukommen. Es besteht unterschiedlich starker, zum Teil heftiger Juckreiz.

Bei anhaltendem Allergenkontakt oder sehr starker Allergenexposition kann sich das Ekzem auf gesunde Hautbezirke ausbreiten. Kontaktekzeme sind wie alle Ekzeme streufreudig, besonders im Bereich des Unterschenkels.

Zwischen akutem und chronischem Krankheitsbild gibt es alle möglichen Übergangsformen. Zusätzlich kann sich eine Infektion auf das Kontaktekzem aufpfropfen. Doch beruht es anfangs nicht auf einer Infektion, sondern wird durch spezifische äußere Reize ausgelöst, die auf die Haut einwirken. Das atopische Ekzem (Neurodermitis) hingegen wird sowohl durch äußere als auch durch ererbte und innere Faktoren (z.B. Nahrung, Psyche) beeinflußt (vgl. Seite 110).

Das allergische Kontaktekzem ist somit eine erworbene, durch Allergene und die nachfolgende Immunreaktion (allergische Spätreaktion Typ IV, vgl. Seite 23) ausgelöste Hauterkrankung. Einige Ekzemformen entwickeln sich nur, wenn mehrere Faktoren zusammenkommen. So entstehen photoallergische Kontaktekzeme bei Personen, die bestimmte Arzneimittel einnehmen (wie Sulfonamide), ausschließlich an Hautpartien, die dem Licht ausgesetzt sind (vgl. Seite 229).

Selten in jungen Jahren

Allergische Kontaktekzeme setzen eine Sensibilisierung voraus. Schwache Kontaktallergene erzeugen selten und spät eine Allergie – Kaliumdichromat (z.B. in Leder) oft erst nach jahrzehntelangem Kontakt –, starke hingegen häufig und schnell. Hierzu gehört das versuchsweise gegen Haarausfall und Warzen verwendete Dinitrochlorbenzol, das in kurzer Zeit fast jeden sensibilisiert. Grundsätzlich besteht eine Latenz- beziehungsweise Sensibilisierungsphase von meist mehreren Jahren. Hautveränderungen wie beispielsweise arbeitsbedingte Abnutzungserscheinungen der Haut beschleunigen das Eindringen der Allergene und begünstigen die Sensibilisierung. Betroffen sind daher meist Erwachsene, Kinder hingegen selten.

Besonders gefährdet ist, wer beruflich mit Kontaktallergenen zu tun hat. Auffällig häufig bekommen Kranke mit Unterschenkelgeschwüren Kontaktekzeme. Meist wurden sie über Jahre mit verschiedenen Salben und Cremes behandelt, die zum Teil starke Kontaktallergene wie Neomycin enthalten. Dieses Antibiotikum ist in Cicatrex®, Medicreme®, Myacyne®, Nebacetin®, Ulcurilen® und anderen als Wundheilmittel angebotenen Präparaten enthalten. Drei von vier Kranken mit chronischem Unterschenkelgeschwür haben eine Kontaktallergie.

Der Weg zur Allergie (Sensibilisierung)

Kontaktallergene (auch Ekzematogene genannt) lösen allein keine allergische Reaktion aus. Sie werden daher auch als Halbantigene bezeichnet. Erst nach Bindung an ein Eiweiß der Haut (Trägereiweiß) entwickeln die Stoffe allergene Eigenschaften. Sie werden zum “Vollantigen” und verursachen nach Kontakt mit dem Immunsystem der Haut eine Sensibilisierung.

Die Sensibilisierungspotenz eines Kontaktallergens hängt von seiner Fähigkeit ab, mit dem Eiweiß der Haut feste Verbindungen einzugehen und/oder Eiweiß erheblich zu deformieren oder zu verändern. Dies vermögen zum Beispiel gerbende oder eiweißschädigende Substanzen wie Chromsalze (z.B. Ledergerbung) und Quecksilberverbindungen (in Desinfektionsmitteln u.a.).

Nach erneutem Allergenkontakt läuft dann bei Sensibilisierten die allergische Reaktion ab. Haben Sie einmal eine Bereitschaft zur Kontaktallergie erworben, behalten Sie diese aufgrund des immunologischen Gedächtnisses Ihr Leben lang. Weitere Allergenkontakte lösen immer wieder Reaktionen aus.

Gruppenallergie (Kreuzallergie)

In der Regel richtet sich die allergische Reaktion nicht gegen das gesamte Allergen, sondern nur gegen einen Teil davon. Besitzen andere – meist chemisch verwandte – Stoffe gerade diese Teilstruktur, kann ein Sensibilisierter auch auf Stoffe allergisch reagieren, zu denen er bisher noch gar keinen Kontakt hatte.

Verbreitet ist beispielsweise die Paragruppenallergie. Aufgrund gleicher chemischer Strukturmerkmale umfaßt diese Überempfindlichkeit bestimmte Konservierungsmittel (“Parabene”) und Farbstoffe, oberflächlich betäubende Arzneistoffe (Lokalanästhetika), die in Halsschmerzmitteln, Hämorrhoidenmitteln und anderen Medikamenten enthalten sind sowie die gegen Infektionen verwendeten Sulfonamide und davon abgeleitete blutzuckersenkende und entwässernde Mittel. Reagierten Sie auf einen dieser Stoffe bereits einmal allergisch, müssen Sie mit einer Unverträglichkeit der anderen Substanzen rechnen.

Häufige Auslöser

Durch die zunehmende Zahl chemischer Stoffe, die im täglichen Leben Verwendung finden, steigt auch die Zahl potentieller Allergene und damit tendenziell das Risiko von Kontaktallergien. Wichtige Kontaktallergene stecken in:

- ☐ Kosmetika (vgl. Seite 211),
- ☐ Metallen, die Nickel enthalten (in Modeschmuck, Jeansnieten, Büstenhalterverschlüssen u.a., vgl. Seite 222) sowie in Chromsalzen (vgl. Seite 224),
- ☐ Kleidung (Appreturen, Farbstoffe u.a., vgl. Seite 226),
- ☐ Arzneimitteln (z.B. Rheuma-, Venen-, Wund- und Hämorrhoidensalben mit Perubalsam, Neomycin, oberflächlich betäubenden Stoffen u.a.) einschließlich der Salbengrundlagen (Wollfettester u.a.),
- ☐ Konservierungs- und Desinfektionsmitteln (Formalin, Parabene u.a.),
- ☐ Arbeitschemikalien für die Gummi-, Zement-, Leder- oder Zündholzverarbeitung sowie in Epoxidharzen (Harze, Lösungsmittel und Härter, vgl. Seite 236).

Aber auch Pflanzen und von ihnen abgeleitete Duftstoffe (in Parfumsprays u.a.) lösen Kontaktallergien aus.

Pflanzen

Gärtner und Floristen kennen die Primelallergie. In den Niederlanden ist die Tulpenallergie die am meisten verbreitete Hauterkrankung bei Gärtnern und Pflanzenzüchtern ("Tulpenfinger"). In Ungarn überwiegt die Sonnenblumenallergie, während in Frankreich allergische Kontaktekzeme bei Artischockenpflückerinnen im Vordergrund stehen. Wegen zunehmender Automatisierung spielen Kontaktallergien bei Spargelschälern, Hopfenpflückern oder in Kenia bei der Chrysanthemenverarbeitung nur noch eine geringe Rolle. Aus Chrysanthemen wird aber auch das "natürliche" Insektizid Pyrethrum gewonnen, dessen Verwendung noch beim Verbraucher Hautausschlag auslösen kann.

Diagnose

Wie bei allen Allergien erlauben Krankengeschichte und berufliche Tätigkeit Rückschlüsse auf die Auslöser. Bereits die Lokalisation des Ekzems liefert Hinweise auf das in Frage kommende Allergen (vgl. Tabelle 18). Beruflich bedingte Kontaktallergien finden sich häufig an Händen und Vorderarmen.

Mit dem Epikutantest (vgl. Seite 30) läßt sich der Verdacht absichern. Der Arzt führt den Test durch, wenn die Hautveränderungen abgeheilt sind und Sie keine Kortikoide oder Antihistaminika einnehmen. Diese könnten das Untersuchungsergebnis beeinflussen. Zur Testung klebt er ein spezielles Pflaster auf den Rücken (gegebenenfalls auf den Oberarm), das in verschiedenen Testkammern die zu prüfenden Stoffe enthält. Verwendet werden beispielsweise Standardverdünnungen der häufigsten Allergene, aber auch die verdächtigten Berufsstoffe, Kosmetika usw. in herabgesetzter Konzentration.

"Abgelesen" wird nach 24, 48 und 72 Stunden. Ekzemreaktionen an einer oder mehreren Teststellen zeigen das schuldige Allergen an. Auffällige Ergebnisse notiert der Arzt an-

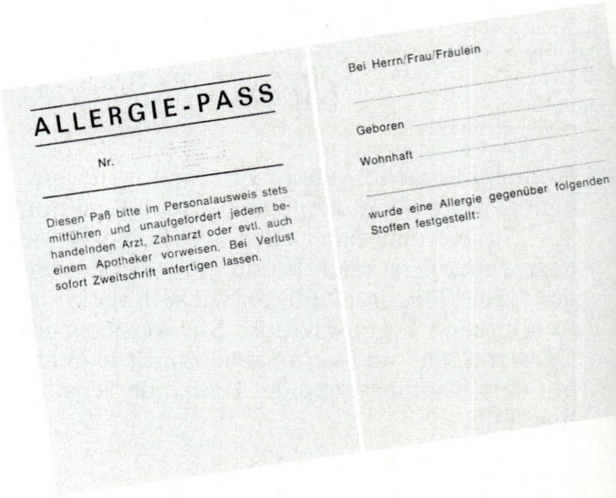
ALLERGIE-PASS

Nr.

Diesen Paß bitte im Personalausweis stets mitführen und unaufgefordert jedem behandelnden Arzt, Zahnarzt oder evtl. auch einem Apotheker vorweisen. Bei Verlust sofort Zweitschrift anfertigen lassen.

Bei Herrn/Frau/Fräulein

Geboren

Wohnhaft

wurde eine Allergie gegenüber folgenden Stoffen festgestellt:

Tabelle 18:
Lokalisation des allergischen Kontaktekzems und mögliche Ursachen

Region	Mögliche Ursache (Beispiele)	Region	Mögliche Ursache (Beispiele)
Behaarter Kopf	Haarfarben, Haarwässer, Haarfestiger, Kalt- und Dauerwellenpräparate oder andere Haar"pflege"mittel	Rumpf	Bekleidung, Appreturen, Farben, Waschmittelreste, Seifen, Formaldehyd in bügelfreier (Baumwoll-)wäsche, vernickelter BH-Verschluß, Reißverschluß, Jeansknöpfe
Gesicht	Kosmetika, Rasierwasser, Brillengestell, Schnupfensalben, Hutband, Atemschutzmaske	Afterregion und Geschlechtsorgane	Intimkosmetika, Pilzmittel, Verhütungsmittel, Hämorrhoidenmittel, Desinfektionsmittel, Seifen
Augenlider	Kosmetika (Augenbrauenstift, Wimperntusche, u.a.), Augentropfen, Shampoos, Sprays (Dunstekzem)	Arme, Handgelenke, Hände	Schmuck, Armbanduhr (Metalle), Uhrenarmbänder (Metalle, Leder), Arbeitsmaterialien wie Gummihandschuhe, Haarfarben, Kaliumdichromat, Terpentin, Desinfektionsmittel
Mundumgebung, Lippen	Lippenstift, Zahnpaste, Prothesenmaterial	Beine	Strümpfe (Farben), Strumpfhalter (Gummi, Metalle)
Ohren	Schmuck (Kobalt, Chrom, Nickel), Ohrentropfen, Brillengestell, -kettchen, Hörgerät	Unterschenkel	Arzneimittel gegen Unterschenkelgeschwüre
Hals	Schmuck, Bekleidung, Pelzkragen, Parfum	Füße	Fußkettchen, Fußpilzmittel, Formaldehyd (Desinfektionsspray u.a.), Schuhe: Leder (Chrom), Klebstoffe, Farben
Achseln	Desodorantien, schweißhemmende Mittel, Schweißblätter, Enthaarungsmittel, Lorbeeröl (in Abszeßsalben)		

schließend im Allergiepaß. Dieser soll helfen, Sie vor erneutem Kontakt mit dem Allergen zu schützen. Bewahren Sie den Allergiepaß bei Ihren Personalpapieren auf, und legen Sie ihn jedem Arzt vor, zu dem Sie in Behandlung gehen – und gegebenenfalls auch dem Apotheker.

Immer dringlicher wird es im Sinne des vorbeugenden Gesundheitsschutzes, daß stark sensibilisierende Stoffe aus Arbeitsprozessen und dem "Arzneischatz" herausgenommen werden. Findet der Arzt eine Kontaktallergie auf einen Berufsstoff oder besteht auch nur ein begründeter Verdacht, muß er die zuständige Berufsgenossenschaft informieren. Dann bleiben in einer gewerbehautärztlichen Begutachtung die Konsequenzen abzuklären, die schlimmstenfalls Berufsaufgabe und Umschulung bedeuten können (vgl. Seite 234).

"Wegen so eines Ekzems wechsle ich doch nicht den Beruf", werden Sie vielleicht denken. Doch die Heilungschancen stehen schlecht, wenn sich der Allergenkontakt nicht unterbrechen läßt: Das Ekzem wird je nach sensibilisierender Potenz und Intensität des Kontakts über kurz oder lang chronisch und kann sich verselbständigen – also vom Auslöser unabhängig werden. Außerdem kann es sich durch Allergenverschleppung auf dem Blut- und Lymphweg auf Regionen ausbreiten, die nicht mit dem Allergen in Berührung gekommen sind. Eine Heilung erscheint aussichtslos. Gehen Sie daher auf jeden Fall zu einem Hautarzt, wenn Sie ein Ekzem haben, und versuchen Sie nicht selbst, mit diesem oder jenem Mittel "herumzudoktern".

Abgrenzung von anderen Hautkrankheiten

So manches allergische Kontaktekzem ist bisweilen nur schwer von anderen Hautkrankheiten zu unterscheiden und erfordert vom Arzt besondere diagnostische Maßnahmen. Ohne vorherige Sensibilisierung schädigen einige Kontaktallergene in höherer Konzentration und in Abhängigkeit von der individuellen Belastbarkeit die Haut direkt, so etwa chemische (Desinfektionsmittel, Säuren u.a.) oder physikalische Schadstoffe (z.B. UV-Strahlen: Sonnenbrand). Es entsteht ein sogenanntes toxisches Kontaktekzem.

Das Krankheitsbild von Neurodermitis (atopisches Ekzem, vgl. Seite 109) und allergischem Kontaktekzem kann sich so sehr gleichen, daß die Hauterkrankungen schwer voneinander abzugrenzen sind. Bei anhaltenden Veränderungen der Kopfhaut muß auch an Läuse gedacht werden. Krätze kommt bei Hautreaktionen an Körperfalten in Betracht. Pilze schließt der Arzt durch mikroskopische Untersuchung beziehungsweise durch Anlegen einer Kultur aus. Auch Veränderungen, wie sie bei der Schuppenflechte vorkommen oder Arzneimittelexantheme (vgl. Seite 130) ähneln bisweilen dem Kontaktekzem.

Vergrößert sich ein "Ekzem" der Brustnippel von Frauen trotz Therapie, muß der Arzt auch an eine spezielle Krebsform denken. Schließlich bleibt immer zu berücksichtigen, daß eine Hauterkrankung mehrere Ursachen zugleich haben kann. So leiden beispielsweise Neurodermitiskranke auffällig häufig zusätzlich an einem Nickelekzem.

Therapie

Eine dauerhafte Heilung läßt sich nur erreichen, wenn das auslösende Allergen erkannt ist und konsequent gemieden wird (Karenz). Dies klingt simpel, ist aber manchmal nur schwer durchzuführen, so etwa bei der Nickelallergie. Schließlich findet sich Nickel nicht nur in Schmuck und Knöpfen, sondern unter anderem in der Nahrung, in Münzen und Türklinken, so daß der Metallkontakt unvermeidbar ist. Voraussetzung für den Ekzemausbruch ist die Freigabe hinreichend großer Allergenmengen aus den Gegenständen beim unmittelbaren Hautkontakt.

Akutes allergisches Kontaktekzem

Läßt sich das verantwortliche Allergen völlig ausschalten, heilt ein Ekzem narbenlos ab. Im akuten Stadium verschaffen äußerliche Kortikoide rasch Linderung der oft quälenden Beschwerden. Der Arzt wird zunächst ein stark wirksames Kortikoid verordnen und nach einer ersten Besserung rasch auf schwächere Präparate übergehen (vgl. Tabelle 22, Seite 118). Näheres zu Nutzen und Risiken äußerlicher Kortikoide finden Sie auf Seite 117.

Das sogenannte Vehikel, die Grundlage, in der das Kortikoid eingearbeitet ist, richtet sich dabei nach der Hautbeschaffenheit. Für nässende Ekzeme wählt der Arzt Lotionen oder feuchte Umschläge ("feucht auf feucht"), bei starker Austrocknung oder Schrunden Fettsalben, bei fettiger Haut bevorzugt fettarme Grundlagen (Cremetyp).

Ist der Juckreiz stark, können Sie versuchsweise Antihistaminika-Tabletten einnehmen (vgl. Seite 35). Diese hemmen die Wirkungen des Überträgerstoffes Histamin (vgl. Seite 20). Da Histamin jedoch beim allergischen Kontaktekzem nur eine untergeordnete Rolle spielt, sind die Erfolgschancen begrenzt.

Nur bei ausgesprochen schweren Kontaktekzemen verordnet der Arzt innerlich einzuneh-

Tabelle 19:
Vor- und Nachteile von Arzneimitteln, die häufig zur Linderung der Beschwerden bei allergischem Kontaktekzem verwendet werden

Wirkstoffe	Rezept-pflicht	Vorteile	Nachteile
Kortikoide (äußerlich)	ja	Gute juckreiz- und entzündungshemmende Wirkung	Nicht zur Dauer-/Langzeit-Anwendung geeignet, da dann ausgeprägte Nebenwirkungen
Kortikoide (innerlich)	ja	Wirksames Reservemittel für schwere Schübe	Höheres Risiko von Nebenwirkungen als bei örtlicher Anwendung
Teerhaltige Präparate	nein	Nützlich bei chronischem Ekzem und starkem Juckreiz	Geruchsbelästigung, Verfärbung der Wäsche, macht Haut gegen Sonnenlicht empfindlich (Sonnenbrand)
Antihistaminika, (innerlich)	nein, zum Teil ja	Einnahme bei starkem Juckreiz möglicherweise nützlich	Müdigkeit (weniger bei einigen neueren Präparaten); möglicherweise von geringerem Nutzen, da Histamin bei Kontaktallergie von geringerer Bedeutung

mende Kortikoide – beispielsweise, um einen akuten Schub abzufangen. Die Dosis wird möglichst bald herabgesetzt, und es wird frühzeitig auf die rein äußerliche Behandlung übergegangen. So kann das Risiko unerwünschter Wirkungen gering gehalten werden (vgl. Seite 41).

Chronisches allergisches Kontaktekzem

Auch beim chronischen Kontaktekzem ist nach den Auslösern zu fahnden, um diese soweit wie möglich auszuschalten. Zur Therapie empfehlen sich fettende Salben mit Ichthyol oder Teer. Kortikoidsalben und -cremes helfen bei akuter Verschlechterung. Die Behandlung ist insgesamt langwierig und verläuft nicht selten unbefriedigend. Grundsätzlich muß der Arzt danach forschen, ob andere, auch nichtallergische Ursachen am Fortbestehen des Ekzems beteiligt sind.

Karenz: Vorbeugen ist besser als leiden

Die potentiellen Auslöser eines allergischen Kontaktekzems sind so vielfältig, daß wir uns nicht generell vor ihnen schützen können. Gehören Sie jedoch zum Personenkreis mit Allergiebereitschaft, waren Sie bereits an einem allergischen Kontaktekzem erkrankt oder ist Ihre Haut aus anderen Gründen strapaziert und daher für Sensibilisierungen anfällig, sollten Sie einige Grundregeln zur Vorbeugung beherzigen.

Vermeiden Sie möglichst Kontakt zu Stoffen, auf die Sie schon einmal mit einem Ekzem reagiert haben. Eine konsequente Karenz zahlt sich aus.

Tips zur Vorbeugung und Linderung von Hautallergien

☐ Übertreiben Sie die Körperreinigung nicht. Durch zu häufiges Waschen quillt die Haut und ihr Schutzmantel wird zerstört. Falls Sie gewöhnliche Seife verwenden, spülen Sie sorgfältig mit Wasser nach. Oft ist Seife überflüssig, und reines Wasser reicht aus. Synthetische Seife (sogenannte Syndets) soll die Haut schonen.

☐ Waschen Sie neue Kleidung, Wäsche oder Bettwäsche, bevor Sie diese tragen oder verwenden. Auf diese Weise spülen Sie die enthaltenen produktionsbedingten oder verkaufsfördernd zugesetzten Stoffe zumindest teilweise heraus.

☐ "Schmücken" Sie kleine Mädchen nicht mit nickelhaltigem Modeschmuck (besonders bei bekannter Neurodermitis, anderen Erkrankungen aus dem allergischen Formenkreis oder entsprechender Veranlagung). Tragen auch Sie selbst keinen Modeschmuck auf der Haut, allenfalls auf der Kleidung.

☐ Schützen Sie Ihre Hände im Haushalt, im Beruf und beim Hobby durch Handschuhe vor reizauslösenden Stoffen. Am besten ziehen Sie unter den üblichen Arbeits- oder Haushaltshandschuhen (Vorsicht bei Allergie gegen Gummibestandteile) Baumwollhandschuhe an, um den ungünstigen Effekt des Wärme- oder Flüssigkeitsstaus zu lindern.

☐ Gebrauchen Sie Kosmetika zurückhaltend. Verwenden Sie allenfalls solche mit vollständiger Deklaration sämtlicher Inhaltsstoffe. Gehen Sie vorher mit Ihrem Arzt oder Apotheker die Zusammensetzung durch. Prüfen Sie dabei, ob bekannte Allergene enthalten sind, vor allem aber solche, die bei Ihnen ekzemauslösend wirken.

☐ Benutzen Sie Hautpflegeprodukte, die möglichst wenige Beimischungen enthalten – also keine Konservierungsstoffe, kein Parfum, keine neuen Inhaltsstoffe, für die irgendeine besondere Wirkung versprochen wird.

☐ "Neu" bedeutet keinen Vorteil. Die Werbebotschaft "neu" sollten Sie nicht im Sinne von "besonders wirksam" auffassen – wofür in aller Regel ein hinreichender Beleg fehlt –, sondern im Sinne von: "Vorsicht, Eigenschaften des Stoffes noch nicht durch breite, langjährige Erfahrung bekannt".

☐ Bedenken Sie, daß Hautpflegeprodukte oder Kosmetika, die Pflanzenzubereitungen enthalten, zwar als "natürlich" bezeichnet werden, aber damit nicht zwangsläufig "unbedenklich" sind. Zwar ist die Zahl der beschriebenen Kontaktekzeme durch Pflanzenkosmetika gering, doch gelten gerade vielverwendete Pflanzen wie Arnika, Hamamelis und Kamille als allergisierend (vgl. Seite 211).

☐ Verwenden Sie – und hier müssen Arzt und Apotheker wieder mithelfen – keine Arzneimittel, die Lokalantibiotika wie Neomycin oder Framycetin enthalten (z.B. in sogenannten Wundheilsalben, vgl. Seite 104) oder oberflächlich betäubende Stoffe (Lokalanästhetika) wie den Paragruppenstoff (vgl. Seite 217) Benzokain (z.B. in Haut- und Hämorrhoidenmitteln oder Halsschmerzmitteln). Solche Stoffe wirken stark sensibilisierend.

Neurodermitis (atopisches Ekzem) - eine Krankheit der Kinder und Jugendlichen

Kaum ein Organ hat so vielfältige Aufgaben wie die Haut. Als Grenzfläche zur Umwelt muß sie vor allem die Unversehrtheit des Menschen gegenüber der Außenwelt erhalten und gleichzeitig mit ihr in Verbindung treten. Die Haut schützt und schmückt den Körper. Sie dient als Sinnesorgan, spielt eine Rolle bei der Wärmeregulation, erfüllt Stoffwechsel- und Ausscheidungsfunktionen und besitzt schließlich immunologische Aufgaben.

Als wesentlicher Teil der äußeren Erscheinung ("Organ des ersten Eindrucks") prägt die Haut auch die Individualität des Menschen. Sichtbare Erkrankungen und Anomalien der Haut bleiben nicht verborgen wie bei inneren Erkrankungen, sondern fallen auf. Viele Hautkranke ziehen sich aus dem gesellschaftlichen Leben zurück. Scham und Minderwertigkeitsgefühle können zur Isolation führen, denn Hautveränderungen erzeugen bei Mitmenschen eher Abwendung aus Furcht vor Ansteckung als Mitgefühl oder Hilfsbereitschaft. Aufklärung tut not. Ärzte, Betroffene und ihre Angehörigen, Selbsthilfegruppen und nicht zuletzt die Medien sind gefordert.

Was ist Neurodermitis?

Der als Neurodermitis bezeichnete Hautausschlag setzt bevorzugt im Kleinkindalter ein (vgl. Seite 10, Abb. 1) und ist eine der häufigsten Kinderkrankheiten. Neurodermitis kann aber auch noch im Erwachsenenalter auftreten. Das Ekzem verläuft chronisch, schubweise und insgesamt unberechenbar. Ein unerträglicher Juckreiz – nachts noch quälender als am Tag – und trockene Haut sind die Hauptprobleme all jener, die unter der nicht ansteckenden Erkrankung leiden. Das sollen in Deutschland derzeit rund drei Millionen Menschen sein. Vor allem bei den Kindern steigen die Zahlen: Wurden im Jahre 1960 "nur" drei bis fünf Prozent von dieser Hautkrankheit geplagt, waren es 1988 bereits zehn bis zwölf Prozent. Bei jedem zweiten bis dritten Neurodermitiker ist das Hautekzem Vorbote für allergischen Schnupfen oder allergisches Asthma – Erkrankungen, die dem sogenannten atopischen Formenkreis angehören (vgl. Seite 24).

Bei den Betroffenen ist die Reizschwelle der Haut herabgesetzt. Sie reagiert auf alltägliche Umweltreize (Staub, Witterung, Seife, Scheuern der Kleidung usw.) sowie auf eigenen Schweiß mit Juckreiz und Ausschlag. Kratzen unterhält das Ekzem. Symptomlose Phasen und erneutes Aufflackern mit schwer unterdrückbaren Kratzattacken wechseln sich ab.

Krankheitsschübe setzen bei dem einen scheinbar willkürlich ein, bei anderen in deutlicher Abhängigkeit von Provokationsfaktoren. Klima und Jahreszeit (Verschlechterung mit Beginn der Heizperiode und Herbst-Winter-Gipfel), Infekte, Allergene, Nahrungsmittelbestandteile und emotionale Faktoren wie Schulstreß wecken die Krankheit wie einen schlafenden Hund.

Das Ekzem mindert die immunogene Abwehr der Haut. Oft erschweren Infektionen mit Bakterien (Staphylokokken u.a.), Viren (Herpes, Warzen u.a.) oder Pilzen (Hefe u.a.) das Krankheitsbild. Sie pfropfen sich auf die blutenden beziehungsweise verkrusteten Hautabschürfungen, die durch Kratzen entstanden sind, auf und verzögern somit den Heilungsprozeß.

Auf der Suche nach den Ursachen

Neurodermitis ist eine allergische Erkrankung mit einer vererbten (genetischen) Basis. Je nachdem, ob ein Elternteil oder beide an der Hautkrankheit leiden oder sie durchgemacht haben, erkranken die Kinder mit der Wahrscheinlichkeit von einem Drittel beziehungsweise zwei Dritteln an dem Ekzem. Beginn, Schwere und Verlauf sind nicht vorprogrammiert. Es wird durch ein breites Spektrum persönlicher (endogener) Faktoren ebenso geprägt wie von Einflüssen aus der Umwelt (exogene Faktoren) (Abbildung 16).

Die unterschiedlichen Namen für die Krankheit entsprechen der Vielfalt der beeinflussenden Faktoren: "Neurodermitis", "endogenes Ekzem" und "Neurodermitis constitutionalis" betonen, daß der Hautausschlag entweder vom Nervensystem beeinflußt wird, im Körper entsteht beziehungsweise anlagebedingt ist. Die Begriffe "atopisches Ekzem" und "Neurodermitis atopica" betonen die allergische Komponente (Atopie = gr. das Ungewöhnliche, nämlich die ungewöhnliche Bereitschaft, auf Stoffe aus der Umwelt überempfindlich zu reagieren, vgl. Seite 24).

Bis heute bleibt unklar, wie die verschiedenen Einflußfaktoren bei der Entstehung der Neurodermitis zusammenwirken. Auffällig sind erhöhte Immunglobulin-E-Werte, die mit

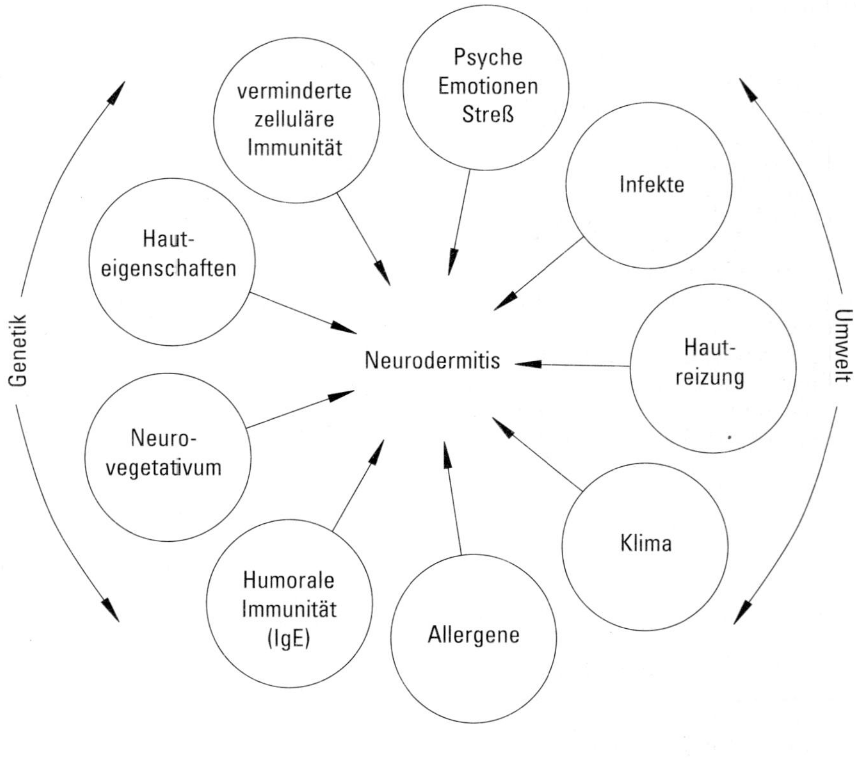

Abbildung 16 Viele Faktoren beeinflussen die Ausprägung der Neurodermitis (nach Braun-Falco, Plewig und Wolff)

einer verminderten zellulären Immunität einhergehen (vgl. Seite 18). Außerdem besteht ein Ungleichgewicht in der Regulation des unserer Willkür entzogenen vegetativen Nervensystems (z.B. abnorme Schweißregulation). Die auffällige Trockenheit der Haut beruht auf gesteigertem Wasserverlust und verminderter Talgproduktion (Sebostase).

Trockene Haut durch Arzneimittel

Einige Arzneimittel können die Hauttrockenheit verstärken, z.B. Betarezeptorenblocker, Blutfettsenker, entwässernde Mittel, Neuroleptika und einige äußerlich anzuwendende Pilzmittel.

WARNUNG

Hauptprobleme von Neurodermitikern sind die dünne Hornschicht und die erhöhte Reizbarkeit der Haut. Beides beeinträchtigt ihre Fähigkeit zur Säureregulation. Dies erklärt ihre besondere Empfindlichkeit gegen Reinigungsmaßnahmen.

Neurodermitis und Psyche

In der Bezeichnung "Neuro"dermitis klingt ein Zusammenhang mit dem Nervensystem bereits an. So können Streß, Ärger und emotionale Unausgeglichenheit das Ekzem verschlechtern, während Wohlbefinden oft mit einer Besserung der Beschwerden einhergeht. Deshalb ist jedoch Neurodermitis genauso wenig eine psychische Erkrankung wie beispielsweise Asthma, das ebenfalls psychischen Einflüssen unterliegt (vgl. Seite 151). Es ist sicher jedem nachvollziehbar, daß die Betroffenen nicht selten verzweifelt oder depressiv, gelegentlich auch aggressiv sind. Daraus ergeben sich für den Neurodermitiskranken und seine engen Angehörigen besondere Belastungen. Oft "lohnt" es sich, diesen Belastungen mit Psychotherapie zu begegnen (vgl. Seite 155).

Altersabhängiges Krankheitsbild

Neurodermitis tritt überwiegend im Kleinkindalter auf. Nicht selten heilt sie bei Jugendlichen oder jungen Erwachsenen spontan ab. Die Zahlenangaben schwanken. Meist wird eine Abklingquote von 40 bis 50 Prozent mit 15 Jahren genannt. Nach dem 30. Lebensjahr sind erfreulicherweise nur noch rund drei Prozent der ehemaligen Neurodermitiskranken betroffen. Doch kann das Ekzem jederzeit wieder aufbrechen. Manchmal ist es lebenslang vorhanden oder es setzt im Erwachsenenalter erstmals ein. Eine Prognose, ob und wann die Erkrankung abklingen wird, ist bei dem unberechenbaren und vielgestaltigen Verlauf nicht möglich.

Milchschorf des Säuglings

Milchschorf ist die früheste Erscheinungsform des atopischen Ekzems. Es tritt meist nicht vor dem 3. Lebensmonat auf. Das Säuglingsekzem verdankt seinen Namen nicht einer (selten) gleichzeitig vorhandenen Milchallergie. Dieses wird allerdings oft vermutet, weil es ungefähr zur Zeit der Umstellung auf Kuhmilch auftritt. Vielmehr beschreibt der mindestens 200 Jahre alte Begriff "Milchschorf" die Hautsymptome: "Schorf von der Farbe einer über Feuer eingetrockneten Milch".

Im ersten Lebensjahr erstreckt sich Milchschorf mit entzündlicher Rötung, Bläschen, Nässen und Krustenauflagerungen vorwiegend auf den behaarten Kopf (Scheitelbereich) und das Gesicht. Später kann er sich auch auf den Rumpf ausbreiten. Kratzspuren und bisweilen sogar Vereiterungen sind Folgen des Juckreizes mit unstillbarem Kratzbedürfnis.

Auffällig häufig quälen sich Säuglinge, die Milchschorf haben, mit hefepilzbedingter Windeldermatitis. Ihre Haut verträgt das urinfeuchte Milieu unter "Plastik"windeln besonders schlecht. Zur Vorbeugung empfiehlt sich häufiger Windelwechsel ohne übermäßige Waschprozeduren, Luftzufuhr und Verzicht auf Gummi- oder "Plastik"folien.

Tips: Allergische Erkrankungen und Impfen

Impfungen sollten nicht während des akuten Schubs einer Neurodermitis vorgenommen werden. Auch bei anderen allergischen Erkrankungen wie Asthma oder Heuschnupfen empfiehlt es sich, auf einen beschwerdefreien oder -armen Zeitraum zu warten.

Im symptomfreien Intervall werden Impfungen gegen Diphtherie, Kinderlähmung (Polio-Schluckimpfung), Tuberkulose (BCG) und Wundstarrkrampf (Tetanus) in der Regel gut vertragen. Ob eine Keuchhusten (Pertussis)-Impfung zum frühen Ausbruch einer atopischen Erkrankung beiträgt, wird diskutiert. Vorsicht bei Überempfindlichkeit gegen Hühnereiweiß und vor Impfungen gegen Frühsommermeningoenzephalitis (FSME), Gelbfieber, Grippe, Masern, Mumps, Röteln und Tollwut (vgl. Seite 143).

Beugenekzem im Kleinkind- und Schulalter

In der Kindheit ist Neurodermitis eher örtlich begrenzt. Charakteristisch ist das Beugenekzem, das die Beugenfalten der Ellenbogen etwas häufiger befällt als die Kniekehlen. Die Haut an Nacken, Handgelenken und Füßen kann ebenfalls betroffen sein, Gesicht und behaarter Kopf hingegen selten. Bei Daumenlutschern kann der Daumen – besonders in den Randgebieten – erkranken. Auch Ekzeme im Mundbereich ("Leckekzeme") kommen vor.

Die Hautbeschwerden sind insgesamt weniger akut als im Säuglingsalter, können jedoch mit Hautverdickung und juckenden Knötchen einhergehen. Vielerlei Variationen kommen vor. Manche Kinder haben zwischendurch ein oder mehrere hautgesunde Intervalle, so etwa vom 3.- 5. Lebensjahr. Die Beschwerden können aber auch kontinuierlich auftreten. Mit zunehmendem Alter werden die Ekzemschübe allerdings in der Tendenz milder.

Kinder mit Neurodermitis sind unruhig und oft übernächtigt - weil Juckreiz und Kratzen sie am Schlafen hindern. Oft leisten sie weniger, als sie eigentlich könnten und bekommen Schulprobleme. Viele sind reizbar und unglücklich.

Wenn sich Freunde des Kindes aus (unbegründeter) Angst vor Ansteckung zurückziehen, es hänseln und vielleicht sogar Erzieher die besonderen Probleme eines Neurodermitiskindes nicht kennen, ist der Weg in die seelische Isolation vorgezeichnet. Das Kind kommt in einen Teufelskreis, in dem sich das Ekzem weiter verschlechtern kann, weil Anerkennung und Zuneigung fehlen.

Neurodermitis bei Erwachsenen

Der Hautausschlag betrifft in etwa dieselben Körperregionen wie bei älteren Kindern. Hauptsymptom ist quälender Juckreiz, der die Betroffenen plötzlich überfällt. Vor den heftig juckenden Knötchen auf trockener Haut haben manche erst Ruhe, wenn sie herausgekratzt sind. Die Juckkrisen – besonders häufig in der Nacht – münden in Schlaflosigkeit, Übermüdung und Leistungsminderung.

Das Krankheitsbild ist sehr variabel. Neben dem quälenden Vollbild kommen geringe oder nur schwach ausgeprägte, kaum entzündete und örtlich umschriebene Formen vor. Bei manchen Erwachsenen sind besonders Hautflächen betroffen, die stärkeren Umweltreizen ausgesetzt sind. Andere haben lediglich Ekzeme an der Hand.

Obgleich sich bei jedem vierten die Erkrankung zunächst bis ins Erwachsenenalter fortsetzt, klingt sie später meist ab. Im dritten bis fünften Lebensjahrzehnt sind rund 97 Prozent der als Kind Betroffenen beschwerdefrei.

Eine richtige Entwarnung bedeutet dies dennoch nicht. Häufig kommt es nämlich zum "Platzwechsel". Wenn sich der Hautausschlag bessert, kann Asthma folgen – oder, wenn dieses schon vorher bestand, kann es sich verschlimmern.

Die stark strapazierte Haut bedarf zudem weiterhin der besonderen Pflege, um Rückfällen oder anderen Ekzemvarianten vorzubeugen. Nicht selten bleiben helle Flecken zurück, die insbesondere auf sonnengebäunter Haut auffallen.

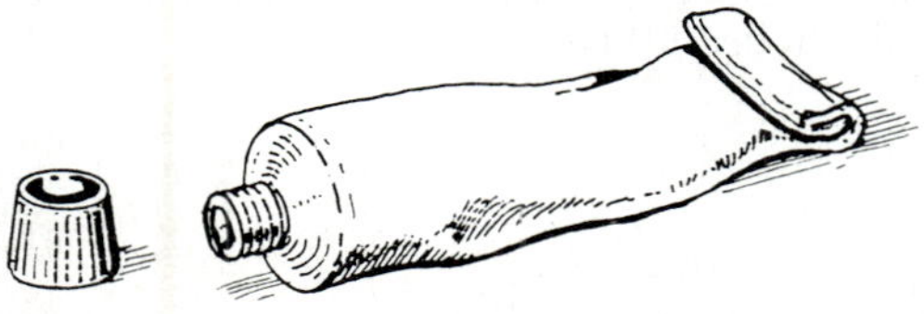

Diagnose

Oft läßt sich Neurodermitis an den Symptomen Juckreiz, trockene Haut, der typischen Verteilung des Ekzems sowie durch Hinweise auf ähnliche Erkrankungen bei Verwandten erkennen beziehungsweise absichern. Dies fällt manchmal schwer, wenn die Hautveränderungen leicht oder untypisch und allergische Erkrankungen in der Familie nicht bekannt sind. Finden sich jedoch zusätzlich zu den oben genannten Hauptkriterien mehrere der in Tabelle 20 genannten Nebenmerkmale ("Merkmalsbündel"), besteht an der Diagnose kein Zweifel.

Laboruntersuchungen helfen bei der Diagnosestellung oft nur wenig. Zwar ist das Immunglobulin E (vgl. Seite 17) bei acht von zehn Neurodermitiskranken erhöht, es kann aber auch bei Kranken mit ausgedehntem Ekzem in normalen Grenzen liegen. Allergiehauttests (vgl. Seite 29) bringen häufig positive Ergebnisse, z.B. auf Nahrungsmittel. Jedoch erweisen sich positive Hauttests für das Ekzem oft als irrelevant. Gleiches gilt für den RAST-Test, mit dem allergenspezifische Antikörper im Blut bestimmt werden (vgl. Seite 32). Er kann bei hohem IgE falsch positive Ergebnisse auf Nahrungsmittel liefern.

Tabelle 20:
Typische Merkmale der Neurodermitis

Hauptmerkmale

- ☐ Juckreiz
- ☐ Typische Lokalisation (Gesicht und Gelenkbeugen bei Kindern)
- ☐ Typische Hautveränderungen (Verdickung, vergröberte Hautfalten)
- ☐ Andere allergische Erkrankungen beim Neurodermitiskranken oder in seiner Familie (Asthma, allergischer Schnupfen usw.)

Nebenmerkmale

- ☐ Erkrankungsbeginn im Säuglings- und Kleinkindalter
- ☐ Trockene Haut
- ☐ Schuppende Haut
- ☐ Häufige Hautinfektionen
- ☐ Juckreiz durch Schwitzen
- ☐ Wollunverträglichkeit
- ☐ Kleine Einrisse (Rhagaden) an Mundwinkel oder Unterlippe
- ☐ Lippenentzündung
- ☐ Ekzem um den Mund herum
- ☐ Gesichtsblässe
- ☐ Gedoppelte Unterlidfalte, Lidekzem
- ☐ Schatten um die Augen
- ☐ Blaßwerden der Haut bei mechanischem Reiz
- ☐ Häufige Bindehautentzündung
- ☐ Augenveränderungen wie grauer Star
- ☐ Schrunden an den Ohrläppchen
- ☐ Brustwarzenekzem
- ☐ Ekzem an Zehen (oft als Pilz verkannt)
- ☐ Nahrungsmittelunverträglichkeit
- ☐ Beeinflussung durch Umwelt- und persönliche Faktoren
- ☐ Erhöhte Serum-IgE-Spiegel
- ☐ Positive Hauttests

Sind spezielle Diäten sinnvoll?

Die Frage der Neurodermitisdiät wird ebenso kontrovers wie leidenschaftlich diskutiert. Zahlreiche Studien mit Eliminations- und hypoallergenen Diäten kamen in den letzten Jahren zu unterschiedlichen Ergebnissen. Immerhin läßt sich aus ihnen schließen, daß Nahrungsmittel wahrscheinlich nur etwa bei jedem zehnten Neurodermitiskranken eine Rolle spielen, wenn auch die Zahlen in der Literatur bis zu 80 Prozent reichen. Bei Kindern sind echte Nahrungsmittelallergien häufiger als bei Erwachsenen.

Für die Ernährung von Neurodermitiskranken gibt es keine allgemein gültigen Regeln und schon gar kein Patentrezept. Dies ist verständlich, wenn Sie berücksichtigen, wie viele Faktoren das Hautgeschehen beeinflussen können (Abbildung 16) und wie viele unterschiedliche Nahrungsmittelallergene in Frage kommen (vgl. Seite 193). Eine Diät kann die Beschwerden allenfalls bessern. Zuverlässige Erscheinungsfreiheit, wie etwa bei einem Nuß- oder Apfelallergiker, der diese Nahrungsmittel meidet, läßt sich in der Regel nicht erzielen. Schließlich wird mit der Diät lediglich einer der Auslöser der Neurodermitis ausgeschlossen.

Eine spezielle Kost ist sinnvoll, wenn es sich mit Sicherheit um eine Nahrungsmittelallergie handelt. Rufen bestimmte Speisen wiederholt Hautsymptome hervor, sollten Sie diese meiden. Wenn Sie einzelne Nahrungsbestandteile verdächtigen, empfiehlt sich eine entsprechende Diagnostik durch einen erfahrenen Arzt, bevor Sie Ihre Ernährungsgewohnheiten umstellen (s. unten).

Auf der Suche nach Heilung wenden sich Erkrankte den verschiedensten, zum Teil extremen und ideologisch motivierten, Ernährungsformen zu. So ist als Folge des großen Leidensdruckes geradezu ein "Therapietourismus" entstanden. Die Eltern von Kindern mit Neurodermitis oder Sie selbst als Betroffener haben abzuwägen, ob die strenge Einhaltung einer Diät der Schwere der Erkrankung und dem zu erwartenden Erfolg angemessen ist.

Besonders gilt dies, wenn von ärztlichen oder nichtärztlichen Therapeuten eine Diät "verordnet" wird, die einschneidende Verbote enthält. Diese sind meist langfristig nicht einzuhalten. Den absehbaren Mißerfolg führen Sie dann auf die (unvermeidlichen) Diätfehler zurück anstatt auf die wahrscheinlich unbegründete und möglicherweise zudem teure Spezialkost. Der psychische Streß durch das schlechte Gewissen des "Ungehorsamen" ist zusätzlich geeignet, die Hauterkrankung negativ zu beeinflussen.

Tips: Grundsätzliches zur Ernährung

Bereiten Sie Ihr Essen mit möglichst wenig Zutaten und einfach zu. Als Neurodermitiker müssen Sie mit mehrfachen Unverträglichkeiten rechnen. Vermeiden Sie Fertigprodukte, die meist eine unüberschaubare Palette von Zutaten enthalten (vgl. Seite 197). Essen Sie beispielsweise statt Fertigpüree aus der Tüte lieber Pellkartoffeln oder selbst zubereitetes Püree. Potente Allergene wie die Haselnüsse sollten Sie meiden. Ebenso werden Zitrusfrüchte häufig nicht vertragen.

Vorsicht: Diätfehler bei Kindern

Kinder können sich gegen rigide "Zwangsdiäten" kaum wehren. Gerade Neurodermitiskinder sind besonders infektanfällig. Sie benötigen daher eine gesunde und bedarfsdeckende Ernährung. Werden ihrer Nahrung lebenswichtige Bestandteile entzogen, ist mit Mangelerscheinungen und Gedeihstörungen (Untergewicht, Rachitis u.a.) zu rechnen.

Einen fatalen Irrtum begeht beispielsweise, wer seinem Kind keine Milch gibt, um es vor der Verschlimmerung von "Milchschorf" zu schützen. Denn der Erkrankung liegt nur selten eine Milchallergie zugrunde (vgl. Seite 111). Auch ("sicherheitshalber") auf Sojamilch umzustellen, ist keine gute Wahl. Sojaprodukte sind ebenfalls häufig Ursache von Allergien. Jede Diät für Kinder erfordert die Zusammenarbeit mit dem Kinderarzt beziehungsweise Allergologen sowie einer Diätassistentin, um Mangel- und Fehlernährungen zu vermeiden.

Stillen

Nach jüngsten Erkenntnissen kann Stillen die Entwicklung allergischer Erkrankungen zwar nicht verhindern, aber zumindest hinausschieben. Leiden Vater oder Mutter an allergischen Erkrankungen gilt heute die Empfehlung, den Säugling vier bis sechs Monate lang ausschließlich zu stillen (vgl. Seite 157). Achten Sie darauf, daß Ihr Baby nicht bereits in der Klinik zur "Bequemlichkeit" von Mutter und Krankenschwestern nachts ein Milchfläschchen bekommt – vielleicht sogar, ohne daß Sie zuvor gefragt wurden.

Karenz: Vorbeugen ist besser als leiden

In Lehrbüchern wird immer wieder darauf hingewiesen, daß der Neurodermitiskranke Reizstoffe und auslösende Faktoren meiden soll. Diese wichtige Forderung ist in vielen Bereichen unrealistisch. Wer kann sich schon vor emotionalem Streß oder Klimaeinflüssen schützen. Neurodermitiker vertragen sowohl kaltes, trockenes als auch heißes, feuchtes Wetter schlecht – Bedingungen, denen man kaum entrinnen kann.

Etwas anderes ist es, wenn spezifische Allergene bekannt sind. Diese – soweit möglich – zu meiden (Karenz, vgl. Seite 33), ist oberstes Gebot für jeden Allergiker.

Tips zur Vorbeugung bei Neurodermitis

☐ Schwitzen verstärkt den Juckreiz, ebenso Wolle – und zwar nicht aufgrund einer "Wollallergie", sondern lediglich aufgrund ihrer rauhen Struktur. Scheuernde oder reibende, schwere, wasserundurchlässige Kleidung sowie Textilien aus Kunstfasern sind ebenfalls für direkten Hautkontakt ungeeignet. Ziehen Sie leichte, luftige und weiche Baumwollkleidung und Wäsche vor (vgl. Seite 225).

☐ Verwenden Sie bei Reinigungs- und Putzarbeiten Baumwollhandschuhe unter den Haushaltshandschuhen (vgl. Seiten 108 und 225). Um Hautschäden durch den kaum bezwingbaren Kratzzwang gering zu halten, sollten die Fingernägel kurz geschnitten sein. Bei kleinen Kindern empfehlen sich für die Nacht weiche Baumwollfäustlinge.

☐ Baden in Süßwasser – vor allem im feuchtwarmen Milieu der Hallenbäder – verschlimmert Ihre Krankheit. Die Haut trocknet aus. Schwimmen im Meer wirkt sich hingegen oft günstig aus. Ein Sonnenbad mit noch meerwasserfeuchter Haut gilt als heilsam.

☐ Vermeiden Sie jedoch Übertreibungen: Beugen Sie Sonnenbrand durch zurückhaltendes Sonnen und Verwendung von Pflegecremes mit Lichtschutzfaktor vor. Ihre empfindliche Haut würde durch leichte Verbrennungen sonst zusätzlich Schaden nehmen.

Tips zur Wahl von Hautpflegemitteln

☐ Lotionen lassen sich leicht über den ganzen Körper verteilen. Sie enthalten allerdings wenig Fett und werden daher bisweilen nicht vertragen. Cremes eignen sich zur örtlich begrenzten Anwendung. Wählen Sie am Tage nicht zu fette Präparate, um ein Abfetten und einen "Speckglanz" der Haut zu vermeiden.

☐ Für die Nacht können Sie eine fettigere Creme benutzen. Dies gilt besonders für ältere Menschen, deren Haut extrem trocken sein kann, selbst wenn bei ihnen keine Ekzemherde mehr sichtbar sind. Geeignet sind beispielsweise die handelsüblichen wirkstofffreien Basiscremes oder Basissalben, Linola® fett oder PH5-Eucerin®.

☐ Zurückhaltung ist ratsam bei Präparaten mit "pflegenden" Zusätzen – auch wenn diese als "natürlich" und "rein pflanzlich" beschrieben sind. Zum einen ist ihr Nutzen bei Neurodermitis fast immer nicht sicher, zum anderen wird meist übersehen, daß auch Pflanzenzubereitungen allergische Reaktionen auslösen können (vgl. Seite 208).

☐ Ölbäder (Balneum Hermal® F, Ölbad Cordes® u.a.) sorgen für eine gewisse Rückfettung nach dem Baden.

☐ Ihr Badewasser sollte Hauttemperatur haben, denn zu warmes Wasser verstärkt Juckreiz und Entzündung. Verzichten Sie auf Schaumbäder und gewöhnliche Seifen, die den schützenden Säuremantel der Haut schädigen und die oberste Hautschicht aufquellen lassen. Verwenden Sie stattdessen alkalifreie Syndets (Eubos®, Satina®, Sebamed® u.a.), deren Säurewert auf die Haut abgestimmt ist (vgl. "test" 4/90, Seiten 83-86).

Ungeahnte Hürden

Die Behandlung der Neurodermitis fängt – abgesehen von den oben genannten allgemeinen Maßnahmen – mit der sorgfältigen Pflege der gereizten und geschädigten Haut an. Schenken Sie dabei der Ernährung durch eine ausgewogene Kost ebensolche Aufmerksamkeit wie der Hautpflege mit Cremes oder Lotionen. Selbst wenn die Kosmetikawerbung anderes suggeriert, wird die Haut nicht von außen, sondern durch die Blutgefäße von innen versorgt. Bei Genußgiften wie Rauchen und Alkohol empfiehlt sich besondere Zurückhaltung.

Die trockene Haut des Neurodermitikers braucht Fett und Feuchtigkeit. Pflegen Sie Ihre Haut morgens und abends, aber meiden Sie parfümierte Präparate, um möglichen allergischen Reaktionen aus dem Weg zu gehen (vgl. Seite 207).

Therapie

Die Therapie der Neurodermitis hat sich in den letzten 25 bis 30 Jahren nicht grundsätzlich geändert. Vielleicht hat man gerade deshalb inzwischen gelernt, mit den verfügbaren Mitteln besser umzugehen und das Risiko unerwünschter Wirkungen zu verringern. Trotz allgemein gültiger Behandlungsprinzipien bleibt die dem Neurodermitiker und seinem Krankheitsstadium angepaßte individuelle Therapie oberstes Gebot. Sie umfaßt Arzneimittel ebenso wie sorgfältige Hautpflege, eine veränderte Lebensführung, psychologische Beratung und Klimatherapie (Abbildung 17).

Abbildung 17: Es gibt keine sichere und anhaltende Therapie bei Neurodermitis. Helfen allgemeine Verhaltensregeln nicht, die Hautfunktionen zu stabilisieren, bleibt oft nur, weitere Stufen in der Behandlung einzuleiten (nach Achenbach).

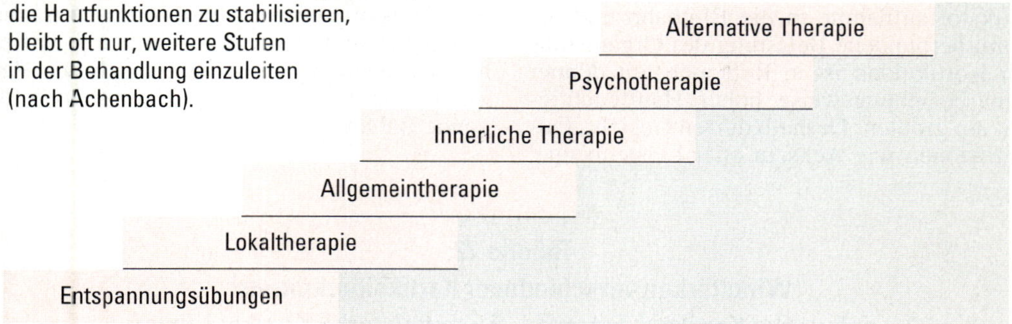

Kortikoid-Cremes und -Salben

Kortikoide unterdrücken Juckreiz und Entzündung und sind die wirksamsten Mittel, die zur Behandlung der Neurodermitis zur Verfügung stehen. Die anfängliche Begeisterung über Behandlungserfolge mit Kortison führten zu oftmals leichtfertiger Anwendung und unübersehbaren Kortikoidschäden (vgl. Tabelle 21) – mit der Folge, daß eine Kortikoidangst entstand und das Vertrauen in die "Schulmedizin" schlechthin gestört war (vgl. Seite 40). Bis heute lehnen viele Patienten Kortikoidverordnungen ab oder unterlaufen sie.

Tabelle 21:
Die wichtigsten unerwünschten Wirkungen von Kortikoid-Salben und -Cremes

Je stärker das Kortikoid (z.B. fluorierte Präparate) und je empfindlicher die Haut ist (z.B. Gesicht, Faltenbereiche wie Leistenbeuge oder Achselhöhle) und je länger das Mittel angewendet wird (Wochen und Monate), desto eher ist mit unerwünschten Effekten zu rechnen.

- ☐ Hautverdünnung ("Pergamenthaut") mit Durchscheinen der Gefäße und leichter Verletzbarkeit
- ☐ Streifenbildung (Striae)
- ☐ Erweiterung kleiner oberflächlicher Hautgefäße (Teleangiektasien), Brüchigkeit der Blutgefäße mit Hautblutungen (vor allem bei älteren Personen)
- ☐ Akne
- ☐ entzündliche Hauterkrankung um den Mund herum (periorale Dermatitis)
- ☐ verstärkte Körperbehaarung
- ☐ Verschlimmerung von Krätze oder Hautpilz
- ☐ Wundheilungsstörungen, beispielsweise bei Unterschenkelgeschwüren
- ☐ Effekte durch Aufnahme des Kortikoids in den Körper: Vollmondgesicht, Stammfettsucht (vgl. Seite 41) und bei Kindern Wachstumsstillstand (durch Therapiefehler, vgl. Seite 42)
- ☐ Allergische Reaktion: sehr selten bei reinen Kortikoidpräparaten, dagegen häufiger bei Mischpräparaten, die beispielsweise gleichzeitig Antbiotika enthalten wie Neomycin (vgl. Seite103)

Durch die geeignete Wahl des Wirkstoffs und eine zurückhaltende Verwendung lassen sich Kortikoidschäden begrenzen oder vermeiden. Daran besteht heute kein Zweifel mehr. Die Wirkstoffaufnahme in die Blutbahn und die damit verbundene Belastung des Organismus mit Kortikoiden ist in Regionen mit dünner Haut beziehungsweise hoher Hautfeuchtigkeit am größten. Deshalb dürfen Gesicht, Faltenregionen wie Achseln oder Leistenbeuge, Hoden sowie der Po von Säuglingen nicht mit starken Kortikoiden behandelt werden. Eine unnötig lange und unnötig wirkstarke Therapie ist zu vermeiden. Vorrangiges Ziel ist es, die Hautsymptome zu lindern und ertragbar zu machen und nicht etwa nach Symptomfreiheit zu jagen. Bewährt haben sich zur Verminderung des Risikos von Hautschäden folgende Behandlungsformen:

Tabelle 22:
Wirkstärken verschiedener Kortikoidpräparate:
1 = schwache Kortikoid-Externa 2 = mittelstarke Kortikoid-Externa
3 = starke Kortikoid-Externa

Bei der Aufstellung kann es sich nur um eine orientierende Grobeinteilung handeln, da weitere Faktoren beachtet werden müssen, die Nutzen und Risiken der Hautkortikoide beeinflussen, beispielsweise, ob es sich um einen fluorierten Wirkstoff handelt oder nicht, oder in welcher Grundlage der Wirkstoff verarbeitet ist (Creme, Salbe, Fettsalbe, Lotio usw.). Die Auswahl des geeigneten Präparats erfordert vom Arzt viel Erfahrung und "Fingerspitzengefühl".

Alfason ® (3)	Ficortril® (1)	Sanatison® Mono 0,33% (1)
Alfason® Crinale (3)	Ficortril® 2,5% (1)	Sanatison® Mono 1% (1)
Amciderm® (3)	Ficortril® Mite (1)	Schericur® (1)
Betnesol®-V (3)	Florone® (3)	Scheroson® F (1)
Betnesol®-V Crinale (3)	Halcimat® (2)	Sermaka® F (2)
Betnesol®-V Crinalite (2)	Halog® (3)	Sermaka® 1/2 (1)
Betnesol®-V Mite (2)	Hydrocort Mild® (1)	Sicorten® (3)
Celestan®-V (3)	Hydrocortison Dorsch® 1/4% (1)	Sterax® (2)
Celestan®-V Crinale (3)	Hydrocortison Dorsch® 1% (1)	Syracort® (2)
Celestan®-V Mite (2)	Hydrocortison Mago® 1% (1)	Topifug® (2)
Cordes H® (1)	Jellin® (2)	Topisolon® (3)
Cortidexason® (1)	Jellin® gamma S.N. (1)	Topisolon® Mite (2)
Cortidexason® N (1)	Jellin® S.N. (2)	Topsym® (3)
Decoderm® (2)	Kabanimat® (2)	Topsym®-F (3)
Delonal® (3)	Kaban® (2)	Tri-Anemul® (2)
Delphicort® (2)	Kortikoid Ratiopharm® (2)	Tridesilon® (2)
Dermatop® (2)	Locacorten® (2)	Ultracur® (2)
Dermoxinale® (3)	Lokalison® Universale (1)	Ultralan® (2)
Dermoxin® (3)	Lokalison®-F (1)	Vaspit® (1)
Diprosis® (3)	Munitren® H (1)	Velopural® (1)
Diprosone® (3)	Nerisona® (3)	Vobaderm® (2)
Emovate® (2)	Nerisona® Forte (3)	Volon® A (2)
Euvaderm® (3)	Pandel® (3)	Volonimat® (1)
Extracort® (1)	Retef® (1)	

□ *Stufen-Therapie*: Im akuten Schub wird für wenige (drei bis fünf) Tage ein starkes Kortikoid (z.B. fluoriertes Kortikoid) gewählt, anschließend für längere Zeit ein schwaches Präparat (z.B. Hydrocortison, vgl. Tabelle 22), um dann möglichst bald auf eine Basiscreme oder -salbe ohne Kortikoide und Konservierungsmittel überzugehen.

□ *Tandem-Therapie*: Abends werden Kortikoidzubereitungen verwendet und morgens die wirkstofffreien Basiscremes oder -salben.

□ *Intervall-Therapie*: Jeweils im drei- bis viertägigen Wechsel finden Kortikoide oder Basistherapeutika Verwendung.

Wenn Sie die Tips der Tabelle 23 beherzigen, erreichen Sie eine bestmögliche Verträglichkeit der Kortikoide. Bei schwerer Erkrankung müssen in der Tat einige Nebenwirkungen als Preis für die Linderung des unerträglichen Juckreizes in Kauf genommen werden.

Tabelle 23:
Tips für die richtige Verwendung äußerlicher Kortikoidpräparate
So lassen sich unerwünschte Effekte der Mittel weitgehend verhindern

Schützen Sie Ihre Finger bei der Anwendung mit Plastikhandschuhen.

Tragen Sie das Kortikoid grundsätzlich nur auf befallene Gebiete auf.

Achten Sie darauf, daß Sie im Gesicht und am Hals nur Hydrocortison-Präparate verwenden.

Tragen Sie eine dünne Schicht auf.

Benutzen Sie die Creme nur ein- bis zweimal pro Tag, vorzugsweise nach dem Bad.

Verwenden Sie das Kortikoid so kurz wie möglich.

Benutzen Sie nicht ohne Rücksprache mit dem Arzt Kortikoid-Cremes oder -Salben aus Ihren "Beständen". Schließlich sollten Sie immer das am wenigsten starke Kortikoid erhalten, das dem aktuellen Krankheitsbild gerade noch entspricht.

Benutzen Sie eine Kortikoid-Creme nie ohne Anlaß, z.B. als Ersatz für eine normale Feuchtigkeitscreme.

(modifiziert nach Mygind)

Alternativen zu Kortikoiden

In der kortikoidfreien Phase kommen *Bufexamac*-Zubereitungen (Parfenac®, Duradermal®, Malipuran®) in Frage. Dieser Wirkstoff stillt ebenfalls den Juckreiz und wirkt schwach entzündungshemmend, kann jedoch Kontaktsensibilisierungen auslösen. Dafür fördert die langfristige Verwendung von Bufexamac nicht Veränderungen der Haut, wie sie von Kortikoiden bekannt sind. Aber: Insgesamt wirken Bufexamac und andere Kortikoidalternativen schwächer als Kortikoide.

Vor allem in Kliniken oder bei stark kortikoidgeschädigter Haut und stärkerem Juckreiz wird auf die klassische *Teertherapie* beziehungsweise auf *Ichthyol*®-Präparate ausgewichen. Wegen ihrer hautreizenden Effekte eignen sich Teerpräparate jedoch nicht für die Anwendung im akuten Schub. Als Nachteile werden Hautverfärbung, Geruchsbelästigung (daher am besten abends auftragen) und Wäscheverschmutzung empfunden. Außerdem macht Steinkohlenteer gegen Sonnenlicht empfindlich (Risiko des Sonnenbrands). Im Tierversuch beeinträchtigt er die Erbanlagen. Für den Menschen scheint in dieser Hinsicht keine nennenswerte Gefährdung zu bestehen.

Juckreizstillend wirken auch teerhaltige Bäder (z.B. Balneum Hermal® mit Teer) sowie harnstoffhaltige Cremes oder Salben (z.B. Basodexan®, Hyanit® u.a.).

Tabelle 24:
Vor- und Nachteile von Arzneimitteln, die häufig zur Linderung der Beschwerden bei Neurodermitis verwendet werden

Wirkstoffe	Rezept-pflicht	Vorteile	Nachteile
Kortikoide (äußerlich)	ja	Gute juckreiz- und entzündungshemmende Wirkung	Nicht zur Dauer-/Langzeit-Anwendung geeignet, da dann ausgeprägte Nebenwirkungen
Kortikoide (innerlich)	ja	Wirksames Reservemittel für schwere Schübe	Höheres Risiko von Nebenwirkungen als bei örtlicher Anwendung
Bufexamac (Parfenac® u.a.)	nein	Entzündungshemmende Wirkung ohne die negativen Effekte der Kortikoide	Schwächer wirkend als Kortikoide, scheint nicht selten zum Teil schwere Hautreaktionen auszulösen
Teerhaltige Präparate	nein	Nützlich bei chronischem Ekzem und starkem Juckreiz	Geruchsbelästigung, Verfärbung der Wäsche, macht Haut gegen Sonnenlicht empfindlich (Sonnenbrand)
Harnstoff-Präparate	nein	Juckreizstillend, bindet Feuchtigkeit in der trockenen Haut	Schwach wirksam, eher zur Vorbeugung als zur Therapie geeignet
Antihistaminika (innerlich)	nein, zum Teil ja	Abendliche Einnahme eines müde machenden Präparats bei starkem nächtlichen Juckreiz nützlich	Müdigkeit (kann aber bei abendlicher Einnahme sinnvoll sein; deutlich geringere Müdigkeit bei einigen neueren Präparaten)

Innerliche Behandlung

Im schweren, sonst nicht beherrschbaren Schub kann es erforderlich sein, daß Ihr Arzt *Kortikoid-Tabletten* verordnet. Dies sollte gleichsam als Notfallbehandlung die Ausnahme für einige Tage bleiben, da die Einnahme von Kortikoiden die Rückfallneigung verstärkt.

Als klassische juckreizstillende Mittel kommen *Antihistaminika-Tabletten* in Frage (vgl. Seite 35), wenn die Lokalbehandlung unbefriedigend verläuft. Präparate wie Fenistil® oder Tavegil® oder die verschreibungspflichtigen Atosil® oder Theralene® machen müde. Abends eingenommen ist dies bei nächtlichem Juckreiz durchaus von Vorteil, tagsüber wegen der beeinträchtigten Reaktionsfähigkeit und Einschränkung der Verkehrstüchtigkeit indes unerwünscht. Die neueren weniger müde machenden Präparate wie Hismanal®, Lisino®, Teldane® oder Zyrtec® beeinflussen die Konzentrationsfähigkeit deutlich geringer und eignen sich daher zur Einnahme am Tage. Sie wirken jedoch möglicherweise bei Juckreiz durch Ekzem weniger gut.

Akute Schübe gehen häufig mit Infektionen der Haut einher. In diesem Fall kann der Arzt ein *Antibiotikum* verordnen, beispielsweise ein Penicillin-V- oder Erythromycin-Präparat.

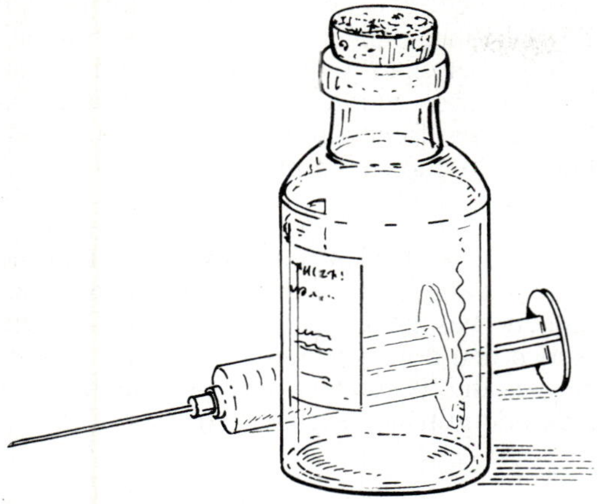

Bestrahlungen mit UVA- und UVB-Licht wirken ebenfalls positiv und eignen sich vor allem bei großflächigem Ekzem. In den ersten Wochen können Juckreiz und Hauttrockenheit vorübergehend zunehmen. Verschlimmern sich Ihre Hautbeschwerden im Sommer, werden Sie erfahrungsgemäß meist schlecht auf eine Lichttherapie ansprechen.

Ein wahrscheinlich gering erhöhtes Risiko der Entstehung von Hautkrebs muß mit dem Nutzen der Behandlung abgewogen werden. Solarien, die ebenfalls UVA-Strahlen (Bräunungsstrahlen) abgeben, sollen für die Behandlung der Neurodermitis nicht ausreichend wirken. Zudem kann es in gewerblichen Bräunungsstudios an Information und Überwachung der Bestrahlungsgeräte mangeln.

Hyposensibilisierung

Unterzieht sich ein Neurodermitiskranker wegen einer gleichzeitig bestehenden Pollenallergie einer Hyposensibilisierung (vgl. Seite 43), kann sich seine Hauterkrankung sowohl verbessern als auch verschlimmern. Der Beleg für einen Nutzen der Hyposensibilisierung bei Neurodermitis fehlt bislang.

Licht- und Klimatherapie

Das Klima im Hochgebirge, an Nordsee, Mittelmeer und Totem Meer sowie auf den Kanarischen Inseln erweist sich für viele Neurodermitiker als günstig. Die hohe UV-Strahlung und das Reizklima dieser Gegenden lindern Juckreiz und Hautschäden und stabilisieren den Kranken. Selbst bei hartnäckigen und schwer zu behandelnden beziehungsweise chronischen Hautbeschwerden ist hier noch eine therapeutische Wende möglich.

Streßbewältigungstraining

Wird die Neurodermitis besonders stark durch psychische Faktoren beeinflußt, empfehlen sich Entspannungsübungen wie autogenes Training oder Yoga. Mit ihrer Hilfe lassen sich Strategien erlernen, mit Streß besser umzugehen – wenn er sich schon nicht vermeiden läßt. Den durch quälenden Juckreiz verursachten Schlafstörungen können Neurodermitiker so entgegenwirken. Bei besonders schwerer Beeinträchtigung durch psychische Faktoren können Gesprächs- oder Verhaltenstherapie hilfreich sein. Scheuen Sie sich nicht, Ihren Arzt auf die Möglichkeiten dieser Methoden anzusprechen, falls er sie nicht von selbst in Erwägung zieht.

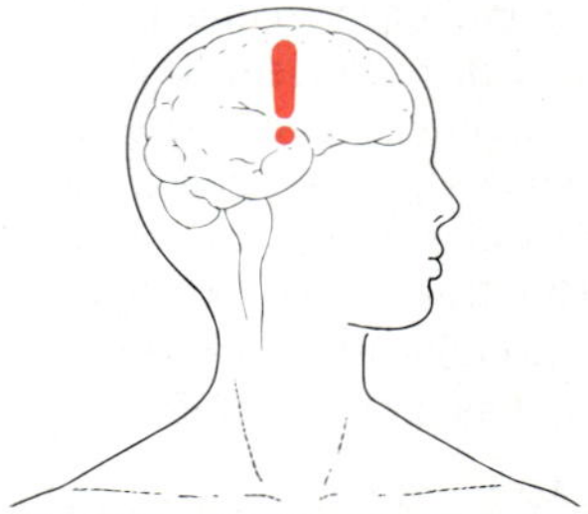

Außerhalb der "Schulmedizin"

Immer wenn eine chronische Erkrankung unberechenbar ist und die üblichen Behandlungsmethoden zwar Linderung, aber keine Heilung verschaffen, suchen Patienten nach Wegen außerhalb der Schulmedizin (siehe Kasten). Damit sind neben sinnvollen Alternativen leider auch dubiosen Therapierichtungen und Therapeuten Tür und Tor geöffnet. Erfahrene Hautärzte und Allergologen wissen, daß bei Neurodermitis jede (neue) Behandlungsform eine Erfolgswahrscheinlichkeit von rund 30 Prozent hat. So verwundert es nicht, daß immer wieder anhand von Einzelbeobachtungen über "sensationelle" Erfolge berichtet wird. Es fehlt allerdings an kontrollierten Studien, die den tatsächlichen Nutzen des Behandlungsverfahrens mit etablierten Methoden vergleichbar machen.

Auf Seite 46 finden Sie Hinweise, wann Sie bei nicht allgemein akzeptierten Therapiemethoden besonders skeptisch sein sollten. Neben den dort genannten Methoden gibt es einige, die besonders zur Behandlung der Neurodermitis propagiert werden.

Alternative Behandlung in Spezialkliniken

In Deutschland gibt es mehrere Kliniken für Neurodermitiker, in denen Ärzte zum Teil andere Wege bei Diagnose und Behandlung gehen als allgemein üblich. Sie sind für manche Allergiker ein Hoffnungsschimmer.

Ein Patient, der den Aufenthalt in einer speziellen Einrichtung erwägt, braucht fachkundige Beratung und sollte sich nicht auf "Erlebnisberichte" aus dem weiteren Bekanntenkreis oder "Wundermärchen" in den Medien verlassen. Gesprächspartner können sowohl der behandelnde Allergologe, der vertraute Hausarzt oder auch ein Vertreter der Krankenkassen (vgl. Seite 48) sein. – Dort können Sie auch erfahren, ob und in welchem Maße, unter welchen Bedingungen die Kasse für die Kosten der Behandlung in einer Spezialeinrichtung aufkommt.

Da verschiedene Faktoren das Krankheitsbild Neurodermitis beeinflussen (vgl. Abbildung 16, Seite 110) und ganz unterschiedliche Therapien helfen können, behandeln die Ärzte solcher Kliniken oft mehrere Faktoren zugleich. Sie verfolgen dabei jeweils eigene Konzepte. Ein Beispiel dafür ist unter anderem die Spezialklinik Neukirchen (in W-8497 Neukirchen bei Heiligen Blut). Dort werden Neurodermitis und andere Ekzeme als "Störung des Körpersystems" betrachtet und bewußt von innen heraus behandelt. Auf kortikoidhaltige Salben etwa wird ganz verzichtet - durchaus nachvollziehbar, denn die halfen den Patienten, die diese Klinik aufsuchen, offenbar bislang wenig. Eine zentrale Rolle spielen indes in Neukirchen unter anderem die individuelle Ernährung sowie psychologische Betreuung.

Das Team unter der Leitung von Dr. Ionescu geht davon aus, daß vor allem falsche Ernährung und damit eine ungünstige Darmflora sowie erhöhte Darmdurchlässigkeit Ekzeme hervorrufen. Für die Neukirchener steht eine mangelnde Barrierefunktion des Darms am Anfang der Erkrankung, weil die Auslöser allergischer und allergieähnlicher Reaktionen die Schleimhaut leicht passieren können. In der Diagnose geht es sowohl darum, die Allergene zu entdecken, als auch Schäden an Haut und Schleimhaut – darunter auch Störungen der Darmflora – zu erkennen.

Bei der Behandlung beschreiten die Neukirchener teilweise nicht allgemein akzeptierte Wege. Das Prinzip ist, eine gesunde Schleimhaut aufzubauen (Sanierung) und die Allergene aus der Nahrung wegzulassen beziehungsweise nur selten auf den Speiseplan zu setzen (Rotationsdiät, vgl. Seite 147).

L-Peptide

Bei den sogenannten L-Peptiden handelt es sich nach Angaben des Entdeckers Prof. Gauri um ein "Lactalbumin-Hydrolysat mit einem Molekulargewicht von unter 1000". Was aber tatsächlich in dem aus Milch gewonnenen Präparat enthalten ist, bleibt unklar. Dies hat 1987 die Überwachungsbehörden auf den Plan gerufen, die das Mittel wegen ungenügender Standardisierung und fehlender wissenschaftlicher Grundlagen verboten haben. Die behaupteten Heilungsraten von bis zu 80 Prozent entziehen sich der Überprüfung. Möglicherweise wurden die Patienten, die nach begonnener Behandlung wegblieben, als symptomfrei eingestuft. Wie das Eiweißprodukt, das wie normales Nahrungseiweiß nach der Einnahme einfach verdaut werden müßte, wirken soll, ist ungeklärt. Versuche, L-Peptide beim Bundesgesundheitsamt als Arzneimittel zuzulassen, blieben bislang erfolglos.

Nachtkerzenöl

Öl aus dem Samen der Nachtkerze (Oenothera biennis, auch als gelbe Rapunzel bekannt) wird als diätetisches Lebensmittel (z.B. Efamol® 500) gegen Mangel bestimmter ungesättigter Fettsäuren angeboten (Gammalinolensäure). Als "Stoffwechsel-Aktivator" soll das Öl beim Schulkind bis zum alternden Menschen Vitalität und Spannkraft fördern, vorzeitige Alterserscheinungen verringern sowie Haut, Haare und Nägel verjüngen. Seit Ende 1990 ist Nachtkerzenöl hierzulande auch als Arzneimittel zur "symptomatischen Erleichterung des atopischen Ekzems" erhältlich (Epogam®).

Vergleichende Untersuchungen mit konventionellen Behandlungsformen der Neurodermitis fehlen. Nach den wenigen veröffentlichten Daten scheint der Einfluß auf rauhe Haut zuverlässig belegt zu sein. Im übrigen können die veröffentlichten Studien nicht überzeugen, zum Beispiel wurde die Wirkstärke der zusätzlich zum Nachtkerzenöl verwendeten Kortikoide meist nicht kontrolliert, und so bleibt unklar, ob diese das Behandlungsergebnis beeinflußt haben.

Gelegentlich werden zwar Übelkeit, Magenverstimmung oder Kopfschmerzen unter Einnahme von Nachtkerzenöl beschrieben, jedoch keine schwerwiegenden Folgen.

Nerzöl

Das durch Ausschmelzen des Körperfetts von Nerzen gewonnene Öl wird äußerlich gegen Neurodermitis und Schuppenflechte (Psoriasis) angewendet und findet sich in Kosmetika und Haarpflegemitteln. Wie bei Murmeltier- und Dachsfett ließen sich im Nerzöl verschiedene Kortikoide nachweisen, die offensichtlich im braunen Speicherfett von Winterschläfern enthalten sind. Ein Nutzen von Nerzöl wäre also mit seinem Kortikoidgehalt zu begründen. Allerdings dürfte ein Effekt kaum kalkulierbar sein, da sich verschiedene Nerzölproben in Kortikoidzusammensetzung und -gehalt deutlich unterscheiden.

Goldnerz®-Kosmetik

Goldnerz®-Aufbaucreme ist ein Kosmetikum. Daher braucht der Hersteller nicht alle Inhaltsstoffe anzugeben (vgl. Seite 211). Bislang wurden nähere Auskünfte zur Zusammensetzung vom Hersteller verweigert. Trotz seines Namens soll Goldnerz® Creme – seit wenigen Jahren – kein Nerzöl mehr enthalten. Dem Mittel sollen außerdem – wie der Hersteller betont – weder Kortikoide zugesetzt sein, noch soll es Arsen oder Formaldehyd enthalten. Bei der analytischen Überprüfung von Goldnerz® Creme durch ein unabhängiges Labor fanden sich – unter Berücksichtigung der Nachweisgrenzen der Prüfmethode – in der Tat keine Kortikoide.

Einige Erfolge werden für Goldnerz® Creme beschrieben. Ob es sich nur um einen über den Placebo (Scheinmedikament)-Effekt hinausgehenden Nutzen handelt, läßt sich wegen fehlender wissenschaftlicher Vergleichsstudien nicht ausmachen. Die Gesetzlichen Krankenkassen kommen für die Kosten des Kosmetikums nicht auf. Bis die Zusammensetzung geklärt und der Nutzen im wissenschaftlichen Vergleich mit etablierten Mitteln geprüft ist, empfiehlt sich Zurückhaltung.

Autologe Immuntherapie (AHIT)

Bei dem als autologe Immuntherapie (nach Dr. Kief) bezeichneten Verfahren sollen körpereigene Immunglobuline so verändert werden, daß sie in einer erwünschten Richtung das Immunsystem beeinflussen können. Der ursprüngliche Krankheitsauslöser soll auf diese Weise eliminiert werden. Das Wirkprinzip ist nicht belegt. Für den Nutzen des Verfahrens bei Neurodermitis fehlen wissenschaftlich hinreichend aussagekräftige Belege.

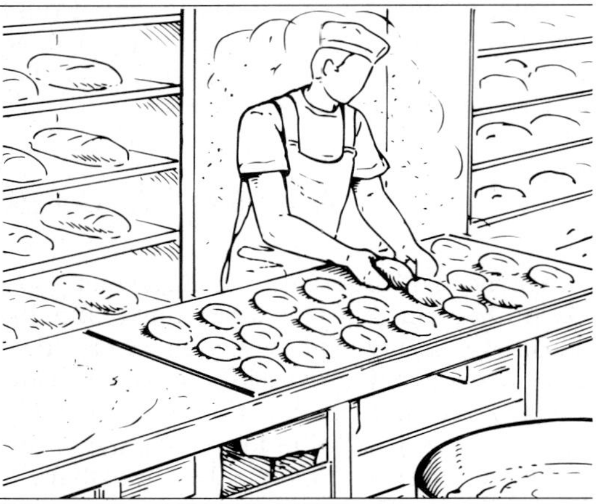

Berufswahl

Eine Bereitschaft zu allergischen Erkrankungen muß bei der Berufswahl berücksichtigt werden (vgl. Seite 238). Dies bringt für den Neurodermitiskranken ganz besondere Probleme mit sich. Selbst bei leichtem Krankheitsbild oder auch wenn das Ekzem in der Pubertät bereits abgeklungen ist, sollten Sie Berufe meiden, die mit einer besonderen Verschmutzung der Haut und damit notwendigen Reinigungsmaßnahmen einhergehen (z.B. Kfz-Mechaniker, Schornsteinfeger, Maler) oder mit häufigem Kontakt mit Lösungsmitteln oder aggressiven Stoffen (z.B. Friseur/Friseuse, Krankenschwester, Maurer, Maler, Fußbodenverleger). Wegen der häufig gleichzeitig vorhandenen Bereitschaft zu allergischem Schnupfen und Asthma sind Neurodermitiker gut beraten, Berufe mit Inhalationsallergenen ebenfalls zu meiden (Bäcker, Gärtner, Tierpfleger, Tierarzt u.a.).

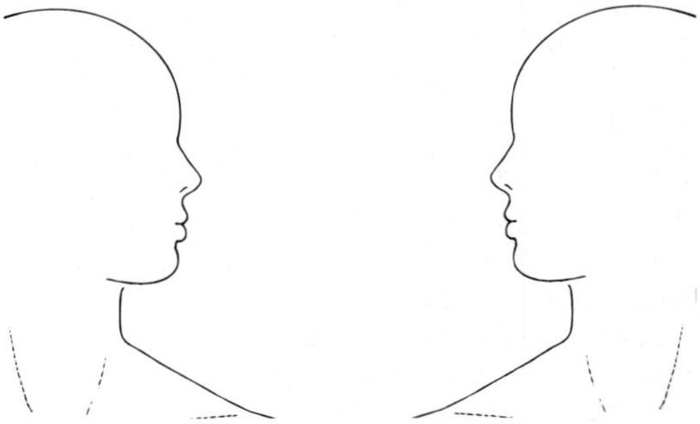

Selbsthilfegruppen

Zu den wohl schmerzlichsten Erfahrungen von Neurodermitikern zählt, daß es keine zuverlässige Therapie gibt und sich bislang nur die Symptome der eigentlichen Erkrankung lindern lassen. Der Erfahrungsaustausch von Neurodermitikern in Selbsthilfegruppen kann dabei sowohl skeptisch gegenüber Wunderheilern und Allheilmitteln machen, dient möglicherweise aber auch der Verbreitung ungesicherter Therapieverfahren, an die sich Betroffene als letzten "Strohhalm" klammern. Dennoch sind die Informationen anderer wertvoll. Dabei kann es um den geeigneten Urlaubsort gehen (Gebirge, Nordsee oder Mittelmeer), um Methoden zum gezielten Abbau von alltäglichem Streß oder um Hilfestellungen beim Schriftwechsel mit Institutionen wie Berufsgenossenschaft oder Versorgungsamt. Zwei Organisationen haben in der Bundesrepublik ein Netz von Selbsthilfegruppen und Ansprechpartnern aufgebaut, der Bundesverband Neurodermitiskranker in Deutschland e.V. (vgl. Seite 48) und der Deutsche Neurodermitiker Bund e.V. (vgl. Seite 49).

Nesselausschlag und Angioödem

Das Oberflächenorgan Haut schützt unseren Körper nicht nur vor Einflüssen aus der Umwelt, sondern besitzt neben anderen Funktionen (vgl. Seite 101) auch ein besonderes Immunsystem zum Schutz vor eindringenden Erregern und Schadstoffen. Es wäre ja auch unlogisch, potentielle Eindringlinge nicht schon so früh wie möglich abzufangen und auszuschalten.

Erkrankungen der Haut, die mit Fehlfunktionen des Immunsystems einhergehen, können auf die Haut beschränkt bleiben (z.B. Kontaktekzem, vgl. Seite 101) oder sich auf andere Gewebe beziehungsweise Organe des Körpers ausbreiten (z.B. Angioödem, s. unten). Die Beschwerden beruhen dabei nicht auf einer Zellschädigung durch direkte Einwirkung eines Stoffes, sondern auf der allergischen Abwehrreaktion selbst – vergleichbar einem Wasserschaden nach einem Feuerwehreinsatz.

Wie sieht Nesselausschlag aus?

Während das Ekzem eine Erkrankung der Oberhaut ist (vgl. Seite 101, Abbildung 15), betrifft der Nesselausschlag die darunterliegende Lederhaut. Die verschiedenen Bezeichnungen für Nesselausschlag beschreiben die auffälligen Hautveränderungen, die lediglich Linsengröße haben, aber auch zusammenfließend ganze Körperregionen überziehen können: Von Urtikaria spricht der Arzt (Urtica = Brennessel), der Volksmund sagt Nesselfieber (bisweilen geht Nesselausschlag tatsächlich mit Fieber einher) beziehungsweise Nessel- oder Quaddelsucht.

Es handelt sich um vorübergehende, beetartig erhabene, juckende, blasse bis rosafarbene Hautstellen (Quaddeln), die durch Wassereinlagerung (Ödem) in der Lederhaut entstehen. Ein Einzelherd "überlebt" bis zu 24 Stunden, während an anderer Stelle ständig neue Quaddeln entstehen. Das klingt zunächst verhältnismäßig harmlos und ist es oft auch.

Jeder fünfte bis zehnte Bundesbürger soll irgendwann in seinem Leben an akutem Nesselausschlag erkranken – oft als einmalige Reaktion auf ein Medikament (vgl. Seite 126) oder Nahrungsmittel (vgl. Seite 127). Die meisten dieser akuten Hautreaktionen klingen rasch wieder ab, bevor ein Arzt konsultiert wird – sofern der auslösende Stoff nicht mehr zugeführt wird. Es kann indes schlimmer kommen: Nesselsucht und Angioödem (s. unten) können in eine lebensbedrohliche Schockreaktion einmünden (vgl. Seite 134). Dem Arzt bleibt dann häufig nur wenig Zeit für wirksame Gegenmaßnahmen.

Eine akut aufgetretene Nesselsucht heilt meist spontan ab – zu 90 Prozent innerhalb von vier Wochen. Dauert der Ausschlag länger als vier bis sechs Wochen, wird er als chronisch eingestuft und kann sich in Schüben verlaufend über Jahre hinziehen. Bei jedem zweiten Betroffenen überschreitet die Dauer ein Jahr, in Einzelfällen sogar Jahrzehnte. Die Erkrankung klingt selbst nach einer längeren Frist irgendwann ab. Nesselausschlag geht nur selten mit akuten Erscheinungen an anderen Organsystemen einher.

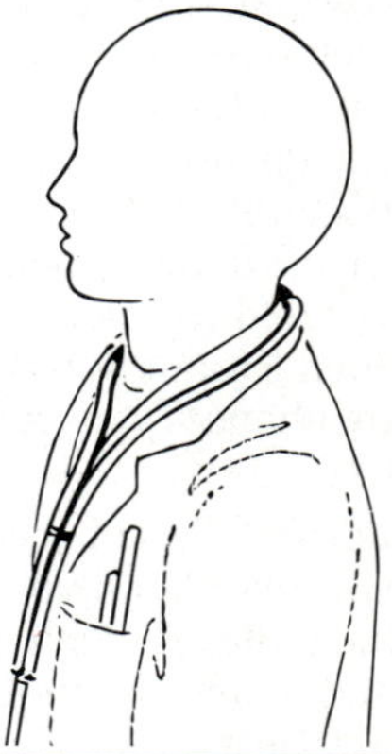

Das Bild des Angioödems

Manchmal greift der Nesselausschlag als eine Art "Riesen-Urtikaria" auf das Unterhautgewebe über (vgl. Seite 101, Abbildung 15). Dies geschieht bevorzugt an den dünnen Schleimhäuten im Gesicht – an Lippen und Augen – und wird Angioödem (=angioneurotisches Ödem, Quincke-Ödem) genannt. Ein solches Angioödem verursacht mitunter Entstellungen mit zugeschwollenen Augen und aufgedunsenen Lippen. Bisweilen kommt es zu lebensbedrohlichen Situationen, wenn die Schleimhäute des Kehlkopfbereichs anschwellen und der Betroffene um Atem ringt. Auch Gechlechtsteile, Hände und Füße können anschwellen.

Das nicht juckende, dafür gelegentlich schmerzhafte Angioödem tritt anfallsartig auf. Es bildet sich innerhalb von ein bis drei Tagen zurück.

Wie entstehen die Quaddeln?

Zum Nesselausschlag kommt es durch Histaminfreisetzung in der Haut. Sie ist sowohl über Immunglobulin E (vgl. Seite 17) vermittelt als auch über andere, größtenteils nicht näher bekannte Mechanismen. Quaddelschübe setzen oft in den Abend- und Nachtstunden ein, was wohl mit der dann verringerten körpereigenen Produktion des Hormons Kortisol zusammenhängt (vgl. Seite 40).

Der Begriff "Nesselausschlag" steht für ein äußerlich unverkennbares Krankheitsbild. So einheitlich dieses zunächst erscheinen mag, so vielfältig sind die möglichen Auslöser und so kompliziert kann es sein, sie zu entlarven.

Auslöser eines akuten Schubs

Meist ist der Nesselausschlag erworben, selten durch Mangel eines bestimmten Enzyms angeboren. Eine akute Urtikaria und ein Angioödem beruhen überwiegend auf einer allergischen Reaktion und lassen sich dann meist auf Arzneimittel zurückführen.

Arzneimittel

Arzneimittelunverträglichkeiten äußern sich oft als Nesselausschlag. Fast alle Wirkstoffe in Medikamenten können diese Komplikation auslösen. Gleichzeitig kann sich ein Angioödem oder eine schwere generalisierte Überempfindlichkeitsreaktion entwickeln. Sie vermag rasch in akutes Kreislaufversagen zu münden (Schock, vgl. Seite 134).

Unter den Arzneimitteln, die Nesselausschlag auslösen, stehen Penizilline an vorderster Stelle. Die allergische Reaktion vom Soforttyp setzt innerhalb von Minuten bis Stunden ein, meist in der ersten Stunde nach der Arzneianwendung. Die Komplikation läuft nur ab, wenn eine Sensibilisierung vorausgegangen ist und Antikörper gegen den auslösenden Stoff existieren. Das Arzneimittel ist also vorher schon einmal verwendet und "vertragen" worden.

Auch Schmerzmittel mit dem nicht verschreibungspflichtigen Wirkstoff Propyphenazon (in Agevis®, Arantil® P, Dismenol®, Grippostad®, Tispol®, Vivimed® und vielen anderen Schmerz- und sogenannten Grippemitteln) können Nesselausschlag und Schocksymptome auslösen. Gleiches gilt für das inzwischen der Verschreibungspflicht unterstellte Schmerzmittel Metamizol (Novalgin® u.a.), für Schutzimpfungen, die auf Hühnereimedien gezogen werden, und eine Vielzahl anderer Arzneimittel (vgl. Seite 213).

Das Schmerz- und Fiebermittel Azetylsalizylsäure (Aspirin® u.a., auch in vielen Schmerzmitteln mit mehreren Inhaltsstoffen), Antirheumatika, Konservierungsstoffe wie Benzoesäure (E 210) und Azofarbstoffe wie das gelbe Tartrazin (E 102) lösen bei etwa 20 bis 50 Prozent der chronisch an Nesselsucht Erkrankten einen akuten Schub aus (sogenannte Aspirin/Zusatzstoffe-Intoleranz, (vgl. Seite 128). Asthmakranke können auf diese Substanzen mit einem akuten Asthmaanfall (Schmerzmittel-Asthma, vgl. Seite 79) und Allergiker mit chronischem Schnupfen mit Fließschnupfen reagieren.

Bei der Aspirin/Zusatzstoffe-Intoleranz handelt es sich um allergieähnliche Reaktionen (Intoleranz, vgl. Seite 24), bei denen sich keine gegen die auslösenden Stoffe gerichteten Antikörper der Immunglobulin-E-Klasse finden. Solche Intoleranzen werden beispielsweise auch nach Anwendung von Röntgenkontrastmitteln oder Narkosemitteln beobachtet. Im Gegensatz zur raschen allergischen Reaktion vergehen meistens eine halbe, bisweilen aber bis zu vier Stunden nach Arzneimittelgebrauch, ehe die allergieähnliche Reaktion einsetzt.

Die erst seit wenigen Jahren erhältlichen blutdrucksenkenden Mittel aus der Reihe der sogenannten ACE-Hemmer (Lopirin®, Pres®, Tensobon®, Xanef® u.a.) verursachen (neben quälendem Hustenreiz) ebenfalls auffällig häufig Nesselausschlag beziehungsweise seltener Angioödeme.

Nahrungsmittel(bestandteile)

Nahrungsmittel sollen zu rund drei Prozent für akuten allergischen Nesselausschlag verantwortlich sein. Wichtige Auslöser sind Fisch, Krebse, Muscheln, Nüsse, Hülsenfrüchte, Milchprodukte, Tomaten und Erdbeeren, Lebensmittelzusatzstoffe wie Konservierungs- und Farbstoffe u.a. (vgl. Seiten 192 und 200). Hinzu kommen produktionsbedingte Rückstände in unseren Lebensmitteln wie die Pestizide.

Sonstige auslösende Faktoren

Das Spektrum auslösender Faktoren von Nesselausschlag und Angioödem ist breit. Es umfaßt Bienen- sowie andere Insektengifte, Quallen und Blutegel, Pollen und physikalische Einwirkungen wie Kälte, Hitze, Sonnenlicht (vgl. Seite 229) – auch die Strahlen im Solarium –, Vibration und stärkere Druckeinwirkung. Wenn Sie knappe Jeans oder andere enge Hosen tragen, können Sie bei entsprechender Veranlagung die Hautreaktion provozieren. Auch körperliche Anstrengung, Schwitzen oder emotionale Erregung kommen als Auslöser in Betracht. Infektionen durch Viren sowie Würmer (Madenwürmer u.a.) sind häufigere Auslöser bei Kindern.

> Bei Veranlagung zu Kälteurtikaria besteht Lebensgefahr beim Sprung in kaltes Wasser.
>
> WARNUNG

Ursachen des chronischen Nesselausschlags

Bei drei von vier chronisch – also länger als sechs Wochen – Erkrankten bleiben die Auslöser unbekannt. Eine Allergie scheint bei ihnen nur selten vorzuliegen. Psychische Faktoren können die Symptome verschlimmern. – Das gilt im übrigen für viele Betroffene. – Es heißt aber nicht, daß Sie und Ihr Arzt es aufgeben sollten, nach Arzneimitteln, Nahrungsbestandteilen und anderen Stoffen zu forschen, die möglicherweise die Erkrankung fördern und aufrechterhalten. Hierzu gehören Substanzen, die die oben genannte Aspirin/Zusatzstoffe-Intoleranz auslösen können.

Diagnose

Je länger der Nesselausschlag besteht, desto geringer ist die Chance, seine Ursachen zu ermitteln. Da akut auftretende Quaddeln meist spontan abklingen, halten sich Ärzte zunächst mit besonderen diagnostischen Maßnahmen zurück – es sei denn, daß bereits ein Verdacht auf ein Nahrungsmittel oder ein Medikament wie z.B. Penizillin hindeutet.

Versuchen Sie schon vor dem Arztbesuch sich zu erinnern, unter welchen Begleitumständen (Medikamenteneinnahme, Nahrungsmittel, aktuelle Infektion u.a.) der Nesselausschlag aufgetreten ist. Der Arzt wird Sie bestimmt nach Einzelheiten fragen, um dem Auslöser auf die Spur zu kommen.

Gibt die Krankengeschichte (vgl. Seite 27) nichts her, kann es sein, daß eine Reihe von Untersuchungen notwendig sind, um die Ursache einzugrenzen. Dazu gehören Provokationstests (vgl. Seite 32) mit Wärme-, Kälte- oder Druckreizen, um physikalische Ursachen auszuschließen, Stuhluntersuchungen auf Hefepilze und Wurmeier, Urinuntersuchungen auf Bakterien sowie Hauttests (vgl. Seite 29) oder Blutuntersuchung (RAST, vgl. Seite 32), um beispielsweise eine Allergie gegen Penizillin aufzuspüren. Das nämlich kann als "verborgenes" Allergen auch in Nahrungsmitteln enthalten sein.

Bei Verdacht auf Aspirin/Zusatzstoffe-Intoleranz sind hingegen Hauttests nicht sinnvoll, da keine immunologische Sensibilisierung vorliegt. Hier können im Ausnahmefall Provokationstests durch Einnahme von Aspirin oder ähnlichen Stoffen erforderlich sein. Da schwere Schockreaktionen eintreten können, wird ein solcher Test am besten in einer Klinik unter Aufsicht eines erfahrenen Allergologen vorgenommen.

Wundern Sie sich nicht, wenn der Arzt sich zur Abklärung Ihrer "Hauterkrankung" einen Überblick über Funktion und Zustand der inneren Organe verschaffen will und Sie gründlich untersucht. Schließlich ist der Nesselausschlag keine "reine Hautkrankheit", sondern kann mit verschiedenen Erkrankungen anderer Organe in Verbindung stehen. Hierzu gehören Infektionen im Hals-Nasen-Ohren- sowie im Zahnbereich, Erkrankungen von Leber, Schilddrüse, Magen-Darm, aber auch bösartige Geschwüre (Lymphome u.a.).

Therapie

Oberstes Ziel der Therapie von Nesselausschlag und Angioödem ist es, den erkannten Auslöser zu meiden. Das fällt allerdings bei der chronischen Form in der Regel schwer, weil die "Übeltäter" nur manchmal zu ermitteln sind. Einige Experten raten, vorsichtshalber auf die Verwendung von Azetylsalizylsäure (Aspirin® u.a.) und verwandte Schmerzmittel und Antirheumatika zu verzichten.

Die Symptome von Nesselausschlag und Angioödem lassen sich meist gut mit innerlich einzunehmenden Antihistaminika (vgl. Tabelle 25) lindern, bei der akuten Form besser als bei der chronischen. Bisweilen müssen Sie allerdings das eine oder andere Präparat ausprobieren, bis Sie das in Ihrem Fall wirksamste finden. Berücksichtigen Sie aber, daß die volle Wirkung jeweils erst nach einigen Tagen regelmäßiger Einnahme zu erwarten ist.

Die äußerliche Verwendung von Antihistaminika-Cremes oder -Salben ist zur Behandlung des Nesselausschlags wenig hilfreich und nicht empfehlenswert, da einer Sensibilisierung gegen diese Wirkstoffe Vorschub geleistet werden kann.

Bei besonders starken Beschwerden, die mit quälendem Juckreiz, Blutdruckabfall und Atemnot einhergehen, verordnet der Arzt – im Ausnahmefall und nur für kurze Zeit – hochdosierte Kortikoid-Tabletten. Besteht die Gefahr, daß die Atemwege durch ein akutes Angioödem zuschwellen, muß der Arzt meist Adrenalin und Kortikoide spritzen (Schocktherapie, vgl. Seite 140).

Tabelle 25:
Vor- und Nachteile von Arzneimitteln, die häufig zur Linderung der Beschwerden bei Nesselausschlag und Angioödem verwendet werden

Wirkstoffe	Rezeptpflicht	Vorteile	Nachteile
Antihistaminika (innerlich)	nein, zum Teil ja	Sehr gut wirksam gegen Juckreiz	Müdigkeit (weniger bei einigen neueren Mitteln), lindern Symptome, ohne die Ursache zu bekämpfen
Antihistaminika (äußerlich)	nein	—	Wenig hilfreich, Gefahr der Sensibilisierung
Kortikoide (innerlich)	ja	Wirksames Reservemittel für schwere Schübe bzw. lebensbedrohliches Angioödem	—

Karenz: Vorbeugen ist besser als leiden

Verlieren Sie bei den ersten Anzeichen eines schweren Schubs von akutem Nesselausschlag mit Schwellungen in Gesicht und Rachenraum keine Zeit. Falls die Atemwege zuschwellen, besteht Lebensgefahr. Das sofortige Eingreifen eines Arztes – am besten eines Hals-Nasen-Ohren-Arztes – ist erforderlich. Schlimmstenfalls muß er ein spezielles Rohr in die Luftwege einführen (Intubation), um die Atemwege frei zu halten, sowie Adrenalin und Kortikoide spritzen.

Wer bereits einmal ein schweres Angioödem bekommen hat und – wie Bienen- oder Wespengiftallergiker – besonders gefährdet ist, sollte ein sogenanntes Notfallbesteck mit Adrenalin und Fertigspritze bei sich haben und die Selbstinjektion lernen (vgl. Seite 137).

War der Nesselausschlag kein einmaliges Ereignis, sondern kehrt er immer wieder, empfiehlt es sich, ein Tagebuch zu führen. Notieren Sie Tag für Tag, was Sie gegessen und welche Arzneimittel Sie genommen haben – einschließlich aller ohne Rezept in der Apotheke beziehungsweise in Drogerie oder Reformhaus gekauften. Halten Sie dort ferner fest, welche Tätigkeiten Sie ausgeübt (in Beruf, Haushalt und Freizeit) und welche Arbeitsmittel Sie verwendet haben.

Machen Sie nicht nur Notizen, wann ein Urtikariaschub eingesetzt, sondern auch, wann sich das Bild verbessert hat und wann Sie beschwerdefrei sind. Dadurch haben Sie und Ihr Arzt Vergleichsmöglichkeiten. Je genauer Sie ein solches Tagebuch führen (vgl. Seite 55), desto größer ist die Chance, den Auslösern auf die Spur zu kommen. Vermerken Sie beispielsweise nicht einfach "als Nachspeise Pudding", sondern "Vanillepudding mit Farbstoff Tartrazin". Sie werden wahrscheinlich staunen, welche Vielfalt von Zusatzstoffen in unserer Nahrung enthalten ist. Sie zu entziffern, hilft zum Beispiel der Ratgeber "Augen auf – was steht drauf?" (vgl. Seite 204).

Arzneimittel-Exanthem

Etwa jeder zwanzigste, der in ein Krankenhaus eingeliefert wird, hat ein Arzneimittel nicht vertragen. Überwiegend (zu 80 Prozent) äußern sich Arzneimittelzwischenfälle (auch) an der Haut oder an Schleimhäuten. Die Haut wird so zum Schaufenster für Reaktionen des Immunsystems. An ihr wird sichtbar, daß sich verborgen im Körperinneren etwas abspielt, was auf Abwehr programmiert ist.

Nicht immer beruhen die Hautveränderungen jedoch auf Allergien. So kann der Therapie mit Kortisonen oder Barbituraten Akne folgen, durch Einlagerung von Metallverbindungen können Pigmentstörungen der Haut entstehen oder durch Krebsmittel die Haare ausfallen.

Bei anderen Hautschäden werden allergische Auslöser vermutet. Oder sie sind als solche gesichert wie beim streng lokalisierten allergischen Kontaktekzem (vgl. Seite 102). Viele Hautkomplikationen beruhen zudem sowohl auf allergischen beziehungsweise allergieähnlichen Reaktionen als auch auf anderen Mechanismen. So kann das Syndrom der verbrühten Haut (s. unten) durch allergische Reaktion auf Arzneimittel und durch Stoffwechselprodukte von Bakterien (Staphylokokken) entstehen.

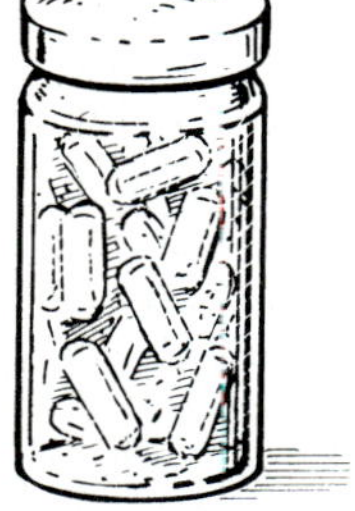

Wer ist gefährdet?

Mit jedem Arzneimittel, das Sie anwenden – egal ob ohne Rezept in der Apotheke gekauft oder vom Arzt verordnet –, steigt das Risiko von Unverträglichkeitsreaktionen. Kinder sind offensichtlich insgesamt weniger gefährdet. Das Risiko erhöht sich mit dem Alter, durch einige erblich bedingte Stoffwechselbesonderheiten und hängt eventuell auch von speziellen Krankheiten ab, gegen die das Arzneimittel verwendet wird (z.B. Ampicillin-Exanthem, s. unten). Psychische Faktoren (Streß, Depression u.a.), Ernährung, Drogenkonsum (Rauchen, Alkohol u.a.) und berufsbedingter Kontakt können die allergische Reaktion begünstigen.

Das Risiko wird sogar von der Anwendungsart des Arzneimittels mitbestimmt (vgl. Tabelle 26). Nehmen Sie es regelmäßig ein, ist die Wahrscheinlichkeit der Sensibilisierung geringer als wenn Sie Einnahmepausen einlegen. Sie ist relativ gering bei oraler Einnahme und am höchsten bei Anwendung auf der Haut oder Schleimhaut. Tragen Sie äußerlich anzuwendende Arzneimittel auf entzündlich veränderte Haut auf, müssen Sie eher mit Unverträglichkeitsreaktionen rechnen als bei gesunder Haut.

Tabelle 26: Risikofaktoren für die Entstehung einer medikamentösen Allergie

Risiko	Art der Anwendung	Regelmäßigkeit	Menge
gering	durch Mund	kontinuierlich	wenig
↓	in Vene (i.v.)	↓	↓
↓	in Muskel (i.m.)	↓	↓
↓	unter die Haut	↓	↓
hoch	auf die Haut	ab und zu	viel

(nach Berg u.a.)

Exanthem: Haut in Blüte

Der Begriff "Exanthem" (gr.: exanthein = aufblühen) beschreibt den Ausbruch der "Hautblüten" (Effloreszenzen), die äußerst vielgestaltig sind. Exantheme können verschiedene Ursachen haben. Die Mannigfaltigkeit der Erscheinungsformen macht es schwer, das Hautbild einer bestimmten Erkrankung zuzuordnen. So läßt sich ein arzneimittelbedingtes Exanthem oft kaum von solchen abgrenzen, die auf Infektionen wie Masern, Röteln oder Scharlach beruhen, oder von solchen, die im Verlauf von nichtinfektiösen Krankheiten wie Lupus erythematodes oder einer Vielzahl anderer Erkrankungen auftreten.

Arzneimittel-Exantheme sind meist symmetrisch am Körper angeordnet. Bevorzugt finden sie sich an den Streckseiten von Armen und Beinen. Sie können praktisch zu jedem Zeitpunkt innerhalb von drei Wochen nach Beginn einer Arzneimitteltherapie beginnen (Reaktion vom Spättyp, vgl. Seite 21).

Das gleiche Arzneimittel – sei es der Wirkstoff oder der Hilfsstoff – kann bei verschiedenen Personen vollkommen unterschiedliche Hautveränderungen auslösen. Von dem Hautbild läßt sich daher meist nicht ableiten, welche Substanz die Schädigung verursacht hat.

Um die Erkrankung näher zu kennzeichnen, benutzt der Arzt beschreibende Begriffe wie "makulopapulöses Exanthem" (lat.: macula = Fleck und papula = Knötchen) oder "bullöses Exanthem" (lat.: bulla = Blase). Häufig begleitet Juckreiz das Exanthem. Die Körpertemperatur kann erhöht sein.

Manchmal entwickeln sich die Hautsymptome nur, wenn bereits eine fieberhafte Infektion besteht. Aus diesem Grund kann das gleiche Arzneimittel bei erneuter Anwendung unter Umständen komplikationslos vertragen werden.

Glücklicherweise verlaufen die meisten Arzneimittel-Exantheme leicht und bilden sich innerhalb weniger Tage oder Wochen spontan zurück. Einige verlaufen jedoch schwer und greifen auf innere Organe über, so daß Lebensgefahr besteht.

Die folgenden Beispiele arzneimittelbedingter Hautkomplikationen geben einen Eindruck von der Vielfalt der Reaktionen.

Ampicillin-Exanthem

Zu den häufigsten Arzneimittel-Exanthemen gehört das Ampicillin-Exanthem. Typischerweise beginnen die kleinfleckigen Hautblüten mit mäßigem Juckreiz etwa sieben bis vierzehn Tage nach Beginn der Einnahme dieses Penizillins mit breitem Wirkspektrum. Es wird am häufigsten unter den Warenzeichen Ampicillin Ratiopharm® oder Binotal® verordnet. Der verzögerte Krankheitsausbruch ist so charakteristisch, daß vom "Exanthem des 10. Tages" gesprochen wird. Nicht selten ist zu diesem Zeitpunkt die Ampicillin-Therapie bereits sogar beendet.

Wahrscheinlich spielen für die Entstehung keine allergischen Mechanismen eine Rolle. Schädigende Effekte von Krankheitserregern in Verbindung mit fieberhaften Infekten könnten hinter der Erkrankung stecken. Dafür spricht, daß nahezu 100 Prozent der an Pfeifferschem Drüsenfieber (Mononucleosis infectiosa) Erkrankten mit einem Exanthem reagieren, wenn sie Ampicillin erhalten. Auch Kranke mit Salmonelleninfektionen sind besonders gefährdet.

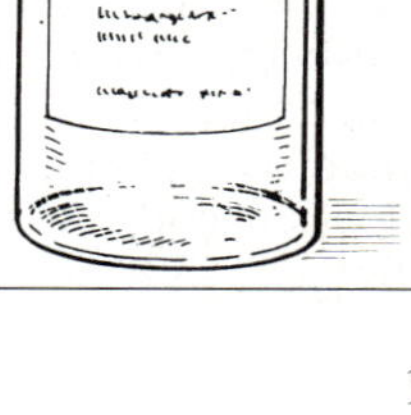

Fixes Arzneimittel-Exanthem

Dieses geheimnisvolle Phänomen ist ein Beispiel dafür, daß sich die Sensibilisierung der Haut auf einzelne Areale beschränken kann. Wie der Name andeutet, findet sich das fixe Arzneimittel-Exanthem nämlich bei einer Person immer an derselben Stelle. Es besteht aus einem oder mehreren scharf begrenzten, brennenden, bräunlichen Flecken von Münzgröße. Sie flammen ein bis zwei Tage nach Einnahme des auslösenden Medikaments auf. Häufig betroffen sind gelenknahe Hautbezirke und Schleimhäute von Mund und Geschlechtsorganen. Ein allergischer Mechanismus könnte beteiligt sein.

Wohlbekannte Auslöser sind Schmerzmittel mit den Wirkstoffen Propyphenazon (z.B. Arantil® P, in vielen Kombinationsschmerzmitteln wie Commotional® SP, Optalidon® N und Vivimed®) oder Salizylate wie Azetylsalizylsäure (Aspirin® u.a., in vielen Schmerzmitteln und Erkältungsdämpfern mit mehreren Wirkstoffen) sowie Antibiotika.

Kokarden-Erythem (Erythema exsudativum multiforme)

Ein münzgroßes Exanthem mit einem Knötchen oder einer Blase in der Mitte und mit ein, zwei oder manchmal drei konzentrischen Ringen (Kokarden) drum herum, kennzeichnet das Erythema multiforme (Erythem = entzündliche Rötung der Haut). Meist liegen die typischen Erkrankungsherde unterschiedlicher Intensität (= multiforme) im Bereich der Handgelenke und Hände sowie der Fußgelenke und Füße. Die schwerste Form wird als Stevens-Johnson-Syndrom bezeichnet. Dabei sind auch die Schleimhäute einschließlich Mund und Augen befallen. Das Allgemeinbefinden ist stark beeinträchtigt.

Neben Herpes-simplex- und bakteriellen Infektionen (Streptokokken) kommen Arzneimittel als Auslöser in Frage: vor allem Antibiotika, phenytoinhaltige Mittel gegen Epilepsien und Herzrhythmusstörungen wie Epanutin®, Phenhydan® oder Zentropil®, ferner Schmerzmittel wie Propyphenazon (Arantil® P, in vielen Kombinationsschmerzmitteln wie Commotional® SP, Optalidon® N und Vivimed®) oder Metamizol (Novalgin® u.a.). Die Behandlung erfordert Kortikoid-Tabletten (vgl. Seite 40) und gegebenenfalls eine lindernde örtliche Behandlung der Schleimhäute mit Bepanthen® oder ähnlichen Mitteln.

Syndrom der verbrühten Haut (Lyell-Syndrom)

Das Syndrom der verbrühten Haut (Lyell-Syndrom) ist die bedrohlichste allergische Arzneimittelkomplikation an der Haut. Etwa zwei Wochen nach Beginn der Arzneitherapie entstehen aus einer anfänglichen Rötung rasch Blasen. Schließlich löst sich die Oberhaut in großen Fetzen ab, als wäre der Kranke großflächig mit kochendem Wasser übergossen worden. Die Haut verkrustet und blutet leicht. Fast alle Schleimhäute, selbst an Augen und Mund, können betroffen sein, häufig auch innere Organe wie Magen, Leber oder Nieren.

Unter den auslösenden Medikamenten stehen Sulfonamid-Antibiotika an vorderster Stelle - beispielsweise enthalten in Bactrim®, Cotrim-Ratiopharm®, Eusaprim®, Fansidar®, TMS®, Supracombin®; Schmerzmittel wie Metamizol (Novalgin® u.a.) kommen hinzu. Die Behandlung erfordert umfangreiche intensivmedizinische Maßnahmen. Etwa jeder dritte Betroffene stirbt dennoch an den Folgen.

> Zeigen sich Symptome einer verbrühten Haut, ohne daß ein Verbrennungsschaden in Betracht kommt, muß der Betroffene auf dem schnellsten Weg in ein Krankenhaus (Notarztwagen, Hautklinik, Intensivstation) gebracht werden.
>
> **WARNUNG**

Diagnose

Meist lenkt der zeitliche Zusammenhang von Hautreaktion und Medikamenteneinnahme den Verdacht auf ein Arzneimittel-Exanthem. Vielleicht ist eine ähnliche Reaktion auch schon früher einmal aufgetreten, was den Verdacht erhärten würde. Die Abgrenzung zu Hautreaktionen in Verbindung mit viralen Infekten oder anderen Hauterkrankungen bereitet oftmals Schwierigkeiten. Hier helfen Blutuntersuchungen weiter (Blutbild, Virusdiagnostik).

Hauttests

Der Arzt kann verschiedene Hauttests durchführen, so etwa den Pricktest (vgl. Seite 29). Der Versuch, das "schuldige" Medikament dadurch zu ermitteln, schlägt jedoch oft fehl. Das hängt damit zusammen, daß sich die kleinen Arzneimittelmoleküle nach Durchdringen der Haut rasch im Organismus verteilen. Anders als bei der Einnahme werden sie nicht an Trägereiweiß gebunden. Wegen der kurzen Einwirkzeit kann sich keine örtliche immunologische Reaktion an der Haut entwickeln. Bei Verdacht auf Penizillin-Allergie ist der Nachweis allergenspezifischer Antikörper (Immunglobulin E) im Blut möglich (RAST, vgl. Seite 32).

Manchmal wird die Hautreaktion unbewußt provoziert und dadurch eine Vermutung bestätigt. Etwa wenn Sie das verdächtigte Medikament erneut einnehmen und wiederum die Hautsymptome auftreten. Das kann aus Versehen geschehen, weil das Medikament nicht im Allergiepaß (vgl. Seite 105) vermerkt war beziehungsweise die Eintragung bei der Medikamentenwahl nicht beachtet wurde.

Die erneute Einnahme aus Gründen der Diagnostik (Reexpositionsversuch) wird heute überwiegend abgelehnt. Die Risiken sind nicht kalkulierbar, für den Betroffenen belastend und bei schweren Symptomen wie dem Lyell-Syndrom gegebenenfalls lebensbedrohlich. Zudem belegt ein negativer Ausgang des Experiments, wenn also der Einnahme keine erneuten Hautsymptome folgen, nicht die "Unschuld" des Arzneistoffs.

Praktisch alle Medikamente können Exantheme hervorrufen. Zu den häufigeren Auslösern gehören:

☐ Antibiotika wie Ampicillin (z.B. Binotal®), andere Penizilline, Cephalosporine und Sulfonamide,

☐ Schmerzmittel wie Metamizol (z.B. Novalgin®),

☐ Rheumamittel,

☐ Medikamente gegen Epilepsien wie Phenytoin (z.B. Zentropil®) und Carbamazepin (z.B. Tegretal®) sowie

☐ Psychopharmaka wie Chlorpromazin (z.B. Megaphen®).

Therapie: Arzneimittel

Selbstverständlich muß bei Verdacht auf eine Arzneimittelüberempfindlichkeit das verdächtigte Medikament abgesetzt und künftig gemieden werden. Dies ist zugleich oberstes Gebot der Therapie. Der Arzt trägt den auslösenden Stoff in den Allergiepaß ein.

Die übrigen Maßnahmen orientieren sich an den Symptomen. Antihistaminika-Tabletten lindern den Juckreiz (vgl. Seite 35). Die älteren stärker müde machenden Präparate werden für diesen Zweck den neueren weniger müde machenden Mitteln vorgezogen. Bei sehr ausgeprägtem Haut- oder Schleimhautbefall können Kortikoid-Tabletten erforderlich sein.

Anaphylaktischer Schock

Der medizinische Laie denkt bei "Schock" an eine schwere seelische "Erschütterung", die wie aus dem Nichts über den Betroffenen hereinbricht. Auch für den Arzt ist der Schock ein äußerstes Alarmzeichen. Es signalisiert ihm den Verlust lebenserhaltender Körperfunktionen. Für seinen Patienten kommt es darauf an, daß sie so rasch wie möglich wiederhergestellt werden.

Die Symptome

Schock ist keine Krankheit, sondern Ausdruck einer akut aufgetretenen, lebensbedrohlichen Herz-Kreislauf-Störung. Er entwickelt sich rapide und kann innerhalb weniger Minuten zum Tode führen. Am Beginn stehen meist Zungenbrennen und Juckreiz, gefolgt von Hautrötung, Nesselausschlag (vgl. Seite 125), Angioödem (vgl. Seite 126), Heiserkeit und "Kloßgefühl im Rachen". Atemnot, beschleunigter Herzschlag, Schwäche, Angst, Blutdruckabfall, Übelkeit und Erbrechen kommen hinzu, im vollen Stadium letztlich Kollaps, Bewußtlosigkeit sowie Urin- und Stuhlabgang.

Wie kommt es zum Schock?

Drei Ursachen können im wesentlichen den lebensbedrohlichen Zusammenbruch des Herz-Kreislauf-Systems verursachen: rascher Verlust größerer Blutmengen (beispielsweise nach einem Unfall: "Volumenmangelschock"), plötzliches Pumpversagen des Herzens (beispielsweise beim Herzinfarkt: "kardiogener Schock") oder plötzliches Versagen der Kreislaufregulation in der Körperperipherie. Versagen die Regulationsmechanismen der Blutgefäße, läßt sich dies entweder auf schwere bakterielle beziehungsweise virale Infektionen ("septischer Schock") zurückführen oder auf eine akute allergische Reaktion: den "anaphylaktischen Schock".

"Anaphylaxie"

Der Begriff Anaphylaxie entstand um die Jahrhundertwende. Er bedeutet "Schutzlosigkeit" und wird heute als "überstarke, fehlgeleitete Schutzfunktion" oder "akute allergische Allgemeinreaktion" begriffen.

Beim anaphylaktischen Schock handelt es sich überwiegend um eine allergische Reaktion vom Soforttyp (Typ I, vgl. Seite 22). Es gilt die Faustregel: Je rascher die ersten Symptome nach Kontakt mit dem Allergen beziehungsweise dem auslösenden Stoff einsetzen, desto schwerer wird die Komplikation voraussichtlich verlaufen. Die anaphylaktische Reaktion kann von selbst bei jedem der oben genannten Symptome zum Stillstand kommen. Man spricht dann von Schockfragmenten.

Auch allergieähnliche Reaktionen (vgl. Seite 21) ohne Beteiligung von Überempfindlichkeiten, die von Antigen-Antikörper-Reaktionen herrühren, sind möglich. Ihre Auslösemechanismen müssen noch erforscht werden. Allergieähnliche Reaktionen sind bisweilen besonders heimtückisch, da Stunden vergehen können, bis sich die volle Schocksymptomatik entwickelt. Die Bedrohlichkeit der Situation wird daher – vom Arzt und Betroffenen – leicht unterschätzt.

Die Symptome des Schocks auf allergischer und allergieähnlicher Basis sind grundsätzlich identisch. Sie werden medizinisch gleich behandelt und als anaphylaktoide Reaktionen zusammengefaßt.

Was passiert beim anaphylaktischen Schock?

Als Folge der allergietypischen Antigen-Antikörper (Immunglobulin E)-Reaktion (vgl. Seite 17) werden Mittlersubstanzen freigesetzt, hauptsächlich Histamin (vgl. Seite 20). Das aus den Mastzellen ausgetretene Histamin bewirkt eine Gefäßerweiterung, erhöhte Durchlässigkeit der feinen Blutgefäße und Flüssigkeitseinlagerung im Gewebe (z. B. Schleimhautödem des Atemtrakts). Durch Zusammenziehen der unserer Willkür entzogenen Muskulatur von Darm und Atemwegen verursacht Histamin Durchfall und Atemnot.

Die Komplikationen tragen zur Minderversorgung des Organismus mit Blut bei. Es "versackt" sozusagen in den weitgestellten Gefäßen. Weil aus ihnen Flüssigkeit in das umliegende Gewebe übertritt, dickt das Blut ein. Der Blutdruck fällt ab. Herzfunktion und Kreislauf brechen zusammen.

Tabelle 27: Ursachen der anaphylaktischen oder anaphylaktoiden Reaktion

Arzneitherapie und diagnostische Eingriffe

- ☐ Arzneimittel (Antibiotika wie Penizillin und seine Abkömmlinge, Streptomycin und Tetrazykline, Rheumamittel, Organextrakte und viele andere)
- ☐ Röntgenkontrastmittel und andere Testsubstanzen
- ☐ Allergenextrakte für Hauttests und zur Hyposensibilisierung
- ☐ Dextranlösungen und andere Volumenersatzmittel ("Blutersatzmittel")
- ☐ Transfusionsblut bei Fehltransfusion

Tierische Gifte

- ☐ Bienen, Wespen
- ☐ Hornissen, Hummeln, Ameisen

Lebensmittel

- ☐ Milch, Nüsse, Schalentiere

Auslöser des anaphylaktischen Schocks

Die Auslöser des anaphylaktischen Schocks stammen aus drei großen Bereichen. Zum einen kann der Schock Folge der ärztlichen Tätigkeit sein (Medikamente, Diagnosemethoden), zum anderen kann er durch tierische Gifte (Insektengift u.a.) und schließlich durch Nahrungsmittel (Muscheln, Nüsse u.a.) hervorgerufen werden (vgl. Tabelle 27).

Auslösende Medikamente und Diagnosemittel

Anaphylaktische Reaktionen sind gefürchtete Folgen der Anwendung von Medikamenten. In ihrer Maximalvariante, dem Schock, sind sie glücklicherweise insgesamt selten. Als Auslöser kommen nicht nur die Wirkstoffe von Arzneimitteln, sondern auch deren Hilfsstoffe in Frage, beispielsweise Farbstoffe wie Tartrazin (vgl. Seite 204).

Wird ein Arzneimittel gespritzt, ist am ehesten mit allergischem Schock zu rechnen. Während bis zu den 50er Jahren aus Tierblut hergestellte Immunseren die meisten Schockreaktionen verursachten, waren es später die Penizilline. Da diese heute überwiegend als Tabletten oder Saft eingenommen werden, ist die Häufigkeit schwerer Zwischenfälle zurückgegangen. Aber Schock ist nicht nur die Folge von Injektionen – wie bisweilen angenommen wird. Auch nach Einnahme durch den Mund kommen schwere anaphylaktische Reaktionen vor. Sie setzen allerdings langsamer ein (eine halbe bis eine Stunde) und brauchen auch länger bis zum Vollbild, dem Schock. Oft sind sie geringer ausgeprägt: Nesselausschlag oder Angioödem (vgl. Seite 128).

Relativ häufig kommen Schockreaktionen nach Injektion von Röntgenkontrastmitteln in die Vene vor. Tödliche Zwischenfälle z.B. durch anaphylaktoiden Schock sollen etwa bei 1:75000 bis 1:12000 Anwendungen auftreten. Von Bedeutung sind ferner Arzneimittel wie das Schmerzmittel Novalgin® oder schmerzstillende Mittel gegen Rheuma. Hinzukommen Allergenextrakte für Hauttests oder zur Hyposensibilisierung (vgl. Seite 45) sowie Provokationstests zur Allergiediagnostik (inhalative Allergenprovokation, orale Nahrungsmittel- oder Medikamentenprovokation, Insektenstichprovokation).

Insektengift

Schmerz, Rötung und Schwellung für ein bis zwei Tage sind normale Folgen eines Wespen- oder Bienenstichs. Während nach einem Bienenstich der Stachel in der Haut zurückbleibt, können Wespen und Hornissen mehrfach stechen (vgl. Seite 219). Etwa jeder fünfte Gestochene reagiert mit stärkeren Lokalreaktionen. Jede Allgemeinreaktion, die sich nicht an der Einstichstelle abspielt, muß den Verdacht einer allergischen Reaktion aufkommen lassen. In unseren Breiten sind etwa 0,4 Prozent bis 4 Prozent der Bevölkerung betroffen. Tödliche Komplikationen sind selten. Für Deutschland fehlen Zahlen. In den USA sollen jährlich etwa 40 Personen an den Folgen von Insektenstichen sterben. Es dürfte jedoch eine beträchtliche Dunkelziffer nicht als Stichfolge erkannter beziehungsweise nicht gemeldeter Todesfälle hinzukommen.

Karenz: Vorbeugen ist besser als leiden

Wegen der Bedrohlichkeit eines Schocks wäre es wichtig, vorher zu wissen, wer besonders gefährdet ist. Leider gibt es hierfür bis heute keine ausreichenden Kriterien. Es sei denn, Sie haben bereits persönliche Erfahrungen mit Überempfindlichkeitsreaktionen gemacht – etwa durch Medikamente oder Insektenstiche.

Arzneimittel

Ein bekanntes Allergen muß gemieden werden. Selbst wenn Sie früher nur schwach reagiert haben, beispielsweise mit rasch abklingendem Nesselausschlag, besteht die Wahrscheinlichkeit, daß die nächste Reaktion schwerer verläuft. Sie muß es aber nicht.

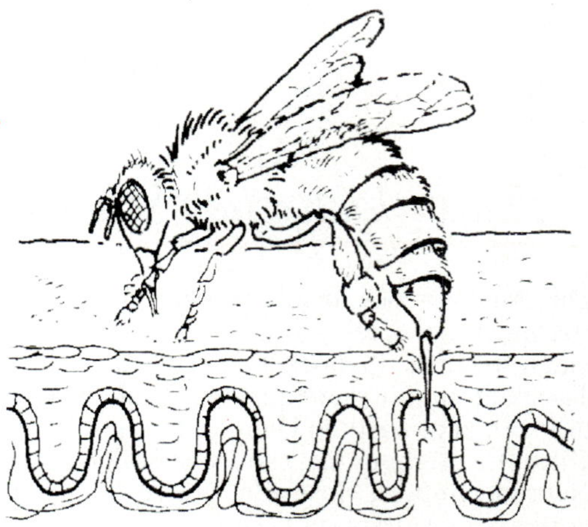

Weisen Sie den Arzt oder Apotheker – auch wenn er Sie nicht danach fragt – darauf hin, welche Überempfindlichkeiten bei Ihnen bekannt sind. Dies gilt ganz besonders, wenn ein Arzneimittel gespritzt werden soll.

Tragen Sie Informationen über bekannte oder vermutete Sensibilität stets bei sich (Allergiepaß, vgl. Seite 105), so etwa bei den Ausweispapieren.

Für eine Röntgenkontrastuntersuchung kann es im Einzelfall sinnvoll sein, daß der Arzt zuvor prophylaktisch ein Kortikoid und/oder ein Histamin-blockierendes Arzneimittel (Antihistaminikum u.a.) spritzt, um so die durch Histamin vermittelte Unverträglichkeitsreaktion abzufangen.

Will der Arzt Ihnen eine Spritze geben, fragen Sie ihn ruhig, ob nicht auch Tabletten ausreichen. Schmerzstillende Tabletten wirken oft genauso gut und schnell wie die Spritze. Es fehlt dann allerdings die "Droge Arzt", eine Autorität, die zusammen mit der Spritze rasche Linderung signalisiert. Auf der anderen Seite entfallen die besonderen Risiken der Injektionsbehandlung. Dies gilt für Nichtallergiker wie für Allergiker im besonderen. Meist überflüssig und damit unnötig riskant sind beispielsweise die immer noch beliebten Vitamininjektionen.

Insekten

Hatten Sie bereits früher einmal nach einem Stich schwere Allgemeinsymptome, sollten Sie während der Insektensaison ein sogenanntes Anaphylaxie-Besteck (Adrenalin-Fertigspritze, Stauband, Alkoholtupfer) mit sich führen. Als Beispiele seien genannt: Anaphylaxie-Besteck der Firma Smith Kline (DM 61,75) oder den einfach anwendbaren automatischen Injektor Fastjekt® (DM 98,50). Diese Präparate sind allerdings verschreibungspflichtig – und sehr teuer.

Lassen Sie sich vom Arzt die Anwendung demonstrieren. Vergewissern Sie sich anlässlich späterer Arztbesuche, daß Sie die Regeln zur Selbstinjektion noch beherrschen. Verwenden Sie das Notfallset – gegebenenfalls nach Entfernen des Stachels (s. Kasten) – sofort nach einem Stich, sofern Sie nicht durch Hyposensibilisierung geschützt sind. Falls Sie eine solche Behandlung abgeschlossen haben, benutzen Sie das Set nur, wenn eine deutliche Reaktion auftritt. Suchen Sie unverzüglich nach der Selbstinjektion des Adrenalins einen Arzt auf, da auch die sofortige Injektion von Adrenalin nicht hundertprozentig vor Komplikationen schützt.

Erste Selbsthilfe bei Insektenstichen

Oft wird empfohlen, die Stichwunde auszusaugen. Dies kann zwar nicht schaden, doch dürften so kaum nennenswerte Mengen des Insektengiftes aus dem Körper zu entfernen sein.

Bei einem Bienenstich sollten Sie versuchen, den Stachel aus der Haut zu entfernen. Dabei müssen Sie unbedingt darauf achten, daß durch Druck auf den Stachel nicht noch mehr Gift in die Wunde spritzt. Am besten eignet sich eine schmale Pinzette, mit der Sie unterhalb der Giftdrüse, direkt am Stachel ansetzen sollten.

Sind Sie Insektengiftallergiker und nicht durch Hyposensibilisierung geschützt, verwenden Sie rasch Ihr Notfallset (s. oben).

Vermeiden Sie als Insektengiftallergiker alles, was Insekten anzieht: helle farbige Kleidung, Parfums, süße Speisen und Getränke im Freien, Nähe zu Nestern und Nahrungsquellen der Insekten usw. Es fällt Ihnen leichter, Stiche zu vermeiden, wenn Sie die Lebensweise der Tiere kennen (vgl. Seite 138).

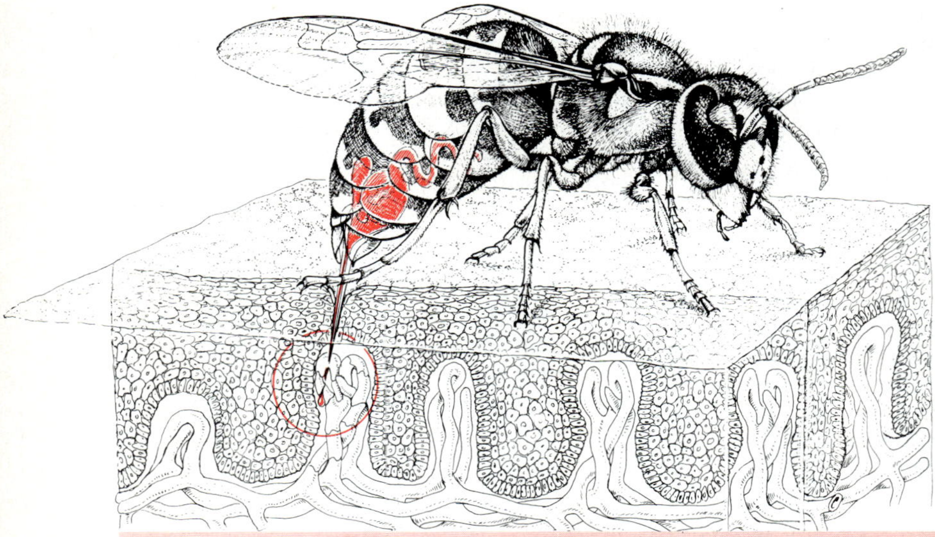

Tips zum Schutz vor Bienen- und Wespenstichen

- ☐ Wespen sind ständig auf der Suche nach Nahrung: Süßes für sich selbst und Fleisch für die Larven. Vorsicht also beim Essen im Freien. Verzehren Sie dort keine süßen Speisen, Bier und Süßgetränke. Lassen Sie keine Speisereste offen liegen.

- ☐ Trinken Sie nie direkt aus einer Büchse, sondern nehmen Sie zumindest einen Strohhalm. Es könnte unbemerkt eine Wespe in die Büchse gekrochen sein.

- ☐ Vorsicht beim Obst- und Blumenpflücken. Wiesen mit Fallobst sind für Bienen und Wespen ein wahres Schlaraffenland. Wespen mögen überreife Früchte besonders.

- ☐ Meiden Sie Abfallkörbe und Müllkübel im Freien. Halten Sie den Abfalleimer im und am Haus immer gut verschlossen.

- ☐ Bienen und Wespen kommen nicht nur aus der Luft, sondern sitzen oft am Boden. Bienen lieben den Klee, Wespen warten im ungemähten Gras auf Beute oder nisten zum Teil im Boden. Laufen Sie daher in Garten und freier Natur nicht barfuß. Tragen Sie geschlossene Schuhe.

- ☐ Fliegengaze vor den Fenstern hält nicht nur die lästigen Fliegen und Mücken aus der Wohnung fern, sondern auch Bienen und Wespen.

- ☐ Rufen Sie einen Imker oder die Feuerwehr, wenn sich ein Bienenschwarm in Ihrer Umgebung niederläßt. Wespennester entfernt die Feuerwehr.

- ☐ Verzichten Sie auf Parfums oder stark parfumierte Kosmetika (Sonnenschutzcremes, Haarshampoos usw.), denn dadurch locken Sie Bienen und Wespen an.

- ☐ Meiden Sie weite, fliegende und farbig gemusterte Kleidung. Viele Insekten "fliegen" auf bunte Farben.

- ☐ Werden Sie von Bienen oder Wespen belästigt, machen Sie keine hastigen, schlagenden Bewegungen. Schütteln Sie die Tiere allenfalls ab, und begeben Sie sich langsam und ohne abrupte Bewegungen aus dem Gefahrenbereich.

- ☐ Tragen Sie beim Motorradfahren stets einen geschlossenen Helm.

Hyposensibilisierung gegen Insektengift

Falls Sie bereits schlechte Erfahrungen mit einem Insektenstich hinter sich haben, Sie also mit schweren Allgemeinreaktionen unter Beteiligung der Atemwege oder mit Blutdruckabfall reagiert haben, und ein Hauttest (Pricktest, vgl. Seite 29) beziehungsweise eine Blutuntersuchung (RAST, vgl. Seite 32) positiv ausgefallen ist, sollten Sie eine Hyposensibilisierung (vgl. Seite 43) vornehmen lassen. Jeder zweite bis dritte würde ohne Behandlung bei einem weiteren Stich eine schwere Reaktion erleiden.

Bei keiner anderen Allergie ist der Nutzen der Hyposensibilisierung so gut belegt wie bei Insektengiftallergikern. Da die Behandlung jedoch sehr aufwendig, teuer und mit Risiken belastet ist, sollte sie gut überlegt sein. Dabei sind nicht nur die Schwere vorheriger Komplikationen, Alter und psychische Faktoren (Einschränkung der bisherigen Lebensweise aus Angst vor erneutem Stich) zu berücksichtigen, sondern auch, wie hoch das Risiko eines Stichs ist. Dies ist naturgemäß bei der Landbevölkerung, bei Imkern oder Gärtnern erheblich größer als bei Städtern, die im Büro oder in der Fabrik arbeiten und keinen eigenen Garten haben.

Folgte bei Ihnen auf einen Stich lediglich eine größere Lokalreaktion, sind Sie weniger gefährdet. Bei Personen ohne bekannte Insektengiftallergie dürfte das Risiko von Allgemeinreaktionen nach Bienen- oder Wespenstich bei etwa einem Prozent liegen.

Kinder mit Lokalreaktionen beziehungsweise leichten Allgemeinsymptomen nach einem Stich werden gewöhnlich nicht hyposensibilisiert. Beim Erwachsenen ist zu berücksichtigen, daß einige Erkrankungen die Folgerisiken eines Stichs erhöhen. Die Abwägung dieser Risiken gegen den Nutzen einer Hyposensibilisierung fällt oft schwer: So spricht beim älteren Menschen mit Insektenstichallergie das erhöhte Risiko von bleibenden Schäden (Herzinfarkt, Hirnschlag) infolge des Stichs für die Hyposensibilisierung. Das meist niedrige Risiko, erneut gestochen zu werden, spricht eher dagegen – ebenso die unerwünschten Folgen der Hyposensibilisierung, die denen eines Insektenstichs gleichen können. Die Mehrzahl der insgesamt wenigen Personen, die an einem Insektenstich sterben, sind Erwachsene. Dies wird auf gleichzeitig bestehende Herzerkrankungen oder andere komplizierende Faktoren zurückgeführt. Nur zehn Prozent der bekannten Insektenstichtoten sind jünger als 25 Jahre.

Die Hyposensibilisierung startet mit kleinen Dosen des reinen Giftextrakts. Die früher üblichen Ganzkörperextrakte waren weniger wirksam und werden heute nicht mehr verwendet. Im Verlauf von drei bis sechs Monaten, bei sehr sensiblen Personen innerhalb von einem Jahr, wird die wöchentliche Dosis schrittweise gesteigert, bis sie mit 100 Mikrogramm Insektengift etwa zwei Bienenstichen beziehungsweise mehreren Wespenstichen entspricht. In diesem Stadium soll der aufgebaute Schutz vor anaphylaktischen Reaktionen 95 bis 100 Prozent betragen.

Die subkutanen Injektionen (also unter die Haut) werden monatlich (bis zweimonatlich) über eine Gesamtbehandlungszeit von drei bis fünf Jahren fortgesetzt – möglicherweise sogar lebenslang. Unter der Hyposensibilisierung steigt der Spiegel blockierender Immunglobulin-G-Antikörper an, der weitgehend den Schutzeffekt der Therapie bewirkt. Gleiches passiert übrigens auch dem Imker, der wiederholt von Bienen gestochen wurde.

Beim Absetzen der Hyposensibilisierung sollte sich ihr Erfolg in einem Hauttest (vgl. Seite 29) beziehungsweise Intrakutantest dokumentieren lassen. Das Immunglobulin E, der Anzeiger einer bestehenden Sensibilisierung, sollte deutlich abgefallen und der Schutzfaktor Immunglobulin G weiterhin hoch sein. Ein anschließender Provokationsstich darf keine Allgemeinreaktion auslösen.

Rascherer Schutz läßt sich durch eine Schnellhyposensibilisierung erzielen. Mit mindestens einem Dutzend Injektionen in steigenden Dosen kann die 100-Mikrogramm-Dosis bereits innerhalb von vier bis sechs Tagen erreicht werden. Diese wird dann in wöchentlichen und immer größeren Abständen wie beim konventionellen Verfahren weiter gespritzt. Das Schnellverfahren ist schlechter verträglich, eignet sich aber besonders für Personen mit hohem Stichrisiko. Auch andere Dosierungsformen mit unterschiedlicher Dauer der Hyposensibilisierung sind denkbar.

Die Häufigkeit verstärkter Lokalreaktionen (etwa 40 Prozent) oder allergischer Allgemeinreaktionen (bis 20 Prozent) während der Hyposensibilisierung ist hoch, wobei in der Literatur sehr unterschiedliche Risikoangaben zu finden sind. Die Behandlung mit Wespengift wird besser vertragen als die mit Bienengift. Schwere Folgereaktionen erfordern – genauso wie gegebenenfalls der Insektenstich selbst – eine Notfallbehandlung.

Gehen Sie daher nur zu einem Arzt, der häufiger Hyposensibilisierungen durchführt und die Behandlung von Schockreaktionen beherrscht. Scheuen Sie sich nicht, den Arzt zu fragen, ob er für Zwischenfälle ein "Notfalltablett" bereitstehen hat. Dieses sollte die zur Schockbehandlung erforderlichen Arznei- und Hilfsmittel enthalten. Im Ernstfall geht es schließlich um Ihr Leben. Muß er dann erst die erforderlichen Medikamente, Einmalspritzen usw. zusammensuchen, geht ihm kostbare Zeit verloren. Dies muß er sich als ärztlichen Kunstfehler anrechnen lassen.

Nach Injektion der Hyposensibilisierungslösung sollten Sie noch mindesten 30 Minuten zur Überwachung in der Praxis bleiben. In dieser Zeit muß der Arzt für den Notfall unmittelbar erreichbar sein.

Therapie: Was tut der Arzt bei Schock?

Die Behandlungsmöglichkeiten von weniger bedrohlichen anaphylaktischen Reaktionen wie Nesselausschlag oder Angioödem finden Sie auf Seite 128.

Beim schweren anaphylaktischen Schock mit Verkrampfungen der Bronchialmuskulatur, Kreislaufversagen beziehungsweise Atemstillstand sind klarer Kopf und höchste Eile geboten. Der Arzt bringt den Betroffenen zunächst in Flach- beziehungsweise Kopf-Oberkörper-Tieflage, damit nicht noch mehr Blut in den Beinen versackt, sondern für Gehirn und andere lebenswichtige Organe zur Verfügung steht.

Adrenalin

Als erstes spritzt der Arzt dann das rasch wirkende Adrenalin. Es ist das Hormon, dessen Wirkungen Sie verspüren, wenn Sie sich in Streß und höchster Anspannung befinden. Adrenalin soll den Blutdruck aufrechterhalten, steigert die Herzleistung, erleichtert die Atmung und verengt die Blutgefäße in der Haut und im Darm, so daß wieder mehr Blut dem Kreislauf zugeführt wird.

Flüssigkeitszufuhr und Kortikoide

Die bei Schock verminderte Flüssigkeitsmenge in den Gefäßen wird durch eine rasch laufende Infusion ausgeglichen. Sie soll helfen, den Blutdruck ausreichend anzuheben. Die erforderlichen Mengen können beträchtlich sein (mindestens 1 Liter, bis zu 10 Liter in den ersten 24 Stunden). Gleichzeitig spritzt der Arzt ein relativ hochdosiertes Kortikoid. Da dieses nicht sofort wirkt, haben die erstgenannten Maßnahmen Vorrang.

Weitere Maßnahmen

Das Behandlungskonzept ist nicht starr. Der Arzt muß es der Art und Schwere der anaphylaktischen Reaktion anpassen. Stehen beispielsweise Verkrampfungen der Bronchialmuskulatur im Vordergrund, sollten drei bis vier Hub eines bronchienerweiternden Dosieraerosols (vgl. Seite 84) inhaliert werden. Auch die Injektion eines Antihistaminikums (vgl. Seite 35) kann sinnvoll sein. Gegebenenfalls sind eine Beatmung mit hohem Sauerstoffanteil erforderlich oder sogar Wiederbelebungsmaßnahmen.

In lebensbedrohenden Situationen wie dem Schock ist der zu erwartende Nutzen der verwendeten Arzneimittel so groß, daß ihre Risiken in den Hintergrund treten. Adrenalin kann beispielsweise Herzrhythmusstörungen verursachen. Braucht der Schockpatient mehrfach Adrenalin, wird er nach der Erstversorgung daher zur Sicherheit möglichst auf eine Intensivstation gebracht. Kortikoide lösen in sehr seltenen Fällen selbst Allergien aus.

Nahrungsmittelallergie

Allergien gegen Nahrungsbestandteile sind keine Erscheinungen unserer Konsumgesellschaft. Etwa 400 Jahre vor unserer Zeitrechnung beobachtete Hippokrates bei einigen Menschen Beschwerden nach Verzehr von Fisch, Erdbeeren oder Hühnerei. Damals vermutete er die Ursache in einer "andersartigen Säftemischung".

Heute würden wir dies als allergische oder allergieähnliche Reaktion bezeichnen. Schätzungsweise jeder zehnte kennt solche Beschwerden aus eigener Erfahrung. Die Diagnose scheint einfach zu sein, zumindest wenn dem Erdbeergenuß unmittelbar ein Nesselausschlag folgt oder Haselnußverzehr zu Jucken im Hals oder Atemnot führt.

Dennoch ist das Gebiet der Nahrungsmittelallergie wie keine andere Disziplin der Allergologen von Unsicherheiten geprägt. Es besteht noch nicht einmal Einigkeit darüber, welche Beschwerden sich auf Nahrungsmittelunverträglichkeiten beziehungsweise Allergien zurückführen lassen. Breit und diffus ist das Spektrum der Krankheiten, die Nahrungsmittelallergenen angelastet werden. Einige Fachleute und Laien interpretieren Symptome einer Depression und andere psychische Auffälligkeiten – etwa Aggressivität oder Schizophrenie – und auch Rheuma als Symptome einer Nahrungsmittelallergie. Andere halten dies für unglaubwürdig. Kontrovers und zum Teil sehr emotional wurde auch diskutiert, ob kindliche Verhaltensstörungen wie Hyperaktivität auf Allergien gegen bestimmte Nahrungsbestandteile beruhen. Wissenschaftliche Belege fehlen hierfür.

Unbefriedigende Möglichkeiten der Diagnose tragen nicht eben zur Klärung bei. Schließlich ist die Nahrung eine vielfältige Mischung verschiedener Allergene, die sich weniger gut bestimmen lassen als Pollen, Milben oder Tierhaare. Zudem machen sich die Symptome zum Teil erst mit Stunden – unter Umständen sogar mit Tagen – Verspätung bemerkbar, oder es ist kein zeitlicher Zusammenhang mit der Ernährung offensichtlich. Dann wird die Suche nach dem Auslöser zu einer langwierigen Fahndung, und viele Irrwege sind möglich.

Wie entsteht eine Nahrungsmittelallergie?

Der Entstehungsmechanismus der Nahrungsmittelallergie ist noch nicht gänzlich geklärt. Neben ererbter (genetischer) Disposition scheinen spezifische Faktoren eine Rolle zu spielen: akute entzündliche Erkrankungen im Darm, Häufigkeit des Allergenkontakts und Menge des aufgenommenen "Übeltäters".

Die Neigung, an einer Allergie zu erkranken, ist uns sozusagen in die Wiege gelegt. Sind beide Eltern eines Kindes Allergiker, bekommt es mit hoher Wahrscheinlichkeit (50 bis 80 Prozent) selbst irgendwann eine Allergie (vgl. Seite 25).

Kindliche Kuhmilchallergien äußern sich vorwiegend bereits während der ersten Lebensmonate. Daher ist schon viel erreicht, wenn die Mutter das Kind in den ersten vier bis sechs Monaten stillt und auf das Milchfläschchen ganz verzichtet (vgl. Seite 157). Allergien lassen sich zwar dadurch nicht unbedingt verhindern, aber zumindest aufschieben oder lindern.

Allergieähnliche Unverträglichkeiten

Nahrungsmittelallergien beruhen meist auf einer IgE-vermittelten Reaktion (vgl. Seite 17). Aber auch Antikörper vom Typ IgG oder IgM können eine Rolle spielen. Bei diesen klassischen Antigen-Antikörper-Reaktionen ist das Immunsystem eingeschaltet. Daneben lösen Nahrungsmittel oder deren Bestandteile auch allergieähnliche Reaktionen aus (Pseudo-Allergie, Intoleranz, vgl. Seite 24), bei denen keine entsprechenden Antikörper nachweisbar sind. Beide Unverträglichkeitsreaktionen lassen sich nicht an ihren Symptomen unterscheiden. Häufige Ursachen der Intoleranzreaktionen sind Zusatzstoffe wie Konservierungsmittel oder Farbstoffe. Medikamente wie das Schmerzmittel Aspirin® (Aspirin®-Asthma) spielen ebenfalls eine Rolle.

Nahrungsmittel enthalten oft biologisch aktive Substanzen, deren Effekte wir – abhängig von einer individuell sehr unterschiedlichen Anfälligkeitsschwelle – dosisabhängig verspüren, beispielsweise als Hautausschlag oder Kopfschmerzen. Hierzu gehören Histamin (in Thunfisch, reifem Käse usw.) oder Tyramin (in Schokolade, Rotwein u.a.) (vgl. Seite 193 und 198). Fehlen bestimmte Verdauungsenzyme, entstehen ebenfalls Beschwerden, die leicht mit einer Allergie verwechselt werden können. So können Durchfälle auf einem Mangel des Enzyms Laktase beruhen, das für die Verdauung unvergorener Milchprodukte sorgt (vgl. Seite 199).

Ungeahnte Hürden

Schon beim Verzehr können Nahrungsmittelallergiker auf "ihr" Allergen mit Kratzen im Hals und Schleimhautschwellungen (Angioödem, vgl. Seite 126) reagieren. Zu den typischen Magen-Darm-Beschwerden gehören Übelkeit, Erbrechen, Magenschmerzen, Magen-Darm-Krämpfe und Durchfall. Wenn Sie ein plötzliches Erbrechen als "Erlösung" empfinden und es Ihnen danach wieder gut geht, könnte dies ein Hinweis auf eine Nahrungsmittelallergie sein.

Die allergischen Reaktionen auf Nahrungsmittel machen nicht am Magen-Darm-Trakt halt, da die Allergene über das Blut weitertransportiert werden. Sonstige typische Beschwerden sind Schnupfen und Niesanfälle (allergischer Schnupfen, vgl. Seite 65), Asthma (vgl. Seite 76), Nesselausschlag (vgl. Seite 125), Lid-, Lippen- und Kehlkopfschwellungen (Angioödem, vgl. Seite 126), Bindehautentzündung (vgl. Seite 94) und der lebensbedrohliche anaphylaktische Schock (vgl. Seite 134). Auch Neurodermitis (vgl. Seite 109) kann durch Nahrungsmittel unterhalten oder ausgelöst werden. Jedes der genannten Symptome kann für sich allein oder in beliebiger Kombination vorkommen.

Selbst bei Migräne ist eine Allergie gegen Nahrungsmittel in Erwägung zu ziehen. Bisweilen werden Gelenkbeschwerden mit Nahrungsmittelallergien in Verbindung gebracht. Bislang gibt es kein die Psyche betreffendes Krankheitsbild, für das allein ein allergischer Ursprung anzunehmen ist. Es gibt aber auch keines, für das ein allergischer Prozeß als mögliche Ursache von vornherein auszuschließen wäre.

Impfungen bei Allergie gegen Hühnereiweiß

Die meisten allergischen Reaktionen in Verbindung mit Impfungen verursachen Impfstoffe, die aus Geflügelembryonen gewonnen werden. Hierzu gehören Impfstoffe gegen Frühsommermeningoenzephalitis (FSME), Gelbfieber, Grippe, Masern, Mumps, Röteln und Tollwut.

Etwa drei bis fünf Prozent der Personen mit einer bekannten Hühnereiempfindlichkeit müssen nach einer Masern-Mumps-Röteln-Impfung mit Reaktionen rechnen, die nicht auf die Impfstelle beschränkt bleiben. Wurde eine Überempfindlichkeit gegen Hühnereiweiß lediglich in einem Allergietest gefunden, ohne daß eine aktuelle Unverträglichkeit sichtbar ist, werden solche Impfstoffe in der Regel vertragen. Allerdings können auch eine Reihe von Zusatzstoffen, die in Impfstoffen produktionsbedingt in Spuren enthalten sind (Neomycin, Streptomycin u.a.), allergische Impffolgen hervorrufen.

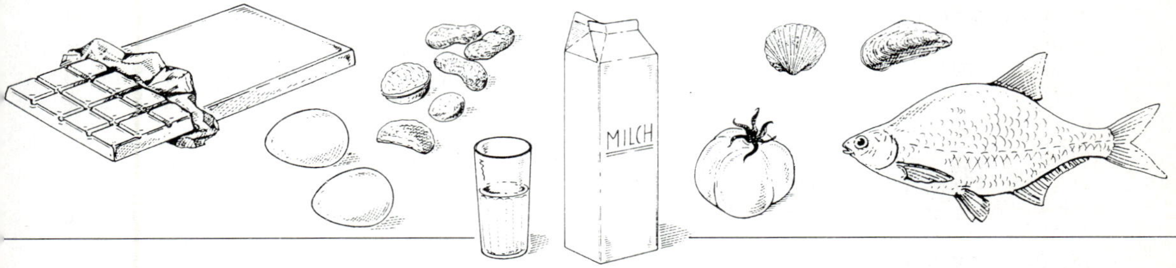

Häufige Nahrungsallergene

Praktisch jedes Lebensmittel sowie darin enthaltene Zusatzstoffe (Farbstoffe, Konservierungsmittel u.a., vgl. Seite 200) können Allergien beziehungsweise allergieähnliche Reaktionen auslösen. Einige Nahrungsmittel sind jedoch eher allergen als andere. Im übrigen beeinflußt der Zustand der Nahrung – reif/unreif, frisch/gelagert oder roh/gekocht – ihre Allergieträchtigkeit. Reagieren Sie beispielsweise auf frischen Apfel, vertragen Sie ihn in der Regel, wenn er gekocht oder tiefgekühlt wurde. Gleiches gilt für andere Früchte sowie Gemüsesorten.

Allergologen geben zu bedenken, daß wir heute vielleicht mehr Probleme mit Allergien durch Früchte haben, da diese nicht mehr richtig ausreifen, sondern unreif geerntet werden. Dadurch kommt die Ware trotz langer Transportwege "frisch und knackig", aber unreif in den Verkauf.

Im Gegensatz zu Obst und Früchten läßt sich die Allergenität anderer Nahrungsmittel wie Fisch oder Milch durch Kochen nicht oder nur zum Teil beeinflussen (vgl. Seite 196).

Von praktischer Bedeutung sind Kreuzreaktionen zwischen verschiedenen Obstsorten und Baumpollen, zwischen Beifußpollen und verschiedenen Gewürzen sowie Pollen von Gräsern und Getreide (vgl. Seite 172). Ausführliche Informationen zu Allergenen in Nahrungsmitteln finden Sie ab Seite 192.

Auch bei der Ernte, Weiterverarbeitung und Produktion der Nahrung verursachen Nahrungsmittelbestandteile Allergien (vgl. Seite 233), beispielsweise Bäckerasthma durch Inhalation von Mehlstaub, Kontaktallergien bei Artischockenpflückerinnen oder Schimmelpilzallergien bei der Produktion von Käse.

Allergie auf Dauer?

Einige Nahrungsmittelallergien treten schwerpunkthaft auf und verlieren sich dann wieder – so etwa die Kuhmilchallergie, die oft nach dem dritten bis fünften Lebensjahr abklingt und nur selten bestehen bleibt. Bei der Hühnereiweißallergie im Kindesalter stehen die Chancen ähnlich gut.

Reagieren Sie jedoch auf Fisch, Nüsse oder Sellerie, müssen Sie sich oft ein Leben lang damit herumschlagen. Sonst besteht bei aktuellen Nahrungsmittelreaktionen immer die Chance, daß sie sich nach einigen Jahren zumindest abschwächen. Jenseits des 50. Lebensjahres brauchen Sie kaum noch mit neu auftretenden Nahrungsmittelallergien zu rechnen.

Abgrenzungsprobleme

Eine Nahrungsmittelallergie äußert sich nicht immer als "Magen-Darm-Allergie". Symptome finden sich oft auch an anderen Organen. Ein Zusammenhang zwischen Krankheitsbild und dem verdächtigten Nahrungsmittel läßt sich meist nur unbefriedigend absichern. Dies führt zu extremen Positionen unter Ärzten und medizinischen Laien: Die einen suchen bei nahezu allen Beschwerden die Ursachen in irgendwelchen "Allergien". Die anderen kommen noch nicht einmal auf die Idee, daß ein solcher Zusammenhang möglich sein könnte.

Unspezifische Symptome wie Magenschmerzen, Übelkeit, Schwindelgefühl, Kopfschmerzen, Augenbrennen, Müdigkeit oder Juckreiz werden meist nicht als Vorboten einer möglichen Nahrungsmittelallergie angesehen. Allzu verbreitet sind solche "Befindlichkeitsstörungen", die meist – und wohl oft zu Recht – auf täglichen Streß, Übernächtigung, Ernährungsfehler oder "Laster" wie Rauchen und Alkoholgenuß zurückgeführt werden.

Halten solche Beschwerden jedoch Wochen oder gar Monate an, sollten die Alarmglocken läuten. Die Suche nach den Ursachen erfordert bisweilen vom Arzt detektivischen Spürsinn. So kann Durchfall unter anderem auf Mißbrauch von Abführmitteln, entzündlichen Darmveränderungen wie Colitis ulcerosa, gutartigen oder bösartigen Tumoren des Darmes oder eben auch auf einer Nahrungsmittelallergie beruhen.

Bei anhaltenden Kopfschmerzen muß der Arzt Entzündungen, Gefäßveränderungen oder Tumore im Kopf ausschließen. Auch Augen-, Nasen-, Ohren- und Zahnleiden, Veränderungen der Halswirbelsäule, Herz-Kreislauf-Störungen wie Bluthochdruck und viele andere Erkrankungen oder Arzneimittelfehlanwendungen können die Ursache sein. Da bleibt die Suche nach Nahrungsmittelallergenen meist auf der Strecke – zumal die Diagnostik schwierig ist und an einen möglichen Zusammenhang oft nicht gedacht wird.

Diagnose

Haut- und Bluttests

Die üblichen Hauttests besitzen nur begrenzten Wert, liefern aber immerhin einen Untersuchungsrahmen für weitere Tests. Das vermutete Allergen – manchmal auch das Nahrungsmittel selbst – wird in die Haut eingerieben (Reibtest, vgl. Seite 31), eingestochen (Pricktest, vgl. Seite 29) oder eingespritzt (Intrakutantest, vgl. Seite 30). Solche Tests liefern leider auch falsche Ergebnisse. Selbst Gesunde können auffällig, also positiv, reagieren. Bei ihnen besteht aber ein möglicherweise erhöhtes Risiko einer späteren Erkrankung. Ein positiver Test ist zudem kein Beweis dafür, daß das gefundene Allergen tatsächlich für die allergischen Beschwerden verantwortlich ist.

Die Chancen der Diagnose stehen auch schlecht, wenn sich die allergischen Symptome lediglich am Magen-Darm-Trakt bemerkbar machen und Begleitsymptome an der

Haut oder den Atemwegen fehlen. Dann fallen Hauttests oft falsch negativ aus. Dies trifft auch zu, wenn der Nahrungsbestandteil im Darm verändert und erst dadurch zum Allergen wird. Im übrigen lassen sich allergieähnliche Reaktionen, denen keine Antigen-Antikörper-Reaktion zugrunde liegt, bislang nicht durch Haut- oder Bluttests erfassen.

Falsche Ergebnisse kann ebenfalls der aufwendige und teure RAST-Test bringen, bei dem Immunglobulin-Antikörper aus dem Blut bestimmt werden (vgl. Seite 32). Zur Beurteilung der Testergebnisse muß der Allergologe die Krankengeschichte berücksichtigen. Dann lassen sich aus Haut- und RAST-Tests recht zuverlässige Schlüsse ziehen.

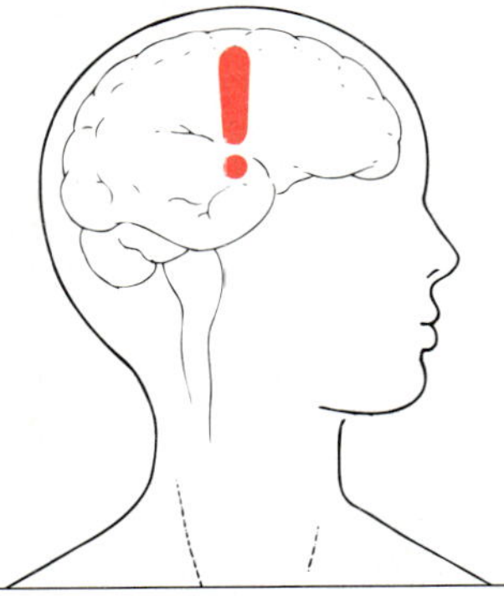

Selbstbeobachtung

Um so wichtiger ist die Selbstbeobachtung. Notieren Sie sich alle Auffälligkeiten und Verdachtsmomente. Der Arzt wird Sie sehr genau hierzu befragen. Versuchen Sie vor dem Arzttermin, Ihren täglichen Speiseplan detailliert aufzuschreiben, und auch, wann Sie welche Beschwerden hatten.

Allerdings hilft selbst ein sorgfältig geführtes Allergietagebuch (vgl. Seite 27) nicht so recht weiter, wenn Sie das fragliche Allergen nahezu tagtäglich verzehren oder die Symptome für eine Allergie untypisch sind und nicht regelmäßig auftreten.

Nahrungsmittelallergene lassen sich in drei Gruppen einteilen, je nachdem, wie leicht oder schwer sie zu entdecken sind:

Zur ersten Gruppe gehören Produkte, die Sie relativ selten verzehren. Folgen auf den Genuß mehrfach bestimmte Symptome, also Kratzen im Hals nach Haselnußverzehr oder Atemnot nach einem Schalentiermenu, wird Ihnen der Zusammenhang zwischen Speise und Beschwerden rasch bewußt. Eine Karenz ist möglich. Weitere Schritte zur Diagnose erübrigen sich.

Zur zweiten Gruppe zählen Nahrungsmittel, die Sie mehr oder weniger täglich und in unterschiedlichen Mengen zu sich nehmen. Hier ist ein Zusammenhang zwischen den Beschwerden und der Nahrungsaufnahme kaum erkennbar. Bestehen die Symptome das ganze Jahr über und zuhause wie außerhalb der Wohnung, wird geraten, zunächst die gängigen Allergene zu prüfen, also Milch und Milchprodukte sowie Hühnereiweiß.

Die dritte Gruppe umfaßt produktionsbedingte Stoffe in der Nahrung (vgl. Seite 200).

Suchdiät

Um die verdächtigten Auslöser zu bestätigen oder auszuschließen, sollten Sie unter ärztlicher Anleitung für einige Zeit, etwa für zwei Wochen, alle Nahrungsmittel und Getränke konsequent meiden, die in irgendeiner Weise Milch, Eiweiß (vgl. Tabelle 28) oder andere verdächtigte Nahrungsmittel enthalten. Bleiben die Beschwerden trotz dieser Eliminationsdiät bestehen und verschlechtern sie sich auch nicht, wenn Sie zuvor weggelassene Nahrungsbestandteile wieder essen oder trinken, müssen andere alltägliche Nahrungsmittel unter die Lupe genommen werden. Weitere diagnostische Schritte sind erforderlich, also eine noch stärker eingeschränkte Diät.

Hat sich jedoch das Krankheitsbild verbessert, können Sie jeden zweiten Tag wieder eins der früheren Nahrungsmittel in den Speiseplan aufnehmen (Provokation) und so den Übeltäter einkreisen.

Tabelle 28:
Erlaubte und verbotene Nahrungsmittel bei milch- und eifreier Kost

Eine solch strenge Diät muß mit dem behandelnden Allergologen abgesprochen sein.

Erlaubt		Verboten	
	sind alle Speisen und Getränke, die keine Milch und Eier sowie deren Produkte enthalten. Butter ist erlaubt, da sie in der Regel gut vertragen wird.	Backwaren:	Brot (Weißbrot, Pumpernickel, Zopf, Zwieback u.a.), Milchbrötchen, Gebäck, Kuchen, Kekse, Tiefkühl-Fertigteig, Waffeln.
Brot:	Erkundigen Sie sich bei Ihrem Bäcker nach einer milchfreien Brotsorte. Brötchen sind gewöhnlich milchfrei.	Feinkost:	Feinkostsalate, Fertigsoßen und -suppen, Ketchup, Mayonnaise, Pasteten, Salatdressings, Senf.
Brotaufstrich:	Honig, Marmelade, kalter Braten, Schinken (roh oder gekocht), Rohwurst (Salami, Cervelatwurst u.a.).	Milch, Milcherzeugnisse:	Joghurt, Kefir, Rahm, Sahne, Butter-, Dick- und Kondensmilch, Milchmischgetränke, Speiseeis.
Fette:	Alle Pflanzenöle und -fette, Butter, Butterschmalz ("Butaris"), tierisches Schmalz.	Süßwaren:	Konditoreiwaren, Baiser, Torten, Pudding, Schokoladen (und –erzeugnisse), Karamelbonbons, Nougatcreme.
Fleisch, Fisch:	Alle Sorten, naturbelassen – nicht paniert !	Wurstwaren:	Alle Wurstwaren und Fleischerzeugnisse (Ausnahmen s. oben).
Gemüse:	Alle Sorten; zu empfehlen sind Rohkostsalate mit Essig und Öl.	Sonstige:	Margarine (Ausnahmen z.B.: Die gute Eden, Vitazell Diät Margarine u.a.), Speisewürze, Suppenwürze, Teigwaren (Nudeln, Ravioli), Kartoffelkroketten, und -püree; Frikadellen (falls mit Ei zubereitet), Liköre und Wermutweine z.B. Campari (Eiklar als Klärmittel zugesetzt); "Mondamin-Fix" Soßenbinder – hell.
Getränke:	Kaffee (schwarz), Tee, Mineralwasser, Fruchtsäfte, Bier, Wein.		
Nährmittel:	Kartoffeln, Reis und andere Getreidearten, Teigwaren ohne Ei (z.B. aus Hartweizengrieß, Soja).		
Obst:	Alle Sorten.		
Süßwaren:	Bitterschokolade, Gelee und Geleeartikel, Marzipan (nur, wenn mit bitterer Schokolade überzogen).		

(nach Jorde u.a.)

Dies klingt einfach, birgt jedoch erhebliche Probleme: Fast immer unterhalten mehrere Allergene eine chronische Allergie. Sie verläuft unberechenbar mit spontanen Verschlechterungen oder Verbesserungen. Fallen diese mit einer Weglaß-Phase (Karenz, Elimination) oder dem Wiedereinsetzen eines Nahrungsmittels zusammen, sind Fehlschlüsse vorprogrammiert. Ganz zu schweigen von der hohen Suggestivwirkung (Placebowirkung), die jede Eliminationsdiät besitzt.

Um einigermaßen sicher zu gehen, sollten drei Belastungsversuche gleichartig ausfallen. Die Symptome müssen innerhalb von zwei Tagen erneut auftreten, nachdem das "überführte" Nahrungsmittel wieder gegessen wurde, und dann rasch wieder abklingen. Dennoch ist die Fehlerrate hoch. Nur jeder zweite oder dritte Allergiker ist tatsächlich auf das mit Eliminationsdiät und Belastung gefundene Nahrungsmittel allergisch. Diese Erkenntnis ist das Ergebnis sogenannter Doppelblindexpositionen, bei denen weder Arzt noch Allergiker wissen (sondern nur ein nicht direkt beteiligter Untersuchungsleiter), ob die Testperson den zu prüfenden Nahrungsbestandteil wirklich erhält oder nicht. Ein solches “Placebo” und das Nahrungsmittel können hierfür in identischen Kapseln gereicht werden. Der aufwendige Versuch läßt sich natürlich nicht zuhause durchführen, sondern erfordert einen Klinikaufenthalt.

Noch schwieriger wird es in der dritten Gruppe von Nahrungsmittelallergenen, bei denen eine Karenz nicht oder nur mit erheblichem Aufwand möglich ist, so etwa bei Stoffwechselprodukten oder Enzymen von Schimmelpilzen oder Hefen. Diese finden sich produktionsbedingt in zahlreichen Obst- und Gemüsesorten, in Fruchtsäften und alkoholischen Getränken sowie in allen Lebensmitteln, die aus – von der Natur her – schimmelpilzenthaltenden Grundstoffen hergestellt werden (vgl. Seite 175). Da sie weder sichtbar noch deklariert sind, lassen sich solche Allergene nicht systematisch vermeiden. Dies gilt übrigens auch für manche Lebensmittelzusatzstoffe wie Soja und Guarkernmehl, die immer noch unzureichend deklariert sind (vgl. Seite 205). In dieser Situation geben Hauttests und schließlich Provokationstests weitere Hinweise.

Oraler Provokationstest

Für einen oralen (also durch den Mund) Provokationstest müssen Sie zunächst einige Tage lang eine allergenarme Diät einhalten – beispielsweise nur Reis oder Kartoffeln essen. Wenn Ihre Symptome abgeklungen sind, erhalten Sie vom Arzt eine Testlösung zu trinken oder etwas zu essen. Darin ist eine genau bekannte Menge nur eines Allergens enthalten.

Ein solcher Test erfordert vom Arzt große Erfahrung. Schließlich soll zwar eine allergische Reaktion ausgelöst werden, die den bestehenden Verdacht erhärtet, aber keine zu heftige – wie etwa eine anaphylaktische Reaktion mit Kreislaufversagen (vgl. Seite 134). Medikamente zur Behandlung solcher Notfälle sind vom Arzt beim Provokationstest unbedingt bereitzuhalten (vgl. Seite 140).

Seit einigen Jahren besteht sogar die Möglichkeit, daß sich der Arzt Ihre Magenschleimhaut mit einem flexiblen, durch den Mund eingeführten Gerät (Endoskop) anschaut und gleichzeitig mit kleinen Allergenmengen ein bestimmtes Schleimhautareal provoziert. So ist ein direkter Nachweis der allergischen Reaktion möglich ohne Umwege über Symptome, die das Allergen für Sie spürbar oder von außen sichtbar hervorruft. Die Nachteile des Verfahrens: Es ist eine belastende und aufwendige Methode mit begrenzter Aussagekraft. Im Falle von Spätreaktionen muß nach einigen Stunden erneut endoskopiert werden.

Zytotoxologischer Allergietest

Bei dieser aus den USA stammenden Methode soll die Giftigkeit (Toxizität) bestimmter Stoffe für Zellen (Zyto-) getestet werden. Nach mindestens zwölfstündigem Fasten wird zunächst Blut abgenommen. Dieses wird speziell aufbereitet und mit Nahrungsmittelallergenen in Kontakt gebracht. Unter dem Mikroskop soll dann untersucht werden, ob Veränderungen auf eine allergische Reaktion hindeuten. Das Verfahren wird überwiegend als unzuverlässig abgelehnt. Die Ergebnisse stimmen nicht mit denen der üblichen klinischen und labormäßigen Diagnostik überein.

Häufig “ermittelt” der zytotoxologische Test eine große Zahl verschiedener Lebensmittelallergene, die der Patient dann alle vom Speiseplan streichen soll. Die übriggebliebenen Nahrungsmittel dürfen zudem nicht täglich, sondern im Rahmen einer sogenannten Rotationsdiät verzehrt werden. Diese Einschränkungen können jedoch gerade bei Kindern zu erheblichen Fehl- bzw. Mangelernährungen führen. Im Gegensatz zu den Haut-, Blut- und Provokationstest werden die Kosten des zytotoxologischen Tests von den Krankenkassen nicht erstattet.

Krank durch Überdosis Umwelt?

Die Klinische Ökologie (eine besondere Richtung der Umweltmedizin) befaßt sich speziell mit den gesundheitsschädigenden Einflüssen der industrialisierten Umwelt auf den Menschen. In den 50er Jahren in den USA gegründet, gibt es seit einigen Jahren auch in Deutschland, in Emstal, ein spezielles "Institut für Umweltkrankheiten" (Im Kurpark 1, W-3501 Emstal).

Nahrungsmittelallergien, so meint Dr. Runow, ärztlicher Leiter des Instituts, sind die Antwort des Körpers auf eine Überlastung durch die verschiedensten Umweltchemikalien (vgl. Seite 165), aber auch auf ein Übermaß an psychosozialem Streß. Nach seiner Ansicht wird das Immunsystem ständig überfordert. Irgendwann kommt "das Faß zum Überlaufen", und ein Organ reagiert allergisch. Auslöser können dann auch natürliche Nahrungsbestandteile sein.

Das Spektrum der allergischen Krankheitsbilder wird weit gefaßt: Es reicht von so typischen Symptomen wie Heuschnupfen oder Asthma über Migräne, rheumatische Beschwerden, ständige Müdigkeit bis hin zu psychischen Erkrankungen wie Depression oder Hyperkinese (ständiger Bewegungsdrang) bei Kindern. Etwa 80 Prozent aller Leiden sind nach Ansicht der klinischen Ökologen auf eine Überempfindlichkeit gegen die vielfältigen (chemischen) Reizstoffe – vor allem in der Nahrung – zurückzuführen.

Das Fach der "Klinischen Ökologie" ist umstritten. Es wird von Schulmedizinern mehr oder weniger heftig angegriffen: Kritisiert wird die "unpräzise", nicht streng immunologisch definierte Auslegung des Allergiebegriffs, die allergieähnliche Reaktionen und Unverträglichkeiten mit einbezieht (Näheres s. test 7/89, Seite 88).

Elektroakupunktur

Ebenfalls nicht erstattet werden die Kosten für die Allergiediagnostik mittels Elektroakupunktur. Hier wird das verdächtige Allergen in einen Teststromkreis eingebracht. An speziellen Akupunkturstellen der Haut wird der elektrische Widerstand gemessen. Studien, die den Nutzen der Methode hinreichend belegen, fehlen.

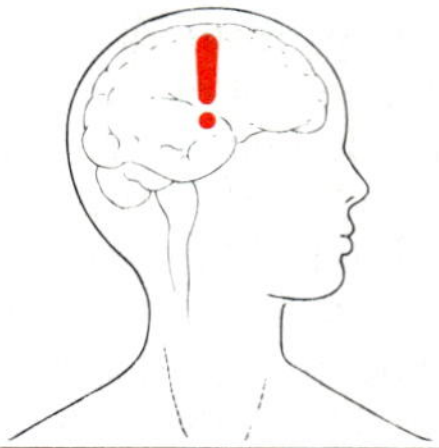

Karenz

Wer "seinen" Nahrungsmittelallergenen aus dem Weg geht, vermeidet damit auch deren unerwünschte Folgereaktionen. "Striktes Vermeiden" lautet daher das oberste Gebot für Allergiker (Karenz).

Diese logische "Therapie" stößt im täglichen Leben auf unerwartete Schwierigkeiten, beispielsweise, wenn Sie unter Mehrfachallergien leiden, häufig außer Haus essen müssen, gerade solche Speisen besonders gerne mögen, gegen die Sie allergisch sind, oder wenn Sie auf sogenannte versteckte Allergene reagieren. Hierbei handelt es sich um Nahrungsbestandteile, die als Füll-, Binde- oder Verschönerungsmittel in vielen Fertigprodukten enthalten sind, ohne daß sie immer im einzelnen deklariert sein müssen (vgl. Seite 200).

Haben Sie als Kind auf eine Riesenportion Erdbeeren mit Hautausschlag reagiert, mag ein Verzicht auf diese Früchte für den Rest Ihres Lebens zu verschmerzen sein – selbst wenn es sich hierbei möglicherweise um eine Fehldiagnose handelt. Normalerweise beruht die durch Erdbeeren ausgelöste Hautreaktion lediglich auf einer unspezifischen Freisetzung von Histamin (vgl. Seite 24) und nicht auf einer Allergie. Die Folgereaktion ist damit eine Frage der verspeisten Menge. Schlimmer wäre es jedoch, wenn Sie mit großer Energie und hohem Aufwand wegen einer vermeintlichen Allergie auf ein Grundnahrungsmittel verzichten, ohne daß die Diagnose hinreichend sicher ist.

In den letzten Jahren sind einige Kochbücher für Allergiker erschienen (eine Auswahl s. Kasten). Sie geben Anleitungen für wohlschmeckende Rezepte, damit die Einschränkungen Ihnen das Essen nicht gar zu sehr verleiden. Langfristiger Verzicht auf bestimmte Nahrungsmittel erfordert jedoch Durchhaltevermögen. Diäten sind oft mit einem hohen finanziellen Aufwand verbunden. Lassen Sie sich daher nicht auf weitreichende Diätmaßnahmen ein, wenn die Diagnose nur auf Vermutungen, Analogschlüssen oder Zufallsbeobachtungen beruht. Je stärker die Karenzmaßnahmen in das tägliche Leben eingreifen, desto zuverlässiger muß die Diagnose sein. Bedenken Sie auch, daß manche Diätvorschriften (auf Dauer) nicht einzuhalten sind. Lassen Sie sich in einem solchen Fall nicht den Schwarzen Peter zuschieben (vgl. Seite 114), sondern überprüfen Sie zusammen mit Ihrem Arzt oder einer Ernährungsberaterin Ihren Ernährungsplan.

Kochbücher für Allergiker

(eine Auswahl)

- ☐ S. Borelli, J. v. Mayenburg, E. Polster, "Nahrungsmittel-Allergien. So ernähren Sie sich richtig", Falken Verlag, 1988, 19,80 DM
- ☐ H. Schindler, J. Bräckle, B. Krach, "Kochbuch für Allergiker", Ehrenwirt, 1987, 22,00 DM
- ☐ Weber, M., Goll, H., Küllenberg, G, "Lebensmittel-Allergien? Erkennen und behandeln durch gezielte Ernährung mit 100 Rezepten", Hädeck Verlag, 1989, 24,80 DM
- ☐ "Rezeptesammlung für milch- und eifreie Ernährung", Broschüre der Arbeitsgemeinschaft Allergiekrankes Kind (vgl. Seite 48), Herborn, 1988, 2,- DM zzgl. Versandkosten

Therapie: Arzneimittel und Hyposensibilisierung

Mit Cromoglizinsäure-Präparaten (Colimune® u.a.) lassen sich vom Magen-Darm-Trakt ausgehende allergische Beschwerden zum Teil lindern. Die innerlich einzunehmenden Zubereitungen wirken nur vorbeugend und nicht gegen akute Beschwerden. Sie stabilisieren die Zellwände von Mastzellen und mindern die Freisetzung von Histamin. Gegen bereits aus Mastzellen ausgetretenes Histamin sind sie machtlos (vgl. Seite 38).

Ein Nutzen bei allergieähnlichen Reaktionen (Intoleranz, Pseudoallergie vgl. Seite 24) ist nicht gesichert. Die Kapseln oder Granulatbeutel müssen Sie – beziehungsweise Ihre Krankenkasse – mit bis zu 37 DM pro Behandlungstag teuer bezahlen.

Anderen Arzneimitteln kommt geringe Bedeutung zu. So besitzen die sonst überwiegend zuverlässig wirkenden Antihistaminika (vgl. Seite 35) bei Nahrungsallergien oft keinen nennenswerten Nutzen. Kortikoide (vgl. Seite 40) sind – wie für andere Allergieformen – Rettungsanker, wenn andere Maßnahmen versagt haben.

Eine Hyposensibilisierung (vgl. Seite 43) verspricht in der Regel keinen Erfolg. Allenfalls bei Allergien gegen die in der Lebensmittelindustrie weit verbreiteten Schimmelpilze könnte eine Hyposensibilisierung in Betracht gezogen werden. Aber auch in diesem Fall ist der Nutzen unter Fachleuten umstritten (vgl. Seite 44).

VERWICKELTE ENTWICKLUNGEN

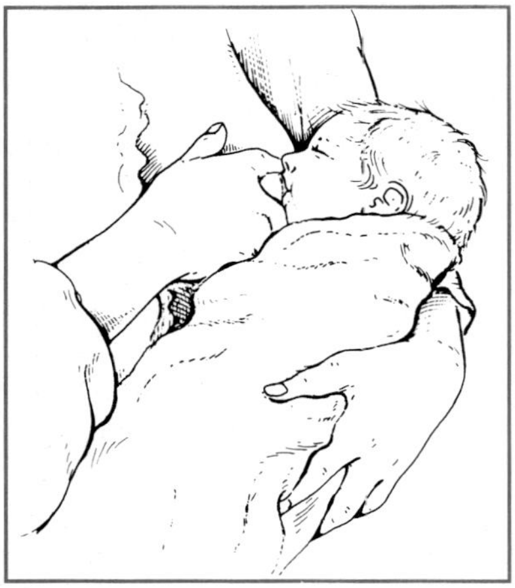

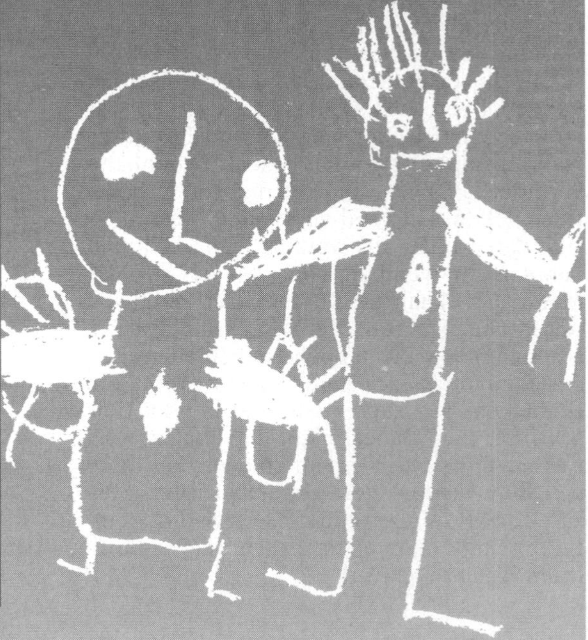

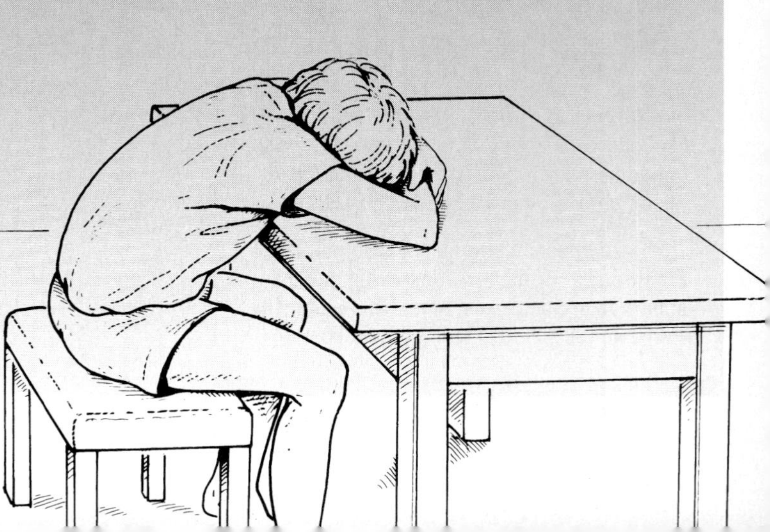

Wie die Psyche mitspielt

Allergien sind organische und keine psychischen Erkrankungen. Allerdings beeinflußt das seelische Befinden oft das allergische Krankheitsbild, so daß manchmal eine spezielle Therapie erforderlich ist.

Bei bestimmten allergischen Erkrankungen spielt die seelische Verfassung eine besondere Rolle. Dazu gehören vor allem Bronchialasthma (vgl. Seite 78) und Neurodermitis (vgl. Seite 111). Streß oder aber das plötzliche Nachlassen von Streß können die Symptome – Atembeschwerden beziehungsweise Hautjucken – auslösen oder verstärken. Auch bei Nesselausschlag (vgl. Seite 125) treten die Quaddeln infolge von psychischem Druck deutlicher hervor.

Andere Hauterkrankungen beeinträchtigen insbesondere den Umgang mit anderen Menschen, sei es im Beruf-, im Freundes- oder Familienkreis. Nicht selten ziehen sich Betroffene wegen sichtbarer, als entstellend empfundener Hautveränderungen aus dem gesellschaftlichen Leben – zumindest zeitweilig – zurück. Soziale Isolation kann die Folge sein.

Nahrungsmittelallergiker entwickeln leicht ein gestörtes Verhältnis zum Essen, zumal sie immer auf der Hut vor nicht deklarierten Allergenen sein müssen (vgl. Seite 193). Auch Insektengiftallergiker leiden oft sehr, da bei ihnen Überempfindlichkeitsreaktionen zwar seltener, aber dann häufig recht bedrohlich sind (vgl. Seite 136). Die Eltern brauchen möglicherweise therapeutische Hilfe, wenn sie sich zu sehr um ihr allergisches Kind ängstigen und es zu stark an sich binden.

Leichtere Formen von allergischem Schnupfen (vgl. Seite 52) sind wohl noch am ehesten wegzustecken: Selbst wer nicht allergisch ist, leidet von Zeit zu Zeit unter Schnupfen und muß sich mit Niesreiz und Augentränen herumquälen.

Komplexe Wechselbeziehung

Die Wechselbeziehung zwischen Allergie und seelischer Verfassung ist komplex und weit davon entfernt, verstanden zu sein. Sie wird nicht nur von der Persönlichkeit des Betroffenen beeinflußt, sondern auch von seinem sozialen Umfeld. Früher glaubte man, daß eine bestimmte Persönlichkeitsstruktur die Entwicklung zum Allergiker vorzeichnet. Heute ist man anderer Meinung. Ein solcher Zusammenhang fand nämlich bislang keine wissenschaftliche Bestätigung – nicht einmal bezogen auf umschriebene Krankheitsbilder wie Bronchialasthma. Andererseits ist unbestritten, daß sich durch eine allergische Erkrankung bestimmte Persönlichkeitsmerkmale und Verhaltensweisen herausbilden können. Doch sind sie dann Folge der Allergie und nicht deren Ursache.

Das gilt ebenso für die Eltern, speziell die Mutter (s. unten), allergischer Kinder: Wenn sie ein besonderes Verhältnis zu ihrem Kind haben, ist dieses nicht die Ursache für seine allergische Erkrankung, sondern deren Konsequenz.

Die doppelte Last der Mutter

Fast immer ist es die Mutter, die unter der Allergie eines Kindes besonders leidet, ist sie doch in der Regel die wichtigste Betreuungsperson. Bereits die Arztbesuche, die Pflege kranker Haut, die Zubereitung von speziellen Mahlzeiten und die Verantwortlichkeit dafür, daß Allergene gemieden oder Medikamente genommen werden, belastet und verhindert, Abstand von der Erkrankung zu gewinnen. Das zeigt sich in typischen Verhaltensweisen:

Oft übt die Mutter Druck aus, damit die eingeschlagene Behandlung durchgeführt wird. Das kann mit Strenge verbunden sein. Und daraus erklärt sich, warum bei "Allergikermüttern" häufig ein strenges und weniger gefühlsbetontes Verhalten beobachtet wird. Angesicht ihrer zusätzlichen Belastungen verwundert das keineswegs, bessert die Lage aber auch nicht. Im Gegenteil: Das vernunftbetonte Verhalten der Mutter unterhält einen Teufelskreis, dem das Kind kaum entrinnen kann. Treten Krankheitssymptome auf, reagiert sie leicht mit Strenge, weil zuvor Therapievorschriften mißachtet wurden. Der ausgesprochene oder unausgesprochene Tadel streßt jedoch das Kind dermaßen, daß es unter Umständen mit stärkeren Symptomen antwortet beziehungsweise diese intensiver erlebt.

Ohne Frage brauchen allergische Kinder besondere Unterstützung und Zuwendung. Doch werden sie – auch von streng reagierenden Eltern – aufgrund von Mitleidsgefühlen nicht selten zu sehr behütet: Sie bekommen leicht Hilfe und viel Schutz, zugleich überläßt man ihnen wenig Eigenverantwortlichkeit. Das schränkt nicht nur ihre Initiative ein, sondern behindert wichtige Lernprozesse (s. Kasten).

Selbständigkeit fördern

Ein allergisches Kind, das auf Nüsse reagiert, muß lernen, selbst zu entscheiden, ob es für einen Riegel Nußschokolade einen Ekzemschub in Kauf nimmt – oder nicht.

Da das Überbehüten – im Fachjargon "overprotection" – eigentlich nur Nachteile bringt, sollten Mütter – und natürlich auch Väter – versuchen, das einengende Verhalten rasch abzubauen. Dabei können das beratende Gespräch mit dem behandelnden Arzt, Selbsthilfegruppen (vgl. Seite 48) und mitunter auch psychotherapeutische Kontakte helfen. In verschiedenen Kliniken werden allergische Kinder gemeinsam mit ihrer Mutter (oder dem Vater) aufgenommen und die Eltern in die Therapie einbezogen.

Damit nicht allein das Kind behandelt wird

In Deutschland gibt es bereits eine ganze Reihe von Therapieeinrichtungen für allergische Kinder, die den kleinen Patienten und seine Mutter – oder eine andere Bezugsperson – gemeinsam aufnehmen und behandeln. Dadurch ist es möglich, neben der medizinischen Behandlung des Kindes gesundheitserzieherische Maßnahmen, etwa Gespräche über Ernährung und Wohnraumsanierung, oder einen Unterricht im Kochen spezieller Speisen mit der Begleitperson durchzuführen. Außerdem sind psychologische Beratung und Therapie wichtige Teile der Behandlung.

Es gibt noch einen weiteren Grund für die besondere psychische Belastung von "Allergikermüttern": die ausgesprochenen und unausgesprochenen Vorwürfe. Sie stammen nicht nur von Freunden und Bekannten, sondern sind oft Selbstanschuldigungen. Aber bedenken Sie:

- ☐ Kleinere Fehler und Inkonsequenzen lassen sich (auch) im Umgang mit einem allergischen Kind nicht vermeiden.
- ☐ An der Allergie Ihres Kindes sind Sie nicht Schuld.
- ☐ Eher ungünstige Verhaltensweisen, die Sie im Zusammenleben mit Ihrem allergischen Kind entwickelt haben, können Sie wieder abbauen – und sollten es auch.

Dabei helfen oft schon offene Gespräche im Familienkreis oder unter Freunden. Es kann aber auch sein, daß die Bewältigung der allergischen Erkrankung eines Kindes so schwierig ist, daß seine Krankheit die ganze Familie krank macht. Denn Schuldgefühle und die verständliche Angst um das Wohlergehen des kleinen Allergikers lassen ihn eine Sonderrolle spielen, die zum Beispiel die Eifersucht unter Geschwistern schüren oder die Beziehung der Eltern nachhaltig belasten kann.

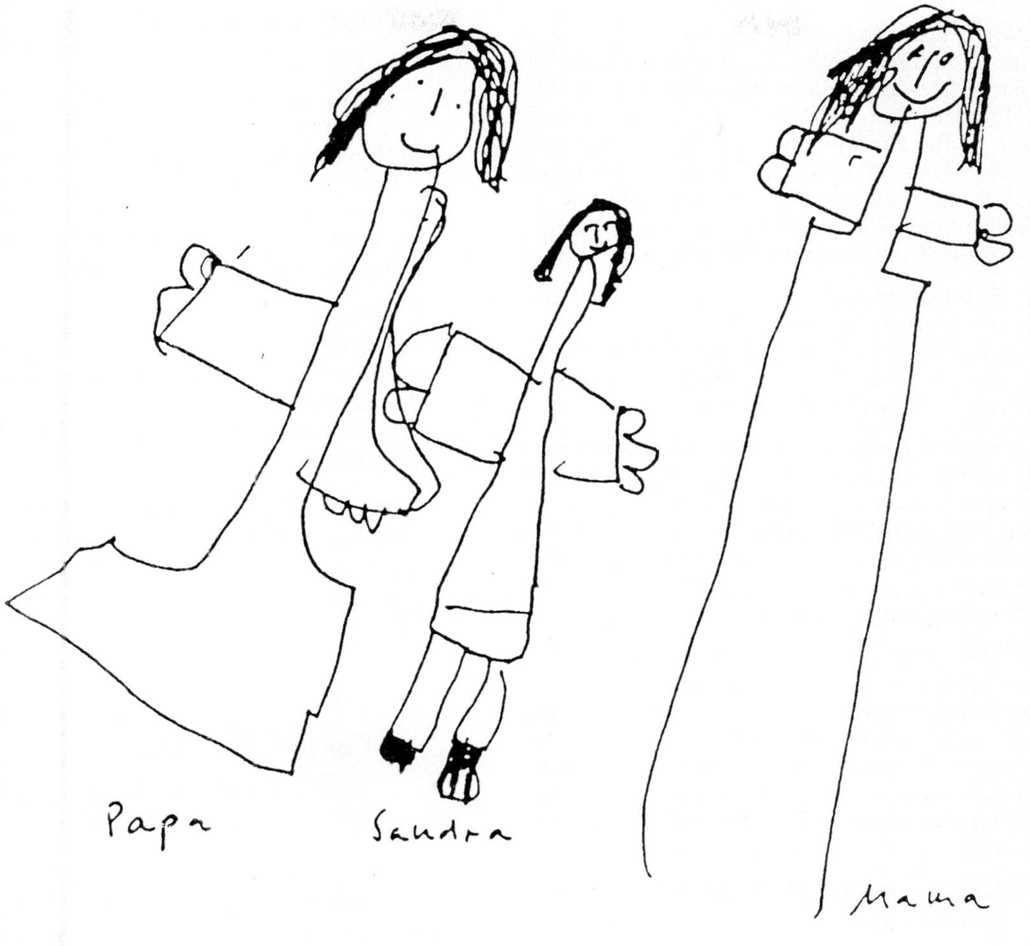

Allergische Kinder sind normalerweise stärker auf die Mutter angewiesen als ihre Altersgenossen. Das drücken manche auch in ihren Zeichnungen aus: Da wird die Mutter im Vergleich zum Vater größer und in Tierzeichnungen gar als gefährlicher dargestellt (nach Ring).

Ohne Frage wird hierdurch die Bewältigung der allergischen Erkrankung zusätzlich erschwert. In diesem Fall sollten Sie – gegebenenfalls mit Unterstützung Ihres Arztes – nach psychotherapeutischer Hilfe suchen. Daß eine Krankheit nicht nur den Betroffenen, sondern auch Nahestehende in eine Krise stürzt, ist nichts Ungewöhnliches. Wer sich aber gut über die Erkrankung informiert, den Problemen mit Offenheit begegnet und keine Wunder von Diagnose und Therapie erwartet, hat gute Möglichkeiten, dieses Tal unbeschadet zu durchschreiten. Nicht selten ergeben sich sogar neue Lebensperspektiven und neues Selbstvertrauen.

Vielfältige Einflüsse

Welchen Einfluß der seelische Zustand auf die Symptome nimmt, hängt davon ab, ob es dem Allergiker gelingt, sich innerlich zu stabilisieren. Das wirkt sich fast immer positiv auf seine Erkrankung aus (s. Kästen mit Tips). Andernfalls kann sich die Erkrankung durch das seelische Befinden verschlimmern. Belastungen für die Psyche ergeben sich in verschiedenen Zusammenhängen:

☐ **Leistungsdruck**: Besteht bereits eine Allergie, können hohe Anforderungen verbunden mit Unsicherheit, Angst und anderen Formen von Streß die Krankheitssymptome hervorrufen oder verstärken.

☐ **Soziale Kontrolle**: Die meisten Überempfindlichkeitsreaktionen lassen sich nicht vor anderen verstecken. Wer betroffen ist, muß sich oft sowohl gutgemeinte Ratschläge als auch abfällige Bemerkungen anhören. Beides belastet das seelische Gleichgewicht und fördert allergische Reaktionen.

☐ **Disziplin**: Allergien werden oft zum ständigen Begleiter. Eine Linderung des Krankheitsbildes hängt in vielen Fällen davon ab, wie streng der Betroffene mit sich selbst umgeht, beziehungsweise wieviel Disziplin andere ihm abverlangen. Beides kann den Allergiker unter hohen psychischen Druck setzen.

☐ **Krankheitsverlauf**: Wohl jeder fühlt sich beeinträchtigt, wenn er krank ist. Allergiker leiden darunter, daß sie sich nicht auf einen bestimmten Verlauf ihrer Erkrankung einrichten können. Es wird durch Schwankungen im Schweregrad der Symptome weitgehend verhindert. Das macht es kompliziert, die Erkrankung zu akzeptieren und mit ihr zu leben.

☐ **Unkalkulierbare Bedrohung**: Manche allergischen Reaktionen sind lebensbedrohlich. Wer solche Situationen bereits erlebt hat, leidet möglicherweise unter einer gesteigerten Angstbereitschaft, zum Beispiel panische Fluchtreaktionen beim Anblick einer Biene. In vielen Fällen läßt sich das Problem mit psychotherapeutischer Hilfe bewältigen.

Tips für Neurodermitiskranke und ihre Angehörigen

☐ Bei Neurodermitis juckt die Haut fürchterlich. Kratzen entspannt den Betroffenen. Auch wenn das Kratzen an sich schädlich ist, sollten Kinder nicht getadelt werden, wenn sie es tun. Ein Kind, das sich nicht gekratzt hat, sollte man aber ganz besonders loben – und geringe Kratzspuren übersehen.

☐ Denken Sie daran, daß mit bestimmten Techniken der Drang, sich zu kratzen, leichter zu umschiffen ist. Mit Unterstützung eines Psychotherapeuten lassen sich verschiedene Ablenkungs-, Entspannungs- und Bewältigungstechniken erlernen.

☐ Die Pflege der kranken Haut sollte keine Tortur sein. Versuchen Sie, zum Beispiel durch Musik, eine angenehme Situation her-

Tips für Asthmakranke und ihre Angehörigen

☐ Genauso wie Asthmatiker lernen können, einen Anfall zu provozieren, können sie die Eskalation auch gezielt verhindern (vgl. Seite 92). Die wichtigste Voraussetzung dafür ist innere Ruhe. Auch Eltern dürfen in dieser schwierigen Situation nicht in Panik geraten.

☐ Wenn die Atemnot stark schwankt, können Selbstmessungen des Atemwiderstandes mit einem "Pusteinstrument" ("Peakflow-Meter", Messung der Sekundenkapazität) nützlich sein. Damit ist eine einfache – und Sicherheit gebende – Rückmeldung über die Enge oder Weite der Atemwege möglich (vgl. Seite 80).

☐ Besonders helfen Entspannungshaltungen (Kutschersitz) und Atemtechniken

zustellen. Kindern kann man die Zeit durch Geschichtenerzählen vertreiben. Sie brauchen zudem eine liebevolle Zuwendung zu ihrem Sinnesorgan Haut.

☐ Erwachsene sollten akzeptieren, wenn Kinder unangenehm riechende Salben ablehnen. Vielleicht können Eltern und Kind sich darauf einigen, etwa teerhaltige Präparate nur abends zu verwenden.

☐ Wen nachts der Juckreiz quält, kann am Tag nicht ausgeschlafen sein. Das gilt für jeden Neurodermitiskranken, manchmal jedoch auch für die mitleidende Mutter. Sie dürfen nicht vergessen, daß bei Schlafmangel die Leistung nachläßt. Bekommen Schulkinder dadurch Probleme, sollte der Klassenlehrer über die besondere Belastung des Kindes informiert werden, damit er sie berücksichtigen kann. Sie können auch den Arzt Ihres Kindes bitten, diese Aufgabe zu übernehmen.

☐ Seien Sie Pauschaldiäten gegenüber kritisch. Einige schaden mehr als sie nützen (vgl. Seiten 114 und 161). Ihre Verbote erzeugen zusätzlichen Druck, bei Übertreten ein schlechtes Gewissen und können das Gedeihen von Kindern beeinträchtigen.

☐ Eine individuelle Diät ist natürlich sinnvoll, wenn die verdächtigten Nahrungsmittel durch Allergietests als Ekzemauslöser gesichert sind.

(Zwerchfellatmung, Atemgymnastik, vgl. Seite 92), bei Atemnot ruhig zu bleiben. Nehmen Sie sich täglich Zeit für die Übungen. Auch Kinder können sie leicht erlernen und richtig anwenden.

☐ Viele Asthmatiker haben Angst vor dem Einschlafen, weil sie schon einmal durch einen Anfall geweckt wurden. Eine solche Angst kann behandelt werden. Klären Sie im Gespräch mit Ihrem Facharzt oder einem Psychotherapeuten, welche Therapie für Sie geeignet ist.

☐ Schwere Atemnot löst Todesangst aus. Asthmatiker brauchen Zeit und gegebenenfalls psychotherapeutische Hilfe, um eine solche Erfahrung zu verarbeiten.

Psychotherapeutische Hilfe

Eine Psychotherapie hilft manchmal, körperliche Beschwerden zu lindern. In anderen Fällen geht es mehr um die Verarbeitung von Gefühlen der Isolation oder von sozialen Konflikten.

Wie andere Patienten auch, können Allergiker die Symptome ihrer Erkrankung als Machtinstrument benutzen, um sich leichter durchzusetzen oder um von Anforderungen entlastet zu werden. Das geschieht fast immer unbewußt. Unter Umständen werden mit der Krankheit seelische Probleme – des Betroffenen selbst oder im Zusammenleben der Familie – überdeckt.

Meist durchschauen die Erkrankten nicht, was sie in ihrer Umgebung dadurch “anrichten”, daß sie ihr Leiden stark in den Vordergrund rücken oder zum Tabuthema erklären. Deshalb ist es oft schon eine große Hilfe, wenn sie sich ihre Wirkung auf ihr soziales Umfeld bewußt machen. Nach neueren Untersuchungen profitieren Asthmatiker insbesondere von Gesprächsgruppen. Der Erfahrungsaustausch unter Betroffenen ermöglicht, eingefahrene Verhaltensweisen zu verändern, um so gegebenenfalls Kontakte zu Familienangehörigen, Freunden und Kollegen zu bereinigen. Weitere psychotherapeutische Maßnahmen scheinen sich dadurch oft zu erübrigen. Manchmal sind sie jedoch unerläßlich.

Therapierichtungen

Insbesondere bei Asthmatikern kann eine psychotherapeutische Behandlung die ständige ärztliche Kontrolle und eine medikamentöse Behandlung nicht ersetzen. Sie kann diese jedoch unterstützen und in ihrer Wirkung verbessern.

Verhaltenstherapeuten geben Allergikern Techniken an die Hand, mit denen sie gefährliche Situationen gezielt erkennen und sich durch geeignete Maßnahmen vor der allergischen Reaktion schützen können. Dabei hilft ihnen vor allem eine sorgfältige Selbstbeobachtung.

In der Lebensgeschichte des Allergikers suchen tiefenpsychologisch orientierte Ärzte nach den seelischen "Mit"-Ursachen der Erkrankung. Ob solche unbewußten Faktoren tatsächlich am Anfang von Allergien stehen und psychoanalytisch zu behandeln sind, ist unter Allergologen sehr umstritten.

Einig sind sich diese hingegen darin, daß Allergiker ein stabiles Selbstbewußtsein brauchen. Dazu kann ein Selbstbehauptungstraining beitragen. Für junge Allergiker heißt das nicht selten, sich vom Schutz – aber auch von der Kontrolle – ihrer Mutter unabhängig zu machen.

Kinder sind besonders betroffen

Kinder sind von Allergien auf besondere Weise betroffen. Die Gründe sind vielfältig: Kuhmilchallergien bedrohen zum Beispiel Säuglinge und Kleinkinder stärker, weil ihr normales Gedeihen leicht beeinträchtigt wird. Außerdem können die Kleinen ihr Leiden überhaupt nicht verstehen. Weder dessen Ursachen sind ihnen nahezubringen, noch der Sinn von gutgemeinten Vorschriften oder Verboten. Hilflos sind sie dem Handeln von Arzt und Eltern ausgeliefert. Daraus können sich mit der Zeit spezielle psychische Probleme entwickeln (vgl. Seite 151).

Ältere Kinder leiden insbesondere unter der Kontrolle ihrer Altersgenossen. Deren Spott und Hohn sind manche Nahrungsmittelallergiker ausgesetzt. Hautallergiker müssen eher Abwendung erdulden. Ausgrenzungen bei Sport und Spiel machen vielen Asthmatikern zu schaffen. Der Ausschluß aus der Gruppe, also soziale Isolation, wiegt nicht selten schwerer als das organische Handicap. Da hilft es wenig zu wissen, daß allergische Erkrankungen manchmal von selbst abklingen und oft irgendwann verschwinden werden (vgl. Seite 10). Auch die Unterstützung von seiten der Familie, so unverzichtbar sie selbstverständlich ist, ist für viele betroffene Kinder und Jugendliche in manchen Situationen nur eine Krücke; häufig müssen sie doch mit ihren Problemen allein fertigwerden.

Komplizierter Krankheitsverlauf

Bei Allergikern ist das Krankheitsbild uneinheitlich und verändert sich meist im Laufe der Zeit. Ein Auslöser wie Hühnereiweiß verursacht bei dem einen Durchfall, bei dem anderen ein Ekzem oder einen Asthmaanfall.

Außerdem kommt es vor, daß sich die Symptome von einer Körperregion zu einer anderen verschieben.

So verändert sich das Bild der Neurodermitis altersspezifisch (vgl. Seite 111). Im Kindesalter sind vorwiegend Gesicht und Gelenkbeugen betroffen, beim Erwachsenen der Rumpf und die Streckseiten von Armen und Beinen.

Ist die Zeit der Ekzemschübe vorbei, bedarf die Haut ehemaliger Neurodermitiker weiterhin besonderer Pflege. Ihre Allergie kann sich nun plötzlich unter anderen Vorzeichen äußern – etwa als Heuschnupfen oder Bronchialasthma. Mit solchem "Platzwechsel" müssen Allergiker rechnen.

Die Zahl auslösender Allergene kann bei derselben Erkrankung allmählich zunehmen, und nicht selten verstärkt die Psyche allergische Reaktionen, die zunächst als rein organisch aufgefaßt wurden. Das bekannteste Beispiel hierfür ist Asthma (vgl. Seite 154).

Vorbeugen ist besser als leiden

Kinder sollten lernen, "ihre Allergene" in eigener Verantwortung zu meiden und von den Vorschriften Erwachsener unabhängig zu werden (vgl. Seite 152). Diese können allerdings einiges dafür tun, daß aus ihrem Kind – trotz entsprechender Veranlagung – kein Allergiker wird.

Für den Ausbruch einer Allergie spielt neben der Veranlagung eine Rolle, in welchem Maße sensibilisierende Stoffe das unreife Immunsystem belasten – sowohl in der Zeit vor der Geburt als auch danach. Insbesondere der Zustand des äußeren Schutzschilds, Haut und Schleimhäute, beeinflußt das Eindringen von Allergenen (vgl. Seite 11). Für alle Kinder empfiehlt sich sorgfältige Hautpflege – nicht übermäßige Reinigung. Verschiedene Schadstoffe aus Zigarettenqualm, Autoabgasen und Haushaltschemikalien sollten außerdem gemieden werden. Sie gelten nicht nur als potente Schrittmacher von Allergien, sondern wirken direkt allergen. Ihnen zu entkommen, fällt nicht immer leicht (vgl. Seite 185).

Bei allergisch veranlagten Kindern, den Atopikern (vgl. Seite 24 und 161), können Eltern dazu beitragen, schädigende Einflüsse zu verringern (s. Kasten, Seite 162).

Schutz durch Muttermilch

Babys, die unter Durchfall leiden, haben oft eine Nahrungsmittelallergie (vgl. Seite 141). Diese kann sich indes ebensogut als Hautekzem äußern. Einige Kinder bekommen schon bald nach der Geburt Nesselausschlag (vgl. Seite 125) oder andere Hautallergien wie das Quincke-Ödem (=Angioödem, vgl. Seite 126). Weniger verbreitet sind in der frühen Kindheit asthmatische Beschwerden als Folge einer Überempfindlichkeit.

Muttermilch bietet der sensiblen Magen-Darm-Schleimhaut von Neugeborenen einen regelrechten Schutz. Gestillte Säuglinge erkranken zumindest in den drei ersten Lebensjahren seltener an einer Allergie als "Flaschenkinder". Das fiel Medizinern bereits in den Dreißiger Jahren auf. Mit dem heutigen Wissen läßt es sich auch erklären.

Auslöser der Überempfindlichkeitsreaktionen sind häufig Kuhmilch und abgeleitete Produkte, etwa das Milchpulver für die Fläschchen. Vor allem wenn die Ersatzmilch zu früh kommt, können ihre artfremden Eiweißmoleküle den Ausbruch einer Allergie fördern (s. Kasten).

Nach der Geburt ist die Magen-Darm-Schleimhaut zunächst äußerst durchlässig für alle möglichen Nahrungsbestandteile. Daher sollten Säuglinge nur dasjenige Lebensmittel bekommen, das ihnen entspricht, sich über Jahrtausende bewährt hat und auf das ihr Saugreflex vorprogrammiert ist: Muttermilch.

Muttermilch - es gibt nichts Besseres

Die Brustmilch von Frauen und die Kuhmilch sind unterschiedlich zusammengesetzt, was das Verhältnis von Fett, Wasser und Eiweiß angeht. Das gilt auch für "adaptierte" Babynahrung, die der Muttermilch so stark wie möglich angepaßt ist.

Kuhmilch enthält zudem Eiweiß, das auch beim Erwachsenen leicht Allergien auslöst: Kasein, Laktalbumin, Laktoglobulin und Albumin (vgl. Seite 196).

Schließlich fehlen der Kuhmilch jene Bestandteile von Muttermilch, die den empfindlichen Magen-Darm-Kanal des Säuglings schützen. Dazu gehört das IgA, das die Magen-Darm-Schleimhaut von Erwachsenen überzieht. Es verhindert, daß zu viele große Fremdmoleküle die Darmwand passieren und dadurch Abwehrzellen sensibilisiert werden.

Muttermilch enthält außerdem Freßzellen und Enzyme, die potentiellen Krankheitserregern den Garaus machen.

Die in Brustmilch enthaltenen Fremdstoffe sind weniger komplex als Milch vom Tier, sie sind sozusagen von der mütterlichen Verdauung bereits "vorgekaut", und sie überschwemmen den kleinen Körper nicht in übergroßen Portionen. Stattdessen vermögen wahrscheinlich jene Moleküle, welche während der Verdauung die Schleimhaut durchdringen, das junge Immunsystem zu schulen.

Man könnte sagen, daß gestillte Säuglinge mit der Nahrung eine Portion mütterliches Immunsystem aufsaugen – und das ist auch unbedingt erforderlich.

Bis das Immunsystem auf eigenen Füßen steht

Es vergehen Monate und Jahre, bis die körpereigene Abwehr auf eigenen Füßen steht. Erst bei den Zehnjährigen funktioniert das Immunsystem etwa so wie bei Erwachsenen.

Zum Zeitpunkt der Geburt können die Abwehrzellen des Kindes nicht viel mehr, als zwischen körpereigenen und körperfremden Stoffen zu unterscheiden. Anfangs sind sie zum Beispiel nicht einmal in der Lage, in ausreichender Zahl die zupackenden Antikörper (vgl. Seite 15) zu produzieren. Körperfremdes Material wie Viren und Bakterien können sie daher nur schwerlich dingfest machen, geschweige denn vernichten. Mit der Zeit bessert sich die Lage. Zwar besitzen Einjährige nur 20 Prozent des IgA-Antikörperspiegels von Erwachsenen, aber immerhin erreichen sie 75 Prozent von deren IgM-Spiegel (Abbildung 18). Recht schnell nach der Geburt steigt die IgG-Produktion an und liegt schon nach zwölf Monaten bei 60 Prozent der Erwachsenen.

Antikörpertief

Nur weil schützendes IgG bereits im Mutterleib in den Blutkreislauf des Kindes übergeht, ist es in der Zeit nach der Geburt vor Krankheitserregern relativ sicher. Da aber die Lebensdauer dieser Antikörper kurz ist, profitieren Neugeborene davon, wenn sie mit der Muttermilch zusätzliche Abwehrfaktoren aufnehmen (s. Kasten).

Kinderärzte empfehlen, das Antikörpertief in den ersten Monaten nach der Geburt durch Stillen zu überbrücken. Vier bis sechs Monate die Brust zu geben, raten auch die Ernährungskommission der Deutschen Gesellschaft für Kinderheilkunde und die Deutsche Forschungsgemeinschaft – und zwar trotz der Schadstoffbelastung von Muttermilch. Ob Frauen, die länger voll stillen möchten, ihre Milch auf Schadstoffe untersuchen lassen sollten, ist umstritten.

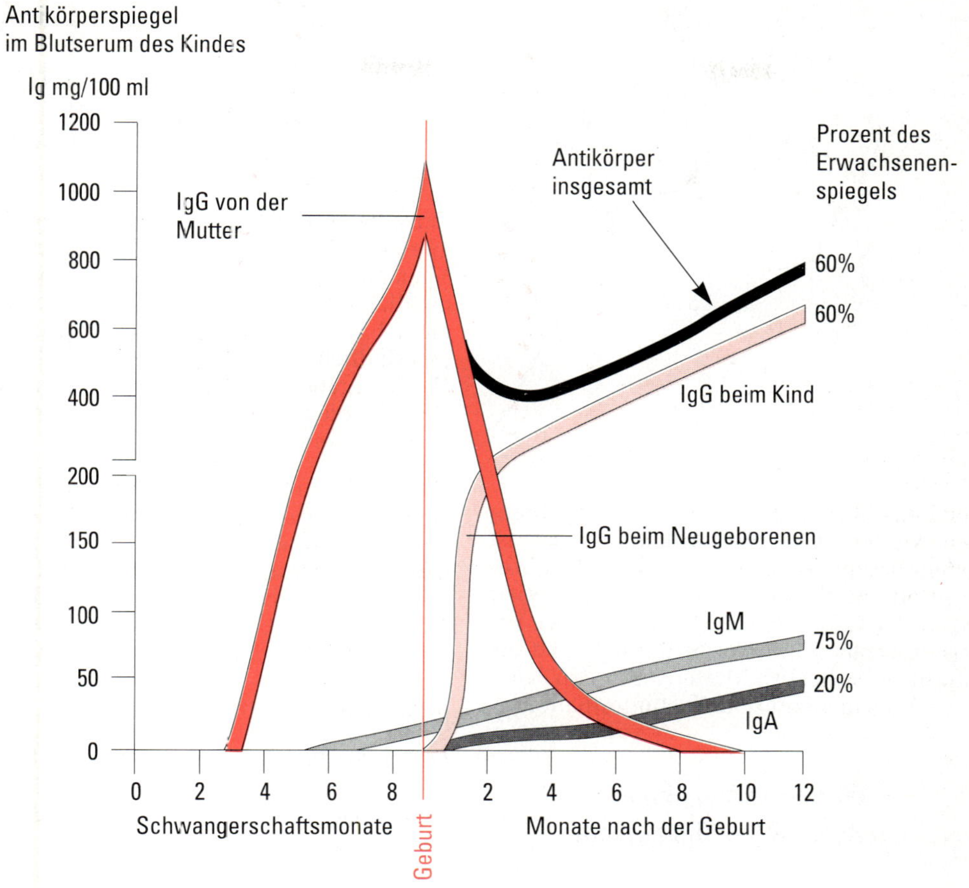

Abbildung 18: Im Verlauf der Schwangerschaft steigt der IgG-Spiegel des Ungeborenen. Die Antikörper stammen aus dem mütterlichen Blutkreislauf. Nach der Geburt sattelt das Kind auf die eigene IgG-Produktion um. – Das Antikörpertief in den ersten vier Lebensmonaten sollte durch Stillen überbrückt werden (nach Roitt et al.).

Immerhin ist in den letzten Jahren der Gehalt an bekannten Umweltgiften deutlich gesunken; Auflagen für die Industrie und Verbote – etwa bei der Verwendung von Pflanzen-"schutz"mitteln in der Landwirtschaft – spielen dabei eine Rolle. Auch Unterschiede zwischen Muttermilchproben verschiedener Frauen – ob aus alten oder neuen Bundesländern – sind in der Regel relativ gering, versichern Experten aus dem Bundesgesundheitsamt Berlin. Eine Ausnahme bietet das Pestizid DDT: Proben aus den neuen Bundesländern sind dreimal so stark belastet.

Zwar ist die Belastung von gestillten Säuglingen mit den schwer abbaubaren, hochgiftigen Dioxinen höher, als es die oberste deutsche Gesundheitsbehörde für vertretbar hält, andererseits weist sie aber darauf hin, daß der Schadstoffgehalt mit der Dauer der Stillzeit kräftig abnimmt. So gesehen spricht wenig für eine Empfehlung, zwischen dem vierten und sechsten Monat abzustillen. Zumal zu diesem Zeitpunkt Kinder normalerweise schon Beikost erhalten. Im übrigen sinkt der Dioxingehalt der Muttermilch mit jedem weiteren (gestillten) Kind.

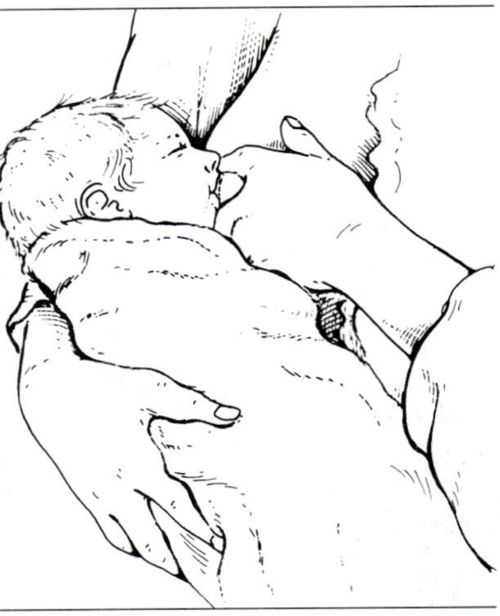

Wenn das Stillen nicht so recht klappt, brauchen Mütter Hilfe und Anleitung. Das ist leichter gesagt als getan, denn bei uns ist Stillen gesellschaftlich weiterhin wenig akzeptiert und in der Öffentlichkeit tabuisiert. Der Erfahrungsaustausch in der Stillgruppe und die Ratschläge stillender Mütter lösen den Knoten eher als medizinische Fachinformation.

Warum es manchmal mit dem Stillen nicht klappt

Nur sehr wenige Mütter können aus biologischen Gründen nicht stillen. Viele Stillprobleme lassen sich mit fehlender Tradition erklären: Die eigene Mutter hat nicht gestillt, Neffen und Nichten bekommen nicht oder nur wenige Wochen die Brust.

Andere Hinderungsgründe liegen in den gesellschaftlichen Bedingungen: Da wird die Brust der Frau zum Sexualobjekt stilisiert. Es werden "natürliche" Stillzeiten vorgegeben und Gewichtskontrollen abverlangt, die Mütter unter Leistungsdruck setzen. Kommen alltäglicher Streß und Bedenken wegen der Schadstoffbelastung von Muttermilch hinzu, wundert es kaum mehr, daß die Milch "nicht reicht" oder ganz wegbleibt.

Spezialkost auf der Waagschale

Für Kinder, die auf Kuhmilch allergisch reagieren, gibt es verschiedene Alternativen: Manchmal reicht es, die Milch zu kochen. Ist nämlich das Eiweiß, das die Allergie auslöst, nicht hitzestabil, unterbleibt auch die Überempfindlichkeitsreaktion (vgl. Seite 196). Die Hitze verändert diejenigen Abschnitte des Eiweißmoleküls, die eine Antikörperreaktion auslösen könnten.

Oft wird Kuhmilch durch Sojamilch oder abgeleitete Produkte ersetzt. So lassen sich allergische Reaktionen auf Kuhmilch umgehen und Entwicklungsstörungen vermeiden. Allerdings kann der Teufel mit dem Belzebub ausgetrieben werden: Auch Soja ist ein Nahrungsmittelallergen (vgl. Seite 195). Es besteht die Gefahr, das Kind auch für dieses pflanzliche Eiweiß zu sensibilisieren.

Die Hersteller von Babynahrung haben versucht, Milchprodukte zu entwickeln, die nur wenig oder kein großmolekulares Fremdeiweiß enthalten. Diese sogenannten *hypoallergenen Hydrolysate* können in den ersten zwei Lebensjahren eine Hilfe für Kinder mit Nahrungsmittelallergien sein.

Doch ihr Nutzen ist umstritten: Zwar erweisen sich die verschiedenen Produkte im Labor als allergenarm, weil Hitzebehandlung und Hydrolyse die großen Eiweißmoleküle in kleinere Bausteine spalten, aber es fehlt der sichere Nachweis für den Schutz vor Allergien. Die oberste amerikanische Gesundheitsbehörde FDA hat verboten, in den USA mit dem Begriff "hypoallergen" (= allergenarm) zu werben.

In der Bundesrepublik gibt es Hydrolysate, die auf Kasein, Molke, Rinderkollagen oder Molke und Soja basieren. Wer sein Kind mit einem Hydrolysat ernährt, muß damit rechnen, daß es mit zunehmendem Alter den leicht bitteren Geschmack immer stärker ablehnt. Eltern sollten das berücksichtigen, um nicht Entwicklungsstörungen zu provozieren.

Zwischen Mangel und Überangebot

Eine Mangelernährung ist zu befürchten, wenn Kinder für längere Zeit eine gut gemeinte, aber viel zu strenge Diät einhalten sollen. Die drastische Einschränkung der Nahrungsvielfalt kann allerdings dann sinnvoll sein, wenn Arzt und Patient den oder die allergenen Nahrungsmittelbestandteile ermitteln wollen (vgl. Seite 197). Auf lange Sicht aber brauchen Kleinkinder und Kinder eine ausgewogene Mischkost.

Insbesondere Neugeborene "halten" indes wenig von Nahrungsvielfalt. Eine große Portion Unüberlegtheit ist im Spiel, wenn sie bei uns schon im ersten Vierteljahr "abwechslungsreich" ernährt werden. Daß wir damit ihrer zarten Magen-Darm-Schleimhaut nichts Gutes tun und die unreife körpereigene Abwehr möglicherweise überfordern, wird meist nicht bedacht.

Die große Palette an Früchten, Gemüsen, Fleisch und Fisch in fertiger Säuglingsnahrung hat weniger Vorteile als oft behauptet wird (s. Kasten). Auch vollkörnige Breispeisen sind nicht unbedingt zu empfehlen (vgl. Seite 195). Im ersten Lebensjahr sollte das Angebot an Fremdeiweiß gering sein.

Allergene in Säuglingskost

Potente Nahrungsmittelallergene – wie die der Kiwi – stecken manchmal in Fruchtbreis, die vom dritten Monat an empfohlen werden. Damit steigen die Chancen, daß Kinder auf eines "ihrer" Allergene treffen. Es ist möglich, daß sie dann durch die verfrühte Gabe – also völlig unnötig – sensibilisiert werden.

WARNUNG

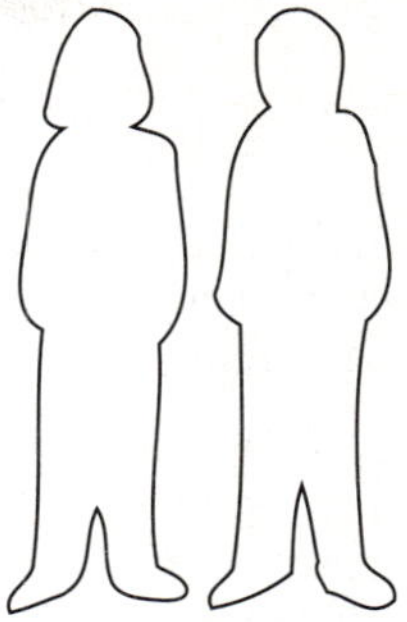

Leben mit einer Schwäche

Wenn die Eltern selbst an einer Allergie erkrankt sind, ist die Wahrscheinlichkeit erhöht, daß ihre Kinder entsprechend vorprogrammiert sind (vgl. Seite 25). Atopiker (vgl. Seite 24) und Kinder mit einem überdurchschnittlichen Spiegel des Antikörpers IgE bei der Geburt (vgl. Seite 162) tragen ein erhöhtes Allergierisiko. Aber nicht jedes dieser Kinder muß ein Allergiker werden.

Atopie: Erhöhtes Risiko als Lebensgefährte

Bei Atopikern ist das ganze Leben lang die Bereitschaft erhöht, auf potentielle Allergene überempfindlich zu reagieren. Durch eine überlegte Gestaltung der Lebenswelt Ihres Kindes können Sie jedoch eine ganze Reihe von Allergenen ausschalten. Auf diese Weise läßt sich der Ausbruch der Erkrankung verzögern, verhindern oder ihre Symptome lassen sich dämpfen (s. Kasten).

Wer entsprechend veranlagt ist, sollte "seinen" oder häufigen Allergenen nicht nur in der Kindheit aus dem Wege gehen. Insbesondere bei der Berufswahl ist später die allergische Veranlagung zu berücksichtigen (vgl. Seite 238).

Tips: Falls Ihr Kind ein erhöhtes Allergierisiko hat

☐ Sie sollten auf das Rauchen nicht nur während der Schwangerschaft verzichten (vgl. Seite 188).

☐ Sie sollten sich auf der Entbindungsstation in Ruhe zum Stillen anleiten lassen und darauf bestehen, daß keine Kuh- oder Sojamilch zugefüttert wird.

☐ Während der Stillzeit brauchen Sie normalerweise allergene Nahrungsmittel wie Hühnereiweiß oder Milch nicht zu meiden – es sei denn Sie reagieren selbst allergisch.

☐ Zu Hause sollten Sie möglichst vier bis sechs Monate voll stillen und allergene Beikost wie Hühnerei, Kuhmilch und Fisch erst nach dem ersten Jahr geben.

☐ In der Nähe Ihres Kindes sollte nicht geraucht werden.

☐ Auf Haustiere (vgl. Seite 178) sollten Sie verzichten.

☐ Sie sollten überflüssige textile Staubfänger (vgl. Seite 69) ausrangieren.

Untersuchung von Nabelschnurblut

Bei der IgE-Bestimmung im Nabelschnurblut stehen derzeit wissenschaftliche Fragen oben an: Wie häufig sind überdurchschnittliche IgE-Werte? Welcher Zusammenhang besteht zwischen erhöhtem IgE und atopischer Veranlagung? Welche Allergien sind unabhängig vom IgE-Spiegel des Neugeborenen?

Da vorgesehen ist, die Entwicklung der Kinder über Jahre wissenschaftlich zu begleiten, sind aus solchen Projekten auch praktische Ratschläge zu erwarten: Welche Allergene sensibilisieren Kinder besonders häufig? Kann man ihnen aus dem Wege gehen? Wie sonst läßt sich der Ausbruch einer Allergie verhindern?

"Vorsorge"untersuchung

Weil einige Menschen allergieanfälliger sind als andere, und weil das Ausmaß der Erkrankung von der Allergenbelastung abhängt, erscheint es sinnvoll, frühzeitig nach einer Veranlagung zu fahnden.

Eine solche Disposition läßt sich heute schon bei der Geburt feststellen. Dabei helfen Erhebungsbögen zur Krankengeschichte der Eltern (Anamnese) ebenso wie die Bestimmung des Antikörpers IgE im Nabelschnurblut. In mehreren deutschen Kliniken werden bereits in Reihenuntersuchungen IgE-Messungen bei Neugeborenen durchgeführt. Noch ist allerdings offen, ob daraus eine Routineuntersuchung wird (s. Kasten).

Schätzen Sie aber einen hohen IgE-Spiegel nicht falsch ein: Es gibt Menschen mit einem extrem hohen Wert ohne allergische Erkrankung, und solche mit einem extrem niedrigen Wert, die dennoch Allergiker wurden.

Auch bei Schulkindern wird in verschiedenen Projekten nach bestehenden und schlummernden Allergien gefahndet. Die Mediziner versprechen sich davon neben einer "Bestandsaufnahme" eine bessere Information der Öffentlichkeit.

Vermeidbare Belastungen

Die Belastung von Allergikern hat zwei Seiten: Einerseits ist es sinnvoll, problematische Stoffe aus ihrer Umwelt weitgehend zu verbannen, andererseits sollten die Einschränkungen nicht zu weit gehen, damit die Betroffenen ein möglichst normales Leben führen können.

Dazu gehört auch, daß Eltern sich mit der Erkrankung ihres Kindes arrangieren. Neurodermitiker zum Beispiel, die es kaum unterlassen können, ihre juckende Haut wund zu kratzen, leiden durch die strenge Kontrolle von Mutter und Vater oft doppelt (vgl. Seite 154). Dabei verschwindet gerade diese Erkrankung beim Heranwachsen oft von selbst.

Die bereits erwähnten Reihenuntersuchungen zur Früherkennung von Kindern mit Allergiebereitschaft können durch begleitende Information dazu beitragen, fehlende Kenntnisse zu vermitteln. Viele Lehrer und Lehrerinnen wissen nicht einmal, daß ihre vom Ekzem geplagten Schüler oft allein deshalb müde und unkonzentriert sind, weil die juckende Haut sie nachts nicht schlafen läßt (vgl. Seite 155), oder weil die eingenommenen Medikamente tagsüber müde machen können (vgl. Seite 35).

Sport und andere körperliche Betätigungen sind für Allergiker nicht grundsätzlich tabu. Selbst Schüler mit allergischem Asthma können am Sportunterricht teilnehmen. Allerdings muß das Pensum auf sie zugeschnitten sein: Günstig sind kleine, regelmäßig wechselnde Abschnitte von Anstrengung und Entspannung.

Schüler mit allergischen Hauterkrankungen brauchen nicht dem Schwimmunterricht fernzubleiben. Nur wenn das Ekzem vereitert ist, ist es besser, auf öffentliches Baden zu verzichten.

Das Hauptproblem für viele Schulkinder mit einer Allergie ist das Unwissen ihrer Mitmenschen – unsensible Mitschüler ebenso wie uninformierte Lehrer und Bademeister. Zum Beispiel sind allergische Hauterkrankungen weder ansteckend, noch haben sie etwas mit Unreinheit zu tun.

Allergene in der Schule

Selten wird bedacht, daß Kinder in der Schule möglicherweise mit mehr und anderen Allergenen in Kontakt kommen als zu Hause. Treten Allergien in Zusammenhang mit dem Schulbesuch auf, kommen eine Reihe von Auslösern in Betracht (s. Kasten).

Belastungen für Allergiker in der Schule

- ☐ Bücher: Druckfarben, Papiersorten, verstaubte Bücher und darin enthaltene Hausstaubmilben
- ☐ Handarbeiten: Textilfasern
- ☐ Werken: Sägemehl, Lehm, Ton und andere Modelliermaterialien, diverse Lacke und Papiersorten, Filzschreiber, Klebstoffe
- ☐ Kochen: Mehlstaub, Milch, Hühnereiweiß und alle anderen Nahrungsmittelallergene
- ☐ Chemie und Biologie: Chemikalien zum Experimentieren, Pflanzenteile und Schimmelpilze in Herbarien, Tierhaare und -hautschuppen
- ☐ Sport: Pollenbelastung beim Sport im Freien, Schimmelpilze in feuchtwarmen Umkleideräumen, chloriertes Wasser im Schwimmbad

WOHER KOMMEN DIE ALLERGENE?

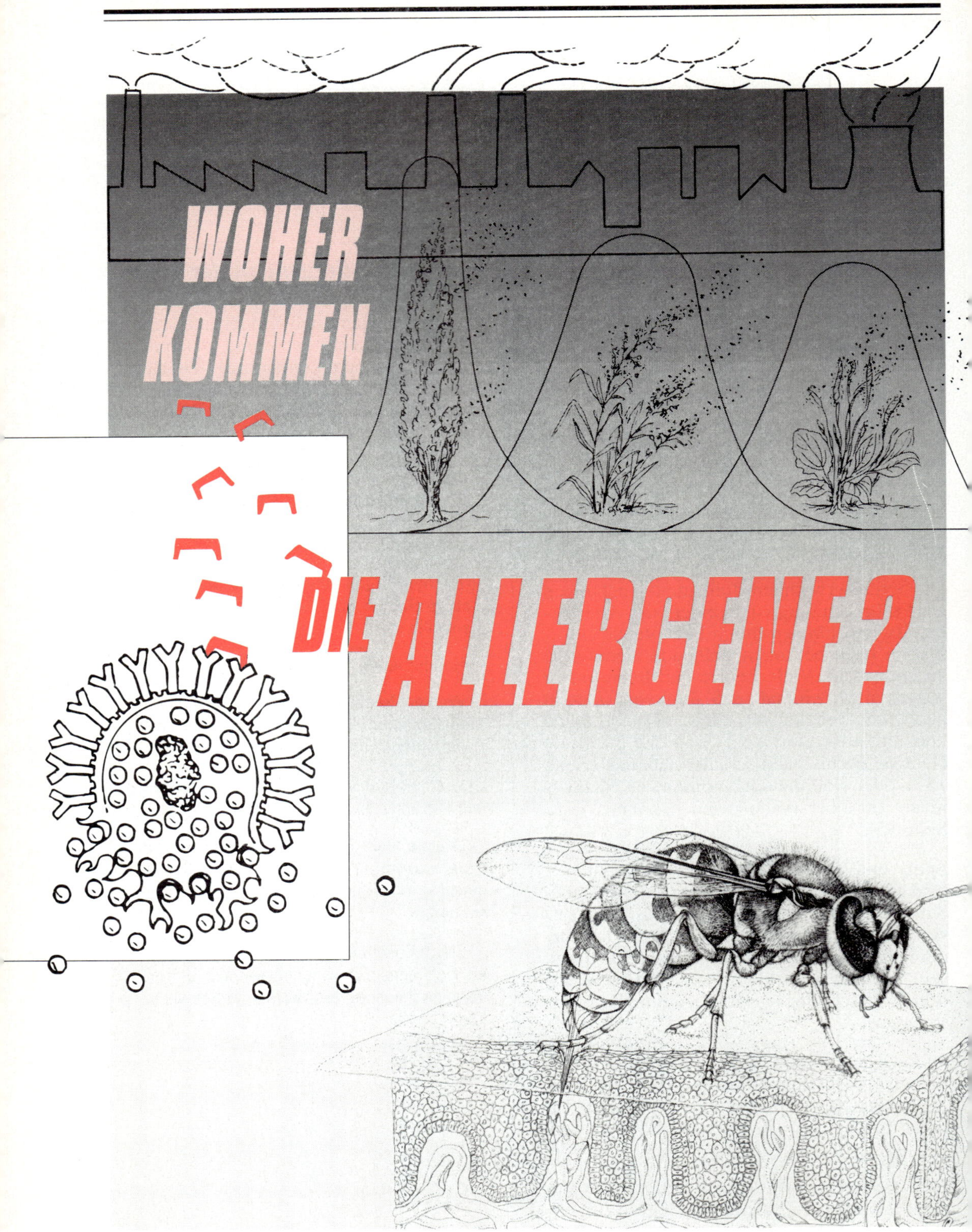

Den Übeltätern auf der Spur

Die Auslöser von Allergien – das wird gerade heute leicht vergessen – stammen nicht primär aus der "Giftküche" der Chemiker, sondern aus der Hand von "Mutter Natur". Bekannte Allergene stecken in den Pollen der Blütenpflanzen, in Haaren und Hautschuppen von Haustieren, im Gift wehrhafter Insekten und in Grundnahrungsmitteln wie Milch, Ei, Fisch und Getreide.

Daß die Übeltäter oft unter den Naturstoffen zu finden sind, hat seinen Grund: Weil unser Körper Keime und andere potentielle Krankheitserreger attackieren muß und die kleinen Widersacher an ihren fremden Eiweiß- und Kohlehydratverbindungen erkennt, spricht das Immunsystem gerade auf natürliche, großmolekulare Stoffe stark an (s. unten). Es sind die Zellbestandteile anderer Organismen (z.B. Pollen), ihre Abwehrstoffe (z.B. Wespe) ebenso wie ihre Ausscheidungsprodukte (z.B. Hausstaubmilbe), die allergische Reaktionen auslösen. In diesem Fall schießt die immunologische Reaktion über das Ziel – die Abwehr – hinaus.

Allergene aus Natur und Chemie

Die Allergene bilden keine einheitliche Gruppe. Noch fahnden die Wissenschaftler nach physikalischen oder chemischen Eigenschaften, die ihrer Molekülstruktur gemeinsam sind. Deshalb lassen sich die unliebsamen Widersacher nur grob charakterisieren: Es handelt sich um große Verbindungen (Makromoleküle), die meist aus verschiedenen Bausteinen – Kohlehydraten, Proteinen (Eiweiß) und deren Bestandteile – aufgebaut sind. Manchmal bestehen Allergene nur aus Eiweiß oder sind reine Kohlehydratmoleküle.

Typische Allergenkandidaten liegen in einem bestimmten Größenbereich. Sie sind dadurch komplex genug, um eine Immunreaktion anzukurbeln, und klein genug, um die Haut oder die Schleimhaut in Nase, Lunge und Darm zu passieren.

Leicht wird übersehen, daß die allergenen Moleküle noch Schaden anrichten können, wenn die Allergenträger – also Pollenkorn, Vogelfeder oder Schimmelpilzspore – gar nicht (mehr) vorhanden sind. Sie wirken unabhängig von ihrem Träger, so wie man dies zum Beispiel von Schimmelpilzallergenen im Fruchtsaft annimmt (vgl. Seite 176). Manchmal nützt es wenig, die Allergenquelle oder den Allergenproduzenten zu beseitigen: Wer sich von seinem Lieblingskater trennt, hat dessen Haare und Hautschuppen noch Wochen später in der Wohnung (vgl. Seite 179).

Immer häufiger wird auch die moderne Chemie für Überempfindlichkeitsreaktionen verantwortlich gemacht: Die Übeltäter können in der Luft, in Kosmetika und Arzneimitteln, in Haushaltschemikalien, Lebensmitteln und vielen anderen Produkten verborgen sein.

Versuchskaninchen Mensch

Was die unzähligen Chemikalien angeht, die heute Teil unserer Umwelt sind, so wird zwar mit einiger Akribie nach den schweren, oft schleichenden Vergiftungen durch altbekannte Stoffe und neu synthetisierte Substanzen in den Labors von Industrie und Aufsichtsbehörden gefahndet, doch Allergikern hilft das wenig.

Stoffen, die Krebs auslösen, das Ungeborene schädigen oder das Erbgut verändern können, drohen auf der Grundlage des 1990 novellierten Chemikaliengesetzes Vermarktungsverbot oder zumindest Einschränkungen. Demgegenüber findet das allergene Potential von Stoffen offenbar keine nennenswerte Beachtung. Im Zulassungsverfahren bleibt das Problem so gut wie unberücksichtigt. Die einzige obligate Prüfung, die die Chemikalienbewerter im Berliner Bundesgesundheitsamt beim Hersteller anfordern, ist ein Sensibilisierungstest auf Meerschweinchenhaut.

Vielleicht setzen sich mit der Zeit diejenigen Wissenschaftler durch, die jetzt schon fordern, mit einer immuntoxikologischen Prüfung (Immuntoxizität = Giftigkeit für das Immunsystem) abzuschätzen, wie hoch das allergene Potential bestimmter Stoffe ist.

Bis dahin bleibt der Mensch das Versuchskaninchen (s. Kasten). Dabei wäre oft schon im Reagenzglas oder im Tierversuch ablesbar, ob eine Substanz aus Gründen des Verbraucher- oder Arbeitsschutzes gar nicht erst zugelassen werden sollte, ihre Produktion beschränkt oder trotz bestehender Zulassung verboten gehört.

Konsequenter Verbraucherschutz notwendig

Der britische Wissenschaftler Erik Millstone, der seit Jahren die Folgen der industriellen Lebensmittelverarbeitung unter die Lupe nimmt, fordert mehr konsequenten Verbraucherschutz.

Denn, so seine Aussage, Industrie und Regierung täten so, als seien die Chemikalien sicher und nur die Menschen nicht in Ordnung. Folglich sei jeder selbst für seine Überempfindlichkeitsreaktionen verantwortlich und müsse allein herausfinden, welche Substanzen er nicht vertrage.

Nicht nur bei der detektivischen Fahndung nach dem Allergieauslöser, auch bei der Vorbeugung (Karenz, vgl. Seite 33) wird den Betroffenen der Schwarze Peter zugeschoben: Millstone prangert die gängige Argumentation an, nach der doch jeder aus seinem Umkreis verbannen möge, was bei ihm Hautjucken, Schniefen oder tränende Augen hervorruft.

Wie sehr der vorbeugende Verbraucherschutz dem Wissensstand hinterher hinkt, zeigt ein Beispiel: Das gelbe Tartrazin ist in skandinavischen Ländern wegen seiner allergisierenden Wirkung als Lebensmittelzusatz längst verboten. Bei uns wird Tartrazin zusammen mit fünf weiteren Azofarbstoffen (vgl. Seite 201) noch bis Ende 1991 diverse Lebensmittel "zieren". Andererseits prangt schon jetzt in manchen bundesdeutschen Möbelhäusern über noblen Sitzecken aus gefärbtem Leder in unübersehbaren Lettern der Hinweis: "Ohne Azofarbstoffe". Trauriges Fazit: Was der vorbeugende Verbraucherschutz nicht zu packen scheint, bewerkstelligt manchmal das Verkaufsinteresse.

Schädliche Vielfalt

Zahlreiche Stoffe aus Natur und Industrie verursachen "echte" Allergien, bei denen das Immunsystem überreagiert.

Viele andere Substanzen schädigen die schützenden Barrieren zum Körperinneren, Haut und Schleimhäute, und machen sie dadurch für Allergene durchlässiger. Nicht wenige beeinflussen die Mastzellen direkt. Dadurch kommt es ohne eine Antikörperbildung zur Ausschüttung von entzündungsauslösenden Substanzen wie Histamin. Die sichtbaren Symptome solcher allergieähnlichen Reaktionen – auch Pseudoallergien genannt – unterscheiden sich nicht von denen "echter" Allergien und belasten die Betroffenen ebenso sehr (vgl. Seite 24).

In den reichen Industrienationen ist die Wahrscheinlichkeit hoch, daß jeder auf "sein" Allergen trifft, denn die Menge an natürlichen Substanzen – etwa in exotischen Früchten und Gewürzen – und neu synthetisierten Verbindungen ist unüberschaubar groß. Verschiedene Experten befürchten darüber hinaus, daß Allergien auf Naturstoffe zunehmen, weil manche modernen Chemikalien unseren Schutzschild, Haut und Schleimhäute, und die körpereigene Abwehr überfordern.

Über die Wechselwirkungen zwischen Stoffen, die dem menschlichen Immunsystem aus grauer Vorzeit vertraut sind, und den vielen, die in den letzten Jahrzehnten hinzukamen, ist nur wenig bekannt. Daß rauchende Schwangere und Mütter bei ihren kleinen Kindern das Risiko erhöhen, auf natürliche Nahrungsbestandteile mit Bronchialasthma oder Neurodermitis zu reagieren, gilt indes als sicher (vgl. Seite 188). Es gibt auch Hinweise, daß Pollenallergiker überproportional häufig an großen Verkehrsstraßen leben und die Autoabgase Wegbereiter für ihre Überempfindlichkeit sind (vgl. Seite 183).

Daran, daß eine erhöhte Schadstoffbelastung die Regulationsmöglichkeiten des Organismus überfordern kann, besteht wenig Zweifel: Mancher entwickelt sich beim Renovieren seiner Wohnung plötzlich zum Allergiker (vgl. Seite 190), andere, wenn sie vom Land in die Stadt ziehen. Industrieansiedlungen in ländlichen Gebieten bewirken offenbar dasselbe: Zuvor beschwerdefreie Menschen bekommen eine Allergie.

Erst in Zukunft wird die Forschung zeigen, welche der für uns neuen Substanzen "nur" aggressiv sind und allein deshalb Allergien den Weg bereiten, weil sie die Grenzflächen des Körpers schädigen, und welche Stoffe das Immunsystem überreagieren lassen und besonders potente Allergene sind.

Pollen: Vom Winde verweht

Rund die Hälfte aller Allergiker reagiert – ausschließlich oder auch – auf Blütenstaub überempfindlich. Ist dieser das einzige Allergen und die Reaktion noch dazu auf eine Pflanzenart beschränkt, kann der Betroffene von Glück sagen: Seine allergischen Symptome treten meist nur in einer kurzen Zeitspanne des Jahres auf. Er hat einen saisonalen allergischen Schnupfen (Pollinose) – auch "Heuschnupfen" oder "Heufieber" genannt.

Typische Erkrankungen

Saisonaler allergischer Schnupfen (= Heuschnupfen, Heufieber oder Pollinose, vgl. Seite 51) – oft verbunden mit Bindehautentzündung (vgl. Seite 94) und Kopfschmerzen.

Die umgangssprachlichen Bezeichnungen sind allerdings mißverständlich. Nicht nur Heu, sondern vielerlei Bäume, Kräuter und Gräser lösen die Symptome aus. Daß normalerweise Pflanzen mit unscheinbaren Blüten dem Allergiker Probleme bereiten und nicht die bunten Blumen, hat seinen Grund.

Aus der Blüte in die Luft

Pollenkörner sind Zellen mit männlichem Erbgut, die "irgendwie" an weibliche Eizellen anderer Blüten derselben Art gelangen müssen. Dazu locken manche Pflanzen mit farbenprächtigen Blütenblättern Insekten an. Ungezielt und ahnungslos dienen Bienen, Hummeln und Schmetterlinge als Pflanzenbestäuber: Beim Nektarsammeln streifen sie mit ihren Beinen den Pollen ab, der schwer und klebrig an ihnen haften bleibt, und transportieren ihn weiter zur nächsten Blüte. Da die Tiere sich beim Nektarsammeln immer an den weiblichen Blütenteilen vorbeidrängen müssen, geben sie den Pollen unweigerlich an der richtigen Stelle wieder ab.

Bunte Blütenpflanzen lösen wegen der Beschaffenheit ihres Pollens (groß, schwer und klebrig) nur sehr selten und nur bei engem beziehungsweise häufigem Kontakt Allergien aus. Gärtner und Floristen können berufsbedingt davon betroffen sein. Chrysanthemen und Margeriten bilden das Hauptproblem.

Die Pollenkörner der meisten Bäume, Gräser und Kräuter sind hingegen "ideale" Allergenträger. Weil sie winzig sind, dringen sie tief in die Atemwege ein. Außerdem lassen sie sich vom Wind weit und in alle Richtungen verwehen. Da der Blütenstaub von Windblütlern nicht gezielt, sondern quasi flächendeckend verbreitet wird, produzieren ihn die Pflanzen in ungeheuren Mengen. Die allergene Belastung ist dadurch bei windblütigen Pflanzen besonders hoch. Zum Beispiel enthält eine Roggenähre über vier Millionen Pollenkörner, ein Haselstrauch bringt es auf rund 600 Millionen.

Nur Blütenstaub, der auf einer Pflanze derselben Art landet, kann auch zur Eizelle vordringen und mit dem weiblichen Erbgut verschmelzen. Ob der Partner der "richtige" ist, ermitteln Enzyme des Pollenkorns. Und offenbar sind es genau diese Eiweißverbindungen, die dem Allergiker zu schaffen machen.

Hochsaison für Pollen

Pollen windblütiger Pflanzen schwirren das ganze Sommerhalbjahr durch die Luft. Mit den allerersten ist sogar bereits Ende Januar, Anfang Februar zu rechnen, während einige Gräser und Kreuzblütler noch Ende September und bis in den Oktober hinein blühen.

Jede Pflanzenart hat eine charakteristische Saison, doch hängt die Blüte von den jeweiligen klimatischen Bedingungen ab: Einmal liegt sie bei der Birke früher, ein anderes Mal später. Generell blühen die Bäume vor den Gräsern, und erst dann folgen die Kräuter (Abbildung 19).

Informationen nutzen – aber wie?

Pollenflugkalender gibt es für verschiedene Regionen. Sie geben an, in welchen Monaten mit welchen Pollen zu rechnen ist (Abbildung 20). Dazu wird über Jahre tagtäglich der Pollengehalt in der Luft ermittelt: Die winzigen Partikel von 5 bis 60 Mikrometer (= 5 bis 60 Tausendstel Millimeter) Durchmesser müssen bestimmt und ihre Menge gemessen werden. Nur Pollenkörnchen, die kleiner sind als 20 Mikrometer, gelangen in die Bronchien.

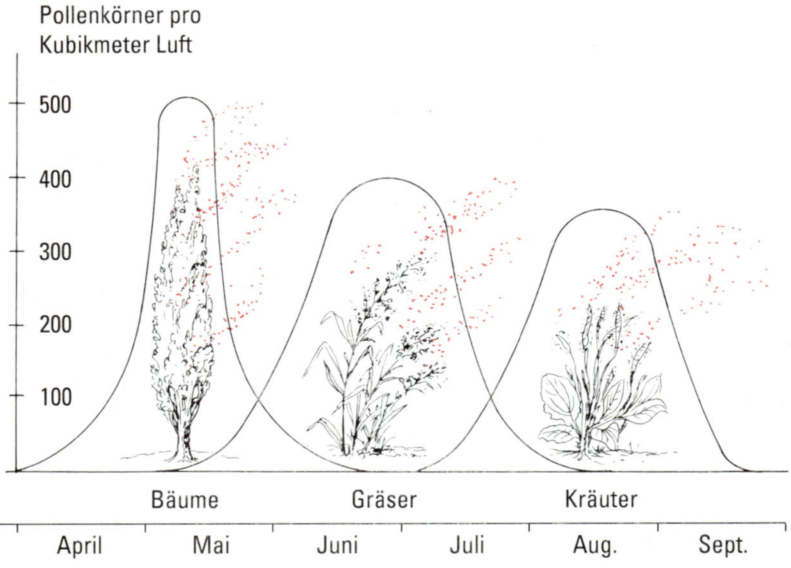

Abbildung 19: Jedes Jahr beginnt der Pollenflug mit den Bäumen, gefolgt von Gräsern und Kräutern. Die Pflanzengruppen haben ihre eigene Saison, auch wenn das Klima die Blüte einzelner Arten verschieben kann. Dadurch kommt es gelegentlich zu stärkeren Überlappungen als im Bild dargestellt. (nach Mygind)

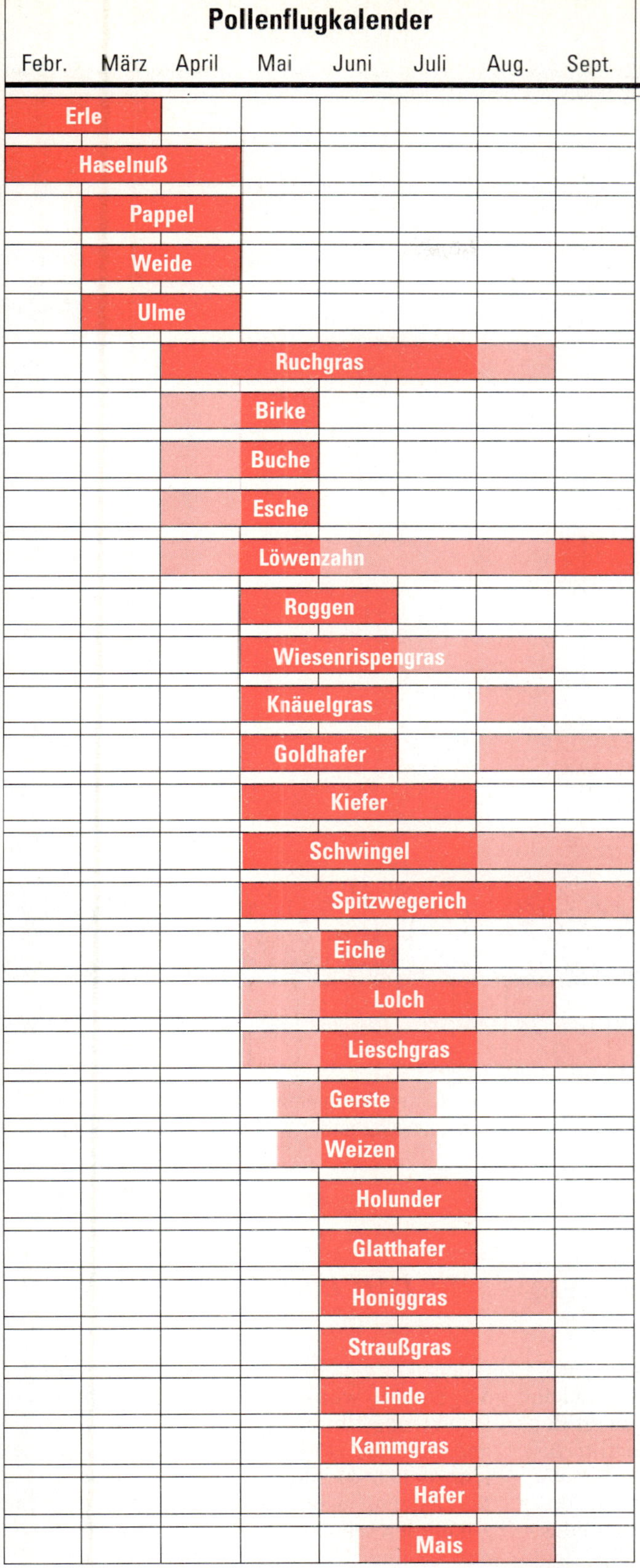

Abbildung 20: Pollenflugkalender geben an, wann ungefähr mit welchen Allergenen zu rechnen ist.
(Quelle: Boehringer Ingelheim)

Pollenflugkalender können nicht exakt vorhersagen, wann die Blüte der einen oder anderen Pflanzenart einsetzt. Schon gar nicht können sie bei der Entscheidung des Allergikers helfen, ob er sein Wochenende im Freien oder lieber in der "guten Stube" verbringen soll.

Das will jedoch der Pollenfluginformationsdienst mit seinen tagesaktuellen Prognosen. Er berücksichtigt neben dem jeweiligen Pollengehalt das Wetter und die Entwicklung der Vegetation. Seit jedoch die Tagespresse und Radiosender Pollenflugwarnungen verbreiten, zeigen sich die Tücken des wohlgemeinten Informationssystems.

Mit rund 50 Meßstellen auf dem Gebiet der "alten" Bundesrepublik und sieben Stationen in den neuen Bundesländern ist das Beobachtungsnetz des Pollenflugs weitmaschig. Häufig stimmen die Vorhersagen nicht mit den Gegebenheiten überein, denn die Pollenkonzentration kann auf ein paar Kilometern beträchtlich schwanken. Das hat weniger mit der Birke in Nachbars Garten zu tun, als mit den enormen Strecken, die der Blütenstaub in Höhen bis zu 5000 Metern zurücklegt. Vor allem von Temperaturzonen hängt es ab, wo die allergene Luftfracht niedergeht. Außerdem schwankt die Belastung stark – je nach Tageszeit (Abbildung 21). Pollen werden nur am Tag freigesetzt. Auf dem Land sind die Konzentrationen morgens am höchsten und abends sehr gering. Mittags wird ein großer Teil mit der Wärme hoch in die Luft getragen und abtransportiert. Nachmittags rieseln die Pollen wieder herab. Weil es in Städten am Abend länger warm

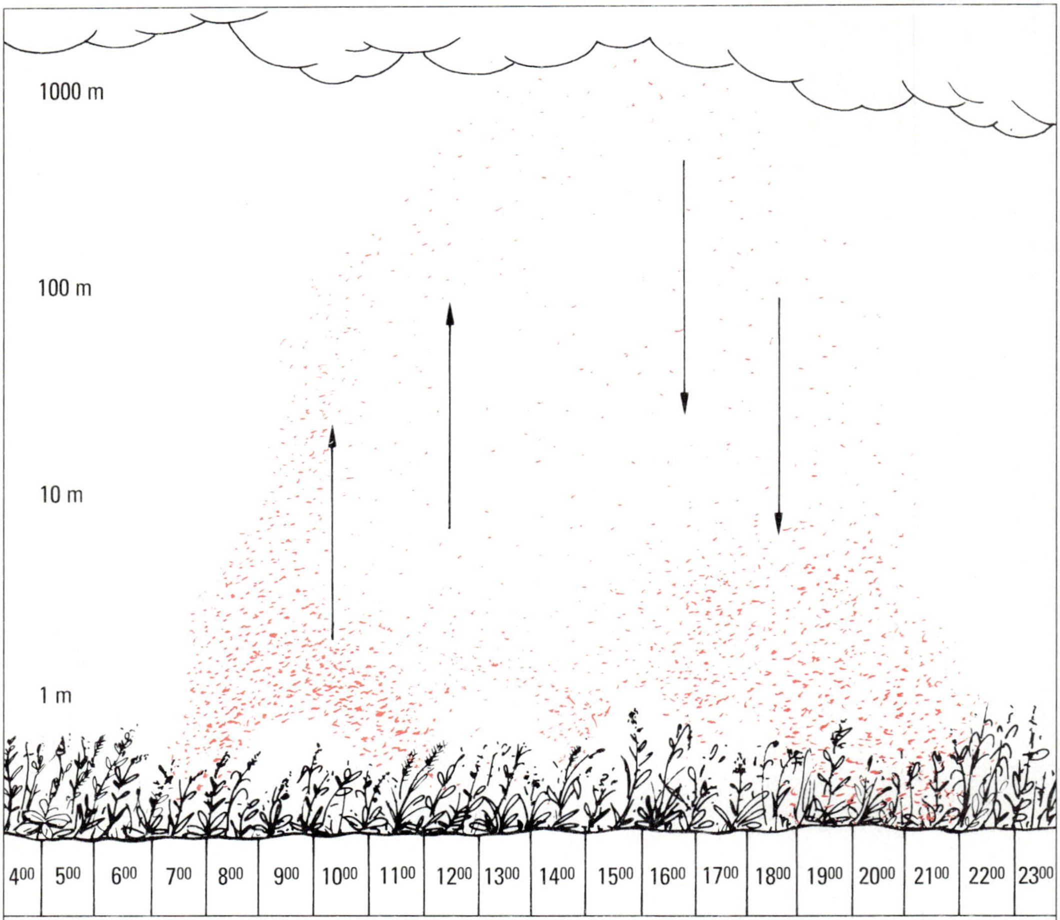

Abbildung 21: Blütenpollen werden am Morgen freigesetzt und hoch in die Luft getragen. Am späten Nachmittag sinken sie dann – oft kilometerweit entfernt zu Boden. (nach Mygind)

ist, bleiben die Körnchen länger in der Luft. So kann dort selbst nach 21 Uhr die Belastung noch hoch sein.

Manche Allergologen betrachten Polleninformationsdienste mittlerweile als Fehlentwicklung. Ihr Hauptargument: Sie schränken den Allergiker – oft unnötig – in seinen Aktivitäten ein und veranlassen ihn, mehr – statt wie erhofft weniger – Medikamente zu nehmen. Zu viele Mittel werden dadurch prophylaktisch eingesetzt.

Ein Blick auf die Natur

Allergiker sollten häufiger einen Blick auf die Vegetation werfen – vielleicht auch in ein Pflanzenbestimmungsbuch. Dann könnten sie anhand des Pollenflugkalenders und der Knospenentwicklung nämlich relativ gut abschätzen, wann die allergene Belastung zunehmen wird. Voraussetzung ist allerdings, daß sie ihre "Problempflanzen" kennen.

Außerdem sollte jeder Allergiker wissen, daß die Pollenzahl in der Luft an kalten regnerischen Tagen gering ist, an warmen trockenen hingegen hoch.

Laubbäume

Jahr für Jahr beginnt die Pollensaison mit der Blüte von Erle und Hasel. Ihre mit Pollen beladenen Kätzchen schwingen bereits im Januar oder Februar im Wind, noch bevor sich die Blattknospen öffnen. Eine nahe Verwandte ist die Birke (Kreuzallergie). Sie blüht in den Monaten April/Mai und ist in Nordeuropa wohl der wichtigste Auslöser des saisonalen allergischen Schnupfens. Der Pollen von Ulmen und den erst im Mai/Juni blühenden Eichen ist weniger allergen. Allergien durch Buchen und Kastanien sind praktisch nicht bekannt.

Probleme im Ausland

In den Mittelmeerländern ist der immergrüne Olivenbaum ein wichtiger Allergieverursacher. Wer bereits auf heimische Pflanzen – etwa den verwandten Flieder – allergisch reagiert, kann als Tourist auch für den Pollen des Ölbaums sensibilisiert werden. Möglich ist sogar, daß erst durch Kontakt mit den Olivenbaumallergenen eine allergische Erkrankung ausbricht.

Nadelbäume

Bei uns verursachen Nadelbäume nur selten Allergien. Wenn Waldseen mit einem gelben Film von Blütenstaub überzogen sind, brauchen Allergiker normalerweise nicht mit Symptomen zu rechnen. Der Pollen stammt von den sehr produktiven Fichten und ist in der Regel nicht allergen.

Vorsicht bei Reisen

Anders ist die Situation zum Beispiel in Japan. Die dort stark verbreitete japanische Zeder ist der Hauptverursacher von allergischem Schnupfen. Sie blüht in den Monaten Februar bis April.

In den Vereinigten Staaten macht vielen Allergikern der Pollenflug von Gebirgszedern, die in Texas bis in den Winter hinein blühen, und von Zypressen zu schaffen.

Ein Pollenallergiker, der sich auf Reisen begibt, sollte sich über unerwartete Allergenquellen bei einem Fachmann informieren. Ihr Ansprechpartner kann ebenso gut ein kundiger Arzt wie ein Botaniker sein.

Gräser

Wer im Sommer an allergischem Schnupfen leidet, reagiert wahrscheinlich auf Gräser. Nur einige Arten haben allerdings Pollen, der allergische Reaktionen auslösen kann. Denn dazu müssen die Menge (= viele), das Gewicht (= leicht) und die Größe (= klein) stimmen.

In Mitteleuropa sind die wichtigsten allergieerzeugenden Gräser: Lieschgras, Knäuelgras, Wiesenrispengras, Glatthafer, Wiesenschwingel und Wiesenfuchsschwanz. Wer auf eine dieser Arten reagiert, verträgt meist auch die anderen nicht (Kreuzallergie; vgl Seite 53). Zu derselben Verwandtschaftsgruppe gehören auch die verschiedenen Getreidearten.

Das aus den Tropen eingeführte Bermudagras ist ebenfalls eine häufige Allergenquelle.

Kräuter

Im Vergleich zu den Laubbäumen spielen die Kräuter als Allergenquelle bei uns keine wesentliche Rolle. Die wichtigsten sind Beifuß- und Brennesselpollen. Die Brennessel blüht den ganzen Sommer über, Beifuß erst im August.

Tabelle 29: Wichtige Kreuzallergien zwischen Blütenpollen und Nahrungsmitteln

Pollen	Kreuzallergie mit
Bäume: Birke, Hasel, Erle	☐ Stein- und Kernobst (Apfel, Kirsche, Pfirsich, Kiwi, Maracuja u.a.) ☐ Nüsse, Mandeln ☐ Karotte, Sellerie
Gräser: alle Gräser	☐ Getreide ☐ Hülsenfrüchte wie Erbsen, Bohnen und Linsen, Erdnuß, Soja
Kräuter: heimische Kräuter	☐ Gewürze

Kreuzallergien treten nicht nur zwischen verschiedenen Blütenpollen auf (Birke und Hasel), sondern können auch Nahrungsmittel betreffen (vgl. Tabelle 29). Die allergischen Symptome sind in diesem Fall nicht auf die Atemwege beschränkt, sondern erfassen oft auch den Verdauungstrakt oder die Haut.

Wenn Schimmelpilze wachsen und gedeihen

Rund ein Drittel aller Allergiker leidet unter Allergenen, die von Schimmelpilzen stammen. Allerdings reagieren nur vier Prozent der Betroffenen ausschließlich auf die verborgenen Widersacher. Die meisten vertragen auch andere Allergene in der Luft oder der Nahrung nicht.

Schimmelpilze wachsen auf organischem Material wie Brot (Abbildung 22) und Käse, Obst und Kompost, auf Holz und Papier, ja selbst auf Akten, Buchdeckeln und Leder. Charakteristisch sind ihre filzige Oberfläche und der helle oder dunkle Schimmer. Nicht immer sind sie mit bloßem Auge zu entdecken – schon gar nicht ihre allergenen Bestandteile.

Abbildung 22: Schimmelpilze sind uns vom Brot am besten bekannt. Sie befallen jede Art von organischem Material, das feucht genug ist.

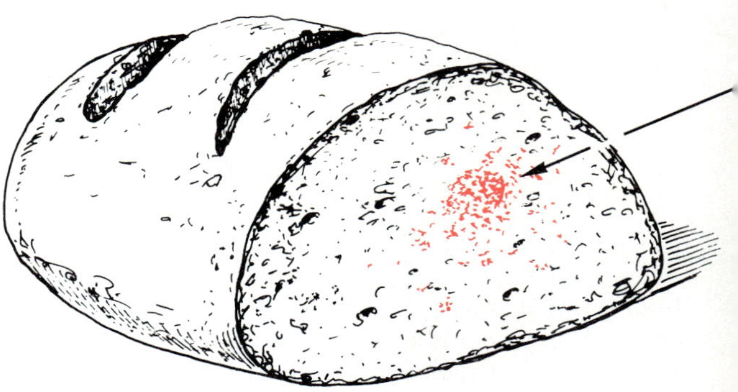

Diese stecken in den für die Verbreitung sorgenden Pilzsporen, aus denen sie in die Luft oder die Nahrung gelangen. Meist rufen Schimmelpilzallergene Symptome der Atemwege hervor.

Typische Erkrankungen

Allergischer Dauerschnupfen (vgl. Seite 65) mit Niesreiz und Bronchialasthma (vgl. Seite 76) treten auf, wenn kleinere Allergenmengen eingeatmet werden. Bei intensivem Kontakt durch Beruf oder Hobby kann es zu der IgG-vermittelten Farmerlunge kommen (exogen-allergische Alveolitis, vgl. Seite 234).

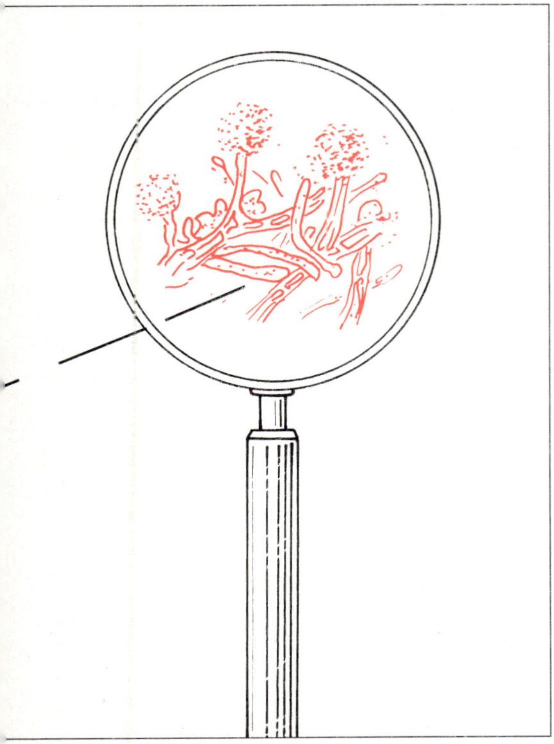

Die Macht der Enzyme

Pilze bauen organische Materialien ab und produzieren damit die Ausgangsstoffe für den Aufbau von neuem organischen Material. Diese Fähigkeit macht Schimmelpilze zu bedeutsamen Allergenproduzenten: Ihre spaltenden Enzyme lassen vielerlei Zwischen- und Endprodukte entstehen und greifen gegebenenfalls die Grenzflächen des Menschen direkt an. Sporen, die in die Atemwege gelangen, können auf der Schleimhaut auskeimen und eine schwere Lungenerkrankung verursachen.

Die Enzyme, mit denen Schimmelpilze organisches Material "verdauen", sind vermutlich ihre wichtigsten Allergene. Sie sitzen in der Sporenoberfläche und werden mobilisiert, sobald die Spore auf dem Luftweg an einen Ort gelangt, der hinsichtlich Feuchtigkeit, Temperatur und Nährstoffen gute Lebensbedingungen verspricht.

Weltweite Verbreitung

Schimmelpilze sind weltweit verbreitet. Ein und dieselbe Art kann in Alaska ebensogut wie im brasilianischen Tropenwald vorkommen. Am besten gedeihen sie bei einer Luftfeuchtigkeit von rund 80 Prozent und einer Temperatur von etwa 20 Grad Celsius. Aber es gibt auch extreme Spezialisten, die Temperaturen unter dem Gefrierpunkt oder über 60 Grad Celsius verkraften beziehungsweise Trockenheit mit kaum 60 Prozent Luftfeuchte "lieben".

Manche finden optimale Bedingungen im Erdboden, andere auf Pflanzen oder in unseren Häusern, wo sie Kellerräume und feuchte Wände bevorzugen (vgl. Seite 174, Tabelle 30). Ihre Sporen schwirren zeitweise in viel größerer Zahl durch die Luft als Blütenpollen in der Hochsaison.

Tabelle 30: Häufige Quellen von Schimmelpilzallergenen

In der Natur	Verrottete Blätter im Wald, Komposthaufen und Treibhaus Gras, Heu, Stroh, Korn und Mehl – starke Exposition beim Rasenmähen, bei der Ernte, bei der Arbeit in Scheunen, Mühlen und Bäckereien
Im Haus	Ferienhäuser zu Zeiten, in denen sie nicht genutzt werden Feuchte Keller Schlecht belüftete Badezimmer und andere Naßräume Tapete auf kalten Wänden, wo sich in der Kontaktzone Feuchtigkeit ansammelt Fensterrahmen, auf denen sich Kondenswasser bildet Feuchte Textilien Luftbefeuchter, die das Schimmelpilzwachstum fördern Klimaanlagen, in denen die Pilze gut gedeihen können und von wo aus sie ihre Sporen in Umlauf bringen
In der Nahrung	Auf gelagertem Obst und Gemüse (ab 5°C) Säfte, bei denen zur Verflüssigung und/oder Klärung Schimmelpilzenzyme verwendet werden Alkoholische Getränke und Essig sowie Süß- und Backwaren, die mit enzymatisch gewonnenem Zuckersirup gesüßt sind

•

Neue Probleme ergeben sich daraus, daß der Mensch heute immer häufiger mit reinen Allergenmolekülen in Kontakt kommt. Sie stecken in Artikeln des alltäglichen Bedarfs wie Nahrungsmitteln, Kosmetika, Arzneimitteln und diversen Rohstoffen.

Bei der Herstellung solcher Industrieprodukte werden die Schimmelpilzenzyme vielfach von ihrem Produzenten – dem Pilz – und von ihrem Träger – der Spore – getrennt. In einem solchen Fall ist der Allergenträger nicht mehr in dem Konsumartikel nachzuweisen, obwohl das Allergen vorhanden ist.

Belastung von Innenräumen

Wer an Schimmelpilze in den eigenen vier Wänden denkt, hat normalerweise feuchte Kellerräume und schlecht belüftete Kammern vor Augen. Aber als Allergenquelle kommt schon ein nasser Fleck hinter dem Schlafzimmerschrank in Frage.

Die Übeltäter wachsen in alten Polstermöbeln, in Blumentöpfen und in unvollständig ausgetrockneten Neubauten ebenso wie in betagten Häusern. Oft sind sie hinter Tapeten, in alten Fußböden beziehungsweise hinter Holzpaneelen an der Decke oder an der Wand versteckt. Als ideale Schimmelpilzreservoirs gelten die heruntergezogenen – "abgehängten" – Decken in Altbauten. Verbindungen zu diesen regelrechten "Pilzkammern" entstehen überall dort, wo solche Abdeckungen durch Kabel oder die Lampenaufhängung durchbrochen sind.

Massives Pilzwachstum stellt sich außerdem leicht in Bereichen ein, wo sich Kondenswasser bildet: unter Fuß- und Teppichböden, an Wänden und hinter Tapeten. Schimmelpilzgefährdet sind alle Naßräume, also Badezimmer, Dusche und Toilette, Wäsche- und Trockenräume. Hinzu kommen die Küche und Räume zur Vorratshaltung von Nahrungsmitteln.

Obwohl Kacheln und Fliesen zu den Baumaterialien zählen, die Allergikern nur selten Probleme bereiten, empfiehlt es sich, sie dennoch sparsam zu verwenden. Wenn Kacheln bis unter die Decke reichen, sind ihre Fugen schnell von Schimmelpilz befallen.

Der Grund: Solche Wände lassen nur sehr wenig Feuchtigkeit durch. Die Kacheln beschlagen, und die Fugen bieten dem Pilz ideale Lebensbedingungen.

Schimmelpilze auf Obst und Gemüse

Mit der Nahrung nehmen wir tagtäglich viele verschiedene Schimmelpilzbestandteile auf. Sie stammen aus dem natürlichen Befall von Obst und Gemüse beziehungsweise ihrem gezielten Einsatz in der Lebensmittelproduktion. Dort verwendet man entweder den ganzen Pilz oder nur seine Stoffwechselprodukte.

Für Allergiker scheint es schier unmöglich, herauszufinden, auf welche Schimmelpilzallergene er reagiert – unter anderem deshalb, weil kontaminierte Lebensmittel nicht von Schimmel überzogen sein oder faulig riechen müssen. Daß Schimmelpilze verschiedenen botanischen Verwandtschaftsgruppen angehören und jede Art mehrere potentielle Allergene erzeugt, macht die Sache nicht eben leichter.

Wer seine "Widersacher" kennt, hat es trotzdem schwer, ihnen aus dem Weg zu gehen. Denn ein und derselbe Pilz kann unterschiedliche Obst- und Gemüsesorten befallen, während ein und dieselbe Tomatensorte – noch dazu aus identischem Anbaugebiet – unterschiedliche Pilzarten ernähren kann. Und welche das sind, wechselt manchmal sogar im Jahreslauf.

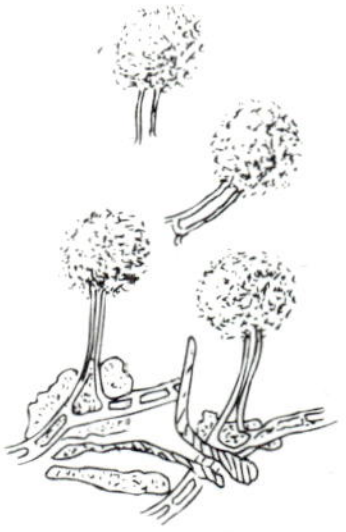

Tip für die Küche

Selbst eine gezielte Zubereitung gibt keine Garantie auf "Allergenfreiheit". Empfehlenswert ist es, pflanzliche Nahrung zu waschen, zu schälen und zu dünsten. Faulige oder angefaulte Stellen sollten Sie wegschneiden. Aber tief eingedrungene Allergene bleiben trotz solcher Prozeduren erhalten.

Schimmelpilze in der Natur sind zum Teil Erreger von Pflanzenkrankheiten. Hierzu gehören die Schwärzepilze, bekannt als dunkle Verfärbung des Blumenkohls. Besonders häufig sind sie in Heu und Getreide, auf Hackfrüchten, Tabak- und Tomatenpflanzen, auf Zierpflanzen, auf Raps und Kohl zu finden. Sie belasten zahlreiche Allergiker beim Rasenmähen und Blumenschneiden, bei Arbeiten in Gewächshäusern und bei allen Erntearbeiten. Viele Schimmelpilze treten zu bestimmten Jahreszeiten gehäuft auf, da sie von der Vegetationsperiode ihrer Wirtspflanze abhängen.

Enzyme für die Nahrungsmittelindustrie

Mikroorganismen wie Schimmelpilze und Hefen fördern die Reifung vieler Produkte und verbessern ihre ernährungsphysiologischen und geschmacklichen Qualitäten. Manche verlängern die Haltbarkeit deutlich, bei Wein und einigen Käsesorten um Jahre. Schimmelpilze, die mit ihren Enzymen pflanzliche und tierische Zucker- und Eiweißbestandteile um- oder abbauen können, verwendet der Mensch seit Jahrtausenden zur Herstellung von Lebensmitteln.

Während aber früher Keime aus der unmittelbaren Umwelt des Menschen diese Gärungs- und Fermentationsprozesse unterhielten, setzt die Industrie heute ihre eigenen, "optimal" ausgewählten und reinen Hochleistungskulturen ein. Durch die weltweite Vermarktung von Lebensmitteln schwinden einerseits regional typische Schimmelpilze in Joghurt oder Käse, andererseits wächst der Pool an neuen, unbekannten Allergenen unablässig.

Art und Zahl der industriell eingesetzten Enzyme (Fermente) sind derzeit auch für den Fachmann kaum mehr zu überblicken. Oft gelten die Pilze geradezu als "Betriebsgeheimnis", beispielsweise dann, wenn sie den markentypischen Geschmack von Bier, Wein, Käse oder anderen Nahrungsmitteln erzeugen.

Für die verwendeten Mikroorganismen besteht keine Kennzeichnungspflicht, da sie vor Fertigstellung des Produkts durch Kurzzeiterhitzung inaktiviert oder herausgefiltert werden und somit für die Gesundheit unbedenklich sind. Das trifft aber nur für Nichtallergiker zu. Allergikern wäre sehr geholfen, wenn die Mikroorganismen oder "Enzymlieferanten" auf der Verpackung deklariert würden. Nur dann könnten Pilzallergiker berücksichtigen, daß zum Beispiel naturtrübe Apfelsäfte erst durch spezielle Enzymmischungen klar werden (s. Kasten).

Schimmelpilzenzyme helfen auch, die Stärke aus Kartoffel, Mais oder Weizen in Zucker umzuwandeln. In großen Mengen wird der so gewonnene Glucose- und Fructosesirup zum Süßen von Getränken, Spirituosen, Süß- und Backwaren, Desserts, Fruchtzubereitungen, Konfitüren und Speiseeis genutzt.

Immer mehr Einsatzgebiete

Aus der Gentechnologie ergeben sich zunehmend neue Anwendungsbereiche für Mikroorganismen, da sich deren Eigenschaften gut in die gewünschte Richtung manipulieren lassen. Für den Allergiker bringt dies die Gefahr der Vervielfachung von Kontaktmöglichkeiten mit potentiellen Allergenen. Beim Nichtallergiker steigen die Chancen, auf sein Allergen zu treffen.

Enzyme von Mikroorganismen sind auch für die Herstellung anderer Konsumgüter unerläßlich geworden: Sie stecken in diversen Zahnreinigungsmitteln und Hautcremes, sind ein zentraler Bestandteil von Wasch- und Reinigungsmitteln (vgl. Seite 210) und werden von der Textilindustrie genutzt, um die Dehnbarkeit und Widerstandsfähigkeit von Geweben zu erhöhen. Sogar die vorgewaschenen Jeans sind bereits in Schimmelpilzenzymen gebadet. Bei der Lederverarbeitung entfernen sie unerwünschte Tierhautbestandteile.

Viele Medikamente enthalten Schimmelpilzallergene im Wirkstoff oder im Zusatzstoff. Eine Reihe von Antibiotika sind direkte Stoffwechselprodukte von Pilzen. Vor allem Magen-Darm-Mittel können Enzymzusätze als Hilfsstoffe enthalten, ohne daß diese deklariert sind. Schließlich werden bei der Herstellung von Arzneimitteln Schimmelpilzenzyme für bestimmte Syntheseschritte gebraucht.

"Auspressen" mit Enzymen

Die alte Mosterei, in der auch das Fallobst aus dem Garten ausgepreßt wird, gehört der Vergangenheit an. Heute wird Obst normalerweise mit Hilfe technischer Enzympräparate, welche die Zellwände zerstören, verflüssigt. Das Verfahren soll schonender sein, die Inhaltsstoffe besser erhalten und bringt auf jeden Fall eine günstigere Saftausbeute. Auch die Klärung des zunächst trüben Safts erledigen zu einem Gutteil Enzyme.

Tierhaar und Tierhaut

Überempfindlichkeitsreaktionen durch Tierkontakt gehören zu den Allergien, die in den letzten Jahrzehnten mit Sicherheit zugenommen haben. Man schätzt, daß rund 18 Prozent der Allergiker auch auf Tiere reagieren.

Eine vergleichsweise geringe Rolle spielt in diesem Zusammenhang der berufsbedingte Kontakt, etwa im Labor, bei Tierärzten oder -pflegern. Ausschlaggebend ist vielmehr die enorm verbreitete Haustierhaltung: Immer mehr Menschen leben mit Tieren unter einem Dach, oft genug in kleinen, schlecht belüfteten Räumen. Und nicht wenige teilen mit ihrem Haustier dasselbe Bett.

Früher war das anders: Hunde schliefen in ihrer Hütte, und Katzen dösten entweder in der Sonne oder zogen sich zum Schlafen auf Dachböden oder in eine Scheune zurück. Kaninchen lebten im Stall. Meerschweinchen gab es nur in Südamerika, und der Syrische Goldhamster lebte in Syrien.

Zu enger Kontakt

Zu anderen Tieren wie den "Stuben"vögeln, "Zier"fischen und ungewöhnlichen Exoten ist unser Kontakt ebenfalls immer enger geworden. Gerade in Großstädten sollen sie ein Stück Natur ersetzen und Kindern als Kuschel- und Spielkamerad dienen. Aber die Folgen dieser – nicht unbedingt artgerechten – Inanspruchnahme von Tieren sind so bedenkenswert, daß manche Allergologen ein Haustierverbot wünschen.

Die Gründe: Oft genug löst ein neuer vierbeiniger oder geflügelter Mitbewohner eine allergische Erkrankung aus – etwa den Dauerschnupfen eines Atopikers. Der Betroffene hat noch Glück, wenn sich die Symptome nur bei Kontakt mit seinem Haustier, zum Beispiel einer Katze und ihren Artgenossen, zeigen. Viele Allergiker reagieren jedoch nach einiger Zeit auf mehrere Tierarten.

Nicht selten stellen sich Niesreiz und laufende Nase bereits beim Besuch der Freundin ein, durch deren Wohnung seit Jahren ein geschmeidiger Kater streicht. In einem solchen Fall kann es Ihnen auch passieren, daß Sie beim Zoobesuch vor den Löwen flüchten müssen. Allerdings "nur" deshalb, weil die Großkatzen eine Niesattacke verursachen. Ähnliches kann Hundeallergikern vor dem Wolfsgehege passieren. Manche Veranstaltungen und Orte sollten bestimmte Allergiker lieber meiden (Tabelle 31).

Tabelle 31: Wo Allergiker mit bösen Überraschungen rechnen müssen

- Zoobesuche
- Zirkusveranstaltungen
- Tierschauen
- Hunde- und Pferderennen
- Stierkampf
- Besichtigung von Taubenschlägen
- Auf dem Bauernhof

Bedrohlich werden Tierallergien, wenn die Symptome nicht mehr nur auf den oberen Bereich der Atemwege begrenzt sind, sondern die Lungen erfassen. Giemen und Husten nach Tierkontakt sind erste Anzeichen von allergischem Asthma.

Die Allergene sensibilisieren aber nicht nur die Atemwege, sondern auch die Haut. Nesselausschlag kann die Folge sein. Unter Kontaktekzemen haben vor allem Tierzüchter zu leiden.

Typische Erkrankungen

Allergischer Dauerschnupfen (vgl. Seite 65), oft mit Niesreiz und Bindehautentzündung verbunden, ist sehr verbreitet. Häufig treten auch schwere asthmatische Beschwerden auf (vgl. Seite 76).

Bei intensivem (berufsbedingten) Tierkontakt kann sich eine "Vogelhalter-" oder "Farmerlunge" entwickeln (exogen-allergische Alveolitis, vgl. Seite 234). Außerdem ist mit Hautreaktionen (Kontaktekzem, vgl. Seite 101, Nesselausschlag, vgl. Seite 125) zu rechnen.

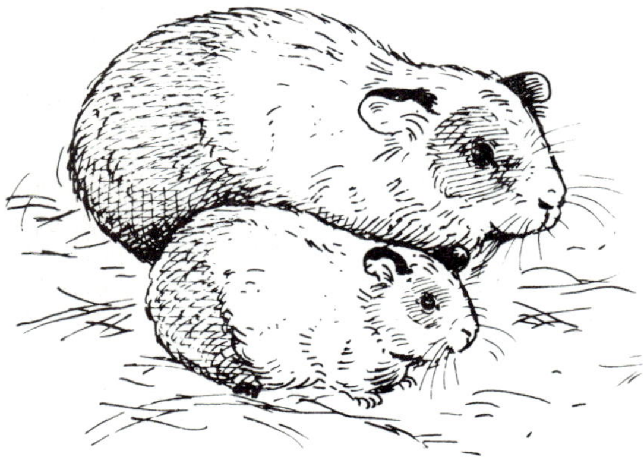

Haarige Lebensgefährten

Unter den haarigen Haustieren sind Meerschweinchen, Katze, Goldhamster und Kaninchen – weniger der Hund – wichtige Allergenquellen. Was die allergene Potenz angeht, gibt es offenbar sogar zwischen den Rassen größere Unterschiede. Als Haustier kämen danach Boxer und Schnauzer für Allergiker sicherlich nicht in Frage. Entsprechendes gilt für die Siamkatze.

Allergiker können selbst dann reagieren, wenn kein Tier in der Nähe ist. Die Suche nach dem Allergen ist nicht immer leicht (s. Tips).

Bei den haarigen Vierbeinern stecken die Allergene insbesondere in Haut und Haaren. Ebenfalls allergen sind Bestandteile von tierischem Speichel und Kot, die sich neben vielem anderen oft unter den Hausstaub mischen. Durch häufiges Aufwirbeln gelangen die Allergene in die Atemwege. Zugleich ernähren Haustiere ungebetene Mitbewohner: die Milben. Ihr Kot gilt als wichtigstes Innenraumallergen (vgl. Seite 180).

Allergiker sollten davon Abstand nehmen, sich ein Heimtier anzuschaffen. Es sei denn, Sie wählen die meist unproblematischen Fische oder – nicht vom Aussterben bedrohte – Reptilien. Ansonsten ist es nur eine Frage der Zeit, wann Sie auf das nun liebgewonnene Tier überempfindlich reagieren. Für Atopiker und Kinder, die allergisch erkrankte Eltern oder Geschwister haben, ist das Risiko, Beschwerden zu entwickeln, besonders hoch.

Tips: Daran sollten Sie denken

☐ Zu Überempfindlichkeitsreaktionen kann es bereits kommen, wenn zum Beispiel eine Kaninchenjacke im Schrank hängt. Auch Handschuhe, Mantel und Pantoffeln können aus Kaninchenhaar gefertigt sein.

☐ Wer sich Reiten als Sportart auswählt, sollte wissen, daß Pferdehaarallergien häufig sind. Mancher kann das Reiten im Freien durchaus vertragen, Stalluft und die Pflege des Pferdefells aber nicht. Als Betroffener sollten Sie nicht die Roßhaarmatratze in Ihrem Bett übersehen.

Haben Sie sich von Ihrem Haustier getrennt, weil es als Auslöser Ihrer Allergie feststand, müssen Sie damit rechnen, daß Ihre Symptome nicht sofort verschwinden: Die Allergene stecken noch im Hausstaub oder in den Polstermöbeln. Möglicherweise reagieren Sie jedoch auch auf andere Tierarten überempfindlich oder haben noch Tierfelle an der Wand oder auf dem Boden. (Diese können übrigens alleinige Auslöser einer Allergie sein.) Vergessen Sie nicht, daß Ihr erkranktes Organ einige Zeit braucht, um sich wieder zu "erholen".

Federlinge

Im Prinzip kann jede Art der Vogelhaltung Allergien verursachen. Die Bedeutung der verschiedenen Tierarten als Allergenquelle hängt wesentlich von ihrer Verbreitung als Heimtier ab: Wellensittich, Papagei und Kanarienvogel führen die Liste an. Als besonders problematisch gelten Tauben, wenn sie unter Ihrem Dach nisten oder von Ihnen gezüchtet werden.

☐ Zu Schweinen, ebenfalls Produzenten potenter Allergene, ist der Kontakt meistens nicht sehr eng. Schwierigkeiten kann Ihnen jedoch ein Wildschweinfell als Wandschmuck bereiten. Gleiches gilt für Teppiche aus Tierhaar: Schaf, Ziege, Kamel u.a. setzen nach und nach Allergene frei.

☐ Im Gegensatz dazu ist bearbeitetes Fell (Leder) nicht allergen. Es kann aber sein, daß Sie die bei der Gerbung verwendeten Schimmelpilzenzyme oder die Farbstoffe (vgl. Seite 166) des Leders nicht vertragen.

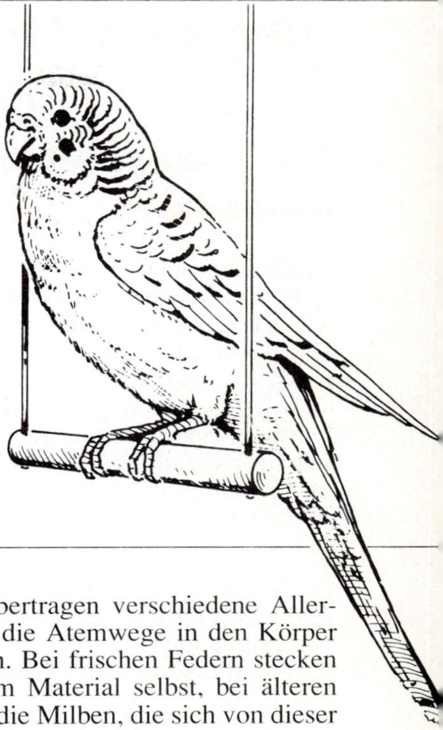

Vogelfedern übertragen verschiedene Allergene, die über die Atemwege in den Körper dringen können. Bei frischen Federn stecken die Auslöser im Material selbst, bei älteren Federn sind es die Milben, die sich von dieser organischen Substanz ernähren.

Große allergene Potenz besitzt der Vogelkot. Getrocknet und als feiner Staub eingeatmet, kann er ein besonders schweres Krankheitsbild verursachen, die Farmer- oder Vogelhalterlunge (vgl. Seite 234).

Wer auf Vögel allergisch reagiert, muß sich unter Umständen von seinem "Lebensgefährten" trennen.

Oft empfiehlt es sich, vom geliebten Federbett Abschied zu nehmen und in der Wohnung nach weiteren Allergenquellen wie Polsterkissen zu fahnden. Waschbares Kunststoffmaterial kann für den Allergiker eine Hilfe sein.

Auch gegen "nackte" Tiere wie Schlangen und Eidechsen gibt es Allergien. Das ist allerdings die Ausnahme. Manche Menschen müssen dem Tierfutter aus dem Wege gehen, oder aber sie bekommen – zum Beispiel als Fischallergiker – Beschwerden, wenn sie das Aquarium reinigen.

Allergene im Hausstaub – Milben: Die ungebetenen Gäste

Hausstaub enthält eine vielfältige Mischung allergen wirkender Stoffe. Manche werden – wie die Blütenpollen – in die Wohnräume hineingetragen, andere entstehen direkt im Haus. In unseren Breiten gelten Hausstaubmilben als wichtigste Allergenquelle in Innenräumen. Die allergisierenden Stoffe stammen vor allem aus ihren Kotballen, die wir allerdings mit bloßem Auge ebensowenig entdecken können wie die winzigen Tiere selbst.

Ein Viertel aller bundesdeutschen Allergiker soll mehr oder weniger stark auf Milben überempfindlich reagieren. Das wären immerhin rund vier Millionen Menschen.

Schwierigkeiten bereiten Allergikern außerdem Schimmelpilzsporen (vgl. Seite 172) sowie Tierhaare und -hautschuppen (vgl. Seite 177), die sich im Staub ansammeln. Ferner finden sich dort Bakterien und Speisereste, die Allergien auslösen oder aber Allergenproduzenten ernähren können. Sie mischen sich mit den allergenen Überresten und Ausscheidungen zahlreicher Insekten. Darunter sind Speck- und Rüsselkäfer, Grillen, Schaben und Silberfischchen, um nur die bekanntesten zu nennen. Beim Aufwirbeln des Staubs gelangen all diese Teilchen mit der Luft in die Atemwege.

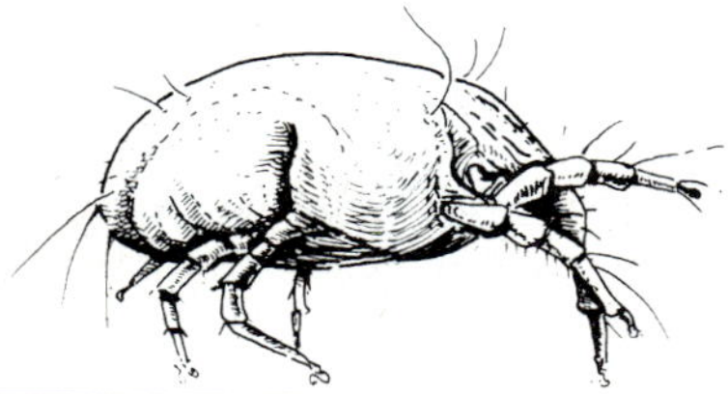

Hautpartikel auf dem Speiseplan

Die zwei wichtigsten Milbenarten gehören gewissermaßen zum "normalen" Ökosystem unseres Haushalts. Weil speziell Hautpartikel auf ihrem Speiseplan stehen, heißen sie auch Dermatophagoide (gr.: derma = Haut, phagein = essen).

So gut wie keine Wohnung bleibt in unseren Breiten frei von Milben (Ausnahme: Hochgebirge). Das gemäßigte, eher feuchte Klima bietet den Tieren ideale Lebensbedingungen. Zwar leben die ungebetenen Gäste ganzjährig in unseren Häusern, aber im Spätsommer und Herbst haben sie Hochsaison. Allergische Symptome können sich in dieser Zeit verstärken. Anders als bei den meisten Allergien scheint die Erkrankung von der Menge der Milben und ihrer Exkremente abzuhängen.

Allergiker sollten deshalb versuchen, die Zahl der ungebetenen Gäste gering zu halten (vgl. Seite 68). Ihre allergischen Symptome können sie dadurch deutlich mindern oder sogar loswerden. Dazu müssen sie allerdings die Lebensgewohnheiten ihrer kleinen Mitbewohner kennen.

Typische Erkrankungen

Hausstaub wirkt vorrangig als Inhalationsallergen: Charakteristisch sind allergischer Dauerschnupfen (vgl. Seite 65), verbunden mit Augentränen und Niesreiz sowie asthmatische Beschwerden (vgl. Seite 76). Milbenallergene können über die Haut Schübe von Neurodermitis (vgl. Seite 109) und andere Ekzeme auslösen.

Am liebsten im Bett

Milben sind winzige Spinnentiere, die wegen ihrer relativ großen und zugleich dünnhäutigen Körperoberfläche kein trockenes Klima vertragen. Sie verlieren dann zu viel Feuchtigkeit an die Umgebung.

Hausstaubmilben gedeihen bei einer Luftfeuchtigkeit von rund 65 bis 80 Prozent und einer Umgebungstemperatur von 20 bis 30 Grad Celsius. Der Mensch verliert täglich etwa 1,5 Gramm Hautschuppen, und die machen immerhin rund 1,5 Millionen der winzigen Spinnentierchen satt. Hautpartikel, Haare und Federn von Haustieren stehen ebenfalls auf ihrem Speiseplan. Für bestimmte Milbenarten sind all diese Überreste nur interessant, sofern sie von Schimmelpilzen überzogen sind. Diese bilden ihre eigentliche Nahrung.

Es wundert nicht, daß die Mehrzahl der Milben dort haust, wo wir die meisten Schuppen verlieren: im Bett. Sie stecken in der Matratze, in Kissen und Decken. Auch in Polstermöbeln, in Teppichen und Teppichböden, Kissen und Kuscheltieren halten sie sich verborgen (vgl. Seite 71, Abbildung 10). Besonders beliebt sind ferner die Schlafstätten von Haustieren.

Als Allergiker sollten Sie vor allem den Milben in Ihrem Schlafzimmer den Kampf ansagen und Ihre Wohnung gründlich sanieren (vgl. Seite 69). Daß das nicht immer leicht ist, hat auch mit der enormen Anpassungsfähigkeit der Winzlinge an ihre Umwelt zu tun. Fällt die Luftfeuchtigkeit unter einen kritischen Wert, verharrt ein großer Teil der Milben in "Dauerstadien" und erwacht erst dann wieder zum Leben, wenn es feuchter wird. Außerdem können sie sich mit Krallen, Borsten oder Haftlappen an ihrer Unterlage festklammern – und lassen sich eben deshalb nicht ohne weiteres mit dem Staubsauger entfernen.

Milben, die im Gefieder von Vögeln leben und manchem Haustierallergiker zu schaffen machen (vgl. Seite 179), haben andere Tricks: An ihren Beinen tragen sie kompliziert gebogene Fortsätze, mit denen sie sich so zwischen die Federstrahlen klemmen, daß sie selbst beim Fliegen nicht aus dem Gefieder wehen.

In den Vorräten versteckt

Insbesondere Vorräte wie Mehl, Kartoffeln, getrocknete Früchte und Käse können von weißlich oder gelblich gefärbten Vorratsmilben befallen sein. Zu regelrechten Massenvermehrungen kommt es, wenn Speisekammer, Speicher oder Lagerhaus zu feucht sind. Ein heller, kribbelnder Staub überzieht dann die Vorräte.

Die Mehlmilbe ist die bekannteste Vorratsmilbe. Gut einen halben Millimeter groß, bleibt sie meist dem menschlichen Auge verborgen und lebt von Getreide, Mehl und daraus hergestellten Produkten wie Grieß, Grütze und Getreideflocken (Müsli).

Angehörige bestimmter Berufe haben besonders viel mit diesen unscheinbaren Allergenproduzenten zu tun. Insbesondere Landwirte erkranken wegen der in Heu und Tierfutter lebenden Milben an Allergien. Ebenso ergeht es denen, die in Mühlenbetrieben und Bäckereien arbeiten (vgl. Seite 236). Wie im Wohnbereich gibt es hier keine Milbenfreiheit.

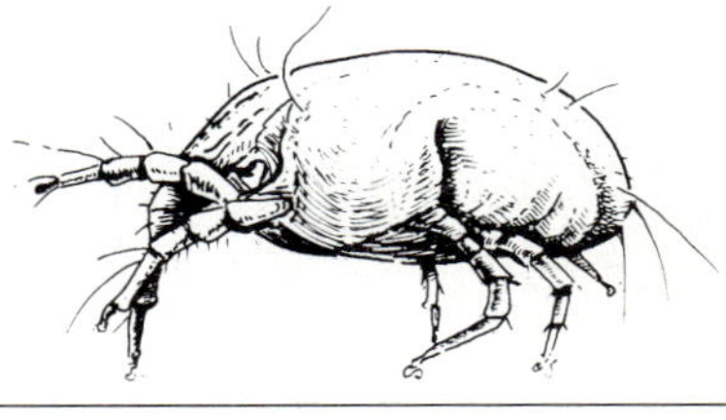

Schlechte Luft draußen – steigende Belastung?

Die Liste der Erkrankungen durch sogenannte Luftschadstoffe ist lang. Sie reicht von leichtem Kopfschmerz über asthmatische Beschwerden bis zum Lungenkrebs. Neben den kleinen Partikeln wie Ruß- und Staubbestandteilen sind verschiedene Gase wie Kohlenmonoxid (CO), Schwefeldioxid (SO_2), Stickoxide (NO_2 u.a.) und Ozon (O_3) für Allergiker von Bedeutung. Sie greifen insbesondere die Atemwege an, und zwar bis in die Lungenbläschen hinein.

Bei den Stäuben hängt es von der Partikelgröße ab, wo die Schadstoffe wirken, und wie sich der Organismus ihrer erwehren kann. Generell spielen nur Teilchen mit weniger als zehn Mikrometer (= 0,01 mm) Durchmesser, die – anders als etwa Ruß – nicht gleich zu Boden sinken, als Inhalationsschadstoff eine Rolle.

Die größeren Partikel dieses atembaren Feinstaubs bleiben meist schon an der Schleimhaut des Nasen-Rachen-Raums hängen. Einen Teil befördert der Schleim wieder aus dem Körper hinaus. Begleitstoffe wie die Salze der Schwefelsäure lösen sich jedoch und vermögen in die Schleimhaut einzudringen.

Abbildung 23: Angriffsorte von reizauslösenden und allergisierenden Luftschadstoffen in den Atemwegen. Bei hoher Wasserlöslichkeit sind die Schleimhäute von Nase, Mund und Rachen am stärksten betroffen. Schwer lösliche Schadstoffe dringen tief in die Lunge ein (nach Csicsaky und Behrendt).

Auge, Speise- und Luftröhre:
Ammoniakgas
Formaldehyd
u. a.

Bronchien und Bronchiolen:
Schwefeldioxid
Chlorgas
Isocyanat
u. a.

Bronchiolen und Lungenbläschen:
Ozon
Stickstoffdioxid
u. a.

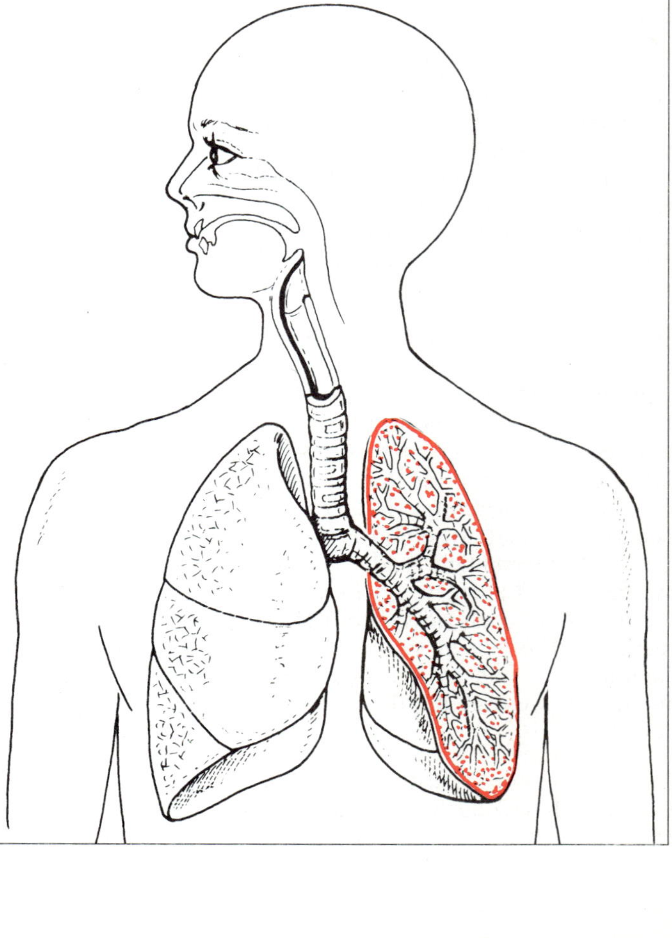

Mittelgroße Teilchen gelangen bis in die Luftröhre, werden aber auch von dort mit Schleim und durch winzige Härchen, die Richtung Rachen flimmern (Flimmerepithel), aus dem Körper befördert.

Der Angriffsort von Schadgasen, die an feinen Schwebstaub gebunden sind, hängt insbesondere von ihrer Wasserlöslichkeit ab (Abbildung 23). Manche dringen bis in die Lungenbläschen vor, wo einzelne Moleküle binnen Sekunden durch die extrem dünne – für den Gasaustausch vorbereitete – Schleimhaut ins Blut übertreten können. Je schwerer löslich ein Gas ist, desto weiter dringt es vor. Einzelne rufen nicht nur Entzündungen hervor, sondern reizen bei empfindlichen Menschen die feinen Endausläufer des Vagusnervs in der Lungenwand. Die Folge ist Atemnot durch Verengung der Atemwege.

Typische Erkrankungen

Luftschadstoffe lösen vor allem asthmatische Beschwerden (vgl. Seite 76) aus und verstärken sie. Zudem behindern sie die Infektabwehr und begünstigen den Ausbruch von Neurodermitis (vgl. Seite 109).

Mehr als ein "Reizstoff"

In Expertenkreisen und in der Öffentlichkeit wird die zunehmende Verbreitung von Allergien auch mit der Luftverschmutzung in Zusammenhang gebracht. Verschiedene Schädigungsmechanismen sind denkbar und werden derzeit erforscht:

☐ Einige Luftschadstoffe – etwa in Autoabgasen und im Tabakrauch – besitzen allergene Eigenschaften und lösen Antikörperreaktionen aus.

☐ Blütenpollen, die Last vieler Allergiker, sollen sich zu potenteren Allergenen "mausern", wenn sie mit Schadstoffen befrachtet und in ihrer Oberflächenstruktur verändert sind.

☐ Sicher schädigen Luftschadstoffe Haut und Schleimhäute direkt und öffnen Allergenen Tür und Tor (s. Kasten).

☐ Außerdem können sie – direkt oder gemeinsam mit Allergenen – Mittlersubstanzen der allergischen Reaktion wie Histamin freisetzen (vgl. Seite 20).

Allergisch durch Luftschadstoffe

Im Zentrum für Kinderheilkunde an der Universität Marburg konnten die Mediziner Professor Christian H.L. Rieger und Dr. Frank Riedel im Tierversuch eine Überreaktion des Immunsystems als Folge von Luftschadstoffen zeigen: Meerschweinchen, die sich zum Beispiel fünf Tage in einer mit Schwefeldioxid belasteten Luft aufhielten und anschließend das Allergen Hühnereiweiß inhalierten, bildeten binnen weniger Tage Antikörper vom Typ IgE gegen das potente Allergen. Meerschweinchen, die reine Luft genießen konnten, wurden durch das Einatmen von im Raum vernebeltem Hühnereiweiß nicht zum "Allergiker".

Viele Hinweise zur Rolle der Luftverschmutzung stammen aus sogenannten epidemiologischen Studien. In diesen werden Häufigkeit beziehungsweise Verlauf einer Erkrankung bei bestimmten Personengruppen während unterschiedlicher Bedingungen verglichen – zum Beispiel Bronchialasthma bei Grundschulkindern in der Stadt und auf dem Land oder Kontaktekzem bei Studentinnen und Friseusen zwischen 20 und 25 Jahren.

Aus solchen Arbeiten wissen wir, daß

- in Deutschland Menschen, die an verkehrsreichen Straßen wohnen, auf Pollen häufiger überempfindlich reagieren als die Landbevölkerung,
- in Entwicklungsländern Bronchialasthma vor allem in städtischen und weniger in ländlichen Gebieten zugenommen hat,
- noch 1977 in Japan "nur" 5,3 Prozent der Kinder eine Zederpollenallergie hatten, während es 1981 – die Autoren vermuten als Folge des verstärkten Autoverkehrs – schon 9,4 Prozent waren,
- schwedische Kinder aus SO_2-belasteten Gebieten häufiger allergisches Asthma und überempfindlich reagierende Bronchien haben als Kinder aus "Reinluftgebieten".

Es sind vor allem bestimmte Reizgase, die allergische Erkrankungen auslösen oder fördern.

Schwefeldioxid aus dem Schornstein

Als Leitsubstanz für die Beurteilung der Luftreinheit dient gemeinhin Schwefeldioxid (SO_2), das bei der Verbrennung von fossilen, schwefelhaltigen Energieträgern entsteht. Viele Industrienationen versuchen, die Emission zu reduzieren. Die Bundesregierung könnte da noch einen Schritt weitergehen (s. Kasten).

Kein Vorbild

In der Bundesrepublik Deutschland liegt der zulässige Jahresmittelgrenzwert für Feuerungsanlagen bei 140 Mikrogramm Schwefeldioxid pro Kubikmeter und damit höher als in anderen westlichen Industrienationen und weit oberhalb der Empfehlung der Weltgesundheitsorganisation WHO.

Restriktive Vorschriften haben ihren Grund, denn SO_2 ist ein gut wasserlösliches Gas, das die oberen Atemwege (Bronchien) heftig "angreift" (vgl. Seite 182, Abbildung 23). Als schweflige Säure in Form kleiner Aerosole wirkt es noch stärker schädigend, und von Staubteilchen getragen kann es bis tief in die unteren Atemwege vorstoßen.

Eingeatmetes Schwefeldioxid führt über den Vagusnerv zu einer reflexartigen Verengung der Bronchien (Atemnot). Außerdem entzünden sich durch den Schadstoff die Schleimhäute, und die Reinigungsfunktion der Flimmerhärchen ist herabgesetzt. Die Schleimproduktion nimmt zu. Asthmatiker mit ihren überempfindlichen Atemwegen leiden deshalb bei erhöhtem SO_2-Gehalt unter Atembeschwerden.

Schließlich wird durch die SO_2-Belastung die Infektabwehr geschwächt, weil unter anderem bestimmte Freßzellen des Immunsystems ihrer "Killer"funktion nicht ausreichend nachkommen. Das erklärt zum Teil auch die hohe Rate von Atemwegsinfektionen bei Kindern in städtischen Gebieten. Als besonders gravierend könnte sich in Zukunft herausstellen, was bislang nur Hypothese ist: daß sich die Wirkungen verschiedener Reizgase potenzieren.

Steigende Tendenz bei Stickstoffdioxid

Der Gehalt an Stickstoffdioxid (NO_2) in unserer Luft ist in den letzten Jahrzehnten kräftig gestiegen. NO_2 stammt aus der Verbrennung stickstoffhaltiger Stoffe wie Benzin und Öl. Die Zunahme konnte trotz einer strengeren Emissionsverordnung für Kraft- und Fernheizwerke nicht gebremst werden, denn über 50 Prozent erzeugt der Autoverkehr – und der nimmt ständig zu.

Stickstoffdioxid ist weniger gut wasserlöslich als SO_2 und wird tiefer inhaliert. Es löst sich in Körperflüssigkeiten gut und dringt tief in das Lungengewebe ein (vgl. Seite 182, Abbildung 23). Dort beeinträchtigt es unter anderem von Enzymen vermittelte Prozesse und leistet so allergischen Erkrankungen Vorschub. Asthmatikern scheint NO_2 allerdings weniger Probleme zu bereiten als SO_2.

Ozon: Auch in Reinluftgebieten

Kraftfahrzeuge sind auch die Hauptverursacher von gesundheitsschädlichen Ozonkonzentrationen in der Luft. Aus ihren Abgasen, vor allem Stickoxiden und Kohlenwasserstoffen, entsteht unter dem Einfluß von Sonnenlicht Ozon. Da Ozongase über weite Strecken transportiert werden, ist auch in "Reinluftgebieten" mit hohen Belastungen zu rechnen – insbesondere im Sommer und bei austauscharmer Wetterlage.

Die Jahresmittelwerte liegen in der Bundesrepublik derzeit bei 40 bis 90 Mikrogramm pro Kubikmeter, erreichen aber Spitzen von über 400. Schon bei 200 Mikrogramm leiden viele Menschen unter Schleimhautreizungen, Kopfschmerzen, Reizung der Luftwege und Atembeschwerden. Dennoch existieren bei uns – anders als in der Schweiz, den USA und anderen Industrienationen – noch immer keine Grenzwerte, deren Überschreitung Smogalarm auslösen könnte.

Das Ozon dringt tief in die Lungen (vgl. Seite 182, Abbildung 23), gelangt ins Gewebe und attackiert dort bestimmte Freßzellen des Immunsystems. Schon kurzzeitige Inhalation beeinträchtigt deren Funktion. Längerfristig werden die "Killerzellen" zerstört, und in der Folge nehmen Abwehrfunktionen ab.

Unter Ozoneinfluß ziehen sich die Bronchien zusammen – als Antwort auf einen Impuls des gereizten Vagusnervs. Zugleich verengen Entzündungsprozesse die Atemwege und behindern die Be- und Entlüftung der Lunge. Asthmatiker und Nichtasthmatiker reagieren auf das Gas empfindlich.

Lieber Lüften: Schadstoffe in Innenräumen

Im Wohnbereich ist ein Großteil der mit der Luft transportierten Allergene – auch Aeroallergene genannt – sozusagen "natürlichen Ursprungs": Sie stammen von Schimmelpilzen (vgl. Seite 172), Milben (vgl. Seite 180), diversen Haustieren (vgl. Seite 177) und Pflanzen (vgl. Seite 167). Selbst das Naturprodukt Holz gibt duftende Terpene ab, von denen einige sensibilisierende Wirkung haben.

Andererseits können sich aus Industrieprodukten, die wie Büro-, Bau-, Hobbymaterial und Möbel zu unserem Alltag gehören, Stoffe lösen, die auf unterschiedliche Weise an allergischen Reaktionen beteiligt sind.

Typische Erkrankungen

Schadstoffe in Innenräumen verursachen Inhalationsallergien wie Dauerschnupfen (vgl. Seite 65) und asthmatische Beschwerden (vgl. Seite 76). Außerdem reizen sie Augen (vgl. Seite 94) und Haut (Neurodermitis, vgl. Seite 109; Kontaktekzem, vgl. Seite 101).

Darunter sind einige "echte" Allergene und viele chemische Verbindungen, die mit ihrer Wirkung auf die Schleimhaut potenten Auslösern von Allergien den Weg bahnen. Nicht wenige können als Gas die übererregbaren Bronchien von Allergikern reizen und dadurch asthmatische Beschwerden auslösen (vgl. Seite 80).

In anderen Fällen vereinigen sich kleine (niedermolekulare) Bestandteile von chemischen Verbindungen mit körpereigenen Eiweißmolekülen. Die so entstandenen allergenen Komplexe (Typ-IV-Reaktion, vgl. Seite 23) verursachen insbesondere Reaktionen der Haut.

Von verschiedenen Firmen werden Geräte zur Luftreinigung angeboten. Diese können aber nur Partikel wie Staub und Pollen aus der Luft filtern und haben meist eine zu geringe Leistung (Durchflußgeschwindigkeit). Für die chemischen Luftverschmutzer sollen sie kaum eine Rolle spielen.

Es gibt indes eine Reihe anderer Maßnahmen, durch die Sie den Gehalt an Luftschadstoffen in Ihrer Wohnung und am Arbeitsplatz gering halten können (s. Tips, vgl. Seite 191).

Schadstoffe in Räumen

Die meisten Menschen verbringen 80 bis 90 Prozent ihres Lebens in geschlossenen Räumen. Viele von ihnen vermuten nicht, daß die Luft in Innenräumen meist höher belastet ist als draußen (Tabelle 32). Gerade in den letzten Jahren ist sie zudem ein ganzes Stück schlechter geworden: Schlußdichte Fenster schützen zwar vor Zug, und Isoliermaterial hilft, Heizkosten einzusparen, beides verhindert aber eine "gesunde" Zirkulation zwischen Innen- und Außenluft.

Tabelle 32:
Bestimmte Luftschadstoffe spielen "drinnen" eine größere Rolle als "draußen".
Werte über 1 geben an, um welchen Faktor die Konzentration der Innen- beziehungsweise der Außenluft höher ist

Substanz	innen	außen	Ursache/Vorkommen
Schwefeldioxid	1	2	aus Verbrennungsprozessen
Stickstoffdioxid	1	1	ohne Gasfeuerung
	2-5	1	mit Gasfeuerung
Kohlenmonoxid	1	1	ohne Ofenheizung
	1-5	1	mit Ofenheizung
Schwebstaub	1	1-2	ohne Raucher
	2	1	mit Raucher
Formaldehyd	10	1	in Spanplatten u. a. (s. Seite 188)
aliphatische Kohlenwasserstoffe	2-5	1	in Flüssigwachsen, Polituren u. a.
aromatische Kohlenwasserstoffe	1-3	1	als Lösemittel in Farben, Filzschreibern u. a.
Halogen-Kohlenwasserstoffe	10-50	1	Lösemittel z. B. in chemischen Reinigungen, in Haushaltsreinigern
polychlorierte Biphenyle	5-10	1	als Isolierflüssigkeit in Kondensatoren, in Weichmachern von Kunststoffen u. a.

(nach Csicsaky & Behrendt)

Einer der wichtigsten Luftschadstoffe in Wohnräumen ist Tabakrauch. Weitere Belastungen stammen aus dem Hobbybereich, aus Materialien für Schreib- und Klebearbeiten, diversen Einrichtungsgegenständen, Baumaterialien und nicht zuletzt aus Reinigungsmitteln (vgl. Seite 207) sowie Chemikalien ausdünstenden Textilien (vgl. Seite 225).

Die Belastung der Innenraumluft ist vor allem eine Frage organischer Verbindungen – etwa von chlorierten Kohlenwasserstoffen, die in Lacken, Klebstoffen, Teppichböden, Möbeln, Haushaltschemikalien und Folienschreibern stecken. Manche Schadgase verfliegen beim Gebrauch, andere gasen nach und nach aus festen Materialien aus. Welche Stoffe vorherrschen, und wie hoch die Belastung ist, wechselt von Wohnung zu Wohnung.

Die Luft in Innenräumen ist immer eine komplexe Mischung. Entsprechend schwierig kann sich die Fahndung nach einem Allergen gestalten. Es muß nicht zwangsläufig an ausströmendem Formaldehyd liegen, wenn ein Fertighausbesitzer über tränende Augen, Kopfschmerzen oder Atembeschwerden klagt – obwohl das Gas gerade bei diesem "Häusle"-Typ als "heißer" Kandidat gilt (s. unten). Genauso gut kann der Übeltäter im Kleber von Linoleum oder den Schimmelpilzen hinter der den Luftaustausch blockierenden Vinyltapete oder in der Schaumstoffgrundlage des Teppichbodens verborgen sein.

Moderne Stoffe aus den Labors der Chemiker, die an der Auslösung von Allergien beteiligt sind, können zugleich ein krebserregendes und/oder erbgutschädigendes Potential besitzen. Im übrigen gelten sie als besonders kritisch, weil ihre Giftigkeit bei der Einführung oft genug nicht umfassend bewertet wurde. (Erinnert sei an das Holzschutzmittel Pentachlorphenol, das mit hoher Wahrscheinlichkeit Krebs auslöst.) Der Gesetzgeber überläßt dies der Verantwortung der Industrie, so daß Aufsichtsbehörden wie das Bundesgesundheitsamt oft erst durch Meldungen über Gesundheitsschäden auf den Plan gerufen werden. Spezielle Risiken fallen vielfach zunächst in Berufen mit intensivem Kontakt auf.

Raumluftanalysen

Es gibt eine ganze Reihe von Institutionen, die Schadstoffe in Innenräumen anhand von Staub-, Luft- oder Materialproben bestimmen. Die Kosten für Analyse und Beratung liegen zum Beispiel bei einer Materialprobe auf Formaldehyd bei etwa 150 DM. Ob die Krankenkasse diese erstatten, ist Verhandlungssache und hängt von der Befürwortung durch den Arzt ab (vgl. Seite 48).

Adressen (Beispiele):

Beratung und Analyse, Verein für Umweltchemie e.V., Wilsnacker Str. 15, W-1000 Berlin 21, Tel. 0 30/ 3 94 49 08

Arbeitsgemeinschaft ökologischer Forschungsinstitute, Rheingasse 8-10, W-5300 Bonn, Tel. 02 28/ 63 01 29

Ingenieur Sozietät für Umwelttechnik und Bauwesen, Pfingstweidstr. 11, W-6000 Frankfurt 1, Tel. 0 69/ 44 60 80

Ecoplan–Institut für Immissionsschutz, Öschstr. 33, W-7322 Donzdorf, Tel. 0 71 62/2 00 60

Labor für Raumluftanalysen und Materialprüfung des Institutes für Baubiologie, Heilig-Geist-Str. 54, W-8200 Rosenheim, Tel. 0 80 31/ 1 70 92

Dicke Luft durch Rauchen

Für einen Teil der Luftschadstoffe in Räumen ist jeder selbst verantwortlich: den Tabakrauch. Den könnte er verbannen und würde damit zugleich eine zusätzliche Quelle von Formaldehyd zum Versiegen bringen (s. Kasten, Seite 188).

An die Raucher

In seiner Informationsschrift "Vom Umgang mit Formaldehyd" (1985) erläutert das Bundesgesundheitsamt: Bei jeder Verbrennung wird Formaldehyd frei. So auch beim Rauchen. Aber immerhin inhaliert ein Raucher bei täglich 20 Zigaretten rund ein Milligramm Formaldehyd am Tag. Und schon beim Rauchen von sechs Zigaretten entstehen in einem 50 Kubikmeter großen Raum mit einfachem stündlichen Luftaustausch Formaldehydkonzentrationen, die deutlich über 0,1 ppm liegen (1 ppm = 1 Teilchen pro eine Million Teilchen) und Augen sowie Nase reizen.

Tabakrauch gilt als der größte Luftverschmutzer in Innenräumen. Der Qualm, in dem über 4700 – meist unbekannte – Stoffe stecken, schädigt die Lungen der Raucher und verstärkt bei (passiv) mitrauchenden Allergikern die Übererregbarkeit der Luftwege.

Die großen und kleinen Glimmstengel, nicht minder die Pfeifen, verursachen Schleimhautreizungen mit Husten und Auswurf und fördern die Entstehung chronischer Bronchitis. Es kommt zu Entzündungen in den Verästelungen der Lungen, zu vermehrter Schleimproduktion und einer Verengung der Bronchien. Da die körpereigene Abwehr Entzündungsprozesse bei Rauchern schlechter unter Kontrolle bringt, kann sogar Lungengewebe zerstört werden (Emphysem, vgl. Seite 78).

Es gilt als sicher, daß Tabakrauch eine Antikörperreaktion auslöst und speziell die Bildung von IgE fördert (Typ-I-Reaktion, vgl. Seite 22). Gleichzeitig vermindert Rauchen die Produktion des für die Abwehr von Infekten verantwortlichen IgG. Vor allem schwangere Frauen und Mütter kleiner Kinder sollten nicht rauchen und sich vor dem Qualm anderer schützen (vgl. Seite 162). Bereits vor der Geburt raucht das Kind mit, da die Inhalationsgifte vom mütterlichen Blut in den Kreislauf des Ungeborenen übertreten.

Zwei Übeltäter von vielen

In vielen Fällen ist es schwer, den Schadgasen in Innenräumen zu entkommen. Welche Stoffe in welchen Produkten enthalten sind – und aus ihnen entweichen können –, wissen im allgemeinen nur die Hersteller. Es gilt das Produktgeheimnis.

Was die gesundheitlichen Risiken angeht, haften die Firmen nur für Gesundheitsschäden, die der Verbraucher nachweisen kann. Dabei unterstehen viele Artikel, mit denen wir tagein tagaus zu tun haben, nicht dem Lebensmittel- und Bedarfsgegenständegesetz (LMBG, vgl. Seite 200) – mit der Folge, daß hinsichtlich ihrer Inhaltsstoffe wenig geregelt ist (keine Deklarationspflicht usw.) und sie außerdem durch die Landesuntersuchungsämter nicht routinemäßig kontrolliert werden. Zu Problembereichen gehören unter anderem Möbel, Baumaterialien für Heimwerker und Schreibwaren.

Es sind vor allem zwei Stoffe, die auf der Hitliste der allergenen Innenraumschadstoffe ganz oben stehen: Formaldehyd und Isocyanate. Weil sie so reaktionsfreudig sind, werden sie von der Industrie bevorzugt. In unterschiedlichen Verbindungen fanden sie Eingang in unzählige Produkte des täglichen Bedarfs (Tabelle 33 und 34). Aber ihre technischen Vorteile haben auch eine Kehrseite.

Tabelle 33: Quellen von Formaldehyd

- Spanplatten
- Lack(harze)
- Schaumstoffe (Polster, u.a.)
- Klebstoffe
- Papierlacke (Spielkarten, u.a.)
- Textilhilfsmittel ("knitterfreie" Baumwolle)
- Konservierungsmittel
- Desinfektionsmittel
- Düngemittel
- Ionenaustauscher

Ebenso reaktionsfreudig sind beide Stoffe auch da, wo sie eigentlich nichts zu suchen haben: auf der Haut und im Körper des Menschen.

Tabelle 34:
Quellen von Isocyanaten

Schaumstoffe (Rückenbeschichtung von Teppichböden, Polstermöbeln, Autopolstern u.a.)
Klebeschäume
Kunststoffdichtungsmasse
Hartschaumplatten
Reaktions- und Kontaktkleber
Lacke und Parkettversiegelung

Formaldehyd gast weiter aus

Formaldehyd vermag aus bestimmten Materialien über Jahre hin auszugasen. Einmal mit einem Kunststoffschaum als isolierende "Wintermütze" zwischen Mauerwerk und Dach gespritzt, bleibt für formaldehydempfindliche Personen oft genug nur der Wohnungswechsel. Weniger kostspielig ist es, bei kosmetischen Präparaten oder Arzneimitteln, die Formaldehyd als Konservierungsmittel enthalten, dem Allergen zu entkommen. Allerdings muß hier der Übeltäter erst einmal entlarvt sein, was unter anderem eine Frage der vollständigen Kennzeichnung ist (vgl. Seite 166).

Die Hauptquelle für hohe Formaldehydbelastungen sind Spanplatten, die mit Leimharz aus Formaldehyd und Harnstoff verklebt sind. Die verwendeten Harnstoffaminoplaste können sechs bis zehn Prozent des Gewichts ausmachen. Auch Schrankwand, Teppichboden und Regal geben oft freies Formaldehyd ab. Bei hoher Luftfeuchtigkeit und hohen Temperaturen werden zusätzliche Moleküle abgespalten und können ausgasen. Von gut verarbeiteten Platten strömt weniger Formaldehyd in die Innenraumluft. Und in neueren Aminoplasten ist das Schadgas besser gebunden. Vor billiger Importware wird von verschiedenen Seiten gewarnt.

In anderen Leimharzen ist Formaldehyd an Melamin oder Phenole gebunden. Sie sind meist teurer, wirken jedoch seltener allergisierend. Außerdem muß ein Allergiker nicht auf jedes dieser Harze reagieren. Verträgt er das eine nicht, kann er andere durchaus tolerieren. Generell sollten nicht nur bereits überempfindlich reagierende Personen formaldehydhaltigen Materialien aus dem Wege gehen.

Es gibt auch Spanplatten, die mit "Natur"leim oder mineralisch gebunden sind. Ansonsten tut jeder gut daran, nur gering ausdünstende Spanplatten zu verwenden. Sie sind in drei Klassen eingeteilt (Tabelle 35), wobei für Heimwerkermaterial und für Möbel noch immer Ware mit höheren Emissionswerten im Angebot sind. Der Grund ist, daß sie weder dem LMBG noch speziellen Vorschriften aus dem Baurecht unterstehen (s. Kasten).

Tabelle 35:
Spanplatten werden nach ihrer Formaldehyd-Abgabe in drei Emissionsklassen eingeteilt
(1ppm = ein Teilchen auf eine Million Teilchen)

Emissionsklasse 1 (E1)	mit höchstens 0,1 ppm (Kennzeichnung: blauer Stempel)
Emissionsklasse 2 (E2)	mit höchstens 1 ppm
Emissionsklasse 3 (E3)	mit höchstens 2,3 ppm
unklassifizierte Platten	mit höheren Emissionswerten

In der Bundesrepublik gibt es zwar verschiedene Einschränkungen für die Verwendung von formaldehydfreisetzenden Spanplatten, aber keine generelle, leicht durchschaubare und verbraucherfreundliche Regelung.

Lücke im Gesetz

Es ist wohl nur mit einer Lücke im Gesetz zu erklären, wenn das Bundesgesundheitsamt in seiner Schrift "Vom Umgang mit Formaldehyd" (1985) den Verbraucher belehrt:

"Für den Verbraucher bedeutet dies, daß er beim Möbel- beziehungsweise Plattenkauf nach der Emissionsklasse oder Formaldehydabgabe fragen und sich diese möglichst auch schriftlich bestätigen lassen sollte. Ein leicht säuerlicher, stechender Geruch deutet mit ziemlicher Sicherheit darauf hin, daß die Möbel beziehungsweise Spanplatten Formaldehyd enthalten."

Es folgt der gut gemeinte Ratschlag: "Der Käufer sollte auf Möbeln bestehen, die praktisch kein Formaldehyd abgeben."

Isocyanate: nicht vollständig vernetzt

Eine andere Stoffgruppe, die für ihre sensibilisierenden Eigenschaften bekannt ist, sind die Isocyanate. Sie werden vor allem in der Kunststoffindustrie (Polyurethan) verwendet. Dort, bei beruflicher Exposition, lösen sie auch – im Verein mit Konservierungsstoffen, Härtern und anderen Substanzen – die stärksten Reaktionen aus (vgl. Seite 234).

Viele Menschen – ob als Atopiker allergisch veranlagt oder nicht – werden mit der Zeit sensibilisiert. Offenbar reagiert ihr Immunsystem mit der Bildung von Antikörpern auf Komplexe aus Isocyanat und menschlichem Eiweiß. Das Prinzip dieser Typ-IV-Reaktion ist immer gleich: Ein kleiner reaktionsfähiger Stoff durchdringt den Schutzschild des Körpers und verändert durch Bindung an Eiweißmoleküle deren Oberflächenstruktur. Die so entstandenen Fremdeiweiße werden von der körpereigenen Abwehr attackiert (vgl. Seite 23).

Wer bereits überempfindliche Bronchien hat, sollte sich vorsehen: Wie andere Schadgase auch, können Isocyanate akute asthmatische Beschwerden verursachen.

Um sich im Alltag vor dem Schadstoff zu schützen, bedarf es detektivischer Kleinarbeit, denn Isocyanate stecken in unzähligen Industrieprodukten (vgl. Tabelle 34, Seite 189) und sind normalerweise nicht deklariert.

Bei Kunststoffprodukten aus Polyurethan, Acrylharz (Plexiglas), Polyvinylchlorid (PVC) und Polyethylen sind es vor allem Zusatzstoffe wie Konservierungsmittel, Duftstoffe und Härter, die Überempfindlichkeitsreaktionen auslösen können. Das hat seinen Grund: Kunststoffe sind durch die hochgradige Vernetzung (Polymerisation) ihrer Bausteine (Monomere) relativ große Moleküle und kommen als Allergene nicht in Frage (vgl. Seite 165). Nur ein Teil der kleinen Monomere bleibt produktionsbedingt unvernetzt und entweicht mit der Zeit, zum Beispiel aus Schaumstoffpolstern. Bei Isolierschäumen, Klebstoffen und Parkettversiegelungen vernetzen sich die Moleküle erst bei der Anwendung. Dadurch können mehr allergen wirkende Monomere frei werden.

Renovierer und Bastler: Aufgepaßt!

Wer seiner Wohnung neuen Glanz geben will, sollte sich bei der Auswahl von Farben, Lacken, Tapeten und Dämmaterial gut unterrichten lassen (s. Adressen, Seite 187). Praktische Hilfen finden Sie im Ratgeber der Stiftung Warentest "Renovieren Modernisieren".

Viele Produkte reizen Haut und Schleimhäute, andere wirken direkt allergen:

Farben, deren Grundstoff ein synthetisches Polymer ist, verursachen seltener Überempfindlichkeitsreaktionen als monomerreiche

Farben (vgl. Seite 190). Härter und natürliche Zusatzstoffe wie das Nadelholzharz Kolophonium (vgl. Seite 209) können sensibilisieren.

Die meisten Farben und Lacke enthalten schleimhautreizende **Lösemittel**, wobei ein Gewichtsanteil von 50 Prozent durchaus nicht ungewöhnlich ist. Ein großer Teil verdunstet bereits in den ersten Tagen. Zwar sensibilisieren die heute verwendeten Substanzen selten, sie sind aber dennoch giftig. Wenig Lösemittel enthalten Kunststoffdispersionsfarben.

Es gibt auch lösemittelfreie Wasserlacke und -farben. In ihnen können allerdings allergene **Hilfsstoffe** wie Konservierungsstoffe und Härter verborgen sein. Diese treiben die Vernetzung der Monomere voran (Polymerisationsbeschleuniger) und verfliegen anschließend.

Neuerdings bereiten Limonene, **Naturstoffe** aus der Schale von Zitrusfrüchten, Allergikern immer häufiger Probleme. Sie werden als Lösemittel "Natur"farben, Verdünnungsmitteln und Lacken beigesetzt und verbreiten zugleich einen angenehmen Geruch.

Auch unter den tonangebenden **Farbstoffen** und **Pigmenten** sensibilisieren manche und lösen bei unmittelbarem Hautkontakt allergische Reaktionen aus. Als besonders bedenklich gelten Reaktivfarbstoffe – darunter die Azofarbstoffe.

Heimwerker sowie große und kleine Bastler sollten besonders vorsichtig und zurückhaltend mit **Zwei-Komponenten-Klebern** umgehen. Viele enthalten Epoxidharze, die nicht nur für die verblüffenden Klebeeigenschaften verantwortlich sind, sondern als allergen

Tips: Wie Sie für bessere Luft in den eigenen vier Wänden sorgen können

- ☐ Rauchen Sie nicht, und halten Sie andere davon ab zu rauchen.
- ☐ Bedenken Sie, daß fast alle Spanplatten Formaldehyd – das im übrigen auch als krebserregend gilt – ausgasen.
- ☐ Außer wenn Sie Pollenallergiker sind und gerade Ihr Allergen in der Luft ist (vgl. Pollenfluginformationsdienst und -kalender, Seiten 56 und 169), sollten Sie die Wohnung gründlich lüften.
- ☐ Lassen Sie aber bei Smog Fenster und Türen verschlossen. Hohe Konzentrationen an Schwefeldioxid (Wintersmog) und Ozon (Sommersmog) reizen nicht nur die Atemwege, sondern begünstigen den Ausbruch von Allergien (vgl. Seite 183).
- ☐ Renovieren Sie Ihre Wohnung so selten wie möglich und nur in der warmen Jahreszeit, weil Sie dann kräftig lüften können.
- ☐ Legen Sie Renovierungsarbeiten unmittelbar vor Ihren Urlaub.
- ☐ Informieren Sie sich vor Beginn der Renovierung über mehr oder minder reizauslösende oder sensibilisierende Baumaterialien.
- ☐ Als Allergiker sollten Sie Renovierungen anderen überlassen, allerdings ein Auge auf die verwendeten Materialien haben.
- ☐ Bei Käufen für den Heimwerkerbedarf sollten Sie besonders kritisch sein. Im Baugewerbe geltende gesetzliche Bestimmungen greifen hier nicht. Über Inhaltsstoffe erfährt der Kunde wenig.
- ☐ Gleiches gilt für den Hobbybereich: Stifte, Farben, Kleber und vieles mehr werden nicht routinemäßig überwacht. Ihre Inhaltsstoffe sind schlecht oder gar nicht deklariert.

gelten und das Erbgut schädigen können. Vor allem Epoxidharze mit einem geringen Molekulargewicht sensibilisieren leicht. Das Hauptallergen ist ein relativ kleiner Harzbestandteil, der schon nach wenigen – nicht notwendigerweise direkten – Kontakten allergische Hautreaktionen auslöst. Auch Gießharze, die im Hobbybereich zum Modellieren benutzt werden, beinhalten Epoxid.

Die Unmöglichkeit, bestimmten Allergenen und Reizstoffen zu entrinnen, das Gefühl, von ihnen ständig umgeben zu sein, und die öffentliche Diskussion über die Konsequenzen zunehmender Luftverschmutzung lassen manche Menschen in einen panikartigen Zustand geraten (Aerophobie). Sie brauchen dringend psychische Unterstützung (vgl. Seite 151) und oft genug auch ganz konkrete Hilfe.

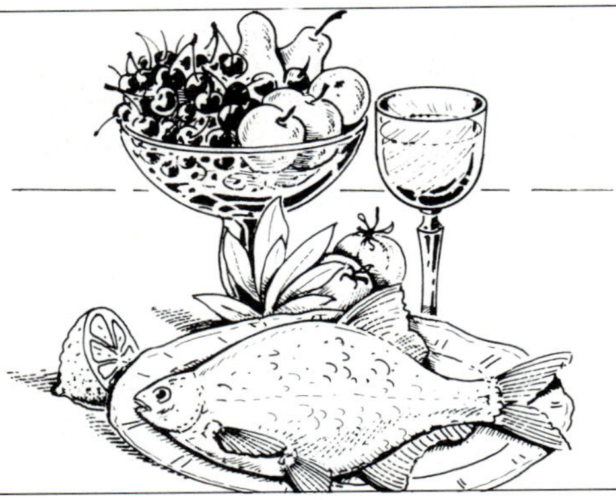

Allergisch durch Essen und Trinken

Wie viele Menschen an einer Nahrungsmittelallergie leiden, läßt sich kaum ermitteln. Ernstzunehmende Schätzungen liegen bei fünf bis sieben Prozent. Von den rund 15 Millionen Allergikern in Deutschland sollen es an die 30 Prozent sein, die (auch) auf bestimmte Nahrungsmittel und ihre Zusätze (vgl. Seite 200) überempfindlich reagieren.

Typische Erkrankungen

Bei Nahrungsmittelallergikern sind die Symptome weitgefächert. Häufig plagen sie Magen-Darm-Beschwerden (vgl. Seite 141), Juckreiz in Mund und Hals, asthmatische Beschwerden (vgl. Seite 76), Hautreaktionen wie Neurodermitis (vgl. Seite 109) oder Nesselausschlag (vgl. Seite 125). Neben "echten" Allergien kommt es auch zu allergieähnlichen Reaktionen. Sie äußern sich vornehmlich als Magen-Darm-Erkrankung.

Verschiedene Bestandteile der Lebensmittel können schon bei der Zubereitung Probleme bereiten. Andere setzen allergische Reaktionen auf ihrem Weg durch Mund, Speiseröhre, Magen und Darm in Gang. Dabei beschränken sich die Symptome einer Nahrungsmittelallergie nicht auf den Weg des Speisebreis durch den Verdauungstrakt. Lebensmittelbestandteile können nach Aufnahme durch die Darmwand auf dem Blutweg in andere Organe und Organsysteme gelangen und dort immunologische Reaktionen auslösen (s. Kasten).

Daß außerdem frische – eigentlich wohlriechende – Gewürze beim Essen inhaliert werden und dabei die Nasenschleimhaut und die Bronchien direkt reizen können, wird leicht vergessen.

Kinder haben in den ersten Lebensjahren besonders häufig mit Nahrungsmittelallergien zu kämpfen. Diese äußern sich meist als Durchfallerkrankung, Neurodermitis oder asthmatische Beschwerden. Bei über 80 Prozent verschwinden die Symptome bis zum dritten Lebensjahr. Später kann die Allergie jedoch wieder aufflackern.

Oft steckt das Allergen im Hühnereiweiß oder in der Kuhmilch – manchmal auch im bekanntesten Kuhmilchersatz, der Sojamilch. Gestillte Kinder tragen in den ersten zwei bis drei Lebensjahren ein deutlich geringeres Allergierisiko als Flaschenkinder (vgl. Seite 157).

Allergen-Cocktail

Unsere Nahrung enthält natürlicherweise eine komplexe Mischung von potentiell allergenen Stoffen. Doch nur ein Teil der Menschen bildet gegen sie – und normalerweise auch nur gegen einen geringen Ausschnitt von ihnen – Antikörper und reagiert überempfindlich. Ob Nahrungsmittelallergene zur Wirkung kommen, hängt von verschiedenen Faktoren ab: Manche werden bereits beim Kochen, andere durch die Verdauung "entschärft". Einige Früchte, Gemüse und Gewürze greifen vornehmlich die Schleimhaut in Mund und Hals an und wirken nur im puren Zustand: Es kratzt beim Kauen und Schlucken. Durch Speichelenzyme büßen sie rasch ihre allergene Potenz ein. Schließlich können viele Allergene die Darmwand gar nicht erst passieren, andere werden vor Ort von der körpereigenen Abwehr in Schach gehalten.

Die verschiedenen Bestandteile unserer Nahrung lösen unterschiedlich häufig Allergien aus. Auffällig ist, daß Kinder überwiegend auf Nahrung tierischer Herkunft allergisch reagieren, während Erwachsene häufiger mit pflanzlichen Lebensmitteln Probleme bekommen.

Überempfindlichkeitsreaktionen hängen auch von den Verzehrgewohnheiten ab: Je mehr Krebs- und Muschelgerichte auch im Binnenland gegessen werden, desto häufiger gibt es Allergien auf Schalentiere. Mit steigendem Angebot an tropischen Früchten vergrößert sich zugleich die Allergenpalette und damit das Risiko, auf (noch) einen Stoff überempfindlich zu reagieren.

Wer sich "gesund" ernähren will und mit frischen Kräutern würzt beziehungsweise naturbelassene Kost wie Müsli und Vorzugsmilch liebt, leistet paradoxerweise dem Durchbruch von Allergien Vorschub. Stärker denaturierte Lebensmittel gelten als weniger allergiepotent. Atopiker (vgl. Seite 24) sollten es also mit der Rohkost nicht übertreiben. Allerdings können Sie sich selbst als Allergiker mit Vollwertkost ernähren. Dazu sollten Sie Ihre individuellen Überempfindlichkeiten herausfinden und die Ratschläge von Fachleuten befolgen. Hilfreiche Tips gibt zum Beispiel der Ratgeber "Vollwertkost trotz Asthma und Allergie" (D. Geißler, Trias, Stuttgart 1991, 157 Seiten, 26,80 DM).

Eine Lücke in der Gesetzgebung macht es Nahrungsmittelallergikern schwer, "ihrem" Allergen gezielt aus dem Wege zu gehen. Denn manchmal dürfen einzelne Zutaten nicht einmal angegeben sein (s. Kasten). So bleiben sie für den Verbraucher versteckt (vgl. Seite 166).

Ohne Nüsse und doch mit

Dem Gesetz nach ist es verboten, bei Schokoladenerzeugnissen den Zusatz von Haselnuß- oder Erdnußmasse anzugeben, sofern der Anteil unter fünf Prozent liegt und die Beimischung quasi geschmacksneutral ist. Kakao und Kakaobutter sind teuer, die nussigen Beimischungen eine billige Alternative, und der Verbraucher ist der Dumme.

Weil viele Allergiker mit dem undeklarierten Nußgehalt – auch in Pralinen – Probleme haben, sind einige Hersteller bereits dazu übergegangen, gegen die geltende Kakaoverordnung zu verstoßen und den Nußanteil in jedem Fall anzugeben.

Häufige Allergene

Einige Nahrungsmittel pflanzlichen und tierischen Ursprungs lassen sich durchaus als Renner unter den Auslösern von Allergien bezeichnen (Tabelle 36). In vielen von ihnen steckt mehr als ein Allergen.

Diese "Übeltäter" sind bekannt und meist ohne großen Aufwand zu entdecken. Bei einigen pflanzlichen Allergenen reagiert der Betroffene oft auf die Inhalation bestimmter Pollen ebenfalls überempfindlich (vgl. Seite 53). Beschrieben sind solche *Kreuzallergien* zwischen Blütenstaub von Birke, Erle sowie Hasel und dem Verzehr von Kern- und Steinobst wie Apfel, Kiwi, Pfirsich und Kirsche. Eine weitere Kreuzallergie besteht zwischen Beifußpollen und einer Reihe von Gewürzen, etwa Anis, Sellerie und Curry.

Tabelle 36: Wichtige Nahrungsmittelallergene

Von Pflanzen			Vom Tier
Nüsse und Samen:	**Stein- und Kernobst:**	**Gewürze und Kräuter:**	Fisch
Haselnüsse	Äpfel	Anis	Schalentiere wie Krebs, Garnele und Hummer
Walnüsse	Pfirsiche	Kamille	
Mandeln	Kirschen	Fenchel	Hühnerei
Paranüsse	Kiwis	Sellerie	Milch
Erdnüsse (keine Nuß, s. Gemüse)	Birnen	Dill	Kasein
		Koriander	alpha-Laktalbumin
Sesam	außerdem allergische beziehungsweise allergieähnliche Reaktionen auf:	Kümmel	beta-Laktalbumin
Mohn		Schnittlauch	Fleisch (Rind, Schwein, Hammel, Wild)
		Pfefferminze	
		Pfeffer	Geflügel
Gemüse:	Zitrusfrüchte	Kurkuma	Innereien
Sellerie	Erdbeeren	Thymian	
Fenchel	Beerenfrüchte	Salbei	**Von Mikroorganismen**
Karotte	Banane	Basilikum	
Hülsenfrüchte (auch Erdnuß und Soja)	Tomaten	Liebstöckel	Hefen (Bäcker- und Bierhefe)
	Kohlgemüse	Zitronenmelisse	
Paprika	Getreide	Soja	Schimmelpilze

Kreuzallergie oder Kreuzreaktion

Hinter Kreuzallergien (oder Kreuzreaktionen) verbergen sich oft botanische Verwandtschaften, auf deren Grundlage ähnliche oder identische Allergene entstehen. Dadurch reagiert der Allergiker auf verschiedene Pflanzen oder deren Produkte. Auch bei Überempfindlichkeitsreaktionen auf Nahrungsmittel vom Tier spricht man von Kreuzallergie. So wird zum Beispiel die Milch von Kühen und von Ziegen manchmal gleichermaßen schlecht vertragen. Es kommt auch vor, daß ein Kuhmilchallergiker auf Rindfleisch reagiert.

☐ **Fisch**: Viele Fischallergene sind sehr potent. Um eine positive Hautreaktion hervorzurufen, braucht man zum Beispiel von einem bestimmten Protein aus dem Kabeljaumuskel tausendmal weniger Substanz (0,0001 Mikrogramm) als von Kuhmilcheiweiß (0,1 Mikrogramm). Weil Fischallergene im allgemeinen hitzestabil sind, vertragen Allergiker meist weder rohen noch gekochten Fisch.

Etwa die Hälfte der Betroffenen muß jeglichen Fisch meiden, die anderen vertragen einige Arten. Häufig treten Überempfindlichkeitsreaktionen nur nach Salzwasserfischen auf, nicht aber nach Süßwasserfischen.

Denken Sie daran, daß empfindliche Allergiker bereits mit asthmatischen Beschwerden reagieren, wenn sie beim Kochen von Fisch den Dampf einatmen. Dieser enthält Fischallergene.

☐ **Gemüse**: Im Gemüse stecken zwar häufig Allergene, glücklicherweise aber meist schwache.

Kleiner Tip

Durch kurzes Kochen (zwei Minuten) oder Einfrieren (zwei Wochen) verliert Gemüse oft seine allergene Potenz.

Besonders empfindlich auf diverse Gemüsesorten reagieren Atopiker mit Heuschnupfen. Bei Birkenpollenallergikern sind Kreuzreaktionen verbreitet. Manche vertragen keine Karotten oder keinen Sellerie und müssen zugleich Nüssen und/oder Stein- sowie Kernobst wie Apfel, Kirsche und Kiwi aus dem Wege gehen.

Gemüseallergene werden im Magen-Darm-Trakt durch Enzyme schnell aufgespalten. Die Überempfindlichkeit macht sich daher in der Regel nur als Jucken (Pruritus) im Mundraum bemerkbar. Frisches Gemüse kann allerdings auch die Haut reizen und manchmal schwellen auch die Lippen an.

☐ **Getreide**: In der Keimschale von Getreide steckt eine Reihe verschiedener Proteine. Am besten untersucht und hierzulande besonders wichtig ist der Weizen. In seinem Klebereiweiß (Gluten), das etwa zehn Prozent des Weizenmehls ausmacht, finden sich rund 40 Proteinarten. Immerhin die Hälfte von ihnen sind potentielle Allergene.

Fast alle handelsüblichen Getreidesorten wie Gerste, Hafer, Roggen, Weizen sowie – seltener – Mais und Reis können allergische Reaktionen auslösen. Da Gerste, Roggen und Weizen zur selben Getreidefamilie gehören (Kreuzallergie), läßt sich in der Regel das eine nicht durch das andere ersetzen. Wer allerdings auf die Inhalation von Mehl und Getreidestaub allergisch reagiert (Bäckerasthma, vgl. Seite 235), kann dasselbe Getreide als Nahrungsmittel heruntergeschluckt durchaus vertragen.

In der Regel verringern unsere Verdauungsenzyme die allergisierende Wirkung von Getreideeiweiß beträchtlich, vor allem wenn dieses bereits gekocht (Haferbrei) oder gebacken (Brot) ist. Einiges deutet darauf hin, daß Getreideallergien mit der wachsenden Verbreitung von Naturkost zugenommen haben.

Möglicherweise spielt manchmal auch der Nickelgehalt (vgl. Seite 223) von Getreide und Nüssen für allergische Reaktionen eine Rolle.

Nicht vergessen

Falls Sie Müsli oder bestimmte Getreideprodukte nicht vertragen, sollten Sie daran denken, daß unverdächtige Beimischungen wie Sonnenblumen- oder Pinienkerne Ihr Problem sein können. Es lohnt sich außerdem auszuprobieren, ob Sie nicht an gekochten Getreidebreien Geschmack finden (s. oben).

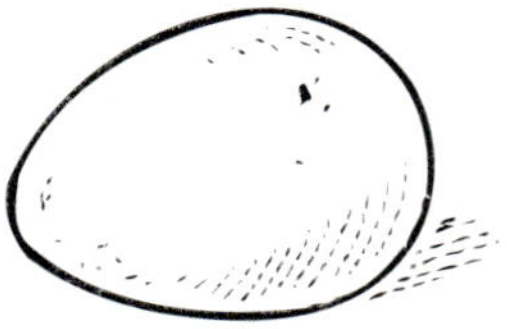

□ **Hühnerei**: Eiklar enthält mehrere potentiell allergen wirkende Proteine. Reaktionen auf Eigelb beruhen oft auf Verunreinigungen des Dotters mit Eiweiß. Werden "Ihre" Allergene beim Kochen nicht zerstört, müssen Sie auf Eier ganz verzichten. Fleisch von Hühnern können Sie jedoch in der Regel verzehren. Auch ihren Federn brauchen Sie normalerweise nicht aus dem Wege zu gehen. Dennoch gibt es einzelne Allergiker, die weder die Eier, noch das Fleisch, noch die Federn von Hühnern vertragen.

Vorsicht bei Medikamenten

Als Allergiker sollten Sie bei Medikamenten vorsichtig sein, die auf Hühnerei oder Hühnerembryonen gezogen sind. Dazu gehören vor allem Impfstoffe (vgl. Seiten 112 und 143). Wenn Ihr behandelnder Arzt versäumt, Sie nach einer Hühnereiweißallergie zu fragen, müssen Sie ihn darauf hinweisen.

Oft ist dem Hühnerfutter Fischmehl zugesetzt. In diesem Fall vertragen Fischallergiker die Eier und das Fleisch meist nicht.

□ **Kuhmilch**: Mindestens zwanzig verschiedene Eiweißarten stecken in der Kuhmilch, aber nur fünf von ihnen gelten als potente Allergene. Richtet sich die Überempfindlichkeitsreaktion gegen hitzelabile Proteine, kann die Allergenität von Kuhmilch durch Erhitzen vermindert werden. Nicht selten aber reagiert der Allergiker zugleich auf mehrere Proteine – darunter auch hitzestabile. Da nützt es nichts, die Milch zu kochen (s. Kasten).

Allergene der Kuhmilch

Zu den "hartnäckigen" Allergenen der Kuhmilch gehört Kasein, das 76 bis 86 Prozent des Gesamtgewichts an Milcheiweiß ausmacht. Auch ß-Laktoglobulin verliert beim Erhitzen nur ein Hundertstel seiner Allergenität. Da es zudem durch die eiweißspaltenden Enzyme im Magen-Darm-Trakt kaum zerstört wird, gilt es – trotz seines geringen Gewichtanteils von sieben bis zwölf Prozent – als Hauptallergen der Kuhmilch.

Wer auf die Milch von Kühen allergisch reagiert, verträgt gelegentlich auch keine Ziegenmilch (Kreuzallergie bei zoologisch nah verwandten Tierarten). In anderen Fällen ist sie jedoch ein guter Ersatz. Manchmal wird Kalbfleisch nicht vertragen. In der Regel können Sie jedoch ohne Probleme Rindfleisch essen und reagieren auch nicht, wenn Sie einmal Haut- beziehungsweise Haarschuppen des Tieres einatmen. Häufig vertragen Kuhmilchallergiker Butter und Sahne, bei Joghurt und Käse hängt die Verträglichkeit oft von der jeweiligen Sorte ab.

Nur bei einem Teil der Kuhmilchallergiker sind Antikörper vom Typ IgE nachweisbar. Läßt sich keine Beteiligung des Immunsystems feststellen, spricht man besser von einer allergieähnlichen Reaktion (vgl. Seite 24).

□ **Nüsse**: Eiweiß aus Hasel-, Wal- und Paranüssen kann IgE-vermittelte Allergien hervorrufen. Wer auf Haselnuß oder Walnuß reagiert, leidet oft ebenfalls unter einer Allergie auf Baumpollen, zum Beispiel auf den Blütenstaub von Birken (Kreuzallergie, vgl. Seite 172). Auch Erd- und Cashewnüsse – botanisch keine Nüsse, sondern Hülsenfrüchte – lösen Überempfindlichkeitsreaktionen aus.

Nußallergien äußern sich vorwiegend als Jucken im Hals, oft kommen Niesreiz und tränende Augen hinzu. Möglich sind sogar lebensbedrohliche Angioödeme (vgl. Seite 213). Cashewnüsse und Paranüsse sollen gelegentlich Schockreaktionen verursachen (vgl. Seite 135).

Versteckte Beimischungen

Auf Nüsse können Sie sicherlich verzichten, zumal es oft möglich ist, auf eine "verträgliche" Art auszuweichen. Das Hauptproblem für Allergiker sind die versteckten Nußbeimischungen. Denken Sie daran, daß nicht nur Nußschokolade Nüsse enthält. Viele andere Süß- und Backwaren, sogar Fleischpasteten und fertige Salate tun das auch.

☐ **Obst**: Kern- und Steinobst wie Apfel, Birne, Kirsche und Pfirsich sowie Kiwi lösen unter den Früchten am häufigsten Allergien aus. Diese werden nur selten chronisch. Oft besteht gleichzeitig eine Überempfindlichkeit gegen Pollen (Kreuzallergie). Bei Obstallergien, die auch vom Genuß tropischer Früchte herrühren können – etwa Papaya, Banane (Kreuzallergie mit Getreide!) oder Mango –, hat es sich meist mit einem Kratzen im Hals getan.

Traditionell gelten Zitrusfrüchte und Erdbeeren als besonders allergen. Sie werden jedoch meist nur von Säuglingen und Kleinkindern schlecht vertragen. Typisch sind in diesem Fall Hautausschläge, die aber wohl nicht immunologisch bedingt sind. Die Histaminausschüttung erfolgt auf anderem Wege. Man spricht daher von einer allergieähnlichen Reaktion (vgl. Seite 24).

☐ **Schalentiere**: Garnelen, Hummer, Krebse und Muscheln verursachen besonders heftige Allergien der Haut. Typisch sind Angioödeme (vgl. Seite 126) und Nesselausschlag (vgl. Seite 125). Da die Beschwerden so deutlich sind und unmittelbar auf den Genuß dieser Lebensmittel folgen, erübrigen sich im allgemeinen diagnostische Maßnahmen.

Wer an einer Allergie auf Schalentiere leidet, dem vergeht der Genuß schon nach der ersten Reaktion. Ein Verzicht fällt da nicht schwer.

☐ **Sojabohnen**: Kinder mit Kuhmilchallergie bekommen oft Soja als Proteinersatz. Man sollte aber nicht vergessen, daß das Eiweiß der Sojabohne ebenfalls allergische Reaktionen auslösen kann. Die allergene Potenz der Hülsenfrucht hängt stark vom Grad ihrer Verarbeitung ab. Erhitzen vermindert sie deutlich.

Ob in Zukunft Sojaallergien weiter zunehmen werden, bleibt abzuwarten. Immer mehr Menschen essen bei uns Soja, als Sojaquark (Tofu) oder als Bestandteil von Wurst- und Backwaren. Allergiker sind auf seine Deklaration angewiesen.

☐ **Getränke**: Überempfindlichkeitsreaktionen auf Getränke können von Schimmelpilzenzymen herrühren, die zum Beispiel bei der Herstellung von Getränken eingesetzt werden (vgl. Seite 176).

Auch aromatisierter Tee kann bei reichlichem Genuß Reaktionen auslösen. Dafür verantwortlich sind ätherische Öle (z.B. Bergamottöl in Earl Grey), Fruchtextrakte (z.B. Maracuja, Mango) oder Blütenbestandteile (z.B. Apfel, Kiwi, Malve, Ringelblume). Insbesondere alkoholische Getränke – aber auch Kaffee – erhöhen die Durchblutung der Schleimhaut im Magen-Darm-Kanal und fördern dadurch die Aufnahme von Allergenen. Außerdem rufen Zusatzstoffe in Getränken – darunter Farb- und Aromastoffe – Unverträglichkeitsreaktionen hervor (vgl. Seite 200).

☐ **Gewürze**: Daß bei allergischen Erkrankungen zum Allergen oftmals ein weiterer Stoff oder besondere Begleitumstände als Wegbereiter hinzukommen, lehrt die Praxis. Nicht immer sind Umweltschadstoffe die "Bösewichter" (vgl. Seite 165). Neben Genußmitteln wie Alkohol stecken des öfteren Gewürze wie Paprika und Pfeffer hinter dem Ausbruch einer Allergie. Sie erleichtern Allergenen die Passage durch die Schleimhaut des Magen-Darm-Kanals oder sind selbst Allergene.

Auslöser von allergieähnlichen Reaktionen

Die zuvor genannten Nahrungsmittelbestandteile verursachen "echte" Allergien. Hier läßt sich eine Zunahme der IgE-Antikörper im Blutserum nachweisen (Typ-I-Reaktion, vgl. Seite 22). Bei den allergieähnlichen Reaktionen (Pseudoallergie oder Intoleranz, vgl. Seite 24) handelt es sich um ein Geschehen, an dem sich das Immunsystem offenbar nicht beteiligt.

Die Beschwerden lassen sich indes nicht von allergischen Reaktionen unterscheiden. Sie reichen vom allergischen Schnupfen bis zum anaphylaktischen Schock.

Meist sind die Auslöser nicht Fremdsubstanzen von mittlerer Molekülgröße – wie sie für "echte" Allergien typisch sind –, sondern eher kleine bioaktive Moleküle. Sie scheinen die Mastzellen direkt zu "reizen" und so die Ausschüttung von entzündungsfördernden Stoffen zu provozieren. Allergische Symptome sind die Folge. Vereinfachend könnte man sagen: Die Auslöser wirken nicht, weil sie körperfremd sind und vom Immunsystem attackiert werden, sondern weil sie körperähnlich – und entsprechend funktionstüchtig – sind.

Werden Nahrungsmittel nicht vertragen, kann dies sowohl die Ursache als auch die Folge einer überempfindlichen Schleimhaut im Magen-Darm-Kanal sein. Vergessen Sie nicht, daß auch Alkohol, Kaffee und Tee allergische Reaktionen fördern können.

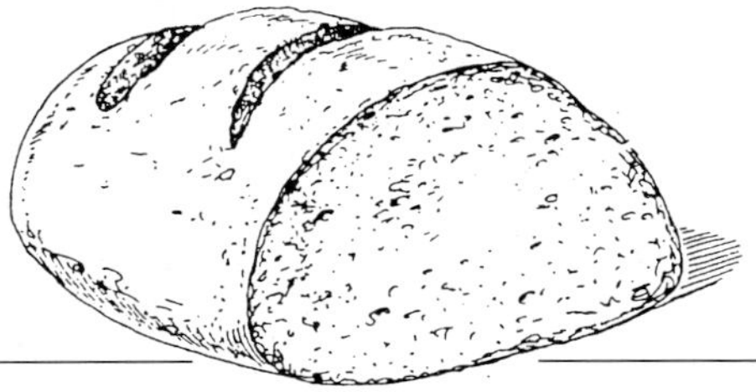

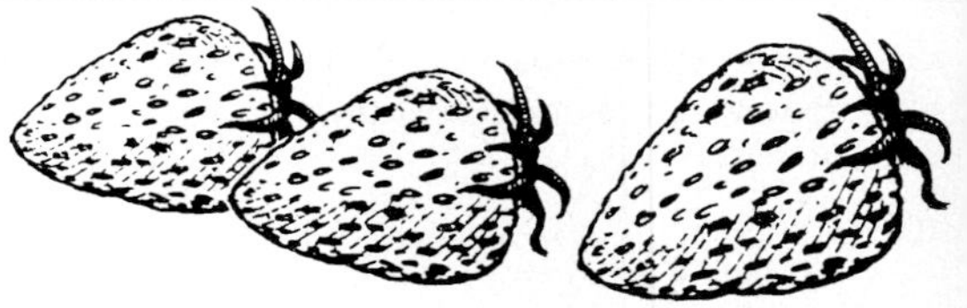

☐ **Biogene Amine** entstehen beim Abbau von Eiweißbausteinen. Der Organismus benötigt sie für verschiedene Stoffwechselvorgänge. In zu hohen Dosen aufgenommen, können sie unter anderem Kopfschmerzen und Nesselausschlag verursachen. Beachtliche Mengen verbergen sich in mikrobiell erzeugten (Hefeextrakt, Rotwein, reifer Käse, Sauerkraut) und in mikrobiell verdorbenen Lebensmitteln (Fisch, Fleisch, Wurst).

Für Migräneanfälle werden vielfach **Tyramin** und **Serotonin** verantwortlich gemacht. Beide beeinflussen die Informationsübertragung im Nervensystem. Neben Fisch- und Hefeextrakt enthalten Wurst, Sauerkraut, Avocado und Schokolade besonders viel Tyramin. Diverse Käsesorten sind ebenfalls reich an Tyramin (Emmentaler und Roquefort). Der Gehalt steigt mit Alter und Reife des Käses. Walnüsse, Bananen und Ananas enthalten besonders viel Serotonin und können ähnliche Symptome hervorrufen.

☐ Thunfisch, Makrele und andere Fische mit dunklem Fleisch, aber auch reifer Käse enthalten besonders viel freies **Histamin**. Beim Verzehr größerer Mengen kann es zu denselben Symptomen kommen wie infolge der Histaminfreisetzung bei "echten Allergien": Juckreiz, Nesselausschlag, Kopf- und Magenschmerzen, Übelkeit und Durchfall. In schlecht konserviertem Fisch kann der Histamingehalt lebensbedrohlich hoch sein. Andere Lebensmittel, darunter Erdbeeren und Tomaten, bewirken eine Histaminausschüttung (vgl. Seite 20).

☐ Vor allem **Lektine**, die in einer Reihe von Gemüsen, Früchten und Getreidearten vorkommen, können Histamin aus den Mastzellen freisetzen und so Symptome einer Allergie hervorrufen.

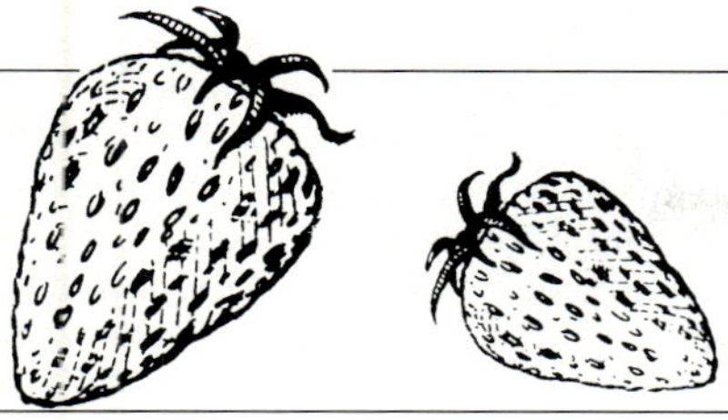

☐ **Gliadin** ist eine Komponente des Gluten (vgl. Seite 195), das als Klebereiweiß in größeren Konzentrationen in der Keimschale von Weizen und Roggen sowie in Hafer und Gerste steckt. Die Empfindlichkeit gegenüber Gliadin macht sich meist in den ersten Lebensjahren bemerkbar, wenn Getreideprodukte zugefüttert werden. Mildere Erkrankungen werden bisweilen erst im Erwachsenenalter erkannt, oder sie treten so spät auf. Gliadin schädigt den Dünndarm so stark, daß Nährstoffe dort nur unzureichend aufgenommen werden und ständig übelriechende, fetthaltige Durchfälle zu Mangelernährung führen (Zöliakie beim Kind, Sprue beim Erwachsenen). Bei glutenfreier Kost kommt es allmählich zur Besserung.

Die Erkrankung geht zwar mit einer IgG-Reaktion einher, doch ist unklar, ob diese Immunreaktion für ihre Entstehung von Bedeutung ist. Man rechnet die Zöliakie/Sprue zu den immunologisch bedingten Nahrungsmittelunverträglichkeiten.

☐ Viele Europäer haben einen Mangel an dem Verdauungsenzym Laktase. Dadurch kann es zu Überempfindlichkeitsreaktionen auf Milchzucker, **Laktose**, kommen. Da es schwer ist, die zugrundeliegende Erkrankung erfolgreich zu behandeln, hilft meist nur eine weitgehend laktosefreie Ernährung.

☐ Mit dem eiweißspaltenden Enzym **Papain** wird so manches Fleisch zart gemacht und auch Bier bräunlich gefärbt. Das Enzym findet sich ebenfalls in Wundheilmitteln, Halsschmerztabletten und anderen Arzneimitteln. Zu den Reaktionen auf Papain zählt der lebensbedrohliche Schock.

☐ Auf das Schmerzmittel **Azetylsalizylsäure** (ASS, Aspirin® u.a) reagieren nicht wenige Menschen überempfindlich (vgl. Seite 127). Salizylate verursachen unter anderem Bronchialasthma, Nesselausschlag, Nasenpolypen und Magen-Darm-Beschwerden.

Salizylsäure, die Muttersubstanz von Aspirin®, ist in vielen Früchten, Beeren und Gewürzen von Natur aus enthalten. Als Konservierungsstoff verbirgt sie sich übrigens in manchem ausländischen Bier. Allerdings sind dort im Vergleich zu ASS-haltigen Medikamenten die Mengen sehr gering, und es ist eher unwahrscheinlich, daß sie Intoleranzreaktionen auslösen (s. Kasten).

Salizylate in Nahrungsmitteln

Eine Einzeldosis ASS als Schmerzmittel entspricht üblicherweise einem halben bis einem Gramm Wirkstoff. Die Renner unter den pflanzlichen Salizylsäurelieferanten sind Curry und scharfer Paprika. Von ihnen müßte man ein halbes Kilo essen, um auf eine entsprechende Menge Salizylsäure zu kommen.

Sultaninen, Rosinen, Himbeeren und rote Johannisbeeren enthalten noch weniger von solchen phenolischen Verbindungen.

Auch chemisch nicht verwandte Stoffe können allergische Symptome hervorrufen, sofern sie wie ASS im menschlichen Organismus dasselbe Stoffwechselenzym (Cyclooxygenase) hemmen. Wer Salizylate nicht verträgt, reagiert daher nicht selten auch auf Lebensmittelzusätze wie Farbstoffe (gelbes Tartrazin) oder Konservierungsmittel (Benzoesäuren) überempfindlich.

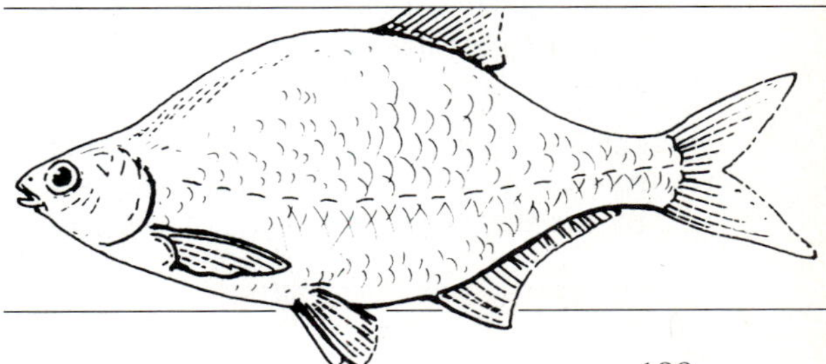

Zusätze und Zutaten: U-Boote im Essen

In unzähligen industriell gefertigten Nahrungs- und Genußmitteln stecken nicht nur jene Bestandteile, die der Verbraucher erwartet, sondern noch allerlei Zusatzstoffe. Darunter fallen laut Lebensmittel- und Bedarfsgegenständegesetz (LMBG 2, Abs.1) alle "Stoffe, die dazu bestimmt sind, Lebensmitteln zur Beeinflussung ihrer Beschaffenheit oder zur Erzielung bestimmter Eigenschaften oder Wirkungen zugesetzt zu werden."

Ärger mit den Zusätzen

Ärger gab es mit diesen Zusätzen immer wieder. Sei es, weil sich eine Substanz wie Buttergelb als krebserregend entpuppte (s. Kasten) oder weil sie – wie das gelbe Tartrazin – als Auslöser von Allergien bekannt wurde (s. Kasten, Seite 205).

Welche Lebensmittelzusatzstoffe allergen sind und welche "nur" die Symptome einer Allergie hervorrufen, ist nicht immer sicher. Unabhängig davon, muß jeder "seinem Reizstoff" aus dem Wege gehen können. Eben deshalb drängen die Verbraucher und ihre Verbände seit langem darauf, daß alle Inhaltsstoffe von Lebensmitteln und ihren Zutaten vollständig und verständlich deklariert sein müssen.

Heute ist nicht mehr alles erlaubt, was den Vanillepudding gelb, Limonade orange, Gummibärchen rot und Brot dunkelbraun färbt. Bevor 1959 die erste Farbstoffverordnung der Bundesrepublik Deutschland verabschiedet wurde, war manches anders. Inzwischen regelt das Lebensmittel- und Bedarfsgegenständegesetz (LMBG) mit der Zusatzstoffzulassungsverordnung (ZZV) die Verwendung von Lebensmittelzusatzstoffen.

Das ändert allerdings nichts an der Tatsache, daß die mehr oder minder versteckten Beigaben industriell verarbeiteter Nahrung krank machen können. Immerhin sollen 0,03 bis 0,15 Prozent der Bevölkerung auf Zusatzstoffe reagieren. Das sind bei 80 Millionen Bundesdeutschen immerhin bis zu 120 Tausend Männer, Frauen und Kinder. Manche von ihnen leiden unter einer "echten" Allergie, die Mehrzahl unter allergieähnlichen Reaktionen. Ihre Erkrankung ist nicht geringfügiger, nur eine Beteiligung der körpereigenen Abwehr ist nicht auszumachen (vgl. Seite 24).

Verbot von Buttergelb

Auf die möglichen gesundheitlichen Gefahren durch chemische Lebensmittelzusätze wurde die Öffentlichkeit spätestens durch das Fiasko mit dem Azofarbstoff Buttergelb aufmerksam.

Schon seit Anfang des 19. Jahrhunderts hatte man ihn blasser Margarine und weißlicher Winterbutter beigemischt, um sie goldgelb zu tönen. Aber Buttergelb entpuppte sich als Substanz, die Leberkrebs verursacht.

Wie so oft hatten Regierung und Gesundheitsbehörden Hinweise auf Gefahren für die Gesundheit lange Zeit nicht ernst genommen. Erst das Engagement des deutschen Chemikers und Nobelpreisträgers Adolf Butenandt führte 1949 zum Verbot von Buttergelb.

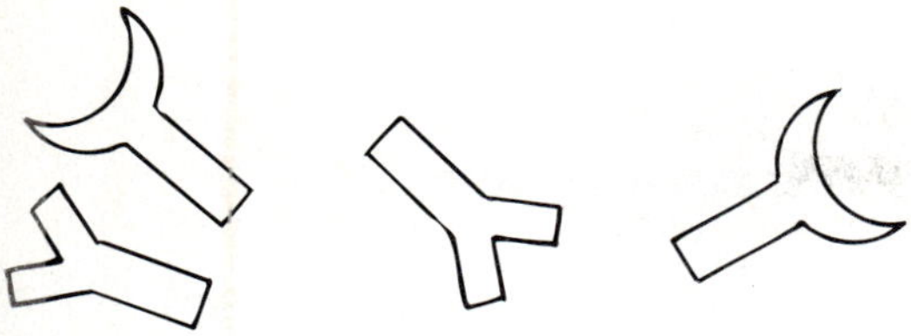

Typische Erkrankungen

Die Reaktionen sind vielfältig, manchmal treten sie in Kombination auf: allergischer Dauerschnupfen (vgl. Seite 65), asthmatische Beschwerden (vgl. Seite 76), Neurodermitis (vgl. Seite 109), Nesselausschlag und Angioödem (vgl. Seite 125), Erkrankungen des Magen-Darm-Systems (vgl. Seite 141), Migräne und der lebensbedrohliche Schock (vgl. Seite 134).

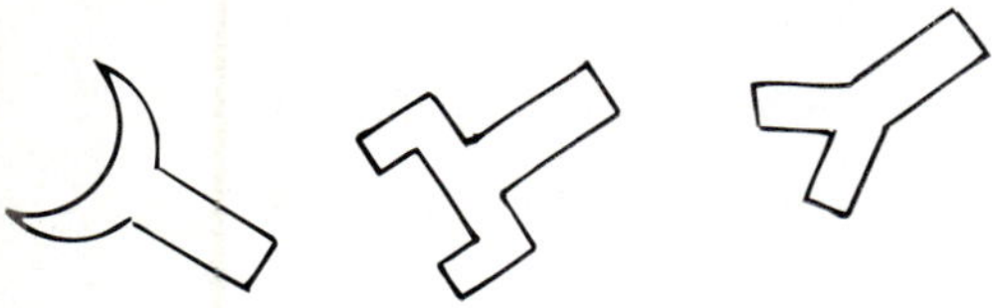

Haltbarer, aromatischer, schöner - aber schädlich

Die prominentesten Vertreter von Zusätzen, die Unverträglichkeitsreaktionen hervorrufen können, stammen aus fünf Anwendungsbereichen (Tabelle 37).

☐ **Konservierungsstoffe** sollen Wachstum und Vermehrung von Mikroorganismen eindämmen. Einige bereiten insbesondere Asthmatikern und Patienten mit Nesselausschlag Probleme, weil sie deren Symptome – Atemnot und Hautausschlag – auslösen beziehungsweise verstärken können. Extrem empfindlich auf Konservierungsstoffe reagieren viele, die Schmerzmittel wie Azetylsalizylsäure (ASS, Aspirin®) oder Rheumamittel nicht vertragen (vgl. Seite 127).

☐ **Antioxidantien** binden Sauerstoff und verhindern dadurch, daß fetthaltige Produkte ranzig werden. Sie können Hautausschlag verursachen – zumal bei Menschen, die auf Azetylsalizylsäure empfindlich reagieren.

☐ **Farbstoffe**, die in Nahrungsmitteln ausschließlich einer zweifelhaften Produktkosmetik dienen, können alle bekannten Allergiesymptome auf der Haut, in den Atemwegen und im Magen-Darm-Trakt auslösen. Die Verwendung von allergiefördernden Azofarbstoffen wird in der Bundesrepublik Deutschland ab 1992 drastisch eingeschränkt sein.

☐ **Geschmacksverstärker** bereiten manchen Personen ebenfalls Probleme. Zum Beispiel verursacht Natriumglutamat, das nicht nur im China-Restaurant reichlich auf den Tisch kommt, sondern auch Tiefkühlgerichte, Dosenkost und fast alle Wurst und Fleischwaren "verbessert", das sogenannte "China-Restaurant-Syndrom". Dessen häufigste Symptome sind Herzklopfen, Kopfschmerzen, Schwindel, Muskelschmerzen und -schwäche.

☐ **Aromastoffe**, von denen in Deutschland jährlich 10 000 Tonnen verarbeitet werden, erscheinen nur unter der Bezeichnung "natürlich", "naturidentisch" oder "künstlich" auf der Verpackung. Allein von der letzten Gruppe verarbeitet die Lebensmittelindustrie 18 verschiedene Stoffe, die als Auslöser von allergischen und allergieähnlichen Erkrankungen in Frage kommen.

Zahlreiche Problemstoffe stecken gerade in den "Grundnahrungsmitteln" vieler Kinder: Süßigkeiten, Brause, Pudding u.a. (Tabelle 37). Wer diesen aus dem Weg gehen will oder muß, kommt nicht darum herum, das Kleingedruckte auf der Verpackung eingehend zu studieren und sich aus dem großen Angebot mühsam solche Produkte herauszusuchen, die verträglich sind.

Tabelle: 37
Für Allergiker problematische Lebensmittelzusätze

Substanz	**EWG-Nr.**	**mögliche Verwendung** (Beispiele)
Farbstoffe		
Tartrazin	E 102	Süßwaren, Pudding- und Brausepulver, Brause, Senf, Sirup, Kunsthonig, Spirituosen (ab 1992 nur noch Spirituosen)
Gelborange	E 110	Lachsersatz, Süßwaren
Azorubin	E 122	Puddingmischungen, Süßwaren
Amaranth	E 123	Pudding, Likör
Cochenille-Rot A (Ponceau 4R)	E 124	Brause, Süßwaren, Fruchtgelee, Lachsersatz
Erythrosin	E 127	Eis, kandierte Kirschen, Konservenfrüchte
Patentblau V	E 131	Süßwaren, Getränke, Glasuren
Indigotin I	E 132	Süßwaren, Getränke, Glasuren
Konservierungsstoffe		
Benzoesäure und Benzoate*	E 210 – E 213	Fischmarinaden, Kaviar, Garnelen, Majonaise, Salatsaucen, Halbfettmargarine, Süßigkeiten, Fruchtzubereitung für Joghurt
Parahydroxibenzoesäureethyl-Ester (PHB-Ester)	E 214 – E 219	Fischmarinaden, Kaviar, Garnelen, Majonaise, Salatsaucen, Süßigkeiten
Schwefeldioxid und Sulfite	E 220 – E 227	Trockenfrüchte, glasierte und kandierte Früchte, zerkleinerter Meerrettich, Kartoffelerzeugnisse sowie Wein und Bier, das nicht nach deutschem Reinheitsgebot gebraut ist
Biphenyl (Diphenyl)	E 230	Zitrusfrüchte
Orthophenylphenol und Natriumsalz	E 231 E 232	Zitrusfrüchte
Thiabendazol	E 233	Zitrusfrüchte, Bananen
Nitrite	E 249 E 250	geräucherte, gepökelte Fleisch- und Wurstwaren, Käse

Fortsetzung von Tabelle 37

Substanz	**EWG-Nr.**	**mögliche Verwendung** (Beispiele)
Antioxidantien:		
Gallate	E 310 – E 312	Trockensuppen, Instant-Kartoffelerzeugnisse (auch Tiefkühl-Pommes frites), Knabbererzeugnisse auf Getreidebasis, Süßwaren wie Marzipan, Nougat und Erdnußmasse, Kaugummi
Butylhydroxianisol (BHA)	E 320	siehe: Gallate, außerdem Walnußkerne
Butylhydroxitoluol	E 321	Kaugummi
Geschmacksverstärker:		
Natriumglutamat	E 621	Fertigsuppen und -gerichte, Soßen aus Soja
Aromastoffe:		
Hydroxicitronellae		Künstliche Heiß- und Kaltgetränke, Brause, Brausepulver, Cremespeise, Pudding, Kunstspeiseeis, Backwaren, Teigmassen und deren Füllungen, Kaugummi
Chininsulfat, Chininhydrochlorid		Alkoholfreie Erfrischungsgetränke (wie Bitter Lemon), Trinkbranntwein

* z. B. Natrium, Kalium- und/oder Kalziumsalz

Rätselhafte Deklaration

Zusatzstoffe, die in der Europäischen Gemeinschaft zugelassen sind, sollen zumindest auf verpackter Ware nachzulesen sein. Dennoch müssen bis heute nicht bei jedem Lebensmittel alle Zusätze genannt werden (s. Kasten, Seite 204).

Ein spezielles Problem sind die "zusammengesetzten Zutaten", die mehrere Stoffe enthalten. Denn was in den Zutaten steckt, braucht auf dem fertigen Produkt nicht unbedingt deklariert zu sein. Dadurch können in das Endprodukt Stoffe hineinkommen, die ihm laut Lebensmittelgesetz nicht zugesetzt werden dürfen. Zusatzstoffe, die für einzelne Zutaten erlaubt sind, brauchen – sofern sie im fertigen Produkt keine technologische Wirkung mehr ausüben – dort auch nicht deklariert zu sein. Deshalb findet auch der Konservierungsstoff in der Fruchtzubereitung von Fruchtjoghurt keine Erwähnung oder in der Paprika- oder Tomatenbeigabe von Schmelzkäse (s. Kasten).

Erlaubt:
Unerlaubtes in der Margarine

Das Antioxidationsmittel BHA darf Margarine nicht zugesetzt werden. Für Aromen ist jedoch ein Gehalt von 200 Milligramm BHA pro Kilo zulässig. Da fast jede Margarine aromatisiert wird, kann BHA so erlaubterweise in das Endprodukt gelangen – wenn auch nur in geringer Menge. Da der Zusatzstoff in der Margarine keine technologische Wirkung mehr ausübt, muß er auch nicht im Verzeichnis der Zutaten genannt werden.

Im übrigen ist bei den genannten Zusatzstoffen nicht einmal die "Namensgebung" einheitlich (vgl. Seite 206). Da werden dem Verbraucher an allen Ecken und Enden Rätsel aufgegeben: So reicht in der Speisekarte von Restaurants die Kennzeichnung "mit Farbstoff" aus. Auf dem Etikett von Spirituosen brauchen überhaupt keine Zusätze deklariert zu sein. Und dort, wo die exakte Deklaration ein "Muß" ist, wird mal die EWG-Nummer (E=...) und mal die chemische Bezeichnung der Substanz angegeben. Manchmal reicht sogar ein Gruppenname wie "Backmittel". Bei Süßstoff steht der Begriff "Saccharin" gleich für vier verschiedene Verbindungen des Benzoesäuresulfimids. Eine E-Nummer gibt es (noch) nicht.

Ein derartiger Kennzeichnungswirrwarr ist nicht gerade verbraucherfreundlich. Der Allergiker findet statt des vollen chemischen Namens meist nur die neutral klingenden, leicht zu verwechselnden E-Ziffern auf der Verpackung und kommt beim Einkauf ohne eine Übersetzungshilfe nicht aus (s. Kasten). Weder für ihn noch für den "Normalverbraucher" muß "E=" soviel bedeuten wie "Vorsicht!". Haben doch positiv besetzte Zusätze wie Vitamin C ebenfalls E-Nummern.

Übersetzungshilfen

Informationsblatt mit Faltkarte der E-Nummern "Zusatzstoffe – bedenkliche Künste der Ernährungsindustrie" von der

Verbraucher Initiative
Breite Straße 51
Postfach 1746
W-5300 Bonn 1
Tel. 02 28/ 65 90 44, Fax. 02 28/ 69 11 09

(Briefmarken im Wert von 3,- DM der Bestellung beilegen.)

Ein Buch, das vielen Hilfe bietet:

E. Lück: Augen auf, was steht drauf, Trias, 1986 (19,80 DM)

Portemonnaiegroßes Kärtchen mit Markierung der Stoffe, die gesundheitlich bedenklich bzw. mögliche Allergieauslöser sind:

Institut für Umweltkrankheiten
Im Kurpark 1
W-3501 Emstal
Tel. 05 62 4/ 80 61, Fax. 05 62 4/ 86 95

Im Gerede: Azofarbstoffe und Sulfite

Die Azofarbstoffe stehen seit langem im Kreuzfeuer der Kritik. Auf das gelbe Tartrazin (E 102) sollen besonders viele Menschen überempfindlich reagieren. Auffallend häufig vertragen die Betroffenen auch Schmerzmittel mit Azetylsalizylsäure (ASS, Aspirin® u. a.) nicht (vgl. Seite 127). Bisher steht aber nur annäherungsweise fest, auf welchem Wege Azoverbindungen allergische Reaktionen auslösen: Im Darm werden sie in kleinere Moleküle – darunter Sulfanilsäure – gespalten, die als allergen gelten. Azofarbstoffe verursachen als Kontaktallergene auch Hautausschläge (Typ-IV-Allergie, vgl. Seite 23).

Tartrazin - immer noch nicht ganz vom Tisch

Seit gut 10 Jahren ist Tartrazin in skandinavischen Ländern als Zusatzstoff für Lebensmittel verboten. Auch hierzulande möchte man sich des unliebsamen Farbstoffs entledigen. Doch die Gesetze der Bundesrepublik Deutschland sind an die EG-Richtlinien gebunden. Und weil Brüssel Tartrazin als Lebensmittelzusatz erlaubt, blieb dem Bonner Gesundheitsministerium nur ein Schlupfloch.

In welchen Produkten welche Farbstoffe enthalten sein dürfen, entscheiden die einzelnen EG-Staaten selbst. Bei uns soll nach einer neuen Verordnung aus Bonn ab 1992 Tartrazin nur noch in einigen Spirituosen stecken dürfen. – Indes ein schwacher Trost, wenn es weltweit in bis zu 35000 verschiedenen Produkten vorkommt.

Besondere Beachtung schenken Allergologen derzeit den Sulfiten. Als Konservierungsstoffe stecken sie in zahlreichen Lebensmitteln. Besonders viel Sulfit dürfen Trockenfrüchte enthalten – bis zu 2000 Milligramm Schwefeldioxid pro Kilogramm.

Fünf bis zehn Prozent der Asthmatiker sollen auf Sulfit mit Beschwerden reagieren. Bei anderen Menschen löst es Nesselausschlag oder Angioödeme aus. Auch mit Schockreaktionen ist zu rechnen. Dabei kann die Erkrankung sowohl von einer direkten Reizung – etwa der Bronchialschleimhaut – herrühren als auch von einem angeborenen Enzymdefekt. Zudem gibt es "echte" Allergien gegen Sulfite.

So gesehen bleibt die Lücke in der Deklarationspflicht unverständlich: Auf dem Etikett von Weinflaschen sucht man vergebens nach einer Angabe über den Gehalt an schwefliger Säure (Sulfite). Für Weißweine – die lieblichen und schweren vor allem – wird davon besonders viel gebraucht. Der Grenzwert für Beerenauslese ist mit 400 Milligramm SO_2 pro Liter besonders hoch angesetzt. Bei rotem Landwein sind nicht mehr als 160 Milligramm erlaubt. – Und übrigens: Auch für Migräneanfälle "am Tag danach" wird die Schwefelverbindung verantwortlich gemacht.

Geheimnisvolle Zutaten: Zum Beispiel Guar

Wer kennt schon Guarkernmehl, das aus dem Samen der indischen Bohne – oder der Guarpflanze – gewonnen wird und vornehmlich aus Indien, Pakistan und den USA zu uns kommt. Dabei verarbeitet die bundesdeutsche Lebensmittelindustrie jährlich 4000 bis 5000 Tonnen und mischt es unzähligen Produkten bei (Abbildung 24). Das Polysaccharid bindet nämlich sehr gut Wasser und sorgt dadurch für die Verdickung und Stabilisierung von Lebensmitteln.

Guar verbirgt sich in fertigen Soßen und im Salatdressing, aber auch in süßen und herzhaften Füllungen. Es verhindert, daß sich zum Beispiel Mayonnaise während der Lagerung wieder in ihre Bestandteile entmischt oder Käse durch Wasserverlust austrocknet (Synäresehemmung). Es verleiht zudem kalorienreduzierten Artikeln eine cremige Konsistenz. Diese geht nämlich vielen Produkten durch Entzug von Fett und Zucker verloren. Als Backmittel soll Guarmehl die Frischhaltung verbessern. Zusätzlich macht es den Teig elastischer, erhöht die Teigausbeute, die Backwaren lösen sich besser von der Backform und beim Schneiden krümelt es weniger. Die Arzneimittelindustrie hat Guar ebenfalls für sich entdeckt. Bei Zuckerkranken soll es (Glucotard® u.a.) das Blutzuckerprofil "glätten".

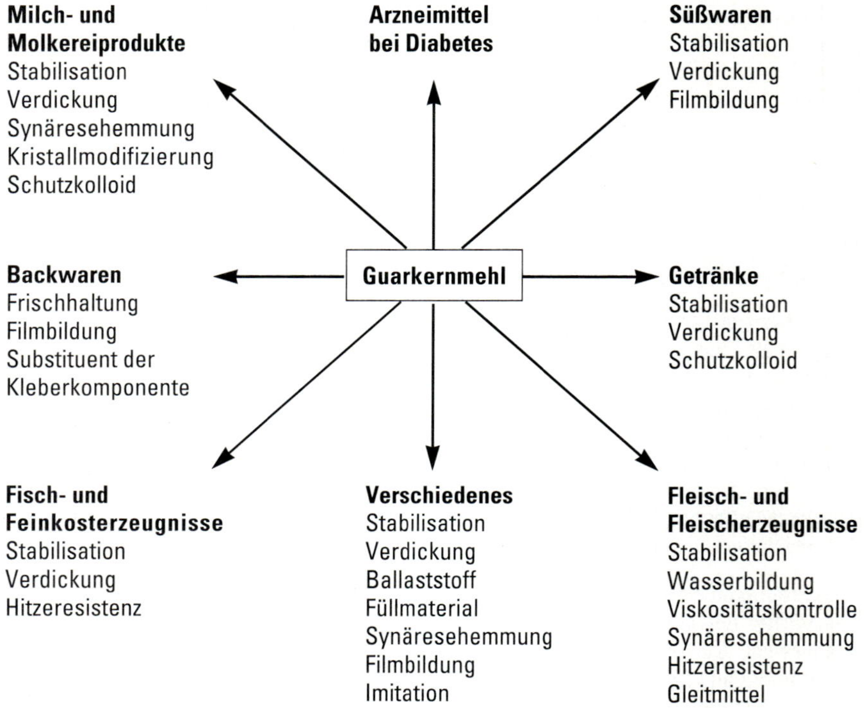

Abbildung 24: Kaum ein Bereich der Ernährung scheint ohne Guarkernmehl auszukommen (nach Wilden et al.)

Der Erfolg von Guar liegt darin, daß es billig ist und zugleich als gesundheitlich unbedenklich gilt. Dennoch, in letzter Zeit wurde es mehrfach als Auslöser von Allergien (Magen-Darm-Erkrankung, Bäckerasthma, Kontaktekzem) bekannt.

Und wieder müssen Betroffene und ihre Ärzte ausbaden, was der Gesetzgeber versäumt: die genaue und verständliche Kennzeichnung der Lebensmittelinhaltsstoffe. Guar, das als Guarmehl, Guarkernmehl oder Guargummi eingesetzt wird, verbirgt sich je nach Anwendungsbereich hinter einer E-Nummer oder hinter verschiedenen Gruppenbegriffen auf der Verpackung (s. Kasten).

Guar = E 412
= Stabilisator
= Verdickungs- und Geliermittel
= Bindemittel
= Backmittel

Wer Überempfindlichkeitsreaktionen auf Nahrungsmittelzusätze vermeiden will, sollte weitgehend naturbelassene Ware kaufen, sie selbst zubereiten und auf hochverarbeitete Produkte wie Fertiggerichte verzichten.

Vorsicht geboten: Allergien durch Putz-, Wasch- und Körperpflegemittel

Die Verbreitung von Haushaltschemikalien hat in den letzten Jahrzehnten erheblich zugenommen und wird – bedenkt man die gegenwärtigen Entwicklungen im Osten Europas – auch weiterhin zunehmen. Bereits Mitte der achtziger Jahre verbrauchten die Deutschen in der Bundesrepublik weit über eine Million Tonnen Waschmittel und mehr als 100000 Tonnen Reinigungs- und Pflegemittel pro Jahr.

Oft genug scheint der Nutzen der Produkte den Schaden nicht aufzuwiegen, den sie an Mensch und Natur anrichten können. Viele ihrer Inhaltsstoffe belasten die Gesundheit – im Produktionsprozeß ebenso wie bei der Anwendung im Alltag.

Manche Haushaltschemikalien lösen mit Sicherheit Allergien aus. Andere schädigen "nur" Haut und Schleimhäute und bereiten so das Terrain für Allergene, Pilze, Bakterien und Viren vor. Das allergische Kontaktekzem ist die häufigste Überempfindlichkeitsreaktion. Seine Auslöser sind gut bekannt. Ganz oben auf der Hitliste stehen: Nickelsulfat, Kobalt, Gummi und das Konservierungsmittel Kathon CG.

Bei vielen bereits im Handel befindlichen Inhaltsstoffen steht die Überprüfung ihres reizauslösenden beziehungsweise allergenen Potentials durch das Bundesgesundheitsamt noch aus. Über 100000 sogenannte Altstoffe – das sind Chemikalien, die vor 1982 in den Verkehr gebracht wurden – warten bis heute auf ihre Bewertung durch die oberste deutsche Gesundheitsbehörde.

Allergene im Haushalt

Zahlreiche Stoffe finden sich wegen ihrer vielseitigen Eigenschaften in ganz unterschiedlichen Haushaltschemikalien. Mit Allergenen ist in fast allen Anwendungsbereichen zu rechnen.

☐ **Duftstoffe**: Ätherische Öle wirken in den Atemwegen und auf der Haut allergen. Es sind Stoffwechselprodukte von Pflanzen, die sich aus ihren Blüten, Blättern, Stielen, Früchten, Wurzeln, der Rinde oder dem Holz gewinnen lassen. Viele werden heute synthetisch hergestellt. Auch die aromatischen Balsame gehören zu den "natürlichen" Duftstoffen, die häufig allergen wirken (s. Kasten, Seite 208). Sie stammen aus Rinde und Holz bestimmter Bäume.

Typische Erkrankungen

Allergische Reaktionen auf Haushaltschemikalien äußern sich meist als Kontaktekzem (Typ-IV-Reaktion, Spätreaktion, vgl. Seite 101). Unmittelbar nach Allergenkontakt kann es zum Nesselausschlag kommen (vgl. Seite 125). Diverse Inhaltsstoffe reizen die Atemwege. Die seltene Typ-III-Reaktion (vgl. Seite 23) kann sich durch beruflichen Kontakt mit Waschmitteln entwickeln (vgl. Seite 208). Das Risiko ist heute geringer als früher.

Perubalsam

Als potenter Auslöser von Duftstoffallergien gilt Perubalsam, der aus dem geschwefelten Holz eines in Süd- und Mittelamerika heimischen Baumes gewonnen wird. Seine Verwendung ist wie bei anderen Balsamen weit gefächert: Kosmetika, Putzmittel und Medikamente gehören ebenso dazu wie Nahrungsmittel. Schokoladen, Backwaren, parfümierten Tees, Kaugummi, Cola-Getränken und Gewürzen wird Perubalsam als Aromastoff zugegeben.

Die Industrie setzt in jüngster Zeit häufiger auch Perubalsamöl ein, dessen vorgeblich geringere allergene Potenz sich indes noch erweisen muß.

WARNUNG

☐ **Emulgatoren**: Sie sind ein zentraler Bestandteil diverser Kosmetika und Putzmittel. Als Salbengrundlage ist der Naturstoff Lanolin – auch Wollwachs, Wollfett, Eucerin oder Adeps lanae genannt – stark verbreitet. Es wird aus den Hautabsonderungen in der Schafwolle gewonnen. Eine Allergie auf Lanolinbestandteile schränkt die Verträglichkeit kosmetischer Mittel erheblich ein. Auch Farben, Lacke, Wachse und Tinten können aufgrund ihres Lanolingehalts ein Kontaktekzem auslösen.

☐ **Enzyme**: Mit eiweißspaltenden Enzymen lassen sich Verschmutzungen wie Blut, Milch und Eiweiß in der Wäsche besser beseitigen. Andere greifen die Stärke aus Speiseresten an.

Vor allem als Inhalationsallergene sind Enzyme bekannt geworden. In der Waschmittelindustrie litten in den sechziger Jahren viele Arbeiter unter Atemwegserkrankungen. Heute ist der Wirkstoff in Kapseln eingeschlossen, und zuvor problematische Produktionsabschnitte laufen heutzutage in geschlossenen Kreisen ab.

Bei der Anwendung im Haushalt gelangt indes bis heute ein Teil der verkapselten Enzyme in die Luft. In Wasser gelöst greifen sie die Haut an und schädigen den Säureschutzmantel.

☐ **Farbstoffe**: Henna ist ein natürliches Haarfärbemittel aus den Blättern des Hennastrauches. Bei uns ist es als Pulver oder in cremigen Färbepräparaten im Handel erhältlich. Der Pflanzenfarbstoff kann unerwartet Kontaktallergien hervorrufen (s. Kasten).

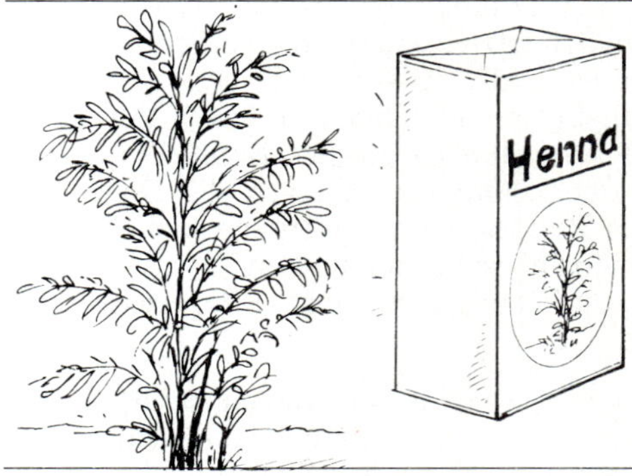

Vorsicht bei Pflanzenzubereitungen

Hauptproblem vieler Pflanzenzubereitungen ist die schwankende Zusammensetzung ihrer Wirkstoffe. Ungewöhnlich hohe Konzentrationen eines potentiellen Allergens können unverhofft sensibilisieren.

Synthetische Farbstoffe stecken in fast allen Haushaltschemikalien. Verschiedene Azofarbstoffe sind sicher allergen. Besonders riskant sind manche Haarfärbemittel. Paraphenylendiamine verursachen – nicht nur im Friseurberuf – besonders häufig Allergien (vgl. Seite 212).

☐ **Harze und Wachse**: In vielen Putz- und Körperpflegemitteln steckt Propolis, auch Bienenkitt, Vorwachs, Stopfwachs, Bienenharz genannt (s. Kasten). Die harzige, braungelbe Masse gewinnen Bienen aus den Knospen von Pappeln und anderen Bäumen. Sie dichten damit unter anderem ihre Waben ab. Nicht nur manche Imker reagieren auf Propolis mit allergischem Hautausschlag. Mit wachsender Verbreitung erweist sich Propolis generell als starkes Allergen. Es kann zudem für Perubalsam (s. oben) sensibilisieren – und umgekehrt (Kreuzallergie).

Propolis in Wasch- und Körperpflegemitteln

Firmen, die dem Industrieverband Körperpflege und Waschmittel angehören, setzen Propolis in kosmetischen Mitteln "nur" noch mit bis zu 1,6% ein. Auf dem europäischen Markt gibt es kosmetische Erzeugnisse, darunter Zahnpasta, mit bis zu 10% Propolis.

Auch Kolophonium oder Geigenharz, das bei der Herstellung von Terpentinöl aus Nadelhölzern anfällt, ist ein im Haushalt stark verbreitetes Kontaktallergen.

☐ **Konservierungsstoffe**: Formaldehyd und formaldehydabspaltende Substanzen wie Bronopol reizen oft Augen und Atemwege. Auf der Haut verursachen sie Kontaktallergien. In Japan ist Formaldehyd in Kosmetika verboten. Bei uns wird es von der Industrie sparsamer eingesetzt, seitdem Produkte mit mehr als 0,05 Prozent Formaldehyd den Hinweis "Enthält Formaldehyd" tragen müssen. Die zulässige Höchstkonzentration liegt bei 0,2 Prozent. – Formaldehyd kann außerdem in Spuren aus der Kunststoffverpackung frei werden.

Einen Ersatz für Formaldehyd versprach sich die Industrie vor einigen Jahren von Kathon CG – auch als Kathon 886 MW, Kathon WT, Kathon LX oder Euxyl K 100 deklariert. Es erwies sich aber rasch als noch stärkeres Kontaktallergen und verschwand wieder aus vielen Produkten (s. Kasten). – In Kosmetika sind heute nur noch geringe Konzentrationen erlaubt. Insbesondere im Gesicht können selbst diese allergische Reaktionen auslösen.

Alternativen zu Formaldehyd

Seit das Konservierungsmittel Formaldehyd auch in der Öffentlichkeit in Mißkredit geriet, sucht die Industrie nach Alternativen. Bislang mit geringem Erfolg.

Es gibt wenig Grund zu bedauern, daß der Ruf von Formaldehyd – durch Aufklärung der Öffentlichkeit – verspielt wurde, auch wenn es weniger allergen ist als etwa Kathon CG.

Den Herstellern bleibt die Möglichkeit, Kosmetika und Haushaltschemikalien in kleinen Portionen anzubieten, die dann weniger lange haltbar sind. Außerdem sollte der Verbraucher daran denken, daß fetthaltigere Präparate wie Hautöl generell weniger Konservierungsmittel brauchen als stärker wasserhaltige wie etwa Lotionen.

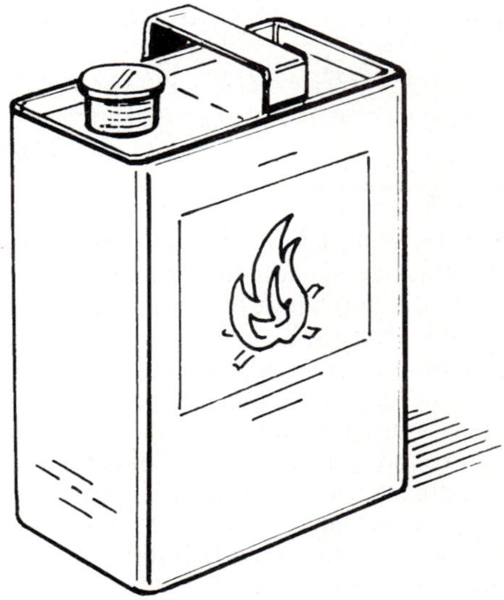

Parabene (Parahydroxibenzoesäurederivate) gehören zu den häufigen Allergenen. Sie konservieren nicht nur kosmetische und pharmazeutische Produkte, sondern auch Lebensmittel (vgl. Seite 202).

□ **Lösemittel**: Terpentinöl (s. oben) sensibilisiert auf der Haut stark. Das Öl hat in den letzten Jahren durch die Herstellung von Terpentinersatz an Bedeutung verloren. Dessen Inhaltsstoffe bergen jedoch ebenfalls gesundheitliche Risiken.

Perchlorethylen (PER = P- oder A-Reinigung) ist ein Lösemittel mit ausgezeichneten fettlösenden Eigenschaften. In chemischen Reinigungen werden jährlich 17000 Tonnen PER verbraucht, das ist ein Viertel der Gesamtmenge. Kontinuierliche Aufnahme kann schwere Gesundheitsschäden verursachen (Krebsverdacht). PER ist kein Allergen, reizt aber Augen und Atemwege. Fluorkohlenwasserstoffe (FCKW = F-Reinigung) sind wegen ihrer ozonzerstörenden Potenz keine Alternative.

Blitzsauber durch Putz- und Waschmittel, aber ...

Es gibt wohl kaum ein Putzmittel, das nicht die Haut zu schädigen vermag – zumal eine Haut, die durch häufigen Kontakt mit Wasser extrem empfindlich ist. Allerdings sollen Putzmittel heute seltener Allergien auslösen – meist in Form einer Kontaktallergie – als noch vor zwei Jahrzehnten. Ganz überwiegend sind die typischen "Hausfrauen"- beziehungsweise die "Hausmänner"ekzeme die Folge einer Hautreizung (Irritation). – Beim Hausputz sollte eigentlich jeder seine Hände mit geeigneten Handschuhen schützen (s. Kasten, Seite 213).

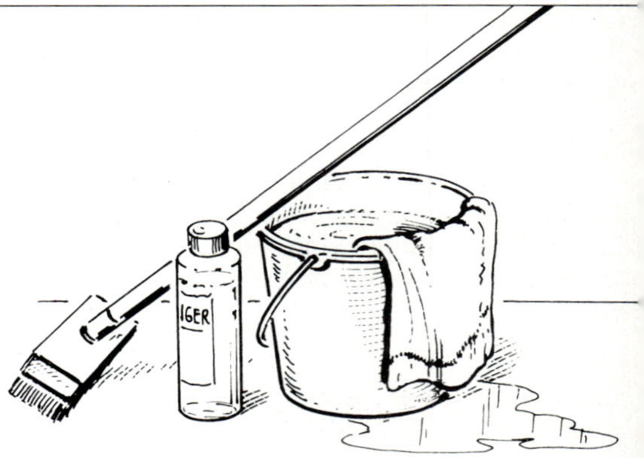

Anwendungsbereiche

□ **Handspülmittel** können aufgrund der verwendeten Enzyme, Duft- oder Farbstoffe allergen wirken.

□ In vielen **Putz-, Scheuer- und Spülmitteln** steckt als Verunreinigung das sensibilisierende Chromat (vgl. Seite 224). Aus allergologischer Sicht weniger problematisch ist sein Vorkommen in Waschmitteln für die Maschine, wo es kaum in Kontakt mit der Haut kommt.

□ **Möbelpflege- und Teppichreinigungsmittel** enthalten nicht nur gesundheitsschädliche Lösemittel, sondern auch die bekannten Allergene Lanolin und Kolophonium.

□ Reich an Lösemitteln sind außerdem **Fleckentfernungsmittel.**

□ In vielen **Schuh- und Lederpflegemitteln** steckt das allergisierende Kaliumdichromat. Andere Allergene sind Lanolin und der Konservierungsstoff Parabene.

□ **Waschmittel** sollten so umgefüllt werden, daß wenig enzymhaltiger Staub in die Atemwege gelangt. Schimmelpilzallergiker können möglicherweise auf die von Pilzen produzierten Enzyme überempfindlich reagieren. Auch Waschmittelduftstoffe rufen allergische Reaktionen hervor. Durch optische Aufheller ("Weißmacher") steigt das Risiko von Photoallergien (vgl. Seite 229).

Kosmetische Mittel: Von Kopf bis Fuß

In der Europäischen Gemeinschaft werden heute etwa 8000 Stoffe in kosmetischen Produkten verarbeitet. Bei vielen ist zu wenig über ihre allergene Potenz bekannt.

Probleme gibt es nicht nur mit synthetischen Inhaltsstoffen. Insbesondere für Allergiker ist der Trend zur Verwendung von Naturprodukten eher bedenklich – zumal die Inhaltsstoffe nicht deklariert sein müssen (s. Kasten). Laut einer Expertengruppe des Europarats gibt es 268 verschiedene Pflanzen, die in Kosmetika stecken. Davon vermögen 21, Allergien auszulösen. Darunter sind so vertraute Namen wie Arnika, Schafgarbe, Roßkastanie, Kamille, Hamamelis und Hopfen.

Der Forderung nach einer vollständigen Deklaration der Inhaltsstoffe entsprechen jedoch nicht einmal alle kosmetischen Produkte aus der Apotheke, die sich "hypoallergen" nennen und damit größere Sicherheit vor Allergien versprechen. Über die Produktzusammensetzung wird oft nur der Apotheker informiert, obgleich Stoffe wie Lanolin und Konservierungsstoffe (Parabene) Verwendung finden.

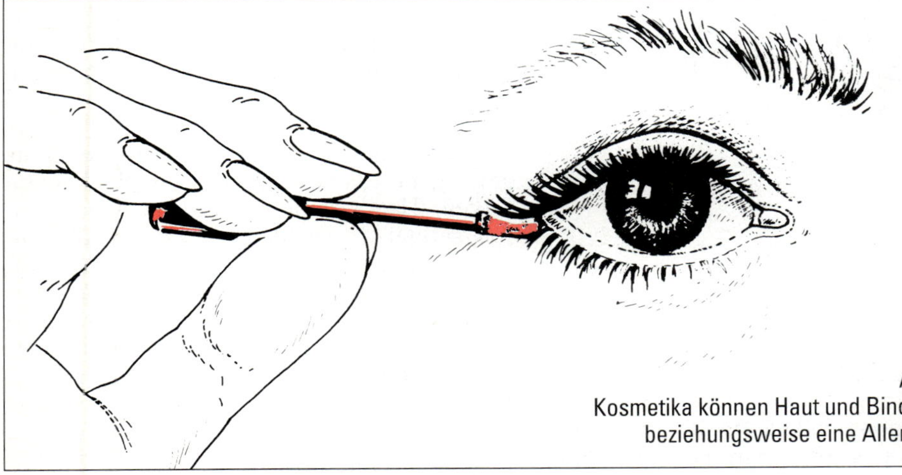

Abbildung 25:
Kosmetika können Haut und Bindehaut reizen beziehungsweise eine Allergie auslösen

Kosmetika - Deklaration der Inhaltsstoffe

Dr. Werner Grunow, Leiter der Abteilung Toxikologie der Lebensmittel- und Bedarfsgegenstände beim Bundesgesundheitsamt, fordert die Deklaration aller Inhaltsstoffe für kosmetische Mittel (Bundesgesundheitsblatt, 1, 1991).

Von dem Verbot, gesundheitsschädliche Kosmetika in den Handel zu bringen, werden nämlich "nicht grundsätzlich Erzeugnisse erfaßt, die pflanzliche Allergene enthalten und unter Umständen bei sensibilisierten Verbrauchern allergische Reaktionen auslösen können. Deshalb muß gefordert werden, daß der Schutz des Verbrauchers vor allergischen Reaktionen durch Deklaration, gerade auch der pflanzlichen Bestandteile von Kosmetika, sichergestellt wird."

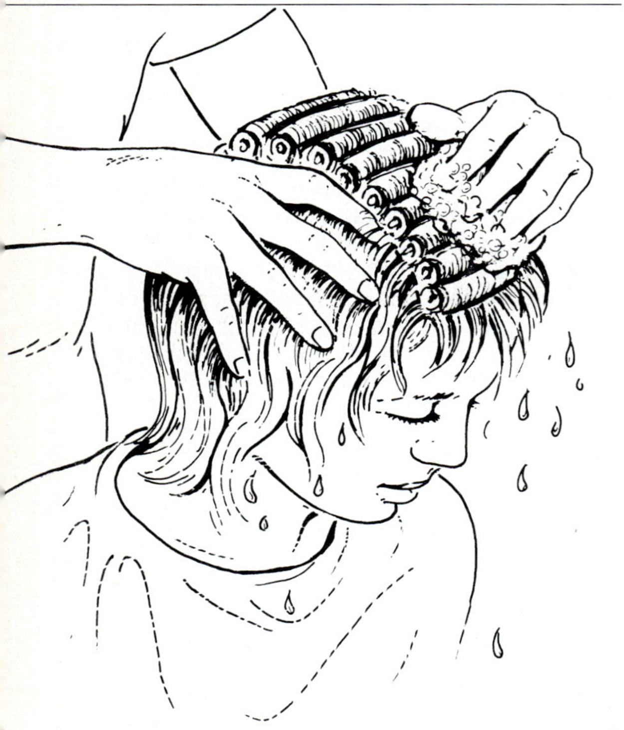

Anwendungsbereiche

☐ **Haarshampoos** sind häufig mit Formaldehyd konserviert. Viele verströmen außerdem den Duft von Perubalsam und enthalten Kolophonium. Die stark wirksamen waschaktiven Substanzen in Shampoos gegen fettendes Haar greifen zudem den Fett- und Säureschutz der Kopfhaut an und bereiten den Weg für Allergene vor.

☐ In **Haartönungs- und Haarfärbemitteln** verursachen die Farbstoffe selbst oder ihre Grundlagen allergische Reaktionen.

☐ Thioglykolsäureverbindungen verändern bei der **Dauerwelle** nicht nur die Form der Haare, sondern greifen auch die Haut an. Bei der sauren Dauerwelle wird Glycerylmonothioglykolat verwendet, das häufig allergische Reaktionen auslöst – vor allem bei beruflichem Kontakt.

☐ **Kosmetika für Mund und Augen** können ebenfalls allergische Reaktionen hervorrufen (Abb. 25, Seite 211). Die häufigsten Allergene in Lippenstift, Wimperntusche und Lidschatten sind Lanolin, Duftstoffe – darunter Perubalsam –, Farbstoffe und Konservierungsmittel. Lidschatten enthält häufig Kolophonium.

☐ Im **Rasierwasser** verbirgt sich bisweilen Perubalsam.

☐ **Seife** enthält neben Lanolin oft auch Kolophonium und Terpentin. Vor allem in "wertvoller", parfümierter Seife können ätherische Öle und Perubalsam zu Allergien führen.

☐ In **Wasch- und Duschbädern** können Zusatzstoffe wie Parfüms, Farb- und Duftstoffe sensibilisieren. Häufig enthalten sie geringe, nicht deklarationspflichtige Mengen Formaldehyd.

☐ Selbst das Dekorieren von **Fuß- und Fingernägeln** kann zu allergischen Reaktionen führen. Hauptschuldiger ist das Konservierungsmittel Formaldehyd, das sowohl im Nagellack als auch im Nagelhärter (bis zu 5%) enthalten ist. Aus einer anderen allergenen Substanz, dem Methylmetacrylat, wird so mancher künstliche Fingernagel geformt, der ausgehärtet nicht mehr allergen sein soll.

Friseurchemikalien für zuhause

Experten sehen in der Verwendung von Friseurchemikalien im privaten Bereich ein besonderes Problem, da Haarfärbe- und Haartönungsmittel vor allem – aber nicht nur – bei mangelnden Schutzmaßnahmen und unsachgemäßer Anwendung allergische Reaktionen hervorrufen. Viele Verbraucher und auch Hobbyhersteller von Kosmetika bedenken zudem nicht, daß auch Naturstoffe Allergien auslösen können.

WARNUNG

☐ **Parfüm** ist eine Mischung aus ätherischen Pflanzenölen, tierischen Duftstoffen und synthetischen Verbindungen. Es besteht aus 20 bis 50 verschiedenen Komponenten. Daß die Zusammensetzung als Produktgeheimnis gilt, macht die Suche nach dem Allergen besonders schwer. Nicht besser ist die Situation bei den weniger kostbaren Duftwässern.

☐ Viele **Salben** enthalten Wollfett (Lanolin). Durch eine bessere Kontrolle seiner Zusammensetzung ist der Gehalt an allergenen Rückständen vom Schaf heute meist so gering, daß nur selten Ekzeme ausgelöst werden. Die Salbengrundlage Propylenglykol vermag die Haut anzugreifen und Entzündungen auszulösen.

☐ **Lotionen** enthalten viel mehr Wasser als Salben und Cremes. Ihr Gehalt an Konservierungsmitteln ist entsprechend höher.

Tips: So vermeiden Sie Kontaktallergien im Haushalt

☐ Schützen Sie Ihre Hände beim Umgang mit Haushaltschemikalien durch wasserundurchlässige Handschuhe. Darunter sollten Sie Baumwolle tragen. Für Gummiallergiker (vgl. Seite 225) kommen Kunststoffhandschuhe in Frage. Mit der Zeit wird Gummi für Nickel (vgl. Seite 221) durchlässig.

☐ Verwenden Sie Kosmetika sparsam. Nicht nur die sogenannten dekorativen (roter Lippenstift usw.), auch die pflegenden (Haarshampoos) enthalten oft Allergene aus Natur und Chemie.

☐ Die meisten kosmetischen Präparate sind Mischungen aus "unendlich" vielen Stoffen. Kaufen Sie nur solche, bei denen alle Inhaltsstoffe deklariert sind. Im Fall von Hautreaktionen, fällt es Ihrem Arzt leichter, den Übeltäter herauszufinden. Nur die vollständige Deklaration ermöglicht es Ihnen, reizauslösenden Stoffen aus dem Wege zu gehen.

Arzneimittel

Wenn Sie sich die Beipackzettel von Medikamenten durchlesen, werden Sie fast immer auf Hinweise über irgendwelche allergische Folgen stoßen. Im Grunde können Sie bei keinem Arzneimittel sicher sein, daß es keine allergischen Störwirkungen auslösen kann. Selbst Kortikoide, die der Arzt bei besonders schweren Überempfindlichkeitsreaktionen verwendet, können im Einzelfall allergische Reaktionen verursachen.

Glauben Sie nicht, daß Sie vor solchen Komplikationen sicher sind, wenn Sie nur "Naturheilmittel" verwenden. So mancher Naturstoff besitzt potente allergene Eigenschaften, etwa Kamille oder Roßkastanie (vgl. Seite 211). Neben konventionellen Medikamenten, (s. unten) können auch Präparate aus tierischen Organen wie Milz, Mutterkuchen, Hirn usw. riskant sein. Solche Organpräparate werden als Injektionen zur Stärkung der Abwehrkräfte bis hin zur Vorbeugung und Behandlung von Krebs angeboten. Nach Injektion des tierischen Eiweisses (Fremdeiweiß) können lebensbedrohliche, akute Überempfindlichkeitsreaktionen wie Schock (vgl. Seite 134) auftreten.

Typische Erkrankungen

Arzneimittel können Unverträglichkeiten auslösen, die nahezu das ganze Spektrum allergischer und allergieähnlicher Reaktionen abdecken, beispielsweise allergischen Schnupfen (vgl. Seite 65), Nesselausschlag (vgl. Seite 125), Angioödem (vgl. Seite 126), Arzneimittelexanthem (vgl. Seite 130) oder anaphylaktischen Schock (vgl. Seite 134).

Tabelle 38: Arzneimittelwirkstoffe, die bei mehr als fünf Prozent der Anwender Arzneimittel-Exantheme auslösen können

Nahezu alle genannten Medikamente sind verschreibungspflichtig.

Wirkstoff	Warenzeichen (Beispiele)
Blutdrucksenkende Mittel	
Captopril	Lopirin®, Tensobon®
Blutzuckersenkende Mittel	
Carbutamid	Dia-Fridetten®, Nadisan®
Mittel gegen Epilepsien	
Carbamazepin	Sirtal®, Tegretal®, Timonil®
Mesuximid	Petinutin®
Phenytoin	Phenhydan®, Zentropil®
Mittel gegen Infektionen	
Amoxicillin	Amoxypen®, Clamoxyl®
Ampicillin	Amblosin®, Binotal®
Co-trimoxazol	Bactrim®, Eusaprim®
Miconazol	Daktar®
Nalidixinsäure	Nogram®
Streptomycin	Streptothenat®
Mittel gegen Krebs	
Bleomycin	Bleomycinum Mack®
Daunorubicin	Daunoblastin®
Schmerzmittel / Rheumamittel	
Gold	Aureotan®, Ridaura®
Naproxen	Apranax®, Proxen®
D-Penicillamin	Trolovol®, Metalcaptase®
Piroxicam	Felden®, Piroxicam Ratiopharm®
Schilddrüsenmedikamente	
Thiamazol	Favistan®, Thiamazol Henning®

(nach Bork)

Häufigkeit kalkulierbar?

Unklar ist, ob Atopiker (vgl. Seite 161) häufiger an Medikamenten-Allergien erkranken als Personen ohne erblich bedingte, erhöhte Reaktionsbereitschaft. Für Zwischenfälle, die Immunglobulin E-vermittelt sind, könnte dies der Fall sein. Es ist erwiesen, daß virale Infektionen, Erkrankungen des Immunsystems (Autoimmunerkrankungen, insbesondere AIDS) und bösartige Krankheiten das Risiko erhöhen.

Jede vierte bis fünfte Arzneimittelkomplikation ist allergiebedingt. Die meisten Arzneimittel verursachen dennoch relativ selten Allergien. So dürfte bei der Mehrzahl der Arzneistoffe etwa jeder hundertste bis zehntausendste Verwender betroffen sein. Einige Gruppen von Medikamenten fallen jedoch durch ein besonders hohes Allergierisiko auf. Hierzu gehören Fremdeiweiß wie Allergenextrakte, Organextrakte, Impfstoffe sowie eine Reihe weiterer Arzneimittel – etwa Antibiotika, Rheumamittel u.a. (Tabelle 38).

Möglichkeiten und Grenzen

Arzneimittel-Allergien lassen sich schwer klassifizieren. Mehrere Reaktionstypen können gleichzeitig auftreten. Auch allergieähnliche Komplikationen sind verbreitet.

Schnelle Reaktionen

Reaktionen vom Soforttyp (anaphylaktischer Typ, Typ I, vgl. Seite 22) äußern sich als Nesselausschlag (vgl. Seite 125), Angioödem (vgl. Seite 126) oder als anaphylaktischer Schock (vgl. Seite 134). Die Effekte setzen innerhalb von Sekunden bis Minuten nach der Arzneimittelanwendung ein, seltener nach Stunden.

Späte Reaktionen

Reaktionen vom Spättyp (Typ IV, vgl. Seite 23) brauchen mehrere Tage, bis sich das Krankheitsbild als Folge der Arzneimittelanwendung entwickelt. Hierzu gehören beispielsweise allergische Kontaktekzeme (vgl. Seite 101) und Arzneimittel-Exantheme (vgl. Seite 130).

Allergische Blutschäden

Die sogenannte Reaktion vom zytotoxischen Typ (Typ II, vgl. Seite 22) spielt sich in erster Linie an den Blutzellen ab (Reaktionszeit Stunden bis Tage). Entweder schädigen Antikörper diese Zellen direkt oder Eiweißstoffe werden im Blut durch Antigen-Antikörperreaktionen aktiviert (Komplementaktivierung). Als Folge zerfallen die roten Blutkörperchen (hämolytische Anämie), oder es schwinden die weißen Blutkörperchen (Agranulozytose) oder die Blutplättchen (Thrombozytopenie), die zur Blutgerinnung beitragen.

Allergische Blutschäden verursachen beispielsweise das Schmerzmittel Metamizol (Novalgin® u.a.), Penizilline oder Carbamazepin (Tegretal® u.a.), ein Mittel gegen Epilepsie.

Allergische Gefäß- und Gewebeschäden

Typ-III-Reaktionen vom Immunkomplex-Typ (vgl. Seite 23) entstehen durch Verbindungen verschiedener Komponenten, die im Blut zirkulieren oder im Gewebe vorhanden sind. Diese Immunkomplexe bestehen aus Haptenen (Halballergene) – kleineren Arzneisubstanzen, die allein nicht allergen wirken – körpereigenem Trägereiweiß – wodurch aus dem Hapten ein Vollantigen wird – sowie aus Antikörpern. Im Zuge der Aktivierung bestimmter Eiweißstoffe (Komplement) werden aus den Mastzellen (vgl. Seite 19) hochwirksame Entzündungsstoffe freigesetzt – die Folgen: Entzündung der kleinen und mittleren Blutgefäße (Vaskulitis) aufgrund von Arzneimittelallergien. Sie kommen auch bei fast allen Erkrankungen des rheumatischen Formenkreises vor. Die Symptome sind vielfältig, je nachdem, welche Organe betroffen sind. Die Vaskulitis kann an Haut und Schleimhäuten, Leber, Nieren, am Darm, Herzen, an Gelenken und anderen Organen beziehungsweise Körperregionen Entzündungen und zum Teil schwere Schäden verursachen.

Auslöser sind Antibiotika, Rheumamittel, entwässernde Mittel aus der Thiazidgruppe u.a. Das depressionslösende Mittel Alival® mußte wegen dieser Komplikationen vom Markt genommen werden.

Ursache der Serumkrankheit sind heute vor allem gespritzte Antibiotika wie Penizilline, die nach Bindung an körpereigenes Eiweiß die Eigenschaft von artfremdem Eiweiß erlangen. Ein bis zwei Wochen nach Injektion des Arzneimittels entstehen Nesselausschlag, Fieber, Gelenk- und Muskelschmerz sowie geschwollene Lymphknoten. An der Injektionsstelle findet sich oft eine Quaddel. Nach etwa drei Wochen bilden sich die Symptome folgenlos zurück.

Arzneimittel wie das gegen Harnwegsinfektionen verwendete Nitrofurantoin (Cystit®, Furadantin® u.a.), das entwässernde Mittel Hydrochlorothiazid (Esidrix® u.a.) und das Herzrhythmusmittel Amiodaron (Cordarex®), lösen bisweilen eine Entzündung der Lungenbläschen (Alveolitis) aus. Allergene wie Schimmelpilzsporen aus feuchtem Heu (Farmerlunge), Eiweißstoffe aus Vogelkot (Vogelzüchterlunge), aber auch Stoffe die in Arbeitsprozessen der chemischen Industrie anfallen (Isocyanat u.a.), können innerhalb von sechs bis acht Stunden nach Allergenkontakt grippeähnliche Erscheinungen mit Fieber, Husten und Kopfschmerzen hervorrufen. Diese klingen nach Stunden bis Tagen von selbst wieder ab – vorausgesetzt, die Allergenzufuhr war nur kurzfristig. Bei anhaltendem Kontakt mit dem Allergen wird jedoch allmählich Lungengewebe zerstört. Ein Indiz ist hierfür Atemnot bei Belastung. Oft wird zu spät an einen Zusammenhang zwischen Lungenerkrankung und Arzneimittelanwendung gedacht, so daß zum Teil bleibende und auch lebensbedrohliche Lungenschäden entstehen.

Auffällige Arzneimittelgruppen

In der großen Menge allergieauslösender Arzneimittel fallen einige besonders auf. Hierbei handelt es sich entweder um Beispiele für Medikamente, die besonders häufig Allergien hervorrufen (z.B. Penizilline) oder um solche, die so oft eingenommen werden, daß auch ein geringeres Allergie-Potential mit einer großen Zahl von Arzneimittel-Zwischenfällen verbunden ist (z.B. Schmerzmittel).

Insulin

Früher wurde Insulin ausschließlich aus Bauchspeicheldrüsen von Rind und Schwein gewonnen. Überempfindlichkeitsreaktionen gegen das körperfremde Hormon sind dadurch vorprogrammiert. Heute sind Tierinsuline durch Verfeinerung der Reinigungsmethoden besser verträglich geworden. Doch selbst beim gentechnisch hergestellten Insulin, das in seiner chemischen Struktur ganz dem körpereigenen menschlichen Hormon entspricht ("Humaninsulin"), kommen allergische Reaktionen vor (s. Kasten).

Verträglichkeit von Humaninsulin

Angeschuldigt für allergische Reaktionen auf Humaninsulin werden Verunreinigungen und Zusatzstoffe wie Konservierungs- und Verzögerungsmittel, die wie Protamin, Surfen oder Zink die Wirkdauer der Insuline verlängern sollen. Länger wirkende Insuline sind stärkere Allergene. Von Bedeutung könnten auch die Art der Verabreichung (subkutan = Spritzen unter die Haut) sein, die Tatsache, daß in den Insulinfläschchen sich das Hormon zu größeren Strukturen zusammenlagert sowie eine erbliche Veranlagung der Betroffenen.

Fast jeder zweite Insulinverwender bildet in geringen Konzentrationen IgE- und IgG-Antikörper gegen Insulin – glücklicherweise, ohne daß schwerere Unverträglichkeitsreaktionen folgen. Eine Therapie der verschiedenen Unverträglichkeiten vom Sofort- oder Spättyp erübrigt sich meistens. Oft handelt es sich um vorübergehende Hautkomplikationen, die um den Injektionsort herum auftreten und auch bei fortgesetzter Insulinverwendung wieder verschwinden.

Klassischerweise setzen Überempfindlichkeiten gegen Insulin ein, wenn es nach einer Behandlungspause erneut gespritzt wird. Daher ist es nicht ratsam, bei milderen Unverträglichkeiten Insulin vorübergehend abzusetzen. Der Wechsel des Präparats kann sinnvoll sein, da die enthaltenen Hilfsstoffe (Konservierungsmittel, Verzögerungsstoffe u.a.) für die Unverträglichkeiten verantwortlich sein können.

Ein größeres Problem bereiten die seltenen schweren anaphylaktischen Reaktionen (vgl. Seite 134) auf Insulin. Im Ausnahmefall, wenn eine Behandlung allein mit Diät und blutzuckersenkenden Tabletten nicht möglich ist, kann eine Schnellhyposensibilisierung (vgl. Seite 139) mit Humaninsulin versucht werden. Bei einigen Betroffenen führt diese zum Erfolg, bei anderen jedoch zum Versagen der Insulintherapie (Insulin-Resistenz), ohne daß der Ausgang der Behandlung zuvor kalkulierbar ist.

Lokalanästhetika

Abgesehen vom allergischen Kontaktekzem (vgl. Seite 101) sind echte allergische Reaktionen auf oberflächlich betäubende Mittel (Lokalanästhetika) eher selten. Verbreitet sind allergieähnliche Reaktionen (vgl. Seite 24). Sie äußern sich meist als Nesselausschlag (vgl. Seite 125), Asthma (vgl. Seite 76) oder anaphylaktischer Schock (vgl. Seite 134).

Gerade die mehrfache Verwendung von Lokalanästhetika auf Haut und Schleimhäuten steigert die Gefährdung. Aber sie ist typisch für Lokalanästhetika, die in häufig angewendeten Mitteln stecken wie in Hämorrhoidensalben und -zäpfchen, sogenannten Wund- und Heilsalben oder Lutschtabletten gegen Halsschmerzen. Einige Lokalanästhetika rufen häufiger Überempfindlichkeitsreaktionen hervor. Sie sollten gemieden werden (s. Kasten).

"Parastoff"-Lokalanästhetika

"Vor der Anwendung der zu den Paraaminobenzoesäurederivaten gehörenden Lokalanästhetika (sogenannten 'Parastoffen' wie Benzokain, Isobutamben, Prokain, Tetrakain) wird wegen ihrer stark ausgeprägten allergenen Eigenschaften gewarnt" (Transparenzkomission beim Bundesgesundheitsamt Berlin, Transparenzliste "Hämorrhoidalleiden", 1990).

Dennoch sind weiterhin eine Reihe von Präparaten im Handel, die solche Lokalanästhetika zur Anwendung auf Haut und Schleimhäuten enthalten. Beispielsweise:

Hämorrhoidenmittel: Claudemor®, F 99 Sulgan, Gelum®, Neo-Facilus®, Tubahäm® u.a.

Halsschmerzmittel: Anaesthesetten®, Dolo-Dobendan®, Dorithricin®, Eusept®, Imposit®, Inspirol-N®, Trachiform-V®, Tyrosolvetten®, Tyrospirol® u.a.

Hustenbonbons, -pastillen: Dorex®, Emeukal forte®, Larylin® Bronchialbonbons, Wick Formel 44 Pastillen u.a.

Wundsalben: Combustin®, Decubitan®, Ulcrurisan® u.a.

Sonstige Zubereitungen: Risin® Nasensalbe, Zahnerol® Balsam u.a.

WARNUNG

Lokalantibiotika

Von Medikamenten, die auf die Haut kommen, verursachen äußerlich angewendete Antibiotika (Lokalantibiotika) am häufigsten allergische Reaktionen – beispielsweise Neomycin (z.B. in Cicatrex®, Medicreme®, Medicrucin®, Myacyne®, Nebacetin®) oder Sulfonamide (z.B. Aristamid® Gel). Dabei sind die meisten Erreger von Hautinfektionen oft gegen Neomycin und Sulfonamide resistent. Obwohl bereits in Lehrbüchern nachzulesen ist, daß die Anwendung solcher "Lokalantiinfektiva" unnötig riskant und überwiegend nicht sinnvoll ist, sind sie auch weiterhin im Handel.

Penizilline

Penizilline gehören zu den bekanntesten allergieauslösenden Arzneimitteln. Bei jeder zehnten bis zwanzigsten Anwendung kommt es zu einer allergischen Reaktion, oft schon bei der ersten. Die Sensibilisierung kann unbemerkt durch Spuren von Penizillinen in der Nahrung (Milchprodukte, Hühner, Eier usw.) oder beispielsweise durch die Verwendung von penizillinhaltigen Wundsalben, Augensalben u.a. erfolgt sein.

Ein negativer Hauttest schließt eine Penizillinallergie nicht aus, ein positiver Hauttest (vgl. Seite 29) besagt lediglich, daß von einem erhöhten Risiko auszugehen ist. Entsprechendes gilt für den RAST-Bluttest (vgl. Seite 32). Keinesfalls bedeutet jedoch der positive Ausfall der Tests, daß immer eine allergische Reaktion folgt, wenn das Antibiotikum erneut angewendet wird. Etwa jeder zehnte Penizillin-Allergiker reagiert auch auf die verwandten Cephalosporin-Antibiotika (Kreuzallergie, vgl. Seite 103).

Röntgenkontrastmittel

Röntgenkontrastmittel dienen nicht der Therapie, sondern ausschließlich der Diagnose. An ihre Verträglichkeit sind daher hohe

Ansprüche zu stellen. Mit Nesselausschlag (vgl. Seite 125) und Angioödem (vgl. Seite 126) ist allerdings bei etwa 2 bis 15 Prozent der Anwendungen zu rechnen, mit schwereren Unverträglichkeitsreaktionen bei einer von tausend Anwendungen. Tödliche Zwischenfälle – beispielsweise durch anaphylaktoiden Schock (vgl. Seite 134) – werden in der medizinischen Literatur mit 1 : 75000 bis 1 : 12000 angegeben. Echte allergische Reaktionen sind selten. Die Erkrankungen sind meist eine Folge der direkten Freisetzung von Histamin aus den Mastzellen. Oder es handelt sich um andere nichtallergische Mechanismen.

Derzeit gibt es keine Methode, das individuelle Risiko einer Kontrastmittelinjektion vor ihrer Anwendung abzuschätzen. Falls Sie allerdings bereits einmal eine Kontrastmittel-Unverträglichkeitsreaktion hatten, gehen Sie mit der hohen Wahrscheinlichkeit von 25 bis 35 Prozent das Risiko einer erneuten Komplikation ein. Die Störwirkungen sollen seltener sein, wenn vor Anwendung eines Röntgenkontrastmittels ein Kortikoid beziehungsweise Antihistaminikum eingenommen oder gespritzt wird.

Schmerz- und Rheumamittel

Das weltweit meistverwendete Schmerzmittel Azetylsalizylsäure (Aspirin®, ASS u.a., in vielen Schmerzmitteln mit mehreren Wirkstoffen) kann eine ganze Reihe von Unverträglichkeitsreaktionen auslösen – darunter Nesselausschlag (vgl. Seite 125), Angioödem (vgl. Seite 126), allergischer Schnupfen (vgl. Seite 65), Nasenpolypen (vgl. Seite 92) und Asthma (vgl. Seite 76). Es handelt sich hierbei nicht um IgE-vermittelte Allergien, sondern um allergieähnliche Reaktionen (Pseudo-Allergie, Intoleranz, vgl. Seite 24). Selbst wenn Sie jahrelang azetylsalizylsäurehaltige Arzneimittel problemlos vertragen haben, kann sich plötzlich eine akute Unverträglichkeit entwickeln.

Bei jedem zweiten bis dritten Kranken mit anhaltendem Nesselausschlag oder mit Angioödem löst das schmerzstillende und fiebersenkende Mittel einen akuten Schub aus. Auch andere Schmerzmittel wie Propyphenazon (Arantil® P u.a.) und Metamizol (Novalgin® u.a.) sowie Rheumamittel wie Ibuprofen (Brufen®, Dolgit®, Tabalon® u.a.), Indometazin (Amuno®, Indomet Ratiopharm® u.a.) und Naproxen (Apranax®, Proxen® u.a.) rufen überwiegend allergieähnliche Reaktionen hervor. Viele setzen 20–30 Minuten, einige aber auch bis zu vier Stunden nach der Anwendung ein.

Falls Sie auf Schmerzmittel überempfindlich reagieren, müssen Sie nicht nur diese meiden, sondern auch den Farbstoff Tartrazin (vgl. Seite 127, Kreuzallergie, vgl. Seite 103). Hierbei wird oft zum Problem, daß zahlreiche Arzneimittel schmerzstillende Wirkstoffe enthalten, ohne daß Sie es vermuten. Solche Mischpräparate gibt es für alle möglichen Anwendungsgebiete, beispielsweise als Erkältungsmittel (Bisolvon-Gribletten®, Ilvico® Brausetabletten u.a.) oder Venenmittel (Ariven® S, Bayrovas® u.a.).

Als Ausweichmöglichkeit ohne Rezept gilt Parazetamol (ben-u-ron® u.a.). Da bei Schmerzmittelintoleranz auch hier Reaktionen vorkommen können, sollte es zunächst getestet werden. Auch verschreibungspflichtige Mittel wie Dextropropoxyphen (Develin®) oder Tramadol (Tramal®) sind eine Alternative. Grundsätzlich sollten Sie als Allergiker Schmerzmittel bevorzugen, die nur einen Wirkstoff enthalten, um möglichen Überraschungen aus dem Weg zu gehen.

Hilfsstoffe

Rund 15 bis 25 Prozent der auf Azetylsalizylsäure (Aspirin® u.a.) reagierenden Asthmatiker reagieren ebenfalls auf den Lebens- und Arzneimittel-Farbstoff Tartrazin (E 102). Auch zwischen den als Konservierungsmittel verwendeten Parabenen und Lokalanästhetika bestehen ausgeprägte Kreuzallergien (vgl. Seite 103). Näheres zu Farb- und anderen Hilfsstoffen finden Sie auf Seite 201.

Insektengifte: Mehr als unangenehm

Unzählige Insekten verursachen mit ihrem Stich banale Hautreaktionen, die normalerweise rasch wieder abklingen. Einige Menschen entwickeln allerdings schwere allergische Reaktionen auf Insektengift und müssen sich ihr Leben lang konsequent schützen (s. Kasten, Seite 138). Dabei ist das Risiko zu erkranken für Atopiker nur wenig höher als für andere Personen.

Wer beim ersten Stich einer Wespe eine ungewöhnlich starke und länger anhaltende Schwellung an der Einstichstelle beobachtet, sollte sich von seinem Arzt beraten lassen. Beim nächsten Wespenstich kann es zum Schock, einer Allgemeinreaktion mit unkalkulierbarem, eventuell lebensbedrohlichen Schweregrad, kommen.

Typische Erkrankungen

Nesselausschlag (vgl. Seite 125), Angioödem (vgl. Seite 126), Bronchialasthma (vgl. Seite 76) und Schock (vgl. Seite 134) sind die Leitsymptome einer Insektenstichallergie. Manchmal entwickelt sich eine Serumkrankheit (vgl. Seite 215).

Stachel ist nicht gleich Stachel

In unseren Breiten sind nur wenige Insektenarten für fast alle Überempfindlichkeitsreaktionen verantwortlich: Bienen, Hummeln, Wespen und Hornissen. Sie stechen Menschen nur ausnahmsweise, Gift und Stachel haben sie im Verlauf der Evolution für andere Zwecke entwickelt.

Bienen stechen, um ihr Volk vor räuberischen Eindringlingen in den Stock und vor fremden Artgenossen zu schützen. Wespen brauchen ihren Stachel, um Jagd auf andere Insekten zu machen: Sie lauern ihrem Opfer auf und spritzen ihm das lähmend – manchmal tödlich – wirkende Gift in den Leib. Mit der Beute fliegen sie zurück zum Nest und füttern ihre Nachkommen, die auf fleischliche Kost angewiesen sind.

Das Gift blutsaugender Insekten, zu denen Stechmücken, Bremsen, Wanzen, Läuse und Flöhe zählen, ist demgegenüber auf den Menschen zugeschnitten. Beim Stich öffnen die Tiere mit ihren Mundwerkzeugen die Haut und spritzen eine Substanz ein, die schon in winzigen Mengen dafür sorgt, daß das Blut nicht gerinnt und weiter zur Einstichstelle strömt.

Bei blutsaugenden Insekten sind allergische Reaktionen nicht das Hauptproblem. Größere Bedeutung hat die Übertragung von Krankheiten auf den Menschen. Allerdings können Schwäche, Kopfschmerz, Hautausschlag und Magenbeschwerden einem Mückenstich folgen. Das Gift von Bremsen und Wanzen ruft hauptsächlich Reaktionen der Atemwege hervor.

Auch Ameisen – nahe Verwandte der Bienen und Wespen – können Überempfindlichkeitsreaktionen verursachen. Bei den hierzulande heimischen Arten ist der Stechapparat jedoch verkümmert. Sie verteidigen sich durch Bisse und verspritzen dabei ein Sekret, das normalerweise nur lokale Hautreaktionen hervorruft.

Das Gift zwischen den heimischen Insektenarten ist so verschieden, daß Kreuzreaktionen ungewöhnlich sind (Ausnahmen s. unten). Auf Reisen müssen Allergiker jedoch umsichtig sein.

siehe Kasten auf der nächsten Seite

Vorsicht auf Reisen

Besonders vorsehen müssen sich Insektenstichallergiker auf Reisen, weil unerwartete Reaktionen auftreten können: In den USA und in Australien leben nicht nur Bienen und Wespen, sondern auch Ameisen, deren Gift demjenigen unserer Bienen beziehungsweise Wespen so ähnlich ist, daß es zu Kreuzreaktionen kommen kann. Als Tourist – vor allem bei Fernreisen – müssen Sie mit überraschenden Kreuzallergien rechnen und mit einem Notfallset entsprechend vorbereitet sein (vgl. Seite 137).

Jung und wehrlos

Bienen, die gerade erst geschlüpft sind, haben eine leere Giftblase. Sie können sich diese Wehrlosigkeit leisten, denn aufgrund der altersabhängigen Arbeitsteilung im Bienenvolk versehen sie in den ersten zehn Tagen nur Innendienste im Stock. Wenn dann ihr Wächterdienst am Einflugloch beginnt, haben sie auch genügend Gift produziert.

Den Allergenen auf der Spur

Als Verursacher von schweren Insektengiftallergien kommen bei uns nur zwei Familien in Frage: Die Apidae mit Honigbiene und Hummeln sowie die Vespidae mit verschiedenen Wespen und der Hornisse. Kreuzallergien zwischen Bienen- und Wespengift, sind nicht bekannt. Die Allergene sind zu verschieden.

Bienen und ihre Verwandten

Am besten untersucht ist das Gift der Honigbiene, das mindestens zehn verschiedene Allergene enthält. Die wichtigsten sind Enzyme, die unter anderem die Ausbreitung des Gifts im gestochenen Feind fördern sowie andere höhermolekulare Eiweißbestandteile. Manche von ihnen setzen entzündungsfördernde Substanzen wie das Histamin aus den Mastzellen frei (vgl. Seite 21). Außerdem enthält Bienengift selbst Histamin.

Das Gift von Hummeln und Honigbienen unterscheidet sich nur geringfügig. Weil Hummeln ihren Stachel nur selten gegen Menschen richten, spielen sie als Verursacher von Allergien eine untergeordnete Rolle. Wer allerdings bereits auf einen Bienenstich überempfindlich reagiert hat, muß im Fall eines Hummelstichs mit schweren Symptomen rechnen (Kreuzallergie).

Wespen und ihre Verwandten

Das Sekret aus der Giftdrüse der Wespen ist schwerer zu gewinnen und schon deshalb weniger gut untersucht als das der Bienen. Dennoch wurden bereits knapp zehn Allergene ermittelt. Es sind wiederum höhermolekulare Eiweißverbindungen, vor allem Enzyme. Wespengift enthält offenbar ebenfalls Bestandteile, die direkt auf Mastzellen wirken und die Ausschüttung von Histamin einleiten. Seine Wirkung wird vom Histamingehalt des Wespengifts noch unterstützt.

Nicht nur bei den verschiedenen Wespenarten ist das Gift ähnlich zusammengesetzt und enthält identische Allergene, auch Hornissen haben keinen grundsätzlich anderen Abwehrstoff. Wenn Sie auf einen Vertreter der Wespenfamilie bereits allergisch reagiert haben, müssen Sie bei der ganzen “Sippschaft” vorsichtig sein. Weil Hornissen leicht stechen, sind sie für Allergiker besonders gefährlich.

Konfrontationen vermeiden

Bienen und Wespen stechen Menschen nur, wenn sie sich bedroht fühlen. Das geschieht meist unbeabsichtigt, wenn das Insekt unter der Kleidung eingeklemmt oder beim Drauftreten oder -setzen gedrückt wird. Wer sich allerdings einem Nest bis auf eine kritische Distanz nähert, riskiert ebenfalls Stiche.

Mit ihren wenige Millimeter langen Stacheln (Bienen: zirka 2,5 mm, Wespen: 2,6 bis 2,7 mm, Hornisse: bis 3,7 mm) injizieren Bienen bei einem Stich mehr Gifteiweiß (50 bis 100 Mikrogramm) als Wespen und Hornissen (2 bis 10 Mikrogramm). Dafür können diese ihren Stachel leicht zurückziehen und mehrmals stechen.

Bienen haben mehr Widerhaken an ihrem Stachel, so daß er beim Abflug samt Giftdrüse in der weichen Haut des Menschen stecken bleibt. Dadurch wird der Leib der Biene beschädigt. Das Tier stirbt wenig später.

Je umfassender Sie mit der Lebensweise wehrhafter Insekten vertraut sind, desto besser können Sie sich vor Stichen schützen (s. Kasten, Seite 138). Sich einem Nest zu nähern, ist auch für Nichtallergiker besonders gefährlich. Welche Distanz die Tiere tolerieren, hängt von verschiedenen Faktoren ab: Tierart, Klima, Farb- und Geruchsreize und “Streß”. Hat aber ein Insekt gestochen, dann werden durch flüchtige Duftstoffe Artgenossinnen alarmiert und zum Stechen veranlaßt.

Die “Mörderbiene”

Die berüchtigte Südamerikanische Biene, eine Kreuzung aus afrikanischen und einheimischen Tieren, verdankt ihren Namen “Mörderbiene” der Tatsache, daß sie eine größere Distanz um ihr Nest als Tabuzone verteidigt und unerwartet früh angreift.

Allergene im Alltag: In Metall und Gummi

Jeder hat tagtäglich mit verschiedenen Materialien zu tun, die allergische Reaktionen verursachen können. Von der individuellen Allergiebereitschaft, bereits bestehenden Sensibilisierungen, der allergenen Potenz des Stoffes und der Kontakthäufigkeit hängt es ab, ob es zu einer allergischen Erkrankung – meist ein Kontaktekzem – kommt.

Typische Erkrankungen

Kontaktekzeme (vgl. Seite 101) brechen infolge einer Typ-IV-Reaktion aus. Gummi kann auch Nesselausschlag hervorrufen (vgl. Seite 125).

Nickel: Zweifelhafter Glanz

Auf Nickel sollen bereits zehn Prozent aller Frauen im Epikutantest (vgl. Seite 30) überempfindlich reagieren. Die meisten Allergien werden durch nickelhaltigen Schmuck ausgelöst, vor allem durch Ohrstecker, mit denen die Haut verletzt wird (s. Kasten, Seite 223). Auch Ohrclips, Halsketten und Verschlüsse an der Kleidung können sensibilisieren beziehungsweise die Allergie aufrecht erhalten (Abbildung 26).

Die allergenen Nickelionen stecken nicht nur in billigem Modeschmuck, sondern auch in Silber und Weißgold. Selbst 18karätiges Weißgold enthält bis zu 20 Prozent Nickel in der Legierung.

Da eine Sensibilisierung weniger von dem Gehalt an Nickel als von seiner Freisetzung abhängt, erwägen Experten im Bundesgesundheitsamt bereits, für die sogenannte Nickellässigkeit Grenzwerte festzulegen. Doch die Industrie fürchtet Absatzprobleme für die dann teurere – aber bessere – Qualität und warnt vor billiger Konkurrenz aus dem Ausland, welche die Grenzwerte vermutlich nicht einhalten würde.

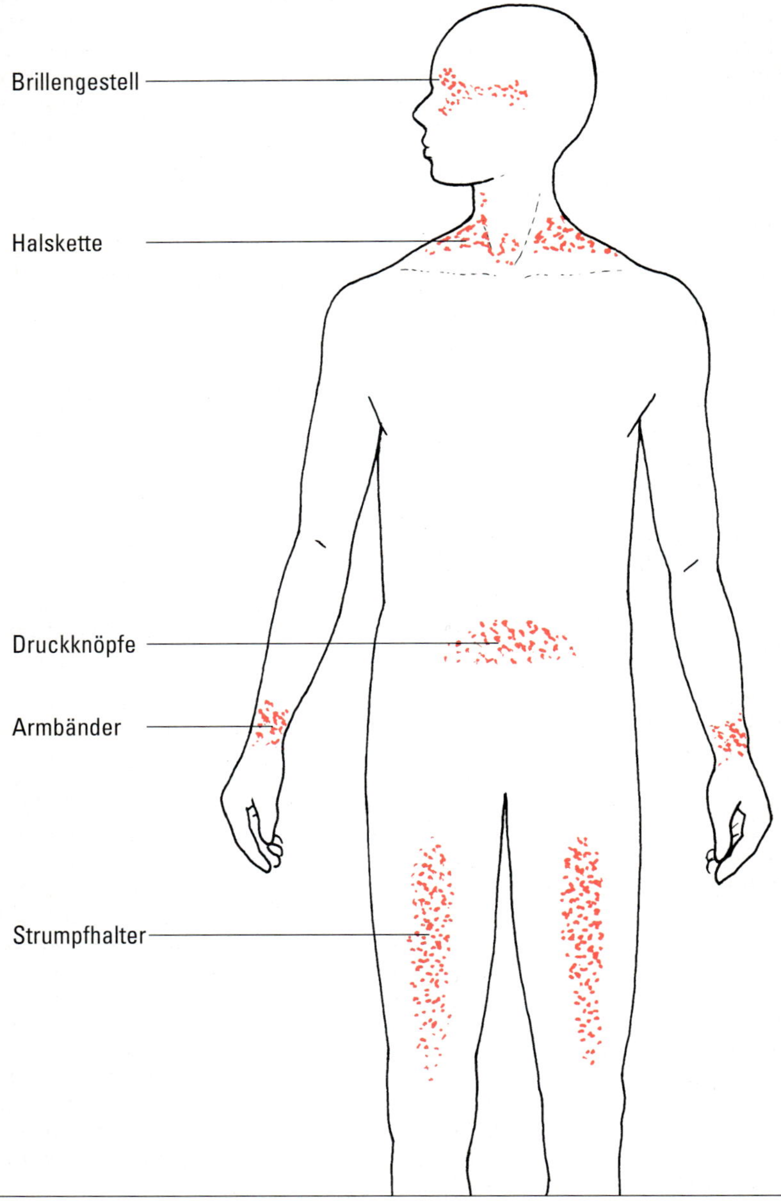

Abbildung 26: Dort, wo nickelhaltiges Material mit der Haut in Berührung kommt, kann ein Kontaktekzem ausbrechen.

Gefahr für kleine Mädchen

Eltern schmücken ihre kleinen Mädchen gern mit Kettchen oder Ohrsteckern. Doch die junge Haut ist besonders zart und empfindlich. Allergologen betonen, daß durch den Schmuck zahlreiche Kinder sensibilisiert werden. Es kommt zu einer Nickelallergie, die sich wahrscheinlich in vielen Fällen hätte vermeiden lassen.

Nickelquellen

Im Alltag kommen wir mit vielfältigen Nickelquellen in Kontakt. Brillengestelle, Armbanduhren, Jeansknöpfe, Reißverschlüsse und metallische Verschlüsse an der Wäsche lösen am häufigsten Kontaktallergien aus (Abbildung 26). Küchengeräte, Besteck, Schuhe, Druckknöpfe, Haken, Schnallen und metallische Taschenverschlüsse gehören ebenso zu den nickelhaltigen Materialien wie Feuerzeug, Füllfederhalter, Puderdosen, Haarnadeln, Schlüssel, Türklinken, Schubladengriffe und Scheren. Selbst "Silbermünzen" enthalten geringe Mengen an Nickel.

Schwitzen begünstigt die Entstehung einer Allergie, aber häufiges Waschen schützt nicht. Im Gegenteil: Es macht die Haut für Allergene empfänglicher. Ekzeme sind nicht immer auf die primären Kontaktzonen beschränkt, denn mit den Fingern erreichen sie auch andere Körperstellen.

Manche Produkte enthalten Nickelsalze, so etwa Waschmittel, grünes Pigment in Farben und Glasuren, auch Glas, Zement, Kunstdünger, Druckfarben und diverse Mineralölprodukte.

Nickel in der Nahrung

Die Hypothese, daß Nickelsalzspuren in Nahrungsmitteln und Trinkwasser ein Ekzem "von innen" unterhalten können, ist umstritten. Wegen der Vielzahl der Kontaktmöglichkeiten ist der Nachweis schwer zu führen. In vielen Nahrungsmitteln steckt Nickel, andere nehmen es bei der Zubereitung auf: Zum Beispiel können Säuren und saure Gemüsesorten Nickel aus rostfreien Stahltöpfen lösen. Höhere Konzentrationen finden sich in Kakao, Luzernensamen, Bohnen, Erd- und Haselnüssen, Sonnenblumenkernen und Lakritz. Der Gehalt hängt von der Art des pflanzlichen Rohstoffs und von der Bodenbeschaffenheit im Anbaugebiet ab.

Für Überempfindlichkeitsreaktionen auf Nickel im Essen spricht, daß bei oraler Provokation (vgl. Seite 32) zuvor ruhende Ekzeme aufflammen können. Möglicherweise reagieren manche Nickelallergiker – einmal über die Haut sensibilisiert – bereits auf kleinste Spuren in der Nahrung.

Versteckt in Metallen

Mit Metallen haben wir im Alltag häufiger zu tun als meist vermutet. Während Quecksilber nur noch eine marginale Rolle spielt, enthalten viele Produkte Kobalt- und Chromverbindungen.

Kobalt

Kobalt löst auf demselben Wege wie Nickel allergische Reaktionen aus. In vielen Gegenständen finden sich beide Metalle gemeinsam. Deshalb kommt es nicht selten zu einer "Kopplungsallergie" – zu einer Sensibilisierung gegen beide Stoffe. Wenn Maurer unter einer Zementallergie leiden, kann diese auf Kobalt oder Chromat beruhen.

Haben Sie Malen, Porzellan- und Emaillearbeiten zu Ihrem Hobby gemacht, verwenden Sie wahrscheinlich allergene Oxide des Kobalts als Farbstoff. Die getrocknete Farbe und gebrannte Emaille gelten indes nicht als allergen.

Kobalt verbirgt sich weiterhin in blauen Tätowierungen, in Drucktinten und Leinölfirnis. Auch Zahnprothesen können Kobalt freisetzen und allergische Reaktionen der Mundschleimhaut hervorrufen.

Chrom

Chrom und seine Salze, die Chromate, finden sich im Haushalt in sehr vielen Produkten; dazu gehören Streichholzköpfe, Bohnerwachs, Schuhcremes, Bleichmittel wie Eau de Javelle und Putzmittel (vgl. Seite 210). Sensibilisierungen können schon eintreten, wenn sich lose Streichhölzer in den Hosentaschen abreiben oder wenn man Streichholzköpfe mit nassen Fingern anfaßt.

Das eigentliche Allergen ist das Chromation. Verschiedene Chromverbindungen sensibilisieren unterschiedlich stark. Solche zum Gerben von Leder sind wenig allergen. Grüne Tätowierungen führen offenbar manchmal nach Jahren zu einer allergischen Erkrankung.

Chromate haben eine besondere Bedeutung für Berufsallergien: Weit verbreitet ist das "Maurerekzem" – auch Chromatdermatitis genannt. Maurer, Zementarbeiter und Fliesenleger erkranken, weil Zement, Zementhärter, -kleber und -verputz als Verunreinigung Chromat enthält (vgl. Seite 233).

Chromsalze dienen als Korrosionsschutzmittel in technischen Ölen, Fetten, Gefrierschutzmitteln und Rostschutzfarben. Sie werden beim Verchromen und bei der Behandlung von Metalloberflächen gebraucht. Weitere Verwendungsgebiete sind neben der Ledergerbung das Beizen und Imprägnieren von Textilien und Pelzen sowie verschiedene Arbeiten mit Labor- und Photochemikalien. Chromate können zudem in Tinte und Kugelschreiberfarbe, in Holzschutzfarben und als Pigment in Farben und Glasuren vorkommen.

Quecksilber und andere Metalle

Die Bedeutung von Quecksilber als Allergen ist in den letzten Jahren durch geringeren Verbrauch gesunken. Zahnfüllungen aus gehärtetem Amalgam – eine Quecksilberlegierung – sensibilisiert im Mund offenbar nur selten. Allerdings streiten sich die Experten noch über die Unbedenklichkeit des Problemstoffs.

Bei Tätowierungen und Farben für Kunstmaler werden rote Quecksilbersalze verwendet. Von organischen Quecksilberverbindungen, die zum Gerbbeizen und als Konservierungsmittel in Arzneien genutzt werden, sind allergische Reaktionen bekannt.

Andere Metalle können stark sensibilisieren (Beryllium), nur gering (metallisches Gold in Schmuck und Zahnersatz, Kupfer und Blei) oder praktisch gar nicht (metallisches Eisen, Zink, Cadmium, Platin). Platin*salze* wirken hingegen stark allergen, ebenso Bleicyanid in Rostschutzfarben.

Vorsicht bei nassem Leder

Wenn Sie zum Beispiel in Arbeitshandschuhen oder Schuhen schwitzen, kann sich das Chromsalz vom Leder lösen und allergische Reaktionen hervorrufen.

Gleiches gilt auch für regennasse Hundeleinen oder Portemonnaies aus Leder. Aus ihnen können ebenfalls allergene Chromate entweichen.

Probleme mit Gummi

Während bestimmte Kunststoffe eher selten allergische Reaktionen hervorrufen (vgl. Seite 228), sensibilisieren Waren aus Gummi häufig – so etwa Kondome und die im Haushalt gebräuchlichen Gummihandschuhe. Das feuchte Milieu und bereits bestehende Schäden der Haut leisten dem Ausbruch einer Allergie Vorschub.

Das eigentliche Allergen steckt in der Regel nicht in der Ausgangssubstanz des Gummis, dem Rohkautschuk, sondern in den zahlreichen Zusatzstoffen, die zur Herstellung und Verarbeitung gebraucht werden: Darunter sind Härter, Antioxidantien, Wachse, Weichmacher, Harze, Kolophonium, Ruß, Geruchs-, Füll- und Farbstoffe (vgl. dazu Seite 208). Beim Vulkanisieren werden die allergenen Bestandteile in unterschiedlichem Maße abgebaut.

Wer Gummi nicht verträgt, reagiert meist auch auf Latex (s. Kasten), einem Material, bei dem es sich um die in Wasser emulgierten Polymere des Gummis handelt.

Vorsicht bei Gummi und Latex

Als Gummiallergiker sollten Sie Fingerlinge aus Gummi, Gummistiefel und -schuhe meiden, ferner bei Schläuchen, Griffen, Pflaster und Reifen vorsichtig sein.

Halten Sie sich bei Bekleidungstextilien aus Latex zurück. Diese kommen von Zeit zu Zeit in Mode.

Täglich auf der Haut - Textilien und Allergie

Allergiker haben es nicht einfach: Für den einen bieten unbehandelte Naturfasern, für den anderen bestimmte Chemiefasern Vorteile. Überflüssige Probleme für den Verbraucher resultieren aus der unvollständigen – wenn nicht gar täuschenden – Deklaration (vgl. Seite 227). Nicht nur, daß 100 Prozent Baumwolle nicht gleich 100 Prozent Baumwolle sind, – bei Stoffen wie Modal, Viskose oder Acetat, die im Verkauf als Naturprodukte angepriesen werden, geht die Behandlung der Naturfaser so weit, daß man eigentlich von einer Chemiefaser sprechen muß.

Typische Erkrankungen

Textilien aus Wolle lösen manchmal asthmatische Beschwerden aus (vgl. Seite 176) oder reizen die Haut, vor allem bei Patienten mit Neurodermitis (vgl. Seite 109). Auch andere Naturfasern verursachen beide Erkrankungen. Kunstfasern und "veredelte" Naturtextilien lösen eher Kontaktallergien aus (vgl. Seite 101).

Vorsicht Naturfaser?

Stoffe aus Naturfasern rufen häufiger Allergien und Hautreizungen hervor als mancher es für möglich hält. Daran können durchaus die natürlichen Produzenten, Pflanze oder Tier, "schuld" sein, aber oft ist es leider der Mensch. Seine "chemischen Keulen" gegen Schädlinge sowie sein Erfindungsreichtum bei der Verarbeitung und "Veredelung" des Naturprodukts machen so manchen Stoff zu einer zweifelhaften Ware.

So sind Textilien unter dem Etikett "Actifresh", "Durafresh", "Santizised" oder "Sanigard" mit desinfizierenden (keimabtötenden) Mitteln behandelt, die sensibilisieren können. Selbst Antibiotika sollen verwendet worden sein, was gegebenenfalls eine Arzneimitteltherapie erschweren könnte. Gegen antimikrobiell ausgestattete Socken wandte sich kürzlich auch das Bundesgesundheitsamt. – Daß solche Zusätze sich beim Waschen herauslösen, erfreut vor dem Hintergrund ihrer gesundheitlichen Risiken. Es kommt jedoch einer Verbrauchertäuschung nahe.

Nach neuen Schätzungen nutzt die Textilbranche rund 3500 verschiedene Mittel, die in 6500 Rezepturen versteckt sind, um Stoffe gezielt "auszurüsten". Dabei läßt die deutsche Gesetzgebung den Herstellern von Textilien bislang viel Spielraum, was die gesundheitliche Unbedenklichkeit ihrer Produkte angeht. Spezielle Regelungen gibt es nur für die Verwendung und Deklaration von Formaldehyd, bestimmten Flammschutzmitteln und Pentachlorphenol.

Überprüfung von Textilhilfsmitteln zu teuer!

Im Sinne eines vorbeugenden Verbraucherschutzes wäre sowohl eine spezielle Überprüfung der Giftigkeit von Ausrüstungschemikalien von Textilien zu fordern, als auch ihre vollständige Deklaration. Doch ein Forschungsprojekt mit Wissenschaftlern aus dem Bundesamt für Materialprüfung und dem Bundesgesundheitsamt, das die Toxikologie der Textilhilfsmittel auf's Korn nehmen sollte, wurde aus Geldmangel abgesagt.

Generell gilt für Bekleidungsstücke das Lebensmittel- und Bedarfsgegenständegesetz (LMBG). Danach dürfen die Hersteller keine Produkte in den Verkehr bringen, welche die Gesundheit schädigen könnten. – Aber wie ist das zu kontrollieren? Oder haben Sie sich schon einmal an das Bundesgesundheitsamt oder an eine Aufsichtsbehörde gewandt, weil nach dem ersten Tragen der neuen Bluse Ihr Nacken gerötet schien und kleine Pusteln gewachsen waren? Selbst kleinere Reizungen können eine Allergie nach sich ziehen.

Eigeninitiative für den Verbraucherschutz

Wenn Sie merken, daß ein Bekleidungsstück Ihre Haut reizt oder gar allergische Reaktionen hervorruft, sollten Sie in Zukunft Ihren Arzt informieren und darauf dringen, daß er die Beobachtung dem Bundesgesundheitsamt meldet. Eine Meldepflicht besteht nämlich nicht. Wenden Sie sich möglichst auch an einen der Verbraucherverbände.

Baumwolle und Leinen

Beide Stoffe können gerade wegen ihrer natürlichen Herkunft allergen wirken. Aus der Textilindustrie sind allergisch bedingte Haut- und Atemwegserkrankungen bekannt.

Bei Baumwolle, die mit Pestiziden aus dem Anbau belastet sein kann, und selbst bei Leinen, handelt es sich normalerweise nicht um ein reines Naturprodukt. Werden doch ihre Zellulosefasern – Baumwolle oder Flachs – mit Chemikalien behandelt, die sich aus der Kleidung gar nicht oder erst mit der Zeit herauswaschen.

Baumwollkleidung enthält oft optische Aufheller, die strahlendes Weiß oder Pastelltöne erzeugen können. Sie sind nicht sehr dauerhaft an die Faser gebunden, so daß der Verbraucher dazu neigt, Textilien durch Waschmittel immer wieder mit optischen Aufhellern zu versorgen (vgl. Seite 210). Dringen bestimmte Bestandteile in die Haut, können unter Lichteinfluß Photoallergien entstehen (vgl. Seite 229).

In der Vergangenheit wurden immer wieder höhere Konzentrationen von Formaldehyd in Baumwolltextilien gefunden (s. Kasten). So ist "bügelfreie" Ware meist mit formaldehydhaltigen Kunstharzen (vgl. Seite 189) behandelt, damit sie nicht knittert (Sanfor-plus). Ob solche pflegeleichten Produkte mit ihrem Kunststoffüberzug per Gesetz als 100 Prozent Baumwolle deklariert sein dürfen, ist mehr als fraglich.

Formaldehyd in Textilien

Seit bei uns Bekleidungsstoffe mit mehr als 0,15 Prozent freiem Formaldehyd entsprechend gekennzeichnet sein müssen, sind die Werte in Textilien tatsächlich unter diese Marke gesunken.

In Japan gibt es übrigens schon seit Mitte der siebziger Jahre viel strengere Bestimmungen. So darf in Bettwäsche und Textilien für Kinder unter zwei Jahren kein Formaldehyd nachweisbar sein.

Als Paradebeispiel für mangelnden Verbraucherschutz mag gelten, was Experten des Bundesgesundheitsamtes im Fall einer Einführung japanischer Richtlinien als Problem sehen (müssen): Die Textilhersteller könnten auf potentiell problematischere Chemikalien ausweichen, deren Risiken erst im Laufe der Zeit offenkundig würden.

Außerdem werden Baumwollwaren mit Azofarbstoffen gefärbt, deren gesundheitliche Risiken dem Bundesgesundheitsamt in vielen Fällen nicht bekannt sind (unbewertete Altstoffe). Von Textilien, die mit der Haut direkt in Berührung kommen, sind Kontaktallergien seit Jahrzehnten bekannt – so bei gefärbter Unterwäsche, Strümpfen und Socken.

Schmutz- beziehungsweise wasserabweisende Stoffe sind mit Acrylaten oder einem anderen Kunststoffilm überzogen. Gegen Ölflecken sollen fluorhaltige Säuren schützen, die bei der Hausmüllverbrennung durch die Freisetzung von Fluor Probleme bereiten.

Zu reizauslösenden beziehungsweise allergenen Substanzen entwickeln sich manche Textil"veredler" beim Bügeln. Durch Hitze und Feuchtigkeit können sich die kritischen Moleküle leichter von ihrer Bindung an die Faser lösen und verdampfen.

Fazit

Nicht zu heiß bügeln und bei der Arbeit sowie danach gut lüften!

Wolle und Loden

Wollflusen sollen oft allergische Reaktionen verursachen. Experten vermuten, daß in der Textilindustrie viele Mitarbeiter davon betroffen sind. Doch fehlen bislang sichere Belege.

Verschiedene Chemikalien, die Schafe und ihre Wolle vor Schädlingen schützen sollen, können noch in den Wollwaren stecken. Allerdings ist auch über sie viel zu wenig bekannt.

Die meisten Hautallergiker mit Kontaktekzem, Nesselausschlag oder Neurodermitis vertragen keine Wolle auf der Haut. Das liegt jedoch meist nicht an bestimmten Allergenen des Tierprodukts, sondern an seiner rauhen Faserstruktur.

Bei "moderner Wolle", die auch in der Waschmaschine nicht verfilzt, ist der Faden mit Kunstharzen wie Polyamid oder Polyurethan überzogen. Zuvor wird er mit Chlorwasser geglättet.

So behandelt, darf sich das "Naturprodukt" "super-wash" nennen und sich ohne weiteres mit dem Wollsiegel schmücken. Was der Verbraucher auf der Haut trägt, ist dennoch keine "reine Wolle".

Für manche Allergiker kann der Kunststofffilm von Vorteil sein. Die Wolle kratzt weniger, die Haut wird weniger gereizt. Andererseits dienen sensibilisierende Isocyanate als Ausgangssubstanz für das häufig verwendete Polyurethan. Wie bei anderen Kunststoffen auch, rühren die hauptsächlichen Bedenken gegen solche Spezialausrüstungen daher, daß sich kleinere Moleküle (Monomere) aus der Faser lösen, in die Haut eindringen und dort allergische Reaktionen in Gang setzen könnten (s. unten).

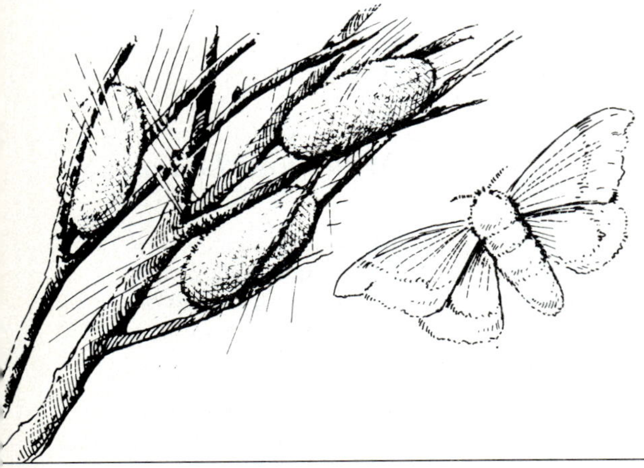

Seide

Der Faden, mit dem der Maulbeerspinner seinen Kokon baut, liefert uns die Seide. Das feine Material erweckt den Eindruck als müsse es besonders schonend verarbeitet werden. Dennoch wird es mit Chemikalien behandelt. Bekannt ist, daß sich mit Erschwerungsmitteln wie Zinnchlorid, Natriumphosphat und Wasserglas ein höheres Gewicht und dadurch ein höherer Verkaufspreis für die Rohware erzielen läßt. Welche Substanzen darüber hinaus verwendet werden und Seide einmal glatt und einmal geknittert erscheinen lassen, bleibt bis auf weiteres ein Geheimnis der Hersteller (s. Kasten, Seite 226).

Auch das un"veredelte" Naturprodukt verursacht bisweilen Allergien – eben wegen seiner Herkunft vom Tier. Zum Beispiel können die Atemwege überempfindlich reagieren, wenn Tussah-Seide, eine indische Wildseide, als Füllmaterial von Bettdecken dient. Zwar soll das Allergen, das im Seidenbast des Raupenkokons steckt, heutzutage durch Kochen der Seide gezielt zerstört werden. Aber empfindlichen Verbrauchern ist Skepsis zu empfehlen.

Probleme bei synthetischen Fasern

Wenig Allergieprobleme sollen Kunstfasern wie Polyamid (Nylon, Perlon, Helanka u.a.) und Polyester (Diolen, Trevira u.a.) bereiten. Das hängt zunächst damit zusammen, daß die Haut die großen, synthetischen Verbindungen (Polymere) von Kunststoffen nicht durchläßt. Und einmal "auspolymerisiert", sind die kleinen – leicht sensibilisierenden – Bausteine (Monomere) des Ausgangsstoffs zu einem festen Faden verbunden.

Kritische Stimmen geben jedoch zu bedenken, daß auch das fertige Textil noch Monomere enthält, die in die Haut eindringen und allergische Reaktionen auslösen können (Typ-IV-Reaktion, vgl. Seite 23). Vor allem bei Polyacrylfasern wie Dralon und Orlon soll der Stoff auf dem Ladentisch noch reich an Monomeren sein.

Bei Polyurethan (Lycra u.a.), einem beliebten Material für Feinstrumpfhosen, sind die chemischen Grundbausteine allergen wirkende Isocyanate (vgl. Seite 190). Aus diesen kann im übrigen in Verbindung mit Polyester "Alcantara" hergestellt werden.

Ein besonderes Kapitel sind die über zweitausend Textilfarbstoffe: Einige binden sich schlecht an synthetische Fasern, wie zum beispiel Polyester. Manche müssen mit haut- und schleimhautreizenden Trägerstoffen aufgebracht werden. Anthrachinonfarbstoffe sind selbst allergen und können Kontaktekzeme hervorrufen. Azofarbstoffe, von denen sich einige wie Tartrazin auch in Lebens- und Arzneimitteln finden (vgl. Seite 202 bzw. 218), tönen bis heute viele Feinstrumpfhosen – und das, obwohl sie bereits kurz nach der Einführung von Nylonstrümpfen in den USA (1940) für deren allergische Hautreaktionen verantwortlich gemacht wurden.

**Tips:
Sie können einiges tun,
um auf Textilien
nicht allergisch zu reagieren**

- ☐ Fragen Sie beim Kauf detailliert nach der Ausrüstung der Stoffe. Bevorzugen Sie solche, die weniger hoch "veredelt" sind.
- ☐ Waschen Sie neue Textilien mindestens einmal vor dem ersten Anziehen – insbesondere Kleidungsstücke, die auf der Haut getragen werden.
- ☐ Manchmal stecken die Allergene in der Naturfaser, dann können Sie sowohl andere Naturtextilien als auch Chemiefasern ausprobieren.
- ☐ Lassen Sie Luft an Ihre Haut und wechseln Sie die Kleidung, wenn Sie geschwitzt haben. Ein feuchtes Milieu fördert sowohl allergische als auch nichtallergische Hauterkrankungen.
- ☐ Kaufen Sie möglichst Kleidung, die nicht gereinigt werden muß. Nach der Reinigung sollte das Kleidungsstück wenigstens einen Tag auslüften.

Kummer mit Licht, Kälte und Druck

Wer sich in die Sonne legt – ob in unsere rare Sommersonne, in die um Flugstunden entfernte oder in die künstliche im Solarium gleich um die Ecke –, verspricht sich eine Steigerung seines Wohlbefindens und attraktive Bräune. Viele Menschen vergessen dabei, daß Licht der Haut schaden kann – und zwar nicht nur in hohen Dosen und in bestimmten Wellenbereichen.

Sonnenschutzmittel mit speziellen Lichtfiltern und Bräunungsanlagen mit ausgewähltem ultravioletten Strahlungsbereich (vor allem UVA mit 320-400 Nanometer) machen für die zerstörerische Energie des Lichts blind. Sie helfen zwar, Sonnenbrand – ausgelöst durch UVB-Licht (290-320 Nanometer) – zu verhindern, nicht aber andere Hauterkrankungen.

Photoreaktionen in der Haut

Schon geringe Lichtmengen können die Haut schädigen, wenn ihre Energie im Gewebe spezielle Moleküle verändert. Bei solchen Photoreaktionen müssen also zwei Faktoren zusammentreffen: Licht und ein zunächst nicht allergen wirkender Ausgangsstoff, der entweder von der Haut aufgenommen (Beispiel: Kosmetika) oder vom Blut in diese Region transportiert wurde (Beispiel: Arzneimittel).

Ein Teil der Reaktionen führt zu einer nicht immunologisch bedingten (nichtallergischen) Schädigung der Zellen. Diese phototoxischen Veränderungen treten innerhalb der ersten Stunden nach der Bestrahlung auf (vgl. Abbildung 27).

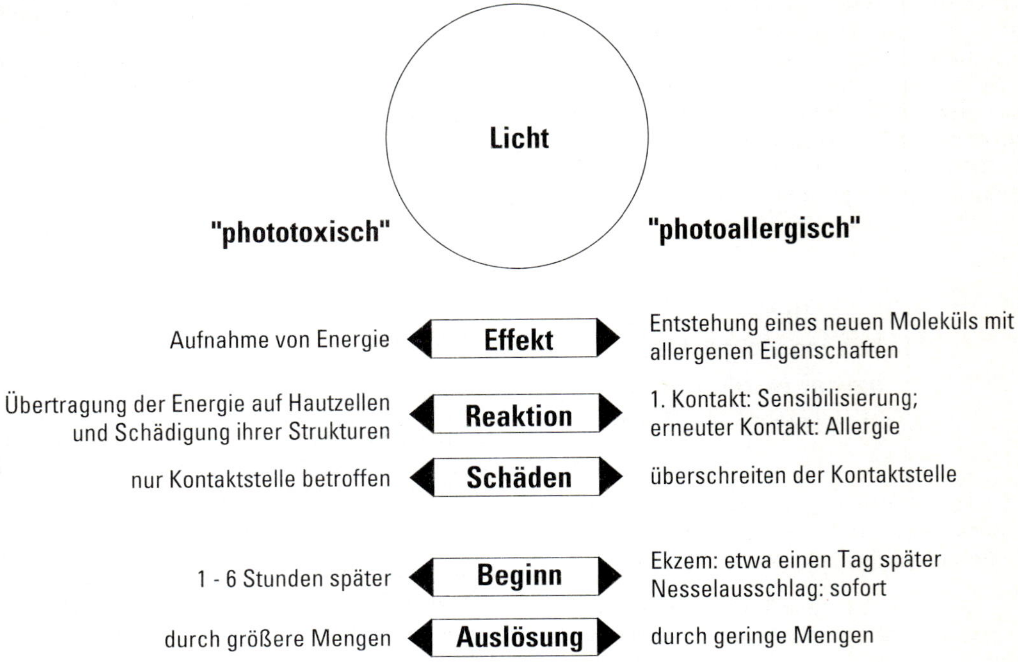

Abbildung 27: Phototoxische und photoallergische Reaktionen sind oft schwer zu unterscheiden. Wichtige Kriterien sind, wann die Reaktion einsetzt und ob sie über die Kontaktstelle hinausreicht.

Typische Erkrankungen

Häufig entsteht ein allergisches Kontaktekzem mit quälendem Juckreiz (Typ-IV-Allergie, vgl. Seite 101), manchmal kommt es unmittelbar nach der Bestrahlung zu Nesselausschlag (vgl. Seite 125).

Der andere Teil der Reaktionen ist allergischer Natur: Er setzt eine Sensibilisierung voraus und erfolgt meist erst Stunden nach der Lichtexposition (Spätreaktion). Fast immer handelt es sich um eine Typ-IV-Reaktion, die sich als allergisches Kontaktekzem äußert. Klingt nach einigen Wochen die akute Erkrankung ab, kann eine allgemeine Lichtempfindlichkeit zurückbleiben.

Im Falle einer photoallergischen Reaktion spielen meist Strahlen aus dem bräunenden UVA-Bereich eine Rolle, aber auch sichtbares Licht kommt in Frage: Zunächst entstehen aus den körperfremden Ausgangsstoffen einfache Moleküle (Halballergene). Diese entpuppen sich als potente Allergene, sobald sie sich mit hochmolekularen Eiweißbestandteilen der Haut verbunden haben. Nach dieser unsichtbaren Sensibilisierungsphase kommt es bei erneuter Allergenbildung zu einer allergischen Erkrankung, meist zum Ausbruch des Ekzems.

Selten äußert sich eine photoallergische Reaktion als ein – sofort einsetzender – Nesselausschlag. Es wird diskutiert, ob im Fall dieser Typ-I-Reaktion die Ausgangssubstanzen (oder Photoallergene) generell körpereigen sind und nicht erst von außen zugeführt werden.

Allergenquellen

Welche Ausgangsstoffe sich unter dem Einfluß von Licht im Körper zu Allergenen entwickeln, ist relativ gut bekannt. Sie entstammen vor allem drei Bereichen: Pflanzen (Tabelle 39), kosmetische Mittel (Tabelle 40) und Arzneimittel (Tabelle 41).

Tabelle 39: Pflanzliche Photoallergene
Karotte und Sellerie (Doldenblütler)
Wiesenraute (Hahnenfußgewächs)
weißer Diptam (Rautengewächs)
Bergamotte und Apfelsine (Zitrusfrüchte)
Feige (Maulbeergewächs)
verschiedene Schmetterlingsblütler, Rosengewächse, Korbblütler
(nach Ring)

Wenn davon die Rede ist, daß Druck, Wärme oder Kälte Nesselausschlag verursachen, handelt es sich nicht um allergische Reaktionen. Vielmehr bewirken diese physikalischen Reize eine direkte Ausschüttung von Histamin und anderen entzündungsfördernden Mittlersubstanzen aus den Mastzellen. Eisige Getränke und der Sprung ins kalte Schwimmbecken können lebensgefährlich sein, aber auch festsitzende Armbänder sollten von entsprechend empfindlichen Personen gemieden werden.

Tabelle 40: Photoallergien durch Kosmetika
Duftstoffe, vor allem ätherische Öle, in Parfüm, Seife, Rasierwasser und Shampoos
Bestandteile von Lichtschutzmitteln!
Konservierungsstoffe in diversen kosmetischen Mitteln
(nach Ring)

Tabelle 41: Photoallergien durch Medikamente
Desinfizierende Mittel wie halogenierte Salizylanilide, Hexachlorophen, Chlorhexidin
Mittel gegen Pilze z. B. mit Buclosamid Chemotherapeutika wie Sulfonamide, Tetrazykline, Nalidixinsäure (Nogram®)
Rheumamittel wie Indometazin (Amuno® u. a.)
Mittel gegen Herzrhythmusstörungen wie Chinidin, Amiodaron, (Cordarex®)
Entwässernde Mittel (Diuretika) wie Hydrochlorothiazid, (Esidrix®)
Psychopharmaka, z. B. Phenothiazine
Teerhaltige Hautpräparate gegen Ekzem!
(nach Ring)

ALLERGIE

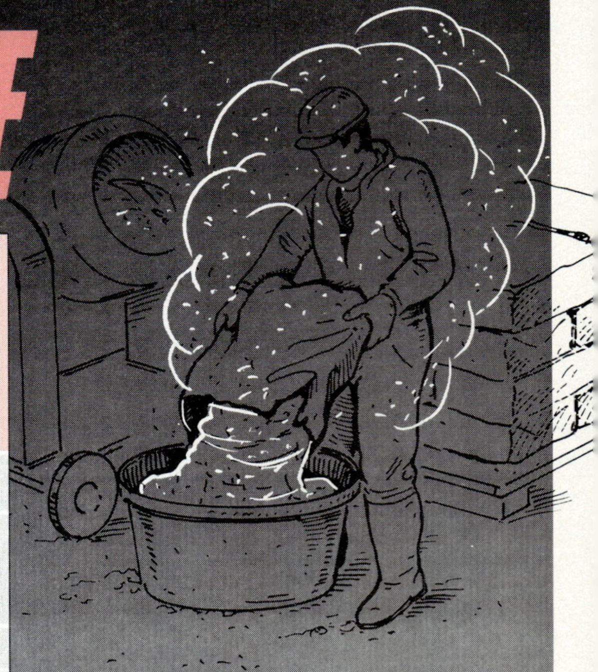

Tabelle 42:
Für welche Berufe ist die Farmerlunge typisch? Wie oft wurde sie als Berufskrankheit anerkannt (1978 - 1989)?

Berufe	Personenzahl
Lager- und Transportberufe	8
Mehl- und Nahrungsmittelhersteller	3
übrige	12
zusammen	23

(Quelle: Hauptverband der gewerblichen Berufsgenossenschaft)

UND BERUF

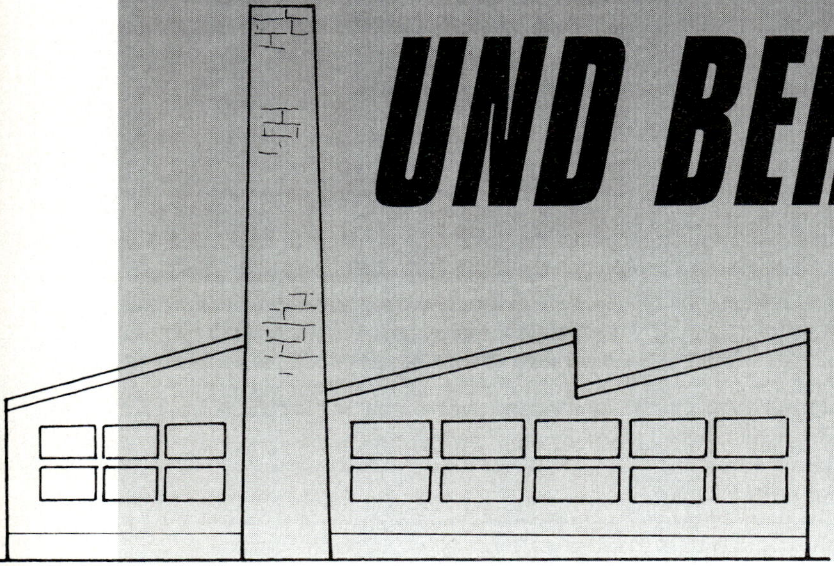

Von den Grenzen der Karenz

Mit einer Allergie läßt sich in vielen Fällen leben, obwohl die Begleiterscheinungen oft äußerst lästig sind. Allerdings droht das Krankheitsbild, sich mit der Zeit zu verschlimmern (Etagenwechsel, vgl. Seite 53), sofern keine Chance besteht, das Allergen zu meiden.

Eben das ist jedoch das Problem, wenn der Kontakt zu den auslösenden Substanzen über den Beruf vermittelt ist. – Bei beruflicher Allergenbelastung (Exposition) bleiben nur wenige Möglichkeiten, der Erkrankung aus dem Weg zu gehen:

Tabelle 43:
Für welche Berufe ist allergisches Bronchialasthma typisch? Wie oft wurde es als Berufskrankheit anerkannt (1978 - 1989)?

Beruf	Personenzahl
Bäcker, Konditoren	6949
Chemiearbeiter	147
Holzbearbeiter	88
Friseure	62
Biologisch-technische Sonderfachkräfte	59
Speisenbereiter	58
Mehl- und Nahrungsmittelhersteller	56
übrige	744
zusammen	8163

(Quelle: Hauptverband der gewerblichen Berufsgenossenschaft)

☐ Allergiker sollten Beschäftigungen mit hohem Allergierisiko meiden (s. Tabellen 42, 43, 44). Gleiches gilt, wenn Sie mehrere Allergiker zu Ihrer näheren Verwandtschaft zählen oder wissen, daß Sie Atopiker (vgl. Seite 24) sind. Auch ohne allergische Symptome sind Sie dann besonders gefährdet.

☐ Manchmal ist es möglich, innerhalb des Betriebs den Arbeitsplatz zu wechseln und dadurch dem Allergen zu entkommen. Aber wohin soll ein Bäcker mit einer Mehlstauballergie in einem Familienbetrieb flüchten?

Tabelle 44:
Für welche Berufe sind schwere Hauterkrankungen typisch? Wie oft wurden sie als Berufskrankheit anerkannt (1978 - 1989)?

Beruf	Personenzahl
Friseure	2184
Maurer, Betonbauer	854
Krankenschwestern, Pfleger Arzthelfer	542
Bauausstatter	478
Metallverformer	289
Maler, Lackierer	195
Schlosser	181
Bäcker, Konditoren	177
Chemieberufe	173
Montierer	165
Mechaniker	122
Speisenbereiter	107
Raum- und Hausratreiniger	107
übrige	1886
zusammen	7460

(Quelle: Hauptverband der gewerblichen Berufsgenossenschaft)

☐ Oft ist die Umschulung auf einen anderen Beruf nötig. Doch eine finanzielle Unterstützung leisten Berufsgenossenschaften nur, wenn zuvor die allergische Erkrankung als Berufskrankheit anerkannt wurde. Ein mühsamer Weg, der bei bestimmten Allergien nicht ans Ziel führt (s. unten).

☐ Die letzte Möglichkeit für den Arbeitnehmer sind Berufsaufgabe und Rente. Diese hängt von der Minderung der Erwerbsfähigkeit durch die Berufskrankheit ab. Sie wird von den Berufsgenossenschaften bei Folgeschäden durch eine Allergie anerkannt, wenn Therapien keine Besserung bringen und ein Arbeitsplatzwechsel nicht möglich ist.

Berufskrankheit: Allergie

Ein geradezu klassisches Beispiel für beruflich bedingte Allergien sind Atemwegserkrankungen bei Bäckern. Sie können durch den ständig inhalierten Mehlstaub mit der Zeit zu Asthmatikern werden. Natürlich müssen auch jene, die in Mühlenbetrieben arbeiten, mit einer solchen Inhalationsallergie rechnen. Außerdem gibt es in Bäckereien auch weniger "berühmte" Allergene wie Hefe und neu hinzukommende, etwa Backhilfsmittel, Antioxidantien, Farbstoffe, Bleichmittel und Aromastoffe. Diese wiederum können auch Mitarbeiter in anderen Betrieben, die Nahrungsmittel erzeugen oder verarbeiten, sensibilisieren und zu Allergikern machen. Das heißt:

☐ Einzelne Allergene sind oft für größere Berufsgruppen typisch, selten spielen sie nur bei einer bestimmten Beschäftigung eine Rolle.

☐ In vielen Berufen können mehrere verschiedene Stoffe Allergien auslösen.

☐ Mit welchen Allergenen am Arbeitsplatz zu rechnen ist, kann sich durch Umstellungen in der Produktion oder durch neue Stoffe rasch ändern.

Zweithäufigste Berufskrankheit

Unter den anerkannten Berufskrankheiten rangieren Allergien an zweiter Stelle. Übertroffen werden sie nur von der Lärmschwerhörigkeit, die etwa die Hälfte aller berufsbedingten Erkrankungen ausmacht.

Dabei beziehen sich von 59 registrierten Berufskrankheiten nur drei auf allergische Krankheitsbilder: Neben der exogen-allergischen Alveolitis, zum Beispiel der Farmerlunge (s. Kasten), sind das die allergischen Atemwegserkrankungen (vor allem Bronchialasthma, vgl. Seite 76) und Hauterkrankungen. Obgleich diese zu über 75 Prozent allergisch bedingt sind, fehlt bislang eine detaillierte Aufschlüsselung: Kontaktekzem (vgl. Seite 101), Neurodermitis (vgl. Seite 109) und Nesselausschlag (vgl. Seite 125) werden mit anderen Hautveränderungen unter einer Ziffer zusammengefaßt.

Während die Farmerlunge mit rund 0,1 Prozent nur einen verschwindenden Anteil an den anerkannten Berufskrankheiten hat,

Exogen-allergische Alveolitis, zum Beispiel Farmerlunge

Seit 1976 ist die "Farmerlunge" im Katalog der Berufserkrankungen enthalten. Sie gilt als eine typische berufsbedingte Allergie, die aber vergleichsweise selten auftritt (Tabelle 42, Seite 232).

Die Allergene sind tierisches Eiweiß aus Kot und Staub von Geflügel sowie Schimmelpilzbestandteile und Bakterien im feuchten Heu und aus den Stallungen. Daher der Name Farmerlunge. Die Begriffe Vogelhalterlunge und Befeuchterlunge weisen ebenfalls auf die Allergenquellen hin: Einerseits Tauben, Wellensittiche und andere Ziervögel, ande-

machen die beiden anderen Allergien zusammen rund ein Viertel aus. Im Jahre 1987 fielen 13,3 Prozent auf die allergischen Atemwegserkrankungen und 13,5 Prozent auf die Hauterkrankungen (Dokumentation des Hauptverbandes der Berufsgenossenschaften).

Beim Blick in die Statistik der Berufsgenossenschaften fallen nicht nur die beiden allergischen Erkrankungen auf, sondern auch zwei Arbeitsbereiche: Rund 90 Prozent der anerkannten Bronchialasthmatiker gehören zur Berufsgenossenschaft Nahrungsmittel und Gaststätten (Bäcker, Konditoren usw.; Tabelle 43). Während etwa die Hälfte der Hauterkrankungen Arbeitnehmer betreffen, die in der Berufsgenossenschaft Gesundheitsdienst und Wohlfahrtspflege sind (Friseure, Krankenschwestern, Pfleger, Arzthelfer; Tabelle 44). Heute hat ein weiteres Drittel der anerkannten Hautgeschädigten ebenfalls mit Nahrungsmitteln zu tun. Zugleich sind weniger Personen aus dem Baugewerbe oder der Metallverarbeitung betroffen als früher. Nur in Langzeitstatistiken (Tabelle 44) nehmen sie noch vordere Plätze ein.

rerseits Schimmelpilze im Haus, deren Vermehrung durch Luftbefeuchter und Klimaanlagen begünstigt wird (vgl. Seite 73).

Die allergischen Symptome gehen von einer Entzündung der Lungenbläschen aus und äußern sich als Atembeschwerden, Husten und Fieber – allerdings erst drei bis zwölf Stunden nach Allergenkontakt (verzögerte Typ-III-Reaktion, vgl. Seite 23). Werden die Allergene nicht gemieden, vernarbt mit der Zeit immer mehr entzündetes Lungengewebe und kann nicht weiter an der Atmung teilnehmen. Von der Erkrankung wird schließlich auch das Herz in Mitleidenschaft gezogen.

Mal vernachlässigt, mal nachlässig

Obgleich im letzten Jahrzehnt jedes Jahr mehr Allergien als Berufskrankheiten anerkannt wurden, fallen bis heute viele Allergiker durch das weitmaschige Netz der Berufsgenossenschaften, so zum Beispiel Personen mit einer berufsbedingten allergischen Magen-Darm-Erkrankung. Zu den "vernachlässigten" Allergikern könnte durchaus ein Bäcker gehören, sofern er nämlich auf inhaliertes Weizenmehl nicht mit Atembeschwerden, sondern mit einer Darmentzündung reagiert. Da aber in der Liste der Berufskrankheiten kein entsprechender Eintrag existiert, wird es der Betreffende besonders schwer haben, Ansprüche auf Umschulung oder Rente geltend zu machen. Versuchen sollte er es dennoch, denn seine Chancen im Anerkennungsverfahren steigen mit der Anzahl gleicher "Anzeigen auf Verdacht" und mit der Güte diagnostischer Verfahren, die den Zusammenhang zwischen Berufsallergen und Erkrankung belegen.

Wie hoch das Risiko ist, im Beruf an einer Allergie zu erkranken, hängt nicht nur von der Konzentration der Allergene ab, sondern auch von den Möglichkeiten, sich vor ihnen zu schützen. Diese sind manchmal sehr begrenzt, etwa bei Holz- und Mehlstäuben oder Schimmelpilzsporen, die mit der Luft verwirbelt werden. In anderen Fällen – so bei den Kontaktallergenen – können jedoch auch Nachlässigkeit, Bequemlichkeit oder das Geschäftsinteresse einen wirksamen Schutz verhindern. Zum Beispiel könnten sich Friseure und Friseusen gegen allergene Substanzen im Shampoo, in Blondier-, Haarfärbe- oder Dauerwellenmitteln (vgl. Seite 212) mit Handschuhen schützen. Sie tun es aber nur selten. – Oft sind Ekzeme die bittere Konsequenz und zwingen zur Berufsaufgabe.

Tabelle: 45
Gewerbezweige und typische Allergene

Gewerbezweig	Herkunft der Allergene
Bäckerei und Mühle	Mehlstaub, Hefe, Vorratsmilben, Schimmelpilze, Backhilfsmittel, Antioxidantien, Farbstoffe, Bleichmittel, Aromastoffe
Baubereich	Metalle, Hölzer, Harze, Farben, Kleber, Bauzement, Lacke, Formaldehyd
Büro	Kleber, Markerstifte
Druckindustrie	Terpentin, Chrom, Kobalt, Nickel in der Druckerschwärze, Gummi
Elektroindustrie	Epoxidharze, Härter, Formaldehyd
Friseure	Mittel zum Färben, Bleichen und Fixieren, Shampoos, Duftstoffe
Gärtner und Floristen	Pollen, Narzissen, Tulpen, Artischocken, Chrysanthemen
Gummiindustrie	Beschleuniger, Kolophonium, Azostoffe, Gummi
Kunststoffindustrie	Phenol, Formaldehyd, Epoxidharze, Isocyanate, Kunststoffe
Landwirtschaft	Schimmelpilze, Tierstäube, Vorratsmilben, Tierfutter, Antibiotika
Lederindustrie	Chromverbindungen für Gerber, Klebstoffe, Gummilösungen, Harze, Paragruppenstoffe
Medizin	Desinfektionsmittel, Antibiotika z.B. Sulfonamide, lokale Anästhetika, ätherische Öle
Metallindustrie	Chrom, Nickel, Kobalt, Cadmium, Reinigungs- und Lösemittel
Pharma- und chemische Industrie	Isocyanate, Metalle, Peptide, Proteasen
Textilindustrie	Farbstoffe, Appreturen, Vernetzer, Formaldehydharze, organische Stäube (Wolle, Seide usw.)
Zoologische Berufe	Tierfutter, Hautschuppen, Federn und Haare

(nach Katalyse et al.)

Berufe mit hohem Allergierisiko

Manche Berufe bergen ein besonders hohes Risiko für allergische Erkrankungen (s. Tabellen 42, 43, 44). Doch sollten gerade Allergiker in jedem Gewerbezweig darauf achten, mit welchen Stoffen sie häufig in Kontakt kommen. Reizauslösende oder allergisierende Substanzen gibt es fast überall (s. Tabelle 45). Innerhalb jedes Betriebs müßten daher Betriebsanweisungen, regelmäßige mündliche Belehrungen, individuelle Unterweisungen und Informationsveranstaltungen über Allergene am Arbeitsplatz und spezielle Schutzmaßnahmen aufklären.

Die üblichen Maßnahmen helfen Allergikern oft nicht, da die Sensibilisierung im Verborgenen abläuft, manchmal erst Jahre nach dem ersten Allergenkontakt eintritt und der Betroffene dann auch auf kleinste Allergenkonzentrationen heftig reagiert. Die sogenannten MAK-Werte (s. Kasten), welche die Konzentration von Schadstoffen am Arbeitsplatz nach oben begrenzen, nützen ihm deshalb wenig.

Die Experten sind sich durchaus bewußt, daß Allergiker von der MAK-Liste stiefkindlich behandelt werden. Sie weisen deshalb mittlerweile in jeder Ausgabe ausdrücklich auf folgendes Manko hin: "Allergische Erscheinungen können nach Sensibilisierung durch Stoffe verschiedener Art ausgelöst werden. Auch die Einhaltung des MAK-Werts gibt hier keine Sicherheit gegen das Auftreten derartiger Reaktionen."

Daraus hat man immerhin eine Konsequenz gezogen: Arbeitsstoffe, die ungewöhnlich häufig eine Sensibilisierung beziehungsweise allergische Reaktionen hervorrufen, werden in der Liste der MAK-Werte mit einem "S" (= sensibilisierend) gekennzeichnet. Das soll ein Hinweis zu besonderer Aufmerksamkeit im gewerblichen Umgang sein. Der reicht indes nicht aus, da die Auswahl der Stoffe – so die DFG-Kommission – "nicht frei von Unsicherheiten ist". Bereits über 30 verschiedene Stoffe weist die MAK-Liste von 1990 als sensibilisierend aus.

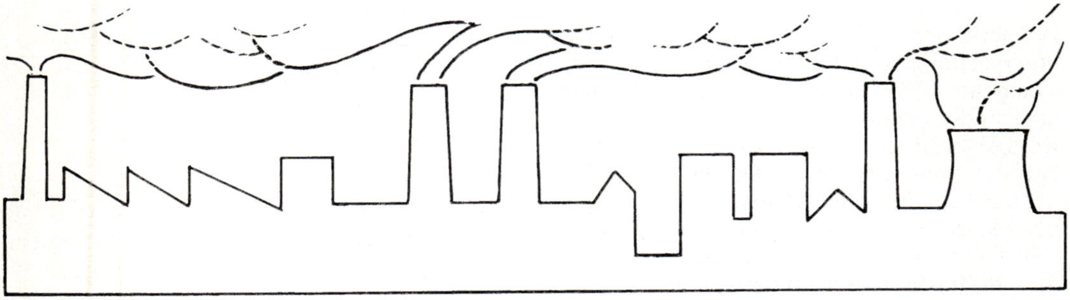

MAK-Werte

Die MAK-Liste (MAK = maximale Arbeitsplatz-Konzentration) wird von einer Kommission der Deutschen Forschungsgemeinschaft (DFG) erstellt und auf dem neuesten Stand gehalten. Sie erscheint jedes Jahr in überarbeiteter Form und gibt für Arbeitsstoffe die höchstzulässige Konzentration in der Luft am Arbeitsplatz an. Die Höchstwerte sollen dafür sorgen, daß die Beschäftigten nicht belästigt werden und ihre Gesundheit nicht geschädigt wird. (MAK- und BAT-Werte-Liste 1990, Weinheim)

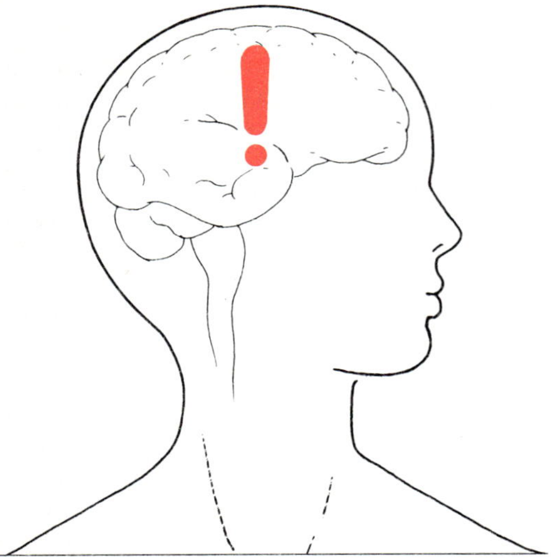

Der Beruf: Keine einfache Wahl

Bei der Berufsberatung und bei Einstellungsuntersuchungen gehören Allergien auf die Themenliste, besonders wenn das berufliche oder individuelle Risiko hoch ist. Bei der Berufswahl ist deshalb sowohl die Allergenbelastung am Arbeitsplatz als auch die Frage, ob Sie zu einer Allergie neigen (Atopie), zu berücksichtigen. Wenn Berufsberater nicht selbst darauf zu sprechen kommen, müssen Sie nach dem Sensibilisierungsrisiko am künftigen Arbeitsplatz fragen. Dazu ist auch bei der Einstellungsuntersuchung noch Gelegenheit, schließlich geht es um Ihre Gesundheit.

Hinterfragen Sie aber kritisch, wenn Ihnen ein Ausbildungsplatz aufgrund einer Allergie verwehrt wird. Nicht immer stehen kompetente Entscheidungen dahinter.

Allergietests vor dem Start ins Berufsleben sind umstritten. Denn selbst bei positivem Hauttest braucht die Sensibilisierung (vgl. Seite 18) für bestimmte Allergene nicht zu einer allergischen Erkrankung zu führen. Außerdem kann sich der Betroffene bei negativem Testergebnis auch in falscher Sicherheit wähnen. Es gibt jedoch ein paar Tips, die vor allem Berufsanfänger beherzigen sollten (s. Kasten).

Tips - vor allem für Berufsanfänger

- ☐ Sobald Sie erste allergische Symptome bemerken, sollten Sie sofort einen Arzt aufsuchen. Es kann schlimmer werden.
- ☐ Bei Allergien gegen Arbeitsstoffe ist es nicht ratsam, mit dem Berufswechsel zu zögern. Umschulungen sind gerade für junge Menschen wichtig. Dabei stehen Ihnen neben dem Arzt sowohl Berufsgenossenschaften als auch Gewerkschaften beratend zur Seite. Die finanzielle Unterstützung entspricht etwa Dreiviertel Ihres vorherigen Gehalts.
- ☐ Schützen Sie sich schon in der Ausbildungszeit konsequent vor Allergenen im Beruf, auch wenn Sie (noch) keine allergische Erkrankung haben.

Jeder Berufstätige sollte berücksichtigen, daß Überempfindlichkeitsreaktionen zu jedem Zeitpunkt seines Arbeitslebens erstmals auftreten können. Selbst im Friseurberuf, wo allergische Reaktionen oft schon im ersten Ausbildungsjahr ablesbar sind, braucht es meist Jahre, bevor schwere Symptome die weitere Ausübung des Berufs verhindern.

Arbeitsgemeinschaft Allergiekrankes Kind (Hrsg.): Unser Kind ist allergisch, Maier, Ravensburg 1989

Arbeitsgemeinschaft der Verbraucher e.V. (Hrsg.): Nahrungsmittelallergien, Verbraucher Rundschau Nr. 8, Aug. 1987

Becktepe. C., Strütt-Bringmann, T.: Der Stoff aus dem Kleider sind, Die Verbraucher Initiative e.V., Bonn 1990

Bork, K.: Kutane Arzneimittelnebenwirkungen, Schattauer, Stuttgart 1985

Braun, W., Günther, E., Schubert, H.: Dermatologie, VEB Volk und Gesundheit,Ostberlin 1989

Deutsche Liga zur Bekämpfung der Atemwegserkrankungen e.V.: Was Sie über Atemwegserkrankungen wissen sollten! pmi-pharm-&-medical-inform.-Verlags GmbH, Frankfurt/M. 1984

Dukes, M.N.G. (Hrsg.): Meyler's Side Effects of Drugs, Elsevier, Amsterdam 1988

Geisler, L.: Leben mit Asthma, Bronchitis, Emphysem, Dr. W. Jopp Verlag, Wiesbaden 1988

Hausen, B.M.: Allergiepflanzen – Pflanzenallergene, ecomed, Landsberg 1988

Jackson, W.E., Cerio, R.: Allergie, Schwer, Stuttgart 1990

Jorde, W. (Hrsg.): Mönchengladbacher Allergie-Seminar, Band 1, Dustri, München 1988

Jung, E.G. (Hrsg): Dermatologie, Hippokrates, Stuttgart 1989

Kaiser, H.: Cortisonderivate in Klinik und Praxis, Thieme, Stuttgart 1987

Katalyse, Bund, Öko-Institut, ULF (Hrsg.): Chemie am Arbeitsplatz, rororo aktuell 5990, Reinbek 1987

Mehlhorn, B., Mehlhorn, H.: Zecken, Milben, Fliegen, Schaben..., Springer, Berlin 1990

Millstone, E.: Food Additives, Penguin, Harmondsworth 1986

Moebius, U.M., Becker-Brüser, W., Schönhöfer, P.S.: alarm-telegramm, A.V.I., Berlin 1989

Müller, U.R.: Insektenstichallergie, Fischer, Stuttgart 1988

Mygind, N.: Grundriß der Allergologie, Steinkopff, Darmstadt 1989

Nasemann, T., Sauerbrey, W.: Hautkrankheiten und venerische Infektionen, Springer, Berlin 1987

Nolte, D.: Asthma, Urban & Schwarzenberg, München 1989

Oepen, I.: An den Grenzen der Schulmedizin, Deutscher Ärzte-Verlag, Köln 1985

Rassner, G.: Dermatologie, Urban & Schwarzenberg, München 1990

Reimann, H.J.: Nahrungsmittelallergie, Dustri, München 1989

Ring, J.: Angewandte Allergologie, MMV, München 1988

Roitt, I.M, Brostoff, J., Male, D.K.: Kurzes Lehrbuch der Immunologie, Thieme, Stuttgart 1987

Schata, M., Jorde, W.: Allergische Erkrankungen durch Schimmelpilze, Dustri, München 1989

Schwabe, U., Paffrath, D.: Arzneiverordnungs-Report '90, Fischer, Stuttgart 1990

Stiftung Verbraucherinstitut (Hrsg.): Reizend Allergien durch Haushaltschemikalien, Berlin 1989

transparenz-telegramm, A.V.I., Berlin 1990

Tschaikowski, K.L., Jorde, W.: Allergische Krankheiten des Magen-Darm-Traktes, Springer, Berlin 1989

Umbach, W.: Kosmetik, Thieme, Stuttgart 1988

Vorlaender, K.- O.: Immunologie, Thieme, Stuttgart 1983

Wahn, U., Seger, R., Wahn, V. (Hrsg.): Pädiatrische Allergologie und Immunologie, Fischer, Stuttgart 1987

Abstoßungsreaktion 13
Abwehr, körpereigene 11, 13
Abwehrzellen 19
Acarex®-Test 71
Acarosan® 70
ACE-Hemmer 127
Acetat 225
Acrylate 227
Actifresh 226
Adeps lanae 208
Adrenalin 137, 140
Aerobin® 87
Afonilum® Retard 87
Agevis® 126
Agranulozytose 215
AHIT 124
Ahorn 57
Akazie 57
Akupunktur 90
Alcantara 228
Alfason® 118
- Crinale 118
Alimemazin 38
Alival® 215
Alkoholische Getränke 73, 147, 197, 198
Allergene 13, 165
- am Arbeitsplatz 237
Allergie 13
- Alter 10
- Angehörige 155
- Beruf 233
- Diagnostik 27
- familiäre Belastung 25
- Impfungen 112, 143
- Kinder 156
- Psyche 151
- Veranlagung 24
- vom Soforttyp 22
Allergieähnliche Reaktion 21, 24, 127
Allergiefragebogen 28
Allergiepaß 105
Allergietagebuch 27, 28, 34, 55, 129
Allergiker und Asthmatiker Bund e.V. 48, 94
Allergikermütter 25, 151
Allergische Bindehautentzündung 96
Allergischer Dauerschnupfen 65
- Arzneitherapie 74
Allergischer Gruß 65
Allergischer Schnupfen 51
Allergisches Asthma 79
Allergo-Dolan® 47
Allergocrom®-Augentropfen 98
Allergopos® 99, 100
Allium cepa 47
Alpha-Laktalbumin 194
Alter 10
Aludrin® Dosieraerosol 84
Alupent® Dosieraerosol 84
Alveolitis, exogen-allergische 16, 178, 215, 234
Amalgam 224
Amaranth (E 123) 202
Amblosin® 214
Amborum special-F 93
Ambroxol Ratiopharm® 89
Amciderm® 118
Ameisen 219
Aminoplaste 189
Amiodaron 215, 231
Amoxicillin 214
Amoxypen® 214
Ampfer 58
Ampicillin 133, 214
Ampicillin-Exanthem 131
Amuno® 218
Anaesthesetten® 217
Anamnese 27, 33
Ananas 198
Anaphylaktische Reaktion 22
Anaphylaktischer Schock 134
Anaphylaktoide Reaktion 134
Anaphylaxie 134
Anaphylaxie-Besteck 137
Angioneurotisches Ödem siehe Angioödem
Angioödem 101, 125, 126
- Arzneitherapie 128, 129
Anis 54, 194
Ansagedienst, telefonischer zu Pollen 56
Antazolin 100
Anthrachinonfarbstoffe 228
Antibiotika 89
Antigen-Antikörper-Reaktion 15
Antihistaminika 35, 59, 63, 89, 128
- Augentropfen 97, 98
- Cremes, - Salben 128, 129
- Tabletten 99, 120
- Kinder 37
- unerwünschte Wirkungen 37
- Vergleich 36
Antikörper 15, 16
- Schwangerschaft 159
Antioxidantien 201, 203
Antistin-Privin® 99, 100
Apfel 53, 143, 194, 197
Apfelsine 231
Apranax® 214, 218
Aprikose 53
Arantil® P 126, 132, 218
Arbeitsgemeinschaft Allergiekrankes Kind 48, 94
Arbeitsgemeinschaft ökologischer Forschungsinstitute 187
Arbeitsplatzwechsel 233
Aristamid® Gel 217
Ariven® S 218
Armbanduhr 223
Arnika 108, 211
Aromastoffe 201, 203
Artischocken 104
Arzneimittel, Allergie 130, 213
- Exanthem 130, 214
- Exanthem, fixes 131
- Unverträglichkeiten 213
Arzthelfer 233
Asforte 93
Aspirin/Zusatzstoffe-Intoleranz 127, 128
Aspirin® 127, 132, 218
ASS siehe Azetylsalizylsäure
Astemizol 37
Asthma, Anfall 77, 88
- Arzneimittel 84
- beruflich bedingtes 79
- bronchiale 76

Asthma, endogenes 78
- exogenes 79
- Kliniken 91
- psychogenes 78
- Tips 154
- Operation 92
Asthma Neurodermitis Allergie Verband - ANA 49
Atemfunktion, Selbstprüfung 80
Atemgeräusche 77
Atemgymnastik 92
Atemnot 77
Atemstoßtest 80
Atemübung 92
Ätherische Öle 207
Atopie 24, 161
Atopisches Ekzem 109
Atosil® 36, 37
Atrovent® Dosieraerosol 88
Aufheller 210, 226
Auge 94, 95
Augenbad 95, 98
Augenjucken 99
Augentropfen, Antihistaminika 97, 98
- Cromoglizinsäure 98
- gefäßverengende 99
- Kortikoide 97
Aureotan® 214
Auswurf 81
Außenluftbelastung 186
Auto 56
Autoabgase 183
Autogenes Training 92, 121
Autoimmunerkrankungen 12
Autologe Immuntherapie 124
Avil® 36, 37
Avocado 198
Azatadin 38
Azetylsalizylsäure 127, 132, 199, 218
Azofarbstoffe 127, 166, 191, 200, 201, 204, 228
Azorubin (E 122) 202

B-Lymphozyten 15
Bacitracin 100
Bäcker 124, 233, 234, 236
Bäckerhefe 194
Backmittel 204, 206
Bactrim® 132, 214
Balkis® 61
Balneum Hermal® F 116
- mit Teer 119
Bamipin 37
Bananen 194, 197, 198
Bärlapp 58
Basilikum 194
Basiscreme 116
Basissalbe 116
Baugewerbe 235
Baumaterialien 187
Baumwolle 225, 226
Baumwollstaub 79
Bayrovas® 218
Befeuchterlunge 234
Beifuß 58, 172
Beifußpollen 54
Belastung, familiäre 25
Bellasthman Medihaler® 84
Ben-u-ron® 218
Benzalkoniumchlorid 98, 100, 101
Benzoate (E 211-213) 202
Benzoesäure (E 210) 24, 127, 202
Benzokain 108, 217
Benzylbenzoat 70
Bergamotte 231
Bermudagras 171
Berotec® Dosieraerosol 84
- solvens 90
Berufe, hohes Allergierisiko 237
Berufsanfänger 238
Berufsberatung 238
Berufsgenossenschaft 105, 234, 235
Berufskrankheit 233, 234, 235
Berufswahl 124, 233
Beryllium 224
Beta-Laktalbumin 194
Betamann® 82
Betamethason 41
Betnesol® 41
- V 118
Betonbauer 233
Bett 67
Beugenekzem 112
BH-Verschluß 104
BHA (E 320) 203
Biciron® 99
Bienen 219, 220
Bienenharz 208
Bienenkitt 208
Bienenstich 136
Bierhefe 194
Bindehaut 94, 95
Bindehautentzündung, allergische 94, 96
- Arzneitherapie 97
Bindemittel 206
Binotal® 131, 133, 214
Biogene Amine 198
Biphenyl (E 230) 202
Biphenyle, polychlorierte 186
Birke 53, 54, 57, 169, 171
Birne 194, 197
Bisolvon® 89
Bisolvon-Gribletten® 62, 218
Bleichmittel 224
Bleicyanid 224
Bleomycin 214
Blephamide Liquifilm® 100
- Augensalbe 100
Blütenstaub siehe Pollen
Blutersatzmittel 135
Blutschäden, allergische 215
Bohnen 223
Bohnerwachs 224
Boxer 178
Bremsen 219
Brennessel 58, 172
Bricanyl® compositum 90
- Dosieraerosol 84
Brillengestelle 223
Brompheniramin 37
Bronchialasthma 76
- Berufskrankheit 233
Bronchialschleim 77
Bronchien 77
Broncho-Euphyllin® 89
Broncholyse-Test 80
Broncho® Spray 84
Bronchoretard® 87
Bronchoskop 81
Bronchospasmolytischer Effekt 84
Brondiletten® 89

Bronopol 209
Brot 195
Brufen® 218
Buche 169, 171
Bücher, verstaubte 163
Buclosamid 231
Bufexamac 119, 120
Bügelfreie Textilien 227
Bullöses Exanthem 131
Bundesverband Neurodermitiskranker in Deutschland e.V. 48, 124
Buttergelb 200
Butylhydroxianisol (E 320) 203
Butylhydroxitoluol (E 321) 203

Calcipot® 43
Calcium Sandoz® forte 43
Captopril 214
Carbamazepin 133, 214, 215
Carbinoxamin 37
Carbutamid 214
Cashewnuß 196
Celestamine® 41
Celestan® 41
- V 118
Cepa 47
Cephalosporine 133, 217
Cetirizin 38
Chemiearbeiter 233
Chemikaliengesetz 165
Chibro-Timoptol® 82
China-Restaurant-Syndrom 201
Chinidin 231
Chininhydrochlorid 203
Chininsulfat 203
Chlorhexidin 100, 101, 231
Chlorpromazin 133
Chrom 224
Chromat 210
Chromatdermatitis 224
Chronische Bronchitis 77
Chrysantheme 104
Cicatrex® 103, 217
Clamoxyl® 214
Claudemor® 217
Cleer® 99
Clemastin 37
Co-trimoxazol 214
Cochenille-Rot A (E 124) 202
Codein Compretten® 89
Codicompren® 89
Colimune® 149
Combiamid® Augentropfen 100
Combustin® 217
Commotional® SP 132
Contac® H 63
Cordarex® 215
Cordes H® 118
Cortidexason® 118
Corto-Tavegil® 41
Cotrim-Ratiopharm® 132
Cromo von CT®-Dosieraerosol 84
- Nasenspray 60
Cromoglicin GDS-Augentropfen 98
- Dosieraerosol 84
- Nasenspray 60
Cromoglicin Ratiopharm-Dosieraerosol 84
- Nasenspray 60
Cromoglizinsäure 39, 59, 83, 149
- Augentropfen 97, 98
- Dosieraerosole 84
- Nasenspray 60
- unerwünschte Wirkungen 39
Cromohexal®-Augentropfen 98
- Nasenspray 60
Cromolergin® UD 98
- Dosieraerosol 84
Cromolyn Fatol®-Dosieraerosol 84
Cromoturmant®-Dosieraerosol 84
Cushing-Syndrom 42
Cyproheptadin 38
Cystit® 215

D-Penicillamin 214
Dahlie 58
Daktar® 214
Dauerschnupfen 65
- Arzneitherapie 74
Dauerwelle 212
Daunoblastin® 214
Daunorubicin 214
Decoderm® 118
Decortin® 41
- H 87
Decubitan 217
Deecap Kapseln 93
Delonal® 118
Delphicort® 41, 88, 118
Dermatophagoide 180
Dermatop® 118
Dermoxin® 118
Dermoxinale® 118
Desensibilisierung 43
Deutsche Allergie- und Asthmahilfe e.V. 49
Deutscher Neurodermitiker Bund e.V. 49, 124
Develin® 218
Dexabene® 41
Dexamethason 41
Dexchlorpheniramin 37
Dextranlösungen 135
Dextropropoxyphen 218
Dia-Fridetten® 214
Diagnose, Allergie 27
Diät, Kinder 114, 161
Diffusyl®-Dosieraerosol 84
Dill 54, 194
Dimegan® 36, 37
Dimetinden 37
Dinitrochlorbenzol 103
Diolen 228
Diphenyl (E 230) 202
Diprosis® 118
Diprosone® 118
Diptam, weißer 231
Dismenol® 126
Dispacromil®-Augentropfen 98
- Einmalpipetten 98
Disziplin 154
Ditenate® Retard 89
DNCG Mundipharma®-Dosieraerosol 84
DNCG Stada®-Dosieraerosol 84
DNCG TBS®-Dosieraerosol 39
DNCG Trom®-Dosieraerosol 84

Dolestan® 35
Dolgit® 218
Dolo-Dobendan® 217
Doregrippin® N 63
Dorex® 217
Dorithricin® 217
Dosieraerosole, bronchienerweiternde 84
- Cromoglizinsäure 84
- richtige Inhalationstechnik 85
Doxylamin 38
Dralon 228
Druckfarbe 163, 223
Drucktinte 224
Duftstoffe 207, 208
Duftwasser 213
Duracroman®-Augentropfen 98
- Nasenspray 60
Duradermal 119
Durafresh 226
Duraprednisolon® 87
Duschbäder 212

E 102 (Tartrazin) 127, 202, 204, 218
E 110 (Gelborange) 202
E 122 (Azorubin) 202
E 123 (Amaranth) 202
E 124 (Cochenille-Rot A) 202
E 127 (Erythrosin) 202
E 131 (Patentblau V) 202
E 132 (Indigotin) 202
E 210 (Benzoesäure) 127, 202
E 211-213 (Benzoate) 202
E 214-219 (Parahydroxibenzoesäureester) 202
E 220 (Schwefeldioxid) 202
E 221-227 (Sulfite) 202
E 230 (Biphenyl/Diphenyl) 202
E 231 (Orthophenylphenol) 202
E 232 (Natriumorthophenylphenolat) 202
E 233 (Thiabendazol) 202
E 249 (Kaliumnitrit) 202
E 250 (Natriumnitrit) 202
E 310 (Propylgallat) 203
E 311 (Octylgallat) 203
E 312 (Dodecylgallat) 203
E 320 (Butylhydroxianisol) 203
E 321 (Butylhydroxitoluol) 203
E 412 (Guar) 206
E 621 (Natriumglutamat) 203
E-Nummern, Nachschlagewerke 204
Eau de Javelle 224
Ecoplan - Institut für Immissionsschutz 187
Edetinsäure 98
Efamol® 500 123
Effloreszenzen 131
Eibe 57
Eiche 57, 169
Eifreie Kost 146
Eigenblutinjektion 47
Eigenhypnose 92
Eiklar siehe Hühnerei
Eiweiß siehe Hühnerei
Einfrieren 195
Ekzem 101, 102
- endogenes 110
Ekzematogen 103
Elektroakupunktur 148
Eliminationsdiät 145
Ellatun® 61
Eltern-Kind-Beziehung 152
Elternvereinigung Asthmakranker Kinder 49
Em-eukal forte® 217
Emaillearbeiten 223
Emissionsklassen, Spanplatten 189
Emmentaler 198
Emovate® 118
Emphysem 78
Emulgatoren 208
Endogenes Asthma 78
Endogenes Ekzem 110
Endrine® 61
Entspannungstherapie 92
Entzündungsreaktion 21
Entzündungszellen 20
Enzyme 79, 173, 208
- für die Nahrungsmittelindustrie 175
Epanutin® 132
Epidermis 101
Epikutantest 30, 104
Epogam® 123
Epoxidharze 104, 191, 236
Erbrechen 142
Erdbeeren 24, 148, 194, 197, 198
Erdnuß 194, 196, 223
Erkältungsdämpfer 63, 218
Erle 53, 54, 57, 169, 171
Ernährung, ei- und milchfreie 146
Ernährungsumstellung 57
Erstickungsanfälle 77
Erstickungsangst 88
Erythema exsudativum multiforme 132
Erythrosin (E 127) 202
Esche 57, 169
Esidrix® 215
Esirhinol®-Nasenspray 60
Etagenwechsel 44, 53, 58
Eubos® 116
Eucerin 208
Euphrasia 47
Euphyllin® Retard 87
Eusaprim® 132, 214
Eusept® 217
Euspirax® comp. Dragees 89
Euvaderm® 118
Euxyl K 100 209
Exanthem 131
- des 10. Tages 131
- fixes 132
Exogenes Asthma 79
Expektoranzien 89
Extracort® 118
Extrinsic Asthma 79

F 99 Sulgan 217
Falsch negative Tests 145
Falsch positive Tests 144
Familiäre Belastung 25
Familie 155
Fansidar® 132
Farben 190
Farbstoffe 103, 143, 191, 201, 208
Farbstoffverordnung 200
Farial® 61

Farmerlunge 215, 232, 234
Fastjekt® 137
Favistan® 214
Federallergie 67
Federlinge 179
Feigen 231
Feinstaub 182
Feinstrumpfhosen 228
Felden® 214
Fenchel 54, 194
Fenistil® 36, 37
Ferienhäuser 174
Fermente 176
Ficortril® 118
Filzschreiber 163
Fingernagel, künstlicher 212
Fisch 24, 194
Fischallergene 195
Fixes Exanthem 132
Flachs 79
Flammschutzmittel 226
Flaschenkinder 157, 192
Fleckentfernungsmittel 210
Fleisch 194
Flieder 171
Fliesenleger 224
Fließschnupfen 53
Flimmerepithel 77
Flöhe 219
Florist 236
Florone® 118
Fluimucil® 89
Fluocortolon 41
Fluorkohlenwasserstoffe 86
Fluprim® 63
Folienschreiber 187
Formaldehyd 186, 188, 209, 227
- Quellen 187
- Spanplatten 189
- Textilien 227
Formula Nr. 9 93
Fortecortin® 41
Framycetin 108
Freßzellen 21
Friseur 124, 233, 235
Friseurchemikalien 212
Früchte, tropische 193
Frühjahrskatarrh 96
Frühsommermeningoenzephalitis-Impfung 143
FSME-Impfung 143
Furadantin® 215
Fußbodenverleger 124

Gagelstrauch 57
Gallate (E 310-312) 203
Gänsefuß, weißer 58
Ganzkörperplethysmographie 80
Garnele 194, 197
Gärtner 124, 236
Gebirgszeder 171
Gedächtniszellen 15
Gefäßverengende Augentropfen 99
- Nasentropfen 61
Gefrierschutzmittel 224
Geigenharz (Kolophonium) 79, 209
Gelbfieber-Impfung 143
Gelborange (E 110) 202
Geliermittel 206
Gelum® 217
Gemüse 143, 194, 195
Gerste 57, 169, 195, 199
Geruchsstörungen 92
Geschmacksverstärker 201, 203
Getränke 197
Getreide 171, 194, 195
Getreidestaub 79, 195
Gewürze 194, 197
Giemen 77
Glasuren 224
Glatthafer 57, 169, 171
Glaukom 99
Glaukomanfall 96
Gliadin 199
Glucotard® 205
Glutamate (E 621-623) 203
Gluten 195, 199
Glycerylmonothioglykolat 212
Gold 214, 224
Goldhafer 169
Goldhamster 178
Goldnerz®-Kosmetik 123
Goldrute 58
Gräser 57
Graspollen 171
Grauer Star 99
Grippe-Impfung 143
Grippostad® 126
Grüner Star 99
Gruppenallergie 103
Guar (E 412) 205, 206
Gummi 225
Gummi arabicum 79
Gummifingerlinge 225
Gummihandschuhe 225
Gummistiefel 225

Haarfärbemittel 208, 212
Haarshampoo 212
Haartönungsmittel 212
Hafer 57, 169, 195, 199
Haferbrei 195
Hainsimse 57
Halballergen 22, 23
Halbantigen 103
Halbmond® 35
Halcimat® 118
Halog® 118
Halsketten 221
Halsschmerzmittel 108, 217
Hamamelis 108, 211
Hämolytische Anämie 215
Hämorrhoidenmittel 108, 217
Handspülmittel 210
Hanf 79
Hapten 22, 23
Harnstoff 119
Harnstoffaminoplaste 189
Harze 208
Haselnuß 53, 54, 55, 57, 169, 193, 194, 196, 223
Haselnußstrauch 53, 54, 57, 171
Haushaltschemikalien 207
Haushaltshandschuhe 108
Hausstaubmilbe 66, 67, 69, 180
- Allergie 66, 68, 75
Haustier 66, 162, 177, 179
- Allergie 75
Haut 101, 109
Hautausschlag, arzneimittelbedingt 214
Hautblüten 131
Hauterkrankungen, Berufskrankheit 233
Hautpflegemittel 108, 116

Hauttests 29
Hauttrockenheit 111
Hautwaschmittel Cureall-6 93
Hefe 194
Hefeextrakt 198
Heidekraut 58
Heilsalben 217
Helanka 228
Henna 208
Herbal Tea Syrup 93
Herbarien 163
Heufieber 53
Heuschnupfen 51, 53, 65, 167
- Arzneitherapie 58, 59
- Bindehautentzündung 96
Heuschnupfen Systral® 35, 36, 38
Hexachlorophen 231
Hilfsstoffe 218
Hismanal® 35, 36, 37
Histamin 20, 34, 135, 148, 198
Histaminblocker 35
Hoggar® N 35
Holunder 57, 169
Holzbearbeiter 233
Holzschutzfarbe 224
Holzstaub 79
Homöopathie 47
Honigbiene 220
Honiggras 57, 169
Hopfen 58, 104, 211
Hornisse 219
Hühnerei 192, 194, 196
Hülsenfrüchte 194
Humaninsulin 216
Hummel 219
Hummer 194, 197
Humorale Antwort 18
Hund 178
Hundeleine 224
Hundszahngras 57
Husten 89
Hustenblocker 89
Hustenbonbons 217
Hydrochlorothiazid 215, 231
Hydrocort Mild® 118
Hydrocortison 119
Hydrocortison Dorsch® 118
Hydrocortison Mago® 118
Hydrokortison 40
Hydrolysate, hypoallergene 160
Hydroxicitronellae 203
Hyperaktivität 141
Hypnose 92
Hypoallergen 160
Hyposensibilisierung 43, 64, 75, 90, 121, 136, 139, 149
- orale 46
- unerwünschte Wirkungen 45

Ibuprofen 218
Ichthyol®-Präparate 119
Idril® 61
IgA 16
IgD 16
IgE 17
- Bestimmung im Nabelschnurblut 162
IgG 16
- Schwangerschaft 159
IgM 16
Ilvico® Brausetabletten 218
Ilvico® N 63
Immunglobulin 15
Immunglobulin A 16
Immunglobulin D 16
Immunglobulin E 17
Immunglobulin G 16
- Schwangerschaft 159
Immunglobulin M 16
Immunität 15
Immunkomplexbildung 23
Immunseren 135
Immunsystem 11, 12, 14
- Kinder 158
Immuntoxizität 166
Impfstoffe 196
Impfungen 112, 126, 143
Imposit® 217
Imprägnierung 224
Indigotin I (E 132) 202
Indometazin 218
Infektasthma 89
Ingenieur Sozietät für Umwelttechnik und Bauwesen 187
Inhalationsgeräte 72
Inhalationsprovokationstest 32
Inhalationstechnik 85
Inhalierkammer 86
Inhibin®-Dosieraerosol 84
Inhibostamin® 36, 38
Innenraum-Luftfilter 56
Innenraumbelastung 185, 186
Innereien 194
Insekten 79
Insektenbestäubung 167
Insektengift 135, 136, 219
Inspirol-N® 217
Institut für Umweltkrankheiten 148
Insulin 216
Intal® Dosieraerosol 83, 84
Interessengemeinschaft der Holzschutzmittelgeschädigten 49
Intervall-Therapie 119
Intoleranz 127
Intrakutantest 30, 81
Intrinsic Asthma 78
Irgamid® Augensalbe 100
Isobutamben 217
Isocyanat 188, 190, 215, 228
- Quellen 189
Isolierschäume 190
Isopto-Max® Augentropfen und -salbe 100

Japanische Zeder 171
Jasmin 29
Jeansknöpfe bzw. -nieten 104, 223
Jellin® 118
Jucken in den Ohren 51
Juckreiz 109

Kabanimat® 118
Kaban® 118
Kabeljau 195
Kaffee 197, 198
Kaffeestaub 79
Kakao 223
Kalbfleisch 196
Kaliumdichromat 103
Kälteurtikaria 127

Kalzan® 43
Kalziumpräparate 43
Kamel 179
Kamille 54, 108, 194, 211
Kammgras 57, 169
Kanarienvogel 179
Kaninchen 66, 178
Karenz 33, 55, 82, 148
Karotte 54, 194, 231
Käse, reifer 198
Kasein 194, 196
Kastanie 29, 171
Katarakt 99
Kathon 209
Katze 66, 178
Kayankal forte 93
Kernobst 194, 197
Kfz-Mechaniker 124
Kiefer 169
Killerzellen 18
Kinder 156
Kirsche 53, 194, 197
Kissen 181
Kiwi 54, 194, 197
Klebstoffe 187, 190
Klee 58
Klimaanlage 72, 235
Klimakur 90
Klimatherapie 121
Klinische Ökologie 148
Knäuelgras 57, 169, 171
Kobalt 223
Kochbücher für Allergiker 149
Kochen 195
Kohlenmonoxid 182, 186
Kohlenwasserstoffe 186
Kohlgemüse 194
Kokarden-Erythem 132
Kolophonium 79, 209
Kolton® grippale 63
Kombinationsarzneimittel 89
Konditor 233
Kondome 225
Konjunktival Thilo® 99
Konjunktivitis, allergische 94
- Arzneitherapie 97
Konservierungsstoffe 24, 98, 100, 101, 103, 127, 143, 201, 202, 209
- Unverträglichkeit 100
Kontaktekzem, allergisches 101, 105
- Arzneitherapie 107
- toxisches 106
Kontaktlinsen 100
- Flüssigkeiten 96, 101
Kontrastmittel-Unverträglichkeit 218
Kontrolle, soziale 154
Koriander 54, 194
Kornblume 58
Körpereigene Abwehr 11, 13
Körperreinigung 108
Korrosionsschutzmittel 224
Kortikoid Ratiopharm® 118
Kortikoid-Aerosole 86
- Ausweis 42
Kortikoide 40, 86
- Alternativen bei Neurodermitis 119
- Augentropfen 97, 99
- Cremes und -Salben 107, 117
- Depotspritzen 41, 64, 88
- fluorierte 41
- Kinder 42
- Nasensprays 59, 63
- Salben 107, 117
- Salben, Alternativen 119
- Salben, Tips 119
- Salben, unerwünschte Wirkungen 117
- Salben, Wirkstärke 118
- Schwellendosis 40
- Tabletten 64, 87, 99, 120, 132
- unerwünschte Wirkungen 41
- Zäpfchen 40
Kortisol 40
Kortison 86
Kosmetika 104, 108, 211
Krankengeschichte 27
Krankenkassen, alternative Methoden 48
Krankenschwester 124, 233
Kratztest 30
Krebs 194
Krebsgericht 193, 197
Kreislaufzusammenbruch 9
Kreuzallergie 103, 171, 194, 196, 197, 220
Kreuzreaktion 143, 194
- zwischen Pollen und Nahrungsmittelallergenen 53, 172
Küchenzwiebel 47
Kugelschreiberfarbe 224
Kuh 66
Kuhmilch 192, 196
Kuhmilchallergie 142, 158
Kümmel 194
Kunstfasern 228
Kunststoff 79
Kurkuma 194
Kuscheltiere 181

L-Peptide 123
Labor für Raumluftanalysen und Materialprüfung 187
Laboruntersuchungen 31
Lacke 187
Lackierer 233
Lactalbumin-Hydrolysat 123
Laichkraut 58
Lakritz 223
Laktalbumin 194
Laktasemangel 142
Laktose 199
Lanolin 208
Larylin® Bronchialbonbons 217
- Dosierspray gegen Schnupfen 62
Läuse 219
Lebensmittel, verdorbene 198
Lebensmittel- und Bedarfsgegenständegesetz 200
Lebensmittelzusatzstoffe 200
Leckekzem 112
Leder 179, 224
Ledergerbung 103
Lederhaut 101, 102
Lederpflegemittel 210
Leermedikament siehe Placebo
Lehrer 49, 163
Leimharze 189

Leinen 226
Leinölfirniss 224
Leistungsdruck 154
Lektine 198
Leukozyten, basophile 20
Lichtallergie 231
Lichtfilter 229
Lichtscheu 96
Lichttherapie 121
Lidschatten 212
Liebstöckel 194
Lieschgras 57, 169, 171
Liguster 57
Limonene 191
Linde 57, 169
Linola® fett 116
Lippenstift 212
Lisino® 35, 36, 38
LMBG (Lebensmittel- und Bedarfsgegenstände-gesetz) 200
Locacorten® 118
Loden 227
Lokalanästhetika 103, 108, 216
Lokalantibiotika 108, 217
Lokalison® Universale 118
Lokalison®-F 118
Lolch 57, 169
Lomupren® 60
- compositum 62
- Nasenspray 60
Lopirin® 127, 214
Loratadin 38
Lösemittel 191, 210
Lotionen 213
Löwe 66, 177
Löwenzahn 58, 169
Luftbefeuchter 73
Lüften 56
Luftfeuchtigkeit 69, 73
Luftfilter 56, 186
Luftröhre 77
Luftschadstoffe 182, 186
Lüftung im Auto 56
Luftverschmutzung 183
Lunge 76
Lungen-Union 49
Lungenbläschen 76
Lungenfunktionstest 80
Luzernensamen 223
Lycra 228
Lyell-Syndrom 132
Lykopodium 79
Lymphknoten 14
Lymphokin 23
Lymphozyten 13

Mais 57, 169, 195
MAK-Werte 237
Makrele 198
Makulopapulöses Exanthem 131
Maler 124, 233
Malipuran® 119
Mandeln 14, 194
Mango 54, 197
Margerite 58
Masern-Impfung 143
Mastzelle 19
- zirkulierende 20
Matratze 67, 181
Maurer 124, 223, 233
- Ekzem 224
Maus 66
Mayonnaise 205
Mebhydrolin 38
Mediatoren 19, 20
Medicreme® 103, 217
Medicrucin® 217
Medikamenten-Allergie 130, 213
Meer 57
Meerschweinchen 66, 178
Megaphen® 133
Mehl- und Nahrungsmittel-hersteller 233
Mehlmilbe 181
Mehlstaub 79, 234
Mehrfachallergien 34
Mehrfachsensibilisierung 53
Mequitazin 38
Mereprine® 35, 36, 38
Mesuximid 214
Metalcaptase® 214
Metallsalze 79
Metallverarbeitung 235
Metamizol 126, 132, 133, 215, 218
Metaplexan® 36, 38
Methylmetacrylat 212
Miconazol 214
Migräne 142
- Anfall 205
Milbe siehe Hausstaubmilbe
Milch 194
- Allergie 111, 196
Milchfreie Kost 146
Milchpulver 157
Milchschorf 111, 115
Milchzucker 199
Mini-Peakflow-Meter 80
Mittlersubstanzen 19, 20, 34
Möbelpflegemittel 210
Modal 225
Modelliermaterialien 163
Modeschmuck 104, 108, 221, 223
Mohn 194
Moosfarn 58
Mucosolvan® 89
Mucret® 89
Mühlenbetriebe 234
Mumps-Impfung 143
Mundatmung 51
Munitren® H 118
Muscheln 135, 193, 197
Muskelzittern 84
Müsli 195
Mutter 25
Muttermilch 157, 158
Myacyne® 103, 217

Nabelschnurblut, IgE-Bestimmung 162
Nachtkerzenöl 123
Nadelbäume 171
Nadisan® 214
Nagelhärter 212
Nagellack 212
Nagetiere 66
Nahrungsmittel 127, 135
- Allergene 194
- Allergie 53, 54, 141, 192
- Zusätze 200
Nahrungsvielfalt, Kinder 161
Nalidixinsäure 214, 231
Naproxen 214, 218
Narkosemittel 127
Nase 51, 52
Nasenatmung, behinderte 61, 74

Nasenfluß 53
Nasengel (-spray, -tropfen) Ratiopharm® 61
Nasenmittel, abschwellende 59, 60, 61
- Cromoglizinsäure 60
Nasennebenhöhlen-Operation 92
Nasenpolypenoperation 92
Nasenspray 60
Nasentropfen-Rhinitis 61
Nasivin® 60, 61
Nasivin® gegen Heuschnupfen 98
Nasvinetten® 61
Natriumglutamat (E 621) 201, 203
Natriumorthophenylphenolat (E 232) 202
Natural Herbs Tea Syrup 93
Naturfasern 225
Naturheilmittel 213
Naturkost 195
Naturstoffe 82
Nebacetin® 103, 217
- Augensalbe 100
Neo-Facilus® 217
Neobiphyllin® 89
Neomycin 100, 103, 108, 217
Nerisona® 118
Nervendurchtrennung 92
Nerzöl 123
Nesselausschlag 101, 125
- Arzneitherapie 128, 129
Nesselfieber 125
Neurodermitis 109
- Arzneitherapie 120
- Diät 114
- Einflußfaktoren 110
- Merkmale 113
- Spezialkliniken 122
- Tips 154
Nichtallergisches Asthma 78
Nickel 79, 104, 106, 195, 221, 222, 223
Nitrite (E 249-250) 202
Nitrofurantoin 215
Nogram® 214, 231
Nordsee-Inseln 57
Notfallbesteck 129, 137
Notfalltablett 140
Novalgin® 126, 132, 133, 136, 215, 218
Nüsse 53, 196
Nußschokolade 197
Nylon(strümpfe) 228

Oberhaut 101, 102
Obst 143, 197
Obstbäume 29
Ödem 125
Ohrclips 221, 223
Ölbad Cordes 116
Ölbäder 116
Older® Tropfen 89
Olivenbaum 171
Olynth® 61
Omeril® 36, 38
Ophtalmin® 99
Optalidon® N 132
Opticrom® 98
- Augentropfen 98
Optimine® 36, 38
Orale Hyposensibilisierung 46
Oraler Provokationstest 32, 147
Organextrakte 135
Organpräparate 213
Orlon 228
Orthophenylphenol (E 231) 202
Otriven® 60, 61, 99
- H-Augentropfen 98
- H-Nasenspray 60
Otrivenetten® 61
Overprotection 152
Oxatomid 39
Ozon 182, 185

Pandel® 118
Papain 199
Papaya 54, 197
Pappel 57, 169
Paprika 194
Paraaminobenzoesäurederivate 217
Parabene 103, 210
Paracodin® 89
Parahydroxibenzoesäurederivate 210
Parahydroxibenzoesäureester (E 214-219) 202
Paranuß 194, 196
Paraphenylendiamine 208
Parastoffe 217
Parazetamol 218
Parfenac® 119
Parfum 104, 212
Parkettversiegelung 190
Patchtest 30
Patentblau V (E 131) 202
Pauschaldiät 155
Peakflow-Meter 80
Penizilline 126, 133, 136, 215, 217
Pentachlorphenol 226
PER 210
Perchlorethylen 210
Perdiphen® 63
Periactinol® 36, 38
Perlmuttstaub 79
Perlon 228
Perphyllon® 90
Perubalsam 208
Petersilie 54
Petinutin® 214
Pfeffer 194
Pfefferminze 194
Pferd 66
Pferdehaarallergie 178
Pfirsich 53, 194, 197
Pflanzen 104
Pflanzenzubereitungen 108
Pflastertest 30
Pflegemittel 207
PH5-Eucerin® 116
PHB-Ester (E 214-219) 202
Phenhydan® 132, 214
Pheniramin 37
Phenothiazine 231
Phenytoin 133, 214
Pheramin® N Augentropfen 98
Photoallergene, Kosmetika 231
- medikamentöse 231
- pflanzliche 231
Photoallergie 230, 231
Photochemikalien 224
Phototoxische Reaktion 230
Pigmente 191
Pinienkerne 195

Piroxicam 214
Placebo 93, 146, 147
Plasmazellen 15
Platane 57
Platin 79
Platinsalze 224
Platzwechsel 113, 157
Polaronil® 36, 37
Polistin® 37
- T-Caps 36
Pollen 52, 79, 167
- Allergie 52
- Asthma 53
Pollenflug 168, 170
- Informationsdienst 56, 169
- Kalender 55, 56, 168, 169
Pollentelefon 56
Pollinose 53, 167
Pollinotiker 51
Polstermöbel 181
Polyacrylfasern 228
Polyamid 227, 228
Polyester 228
Polymerisationsbeschleuniger 191
Polypen 65, 92
Polyspectran® Augensalbe und -tropfen 100
Polyurethan 190, 227, 228
Pommes frites 203
Ponceau 4® (E 124) 202
Portemonnaie 224
Porzellanarbeiten 223
Predni-H Tablinen® 87
Prednisolon 40
Prednison Ratiopharm® 87
Pres® 127
Pricktest 29, 30, 81
Primelallergie 104
Privin® 61
Pro-Actidil® 36, 37
Prokain 217
Promethazin 37
Propolis 208
Propylenglykol 213
Propyphenazon 126, 132, 218
Protamin 216
Provokationstest 32, 81, 147
Proxen® 214, 218
Prüfungen der Atemfunktion 80
Pseudoallergie 21, 24, 127
Psyche 151
Psychogenes Asthma 78
Pulbil®-Dosieraerosol 84
Pulmicort® Dosieraerosol 86
PulmiDur® Retard 87
Putzmittel 210
Pyrethrum 104

Quaddeln 29, 126
Quaddelsucht 125
Quecksilber 224
- in Konservierungsmitteln 101
- Verbindungen 100, 103
Quincke-Ödem 54, 126

Radio-Allergo-Sorbens-Test 32
Radio-Immuno-Sorbens-Test 31
Rasenmähen 56
Rasierwasser 212
RAST-Test 32, 81, 113
Ratte 66
Raubkatze 66
Rauchen 77, 82, 187
Rauhgras 57
Raumluftanalysen 187
Raygras 57
Reaktivfarbstoffe 191
Rectodelt® 40
Regen 56
Reibtest 31
Reinigungsmittel 207
Reis 195
Reißverschluß 223
Remedacen® 89
Repeltin® 36, 38
Retef® 118
Rheumamittel 218
Rhinitis 53
Rhino-Stas® 62
Rhinopront® 61
Rhinorrhoe 53
Rhinospray® 61
Rhinova® 61
Ridaura® 214
Riedgräser 58
Rindfleisch 66
Ringelkraut 58
Risin® Nasensalbe 217
RIST 31
Ritztest 30
Rizinusschrot 79
Roggen 58, 169, 195, 199
Rohkost 193
Rohrkolben 58
Röntgen 81
Röntgenkontrastmittel 127, 135, 136, 217
Roquefort 198
Rostschutzfarbe 224
Roßhaarmatratze 178
Roßkastanie 211
Rotationsdiät 147
Röteln-Impfung 143
Rotes Auge 94
Rotwein 198
Rübsen 58
Ruchgras 57, 169

Saccharin 204
Saftherstellung mit Enzymen 176
Saisonaler allergischer Schnupfen 51
Salatdressing 205
Salbei 194
Salben 213, 217
Salizylanilide, halogenierte 231
Sanasthmax® Dosieraerosol 86
Sanasthmyl® Dosieraerosol 86
Sanatison® Mono 118
Sanigard 226
Santizised 226
Satina® 116
Sauerkraut 198
Schachtelhalm 58
Schadstoffe in Innenräumen 185
Schaf 179
Schafgarbe 58, 211
Schalentiere 193, 194, 197
Scheinmedikament siehe Placebo

Schericur® 118
Scheroson® 118
Scheuermittel 210
Schilf 58
Schimmel an der Wand 174
- auf Lebensmitteln 175
Schimmelpilze 79, 172, 194, 234
- Allergie 67, 72, 75
- Enzyme 173
- Reservoir 174
- Sporen 66, 67
Schlafzimmer 56
Schleimlösende Mittel 89
Schmerzmittel 218
- Asthma 82
Schnauzer 178
Schnellhyposensibilisierung 139
Schnittlauch 194
Schnupfen 65
Schnupfenmittel 59, 62, 63
Schock 134
Schockfragment 134
Schokolade(nerzeugnisse) 193, 198
Schornsteinfeger 124
Schuhpflegemittel 210, 224
Schule 163
Schutzimpfungen 112, 126, 143
Schwangerschaft, Immunglobuline 159
Schwärzepilze 175
Schwebstaub 183, 186
Schwefeldioxid (E 220) 182, 184, 186, 202, 205
Schwein 179
Schweizerische Elternvereinigung Asthma- und Allergiekranker Kinder 49
Schwellendosis von Kortikoiden 40
Schwimmen 163
Schwingel 169
Scratchtest 30
Sebamed® 116
Sedaplus® 35, 36, 38
Segge 58
Seide 79, 228
Seife 108, 116, 212
Sekundal® 35
Sekundenkapazität 80
Selbsthilfegruppe Formaldehydgeschädigter 49
Selbsthilfegruppen 48
- Neurodermitis 124
Selbstprüfung der Atemfunktion 80
Sellerie 54, 194, 231
Sensibilisierung 9, 18, 103
Sermaka® 118
Serotonin 198
Serumkrankheit 215
Sesam 194
Siamkatze 178
Sicorten® 118
Silber 221
Sirtal® 214
Snup® 61
SO_2 siehe Schwefeldioxid
Socken, antimikrobiell 226
Sofro®-Augentropfen 98
Soja 194, 197
Sojamilch 160, 192
Solarium 229
Solosin® Retard 87
Solupen® 62
Sommererkältung 52
Sommerkatarrh 53
Sonnenallergie 230
Sonnenblumen, Allergie 104
- Kerne 54, 194, 195, 223
Sonnenröschen 57
Sonnenschutzmittel 229
Soventol® 36, 37
Spacer 86
Spanplatten 189, 190
Spargel 104
Spasmo-Mucosolvan® 90
Spaziergänge 56
Spersallerg® 99
Spezialkliniken, Atemwegskrankheiten 91
- Neurodermitis 122
Spitzwegerich 169
Sport 56, 163
Sprue 199
Spülmittel 210
Sputumuntersuchung 81
Straußgras 169
Stabilisator 205, 206
Stadaglicin®-Augentropfen 98
- Nasenspray 60
Stahltöpfe 223
Stammfettsucht 42
Star, grauer 99
- grüner 99
Status asthmaticus 77, 87, 88
Staubbestandteile 182
Staubsauger 57
Stechmücken 219
Steinobst 53, 194, 197
Sterax® 118
Sternmiere 58
Stevens-Johnson-Syndrom 132
Stichtest 29
Stickoxide 182, 186
Stillen 115, 142, 158
- Immunglobuline 159
Stillprobleme 160
Stinknase 61
Stoffveredelung 225
Stopfwachs 208
Strandsimse 58
Straußgras, weißes 58
Streichholzköpfe 224
Streptomycin 135, 214
Streptothenat® 214
Streßbewältigungstraining 121
Stufen-Therapie 119
Stufenplan für die Asthmatherapie 83
Suchdiät 145
Sulfite (E 221-227) 202, 204, 205
Sulfonamide 100, 102, 103, 132, 133, 231
Sultanol® Dosieraerosol 84
Super-wash 227
Supracombin® 132
Surfen 216
Sympathicusnerv 88
Sympathomimetika 84
Syndets 116
Syndrom der verbrühten Haut 132
Syracort® 118

T-Helferzellen 21
T-Lymphozyten 15

T-Suppressor-Zellen 21
T-Zellen 18
Tabakrauch 183, 187
Tabalon® 218
Tandem-Therapie 119
Tapete 174, 190
Tartrazin (E 102) 127, 135, 166, 202, 204, 205, 218
Tätowierung 224
Tauben 179, 234
Tausendblatt 58
Tavegil® 36, 37
Tee 197
Teer 231
Teertherapie 107, 119
Tegretal® 133, 214, 215
Teldane® 35, 36, 38
Teleangiektasien 117
Telefonischer Pollen-Ansagedienst 56
Tempil® N 62
Tensobon® 127, 214
Teppich 67, 69, 181
Teppichboden 187
Teppichreinigungsmittel 210
Terfenadin 38
Terpentinöl 210
Tetrakain 217
Tetrazykline 231
Textilfarbstoffe 228
Textilhilfsmittel 188, 226
Textilien 227
Theophyllin 87
Theralene® 36, 38
Therapietourismus 114
Therapin® 61
Thiabendazol (E 233) 202
Thiamazol 214
Thioglykolsäureverbindungen 212
Thiomersal 98
Thong Yen Obat China Kapseln 93
Thrombozytopenie 215
Thunfisch 198
Thymian 194
Thymus 14
Tiefkühlgerichte 201
Tierallergien 177
Tierarzt 44, 66, 124
Tierhaarallergie 66, 75
Tierhaare 66, 79
Tierhaut(schuppen)allergie 66, 68, 75
Tierpfleger 124
Timonil® 214
Tinset® 36, 39
Tips für Pollenallergiker 56
Tispol® 126
TMS® 132
Tollwut-Impfung 143
Tomaten 194, 198
Topifug® 118
Topisolom® 118
Topsym® 118
Trachiform-V® 217
Tramadol 218
Tramal® 218
Tremor 84
Trespe 58
Trevira 228
Tri-Anemul® 118
Triam Injekt® 40 41
Triamcinolon 41
Triamhexal® 41
Tridesilon® 118
Trimedil® 63
Triprolidin 37
Tritoqualin 38
Trockenfrüchte 205
Trolovol® 214
Tubahäm® 217
Tulpenallergie 104
Tussah-Seide 228
Typ I-Allergie 22
Typ II-Allergie 22
Typ III-Allergie 23
Typ-IV-Allergie 23
Tyramin 198
Tyrosolvetten® 217
Tyrospirol® 217
Tyzine® 61

Überbehüten 152
Überempfindlichkeitsreaktion 9, 18

Ulcrurisan® 217
Ulcurilen® 103
Ulme 57, 169, 171
Ultracur® 118
Ultralan® 41, 88, 118
Umweltmedizin 148
Umzug 34
Uniphyllin® Retard 87
Unspezifische Umstimmungstherapie 47
Unterhautgewebe 101
Unterschenkelekzem 102
Unterschenkelgeschwüre 103
Urbason® 87
Urlaub 57
- Pollenbelastung 171
Urtikaria 125
UVA-Bestrahlungen 121
UVB-Bestrahlungen 121

Vagolytika 88
Vagusnerv 88
Vaskulitis 215
Vasokonstriktiva 97
Vaspit® 118
Vater 25
Velopural® 118
Venenmittel 218
Ventilat® Dosieraerosol 88
Veranlagung zur Allergie 24, 157
Verchromen 224
Verdickungsmittel 205
Verein für Umweltchemie e.V. 187
Vereinigung "Das Band" 49
Verhaltensstörungen 141
Verhaltenstherapie 156
Versuchskaninchen Mensch 166
Vibrocil® 61, 62
Vinyltapete 187
Visadron® 99
Viskose 225
Vistagan® 82
Vistalbalon Liquifilm® 99
Visuphrine in der Ophtiole® 99
Visuphrine N Augentropfen 98
Vitalkapazität 80
Vividrin® 60
- Augentropfen 98
- comp. 62
- Nasenspray 60

Vivimed® 126, 132
Vobaderm® 118
Vogelfedern 179
Vogelhalter- bzw. -züchterlunge 215, 234
Vogelkot 179
Vollantigen 103
Volon® 41, 88
- A 40 41, 64
- A Salbe 118
Volonimat® 118
Volumatic® 86
Vorratsmilben 79, 181
Vorschaltkammer 86
Vorsorgeuntersuchung, Nabelschnurblut 162
Vorwachs 208

Wacholder 57
Wachse 208
Walnuß 57, 194, 196, 198
Wanzen 219
Waschbäder 212
Waschmittel 208, 210, 223, 224
Wasserlacke 191
Wässerung 89
Wegerich 58
Weide 57, 169
Weidelgras 58
Wein, Sulfit 205
Weißdorn 57
Weißgold 221
Weißmacher 99, 210
Weizen 58, 169, 195, 199
Wellensittich 179, 234
Werbebotschaft "neu" 108
Wespen 219, 220
Wespenstich 136
Wick Formel 44 Pastillen 217
- Schnupfenspray® 61
- Sinex Contrallerg-Nasenspray 60
Wiesenfuchsschwanz 58, 171
Wiesenhafer, gelber 58
Wiesenkerbel 58
Wiesenraute 58, 231
Wiesenrispengras 58, 169, 171
Wiesenschwingel 58, 171
Wildschweinfell 179
Wildseide 228
Wimperntusche 212
Windbestäubung 168
Windeln 111
Wohnortwechsel 34
Wolf 66, 177
Wollallergie 115
Wolle 225, 227
Wollfett 208
Wollfettester 104
Wollgras 58
Wollsiegel 227
Wollwachs 208
Wundermittel 93
Wurmfarn 58

Xanef® 127

Yxin® 99

Zaditen® 84
Zahnerol® Balsam 217
Zahnfüllung 224
Zelluläre Antwort 18
Zelluläre Immunreaktion 23
Zementallergie 223
Zementarbeiter 224
Zentropil® 132, 133, 214
Ziege 179
Ziegenmilch 194
Ziervögel 234
Zink 216
Zitronenmelisse 194
Zitrusfrüchte 114, 194, 197, 231
Zöliakie 199
Zoobesuch 66, 177
Zündholz 104
Zusatzstoffe 143, 200
- Nachschlagewerke 204
Zusatzstoffzulassungsverordnung (ZZV) 200
Zutaten 193
Zwei-Komponenten-Kleber 191
Zypresse 57, 171
Zyrtec® 35, 36, 38
Zytotoxische Reaktion 22
Zytotoxologischer Allergietest 147
ZZV (Zusatzstoffzulassungsverordnung) 200

Impressum

Herausgeber und Verlag:
STIFTUNG WARENTEST
Lützowplatz 11-13
W-1000 Berlin 30
Postfach 4141
Telefon: 030/2631-1
Telefax: 030/261 10 74
Vorstand:
Dr.-Ing. Roland Hüttenrauch (Vorsitzender),
StS a.D. Jochen Koch

Autorin:
Dr. rer. nat. Elke Brüser
Fachliche Beratung:
Dr. Xaver Bauer, Wolfgang Becker-Brüser,
Prof. Dr. Rainer Braun,
Prof. Dr. Beate Czarnetzki,
Prof. Dr. Bernhard Dahme,
Dr. Franz Deilmann, Prof. Dr. Hermann Dieter,
Dr. Hans-Peter Friedrichsen, Dr. Gerd Glaeske,
Dr. Gruia Ionescu, Prof. Dr. Franz Klaschka,
Dr. Hartwig Lauter, Dr. Klaus-Dietrich Runow,
Dr. Martin Schata, Dr. Claudia Thiel,
Dr. Stefan Vieths, Prof. Dr. Ulrich Wahn
Koordination:
Ingrid Burghardt-Falke
Lektorat:
Ingrid Burghardt-Falke, Petra Gottschalk

Layout und Grafik:
Karin Siemoneit
Zeichnungen:
Eitel Schwarzer
Titel:
Layout und Grafik: Uwe Häntsch
Fotos: Janos Merkl;
Mauritius/Lüttge/Müller/Schwarz
DTP-Satz und Repro:
Fotosatz Meske, Berlin
Druck:
Dresdner Druck- und Verlagshaus GmbH,
Dresden

Vertrieb:
Zenit Pressevertrieb, Stuttgart
Einzelbestellung:
STIFTUNG WARENTEST
-Vertrieb - Postfach 810660
W-7000 Stuttgart 80, Telefon 0711/72005-90